实用骨科学
理论与实践

主编 王振涛 李旭东 杨 伟 宋龙强
王进安 陈虎林 张寿强 赵兴民

上海科学技术文献出版社
Shanghai Scientific and Technological Literature Press

图书在版编目（CIP）数据

实用骨科学理论与实践／王振涛等主编 .-- 上海：
上海科学技术文献出版社,2024
ISBN 978-7-5439-9092-0

Ⅰ.①实… Ⅱ.①王… Ⅲ.①骨科学 Ⅳ.①R68

中国国家版本馆CIP数据核字（2024）第110412号

组稿编辑：张　树
责任编辑：王　珺
封面设计：宗　宁

实用骨科学理论与实践
SHIYONG GUKEXUE LILUN YU SHIJIAN
主　　编：王振涛　李旭东　杨　伟　宋龙强
　　　　　王进安　陈虎林　张寿强　赵兴民
出版发行：上海科学技术文献出版社
地　　址：上海市长乐路746号
邮政编码：200040
经　　销：全国新华书店
印　　刷：山东麦德森文化传媒有限公司
开　　本：787mm×1092mm 1/16
印　　张：22.5
字　　数：576 千字
版　　次：2024年6月第1版　2024年6月第1次印刷
书　　号：ISBN 978-7-5439-9092-0
定　　价：200.00 元

◆ 编委会 ◆

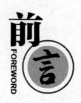

前言 FOREWORD

　　近年来,随着先进技术在骨科领域的广泛应用,骨科各种疾病的诊断方法发生了很大变化。加之近年来骨科材料学的快速发展与新技术的大力推广,以往无法治疗的疾病也得到了有效治疗。但由于骨科患者的病情错综复杂,诊断和治疗方法的选择也千变万化,在疾病诊疗时如何针对每位骨科患者的具体情况制订相应的诊疗方案,考验着每一位骨科医师。这也要求各位骨科医师必须经过长期积累和反复实践才能对骨科疾病进行正确诊断。因此,为了能给骨科医师提供一本特色突出、系统而又全面的临床参考用书,编者们参阅了国内外大量文献,并结合自身多年骨科诊疗经验,精心编写了《实用骨科学理论与实践》一书,旨在系统阐述骨科学的理论、方法和技术,为广大骨科医师提供借鉴与帮助。

　　本书主要讲述临床常见的骨科疾病,并重点论述其临床表现、诊断、鉴别诊断、治疗方法等。本书内容新颖、资料翔实,同时兼顾理论的准确性和知识的时效性,具有很强的科学性和实用性,对提高临床骨科医师的临床思维能力和临床实践能力大有裨益,可作为临床骨科医师进行科学、规范、合理诊疗的参考用书。

　　由于骨科涉及的范围较广,内容日新月异,加之编者的编写水平有限,书中难免存在一些疏漏和不足之处,恳请广大读者见谅。同时也欢迎各位读者在使用本书的过程中不断提出意见和建议,以期共同进步。

《实用骨科学理论与实践》编委会

2024 年 4 月

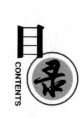

第一章

骨科学基础

第一节　骨组织细胞

骨组织是一种特殊的结缔组织，是骨的结构主体，由数种细胞和大量钙化的细胞间质组成，钙化的细胞间质称为骨基质。骨组织的特点是细胞间质有大量骨盐沉积，即细胞间质矿化，使骨组织成为人体最坚硬的组织之一。

在活跃生长的骨中，有4种类型细胞：骨祖细胞、成骨细胞、骨细胞和破骨细胞。其中骨细胞最多，位于骨组织内部，其余3种均分布在骨组织边缘。

一、骨祖细胞

骨祖细胞或称骨原细胞，是骨组织的干细胞，位于骨膜内。胞体小，呈不规则梭形，突起很细小。核椭圆形或细长形，染色质颗粒细而分散，故核染色浅。胞质少，呈嗜酸性或弱嗜碱性，含细胞器很少，仅有少量核糖体和线粒体。骨祖细胞着色浅淡，不易鉴别。骨祖细胞具有多分化潜能，可分化为成骨细胞、破骨细胞、成软骨细胞或成纤维细胞，分化取向取决于所处部位和所受刺激性质。骨祖细胞存在于骨外膜及骨内膜贴近骨组织处，当骨组织生长或重建时，它能分裂分化成为骨细胞。骨祖细胞有两种类型：定向性骨祖细胞（determined osteogenic precursor cells，DOPC）和诱导性骨祖细胞（inducible ostegenic precursor cells，IOPC）。DOPC位于或靠近骨的游离面上，如骨内膜和骨外膜内层、骨骺生长板的钙化软骨小梁上和骨髓基质内。在骨的生长期和骨内部改建或骨折修复，以及其他形式损伤修复时，DOPC很活跃，细胞分裂并分化为成骨细胞，具有蛋白质分泌细胞特征的细胞逐渐增多。IOPC存在于骨骼系统以外，几乎普遍存在于结缔组织中。IOPC不能自发地形成骨组织，但经适宜刺激，如骨形态发生蛋白或尿道移行上皮细胞诱导物的作用，可形成骨组织。

二、成骨细胞

成骨细胞又称骨母细胞，是指能促进骨形成的细胞，主要来源于骨祖细胞。成骨细胞不但能分泌大量的骨胶原和其他骨基质，还能分泌一些重要的细胞因子和酶类，如基质金属蛋白酶、碱性磷酸酶（ALP）、骨钙素、护骨素等，从而启动骨的形成过程，同时也通过这些因子将破骨细胞耦联起来，控制破骨细胞的生成、成熟及活化。常见于生长期的骨组织中，大都聚集在新形成的骨质表面。

1

(一)成骨细胞的形态与结构

骨形成期间,成骨细胞被覆骨组织表面,当成骨细胞生成基质时,被认为是活跃的。活跃的成骨细胞胞体呈圆形、锥形、立方形或矮柱状,通常单层排列。细胞侧面和底部出现突起,与相邻的成骨细胞及邻近的骨细胞以突起相连,连接处有缝隙连接。胞质强嗜碱性,与粗面内质网的核糖体有关。在粗面内质网上,镶嵌着圆形或细长形的线粒体,成骨细胞的线粒体具有清除胞质内钙离子的作用,同时也是能量的加工厂。某些线粒体含有一些小的矿化颗粒,沉积并附着在嵴外面,微探针分析表明这些颗粒含有较高的钙、磷和镁。骨的细胞常有大量的线粒体颗粒,可能是激素作用于细胞膜的结果。例如,甲状旁腺激素能引起进入细胞的钙增加,并随之有线粒体颗粒数目的增加。成骨细胞核大而圆,位于远离骨表面的细胞一端,核仁清晰。在核仁附近有一浅染区,高尔基体位于此区内。成骨细胞胞质呈碱性磷酸酶强阳性,可见许多过碘酸希夫染色(PAS)阳性颗粒,一般认为它是骨基质的蛋白多糖前身。当新骨形成停止时,这些颗粒消失,胞质碱性磷酸酶反应减弱,成骨细胞转变为扁平状,被覆于骨组织表面,其超微结构类似成纤维细胞。

(二)成骨细胞的功能

在骨形成非常活跃处,如骨折、骨痂及肿瘤或感染引起的新骨中,成骨细胞可形成复层堆积在骨组织表面。成骨细胞有活跃的分泌功能,能合成和分泌骨基质中的多种有机成分,包括Ⅰ型胶原蛋白、蛋白多糖、骨钙蛋白、骨粘连蛋白、骨桥蛋白、骨唾液酸蛋白等。因此认为其在细胞内的合成过程与成纤维细胞或软骨细胞相似。成骨细胞还分泌胰岛素样生长因子Ⅰ、胰岛素样生长因子Ⅱ、成纤维细胞生长因子、白细胞介素-1和前列腺素等,它们对骨生长均有重要作用。此外还分泌破骨细胞刺激因子、前胶原酶和胞质素原激活剂,它们有促进骨吸收的作用。因此,成骨细胞的主要功能:①产生胶原纤维和无定形基质,即形成类骨质;②分泌骨钙蛋白、骨粘连蛋白和骨唾液酸蛋白等非胶原蛋白,促进骨组织的矿化;③分泌一些细胞因子,调节骨组织形成和吸收。成骨细胞不断产生新的细胞间质,并经过钙化形成骨质,成骨细胞逐渐被包埋在其中。此时,细胞内的合成活动停止,胞质减少,胞体变形,即成为骨细胞。总之,成骨细胞是参与骨生成、生长、吸收及代谢的关键细胞。

1.成骨细胞分泌的酶类

(1)碱性磷酸酶:成熟的成骨细胞能产生大量的 ALP。由成骨细胞产生的 ALP 称为骨特异性碱性磷酸酶,它以焦磷酸盐为底物,催化无机磷酸盐的水解,从而降低焦磷酸盐浓度,有利于骨的矿化。在血清中可以检测到 4 种不同的碱性磷酸酶同分异构体,这些异构体都能作为代谢性骨病的诊断标志,但各种异构体是否与不同类型的骨质疏松症(绝经后骨质疏松症、老年性骨质疏松症,以及半乳糖血症、乳糜泻、肾性骨营养不良等引起的继发性骨质疏松症)相关,尚有待于进一步研究。

(2)组织型谷氨酰胺转移酶:谷氨酰胺转移酶是在组织和体液中广泛存在的一组多功能酶类,具有钙离子依赖性。虽然其并非由成骨细胞专一产生,但在骨的矿化中有非常重要的作用。成骨细胞主要分泌组织型谷氨酰胺转移酶,处于不同阶段或不同类型的成骨细胞,其胞质内的谷氨酰胺转移酶含量是不一样的。组织型谷氨酰胺转移酶能促进细胞的黏附、细胞播散、细胞外基质(ECM)的修饰,同时也在细胞凋亡、损伤修复、骨矿化进程中起着重要作用。成骨细胞分泌的组织型谷氨酰胺转移酶,以许多细胞外基质为底物,促进各种基质的交联,其最主要的底物为纤连蛋白和骨桥素。组织型谷氨酰胺转移酶的活化依赖钙离子,即在细胞外钙离子浓度升高的情况下,才能催化纤连蛋白与骨桥素的自交联。由于钙离子和细胞外基质成分是参与骨矿化最主

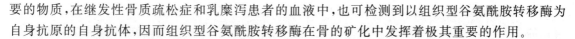

要的物质,在继发性骨质疏松症和乳糜泻患者的血液中,也可检测到以组织型谷氨酰胺转移酶为自身抗原的自身抗体,因而组织型谷氨酰胺转移酶在骨的矿化中发挥着极其重要的作用。

(3)基质金属蛋白酶:基质金属蛋白酶是一类具有锌离子依赖性的蛋白水解酶类,主要功能是降解细胞外基质,同时也参与成骨细胞功能与分化的信号转导。

2.成骨细胞分泌的细胞外基质

成熟的成骨细胞分泌大量的细胞外基质,也称为类骨质,包括各种骨胶原和非胶原蛋白。

(1)骨胶原:成骨细胞分泌的细胞外基质中大部分为胶原,其中主要为Ⅰ型胶原,占 ECM 的90%以上。约10%为少量Ⅲ型、Ⅴ型和Ⅹ型胶原及多种非胶原蛋白。Ⅰ型胶原主要构成矿物质沉积和结晶的支架,羟基磷灰石在支架的网状结构中沉积。Ⅲ型胶原和Ⅴ型胶原能调控胶原纤维丝的直径,使胶原纤维丝不致过分粗大,而Ⅹ型胶原纤维主要是作为Ⅰ型胶原的结构模型。

(2)非胶原蛋白:成骨细胞分泌的各种非胶原成分如骨桥素、骨涎蛋白、纤连蛋白和骨钙素等在骨的矿化、骨细胞的分化中起重要的作用。

3.成骨细胞的凋亡

凋亡的成骨细胞经历增殖、分化、成熟、矿化等各个阶段后,被矿化骨基质包围或附着于骨基质表面,逐步趋向凋亡或变为骨细胞、骨衬细胞。成骨细胞的这一凋亡过程是维持骨的生理平衡所必需的。和其他细胞的凋亡途径一样,成骨细胞的凋亡途径也包括线粒体激活的凋亡途径和死亡受体激活的凋亡途径,最终导致成骨细胞核的碎裂、DNA 的有控降解、细胞皱缩、膜的气泡样变等。成骨细胞上存在肿瘤坏死因子受体,且在成骨细胞的功能发挥中起着重要作用,因此推测成骨细胞可能主要通过死亡受体激活的凋亡途径而凋亡。细胞因子、细胞外基质和各种激素都能诱导或组织成骨细胞的凋亡。骨形态生成蛋白被确定为四肢骨指间细胞凋亡的关键作用分子。此外,甲状旁腺激素、糖皮质激素、性激素等对成骨细胞的凋亡均有调节作用。

三、骨细胞

骨细胞是骨组织中的主要细胞,埋于骨基质内,细胞体所在的腔隙称骨陷窝,每个骨陷窝内仅有一个骨细胞胞体。骨细胞的胞体呈扁卵圆形,有许多细长的突起,这些细长的突起伸进骨陷窝周围的小管内,此小管即骨小管。

(一)骨细胞的形态

骨细胞的结构和功能与其成熟度有关。刚转变的骨细胞位于类骨质中,它们的形态结构与成骨细胞非常近似。胞体为扁椭圆形,位于比胞体大许多的圆形骨陷窝内。突起多而细,通常各自位于一个骨小管中,有的突起还有少许分支。核呈卵圆形,位于胞体的一端,核内有一个核仁,染色质贴附核膜分布。苏木精-伊红染色时胞质嗜碱性,近核处有一浅染区。胞质呈碱性磷酸酶阳性,还有 PAS 阳性颗粒,一般认为这些颗粒是有机基质的前身物。较成熟的骨细胞位于矿化的骨质浅部,其胞体也呈双凸扁椭圆形,但体积小于年幼的骨细胞。核较大,呈椭圆形,居胞体中央,在苏木精-伊红染色时着色较深,仍可见有核仁。胞质相对较少,苏木精-伊红染色呈弱嗜碱性,甲苯胺蓝着色甚浅。

电镜下其粗面内质网较少,高尔基体较小,少量线粒体分散存在,游离核糖体也较少。

成熟的骨细胞位于骨质深部,胞体比原来的成骨细胞缩小约70%,核质比例增大,胞质易被甲苯胺蓝染色。电镜下可见一定量的粗面内质网和高尔基体,线粒体较多,此外尚可见溶酶体。线粒体中常有电子致密颗粒,与破骨细胞的线粒体颗粒相似,现已证实,这些颗粒是细胞内的无机物,主要是磷酸钙。成熟骨细胞最大的变化是形成较长突起,其直径为 $85\sim100$ nm,是骨小管直径的 $1/4\sim1/2$。相邻骨细胞的突起端对端地相互连接,或以其末端侧对侧地相互贴附,其间有缝隙连接。成熟的骨细胞位于骨陷窝和骨小管的网状通道内。骨细胞最大的特征是细胞突起在骨小管内伸展,与相邻的骨细胞连接,深部的骨细胞由此与邻近骨表面的骨细胞突起和骨小管相互连接和通连,构成庞大的网状结构。骨陷窝-骨小管-骨陷窝组成细胞外物质运输通道,是骨组织通向外界的唯一途径,深埋于骨基质内的骨细胞正是通过该通道运输营养物质和代谢产物。而骨细胞-缝隙连接-骨细胞形成细胞间信息传递系统,是骨细胞间直接通讯的结构基础。据测算,成熟骨细胞的胞体及其突起的总表面积占成熟骨基质总表面积的 90% 以上,这对骨组织液与血液之间经细胞介导的无机物交换起着重要作用。骨细胞的平均寿命为 25 年。

(二)骨细胞的功能

1.骨细胞性溶骨和骨细胞性成骨

大量研究表明,骨细胞可能主动参加溶骨过程,并受甲状旁腺激素、降钙素和维生素 D_3 的调节及机械性应力的影响。贝朗格发现骨细胞具有释放柠檬酸、乳酸、胶原酶和溶解酶的作用。溶解酶会引起骨细胞周围的骨吸收,他把这种现象称为骨细胞性溶骨。骨细胞性溶骨表现为骨陷窝扩大,陷窝壁粗糙不平。骨细胞性溶骨也可类似破骨细胞性骨吸收,使骨溶解持续地发生在骨陷窝的某一端,从而使多个骨陷窝融合。当骨细胞性溶骨活动结束后,成熟骨细胞又可在较高水平的降钙素作用下进行继发性骨形成,使骨陷窝壁增添新的骨基质。生理情况下,骨细胞性溶骨和骨细胞性成骨是反复交替的,即平时维持骨基质的成骨作用,在机体需提高血钙量时,又可通过骨细胞性溶骨活动从骨基质中释放钙离子。

2.参与调节钙、磷平衡

现已证实,骨细胞除了通过溶骨作用参与维持钙、磷平衡外,骨细胞还具有转运矿物质的能力。成骨细胞膜上有钙泵存在,骨细胞可通过摄入和释放 Ca^{2+} 和 P^{3+},并可通过骨细胞相互间的网状连接结构进行离子交换,参与调节 Ca^{2+} 和 P^{3+} 的平衡。

3.感受力学信号

骨细胞遍布骨基质内并构成庞大的网状结构,成为感受和传递应力信号的结构基础。

4.合成细胞外基质

成骨细胞被基质包围后,逐渐转变为骨细胞,其合成细胞外基质的细胞器逐渐减少,合成能力也逐渐减弱。但是,骨细胞还能合成极少部分行使功能和生存所必需的基质,骨桥蛋白、骨粘连蛋白及 I 型胶原在骨的黏附过程中起着重要作用。

四、破骨细胞

(一)破骨细胞的形态

1.光镜特征

破骨细胞是多核巨细胞,细胞直径可达 $50~\mu m$ 以上,胞核的数目和大小有很大的差异,有 $15\sim20$ 个,直径为 $10\sim100~\mu m$。核的形态与成骨细胞、骨细胞的核类似,呈卵圆形,染色质颗粒细小,着色较浅,有 $1\sim2$ 个核仁。在常规组织切片中,胞质通常为嗜酸性,但在一定 pH 下,用碱性染料染色,胞质呈弱嗜碱性,即破骨细胞具嗜双色性。胞质内有许多小空泡。破骨细胞的数量较少,约为成骨细胞的 1%,细胞无分裂能力。破骨细胞具有特殊的吸收功能,从事骨的吸收活动。破骨细胞常位于骨组织吸收处的表面,在吸收骨基质的有机物和矿物质的过程中,造成基质表面不规则,形成近似细胞形状的凹陷,称为吸收陷窝。

2．电镜特征

功能活跃的破骨细胞具有明显的极性,电镜下分为4个区域,紧贴骨组织侧的细胞膜和胞质分化成皱褶缘区和封闭区。

(1)皱褶缘区:此区位于吸收腔深处,是破骨细胞表面高度起伏不平的部分,光镜下似纹状缘,电镜观察是由内陷很深的质膜内褶组成,呈现大量的叶状突起或指状突起,粗细不均,远侧端可膨大,并常分支互相吻合,故名皱褶缘。三磷酸腺苷(ATP)酶和酸性磷酸酶沿皱褶缘细胞膜分布。皱褶缘细胞膜的胞质面有非常细小的鬃毛状附属物,长 $15\sim20$ nm,间隔约 20 nm,致使该处细胞膜比其余部位细胞膜厚。突起之间有狭窄的细胞外间隙,其内含有组织液及溶解中的羟基磷灰石、胶原蛋白和蛋白多糖分解形成的颗粒。

(2)封闭区(或亮区):环绕于皱褶缘区周围,微微隆起,平整的细胞膜紧贴骨组织,好像一堵环行围堤包围皱褶缘区,使皱褶缘区密封与细胞外间隙隔绝,造成一个特殊的微环境。因此将这种环行特化的细胞膜和细胞质称为封闭区。切面上可见两块封闭区位于皱褶缘区两侧。封闭区有丰富的微丝,但缺乏其他细胞器。电镜下观察封闭区电子密度低,故又称亮区。破骨细胞若离开骨组织表面,皱褶缘区和亮区均消失。

(3)小泡区:此区位于皱褶缘的深面,内含许多大小不一、电子密度不等的膜被小泡和大泡。小泡数量多,为致密球形,小泡是初级溶酶体或胞吞泡或次级溶酶体,直径为 $0.2\sim0.5~\mu m$。大泡数目少,直径为 $0.5\sim3.0~\mu m$,其中有些大泡对酸性磷酸酶呈阳性反应。小泡区还有许多大小不一的线粒体。

(4)基底区:位于亮区和小泡区的深面,是破骨细胞远离骨组织侧的部分。细胞核聚集在该处,胞核之间有一些粗面内质网、发达的高尔基体和线粒体,还有与核数目相对应的中心粒,很多双中心粒聚集在一个大的中心粒区。

破骨细胞膜表面有丰富的降钙素受体和亲玻粘连蛋白(或称细胞外粘连蛋白)受体等,参与调节破骨细胞的活动。破骨细胞表型的标志是皱褶缘区和亮区及溶酶体内的抗酒石酸酸性磷酸酶,细胞膜上的 ATP 酶和降钙素受体,以及降钙素反应性腺苷酸环化酶活性。近年的研究发现,破骨细胞含有固有型一氧化氮合酶(constitutive nitric oxide synthase,cNOS)和诱导型一氧化氮合酶(inducible nitric oxide synthase,iNOS),用 NADPH-黄递酶组化染色,破骨细胞呈强阳性,这种酶是 NOS 活性的表现。

(二)破骨细胞的功能

破骨细胞在吸收骨质时具有将基质中的钙离子持续转移至细胞外液的特殊功能。骨吸收的最初阶段是羟基磷灰石的溶解,破骨细胞移动活跃,细胞能分泌有机酸,使骨矿物质溶解和羟基磷灰石分解。在骨的矿物质被溶解吸收后,接下来就是骨的有机质的吸收和降解。破骨细胞可分泌多种蛋白水解酶,主要包括巯基蛋白酶和基质金属蛋白酶两类。有机质经蛋白水解酶水解后,在骨的表面形成吸收陷窝。在整个有机质和无机矿物质的降解过程中,破骨细胞与骨的表面始终是紧密结合的。此外,破骨细胞能产生一氧化氮,一氧化氮对骨吸收具有抑制作用,与此同时破骨细胞数量也减少。

(王振涛)

第二节 骨 的 种 类

一、解剖分类

成人有 206 块骨,可分为颅骨、躯干骨和四肢骨 3 个部分,前两者也称为中轴骨。按形态骨可分为 4 类。

(一)长骨

呈长管状,分布于四肢。长骨分一体两端,体又称骨干,内有空腔称髓腔,容纳骨髓。体表面有 1~2 个主要血管出入的孔,称滋养孔。两端膨大称为骺,具有光滑的关节面,活体状态时被关节软骨覆盖。骨干与骺相邻的部分称为干骺端,幼年时保留一片软骨,称为骺软骨。通过骺软骨的软骨细胞分裂繁殖和骨化,长骨不断加长。成年后,骺软骨骨化,骨干与骺融合为一体,原来骺软骨部位形成骺线。

(二)短骨

形似立方体,往往成群地联结在一起,分布于承受压力较大而运动较复杂的部位,如腕骨。

(三)扁骨

呈板状,主要构成颅腔、胸腔和盆腔的壁,以保护腔内器官,如颅盖骨和肋骨。

(四)不规则骨

形状不规则,如椎骨。有些不规则骨内具有含气的腔,称含气骨。

二、组织学类型

骨组织根据其发生的早晚、骨细胞和细胞间质的特征及其组合形式,可分为未成熟的骨组织和成熟的骨组织。前者为非板层骨,后者为板层骨。胚胎时期最初形成的骨组织和骨折修复形成的骨痂,都属于非板层骨,除少数几处外,它们或早或迟被以后形成的板层骨所取代。

(一)非板层骨

非板层骨又称为初级骨组织,可分为两种:一种是编织骨;另一种是束状骨。编织骨比较常见,其胶原纤维束呈编织状排列,因而得名。胶原纤维束的直径差异很大,但粗大者居多,最粗直径达13 μm,因此又有粗纤维骨之称。编织骨中的骨细胞分布和排列方向均无规律,体积较大,形状不规则,按骨的单位容积计算,其细胞数量约为板层骨的 4 倍。编织骨中的骨细胞代谢比板层骨的细胞活跃,但前者的溶骨活动往往是区域性的。在出现骨细胞性溶骨的一些区域内,相邻的骨陷窝同时扩大,然后合并,形成较大的无血管性吸收腔,使骨组织出现较大的不规则囊状间隙,这种吸收过程是清除编织骨以被板层骨取代的正常生理过程。编织骨中的蛋白多糖等非胶原蛋白含量较多,故基质染色呈嗜碱性。若骨盐含量较少,则 X 线检查更易透过。编织骨是未成熟骨或原始骨,一般出现在胚胎、新生儿的骨痂和生长期的干骺区,以后逐渐被板层骨取代,但到青春期才取代完全。在牙床、近颅缝处、骨迷路、腱或韧带附着处,仍终身保存少量编织骨,这些编织骨往往与板层骨掺杂存在。某些骨骼疾病,如畸形性骨炎、氟中毒、原发性甲状旁腺功能亢进引起的囊状纤维性骨炎、肾性骨营养不良和骨肿瘤等,都会出现编织骨,并且最终可能在患

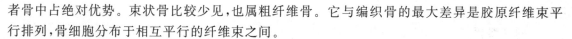

者骨中占绝对优势。束状骨比较少见,也属粗纤维骨。它与编织骨的最大差异是胶原纤维束平行排列,骨细胞分布于相互平行的纤维束之间。

(二)板层骨

板层骨又称次级骨组织,它以胶原纤维束高度有规律地成层排列为特征。胶原纤维束一般较细,因此又有细纤维骨之称。细纤维束直径通常为 $2\sim4$ μm,它们排列成层,与骨盐和有机质结合紧密,共同构成骨板。同一层骨板内的纤维大多是相互平行的,相邻两层骨板的纤维层则呈交叉方向。骨板的厚薄不一,一般为 $3\sim7$ μm。骨板之间的矿化基质中很少存在胶原纤维束,仅有少量散在的胶原纤维。骨细胞一般比编织骨中的细胞小,胞体大多位于相邻骨板之间的矿化基质中,但也有少数散于骨板的胶原纤维层内。骨细胞的长轴基本与胶原纤维的长轴平行,显示了有规律的排列方向。

在板层骨中,相邻骨陷窝的骨小管彼此通连,构成骨陷窝-骨小管-骨陷窝通道网。由于表层骨陷窝的部分骨小管开口于骨的表面,而骨细胞的胞体和突起又未充满骨陷窝和骨小管,因此该通道内有来自骨表面的组织液。骨陷窝-骨小管-骨陷窝通道内的组织液循环,既保证了骨细胞的营养,又保证了骨组织与体液之间的物质交换。若骨板层数过多,骨细胞所在位置与血管的距离超过 300 μm,则不利于组织液循环,其结果往往导致深层骨细胞死亡。因此一般认为,板层骨中任何一个骨细胞所在的位置与血管的距离均在 300 μm 以内。

板层骨中的蛋白多糖复合物含量比编织骨少,骨基质染色呈嗜酸性,与编织骨的染色形成明显的对照。板层骨中的骨盐与有机质的关系十分密切,这也是其与编织骨的差别之一。板层骨的组成成分和结构,赋予板层骨抗张力强度高、硬度强的特点,而编织骨的韧性较大,弹性较好。编织骨和板层骨都参与松质骨和密质骨的构成。

(王振涛)

第三节　骨的组织结构

人体的 206 块骨中以长骨的结构最为复杂。长骨由骨干和骨骺两部分构成,表面覆有骨膜和关节软骨。典型的长骨,如股骨和肱骨,其骨干为一厚壁而中空的圆柱体,中央是充满骨髓的大骨髓腔。长骨由密质骨、松质骨和骨膜等构成。密质骨为松质骨质量的 4 倍,但松质骨代谢却为密质骨的 8 倍,这是因为松质骨表面积大,为细胞活动提供了条件。松质骨一般存在于骨干端、骨骺和如椎骨的立方形骨中,松质骨内部的板层或杆状结构形成了沿着机械压力方向排列的三维网状构架。松质骨承受着压力和应变张力的合作用,但压力负荷仍是松质骨承受的主要负载形式。密质骨组成长骨的骨干,承受弯曲、扭转和压力载荷。长骨骨干除骨髓腔面有少量松质骨外,其余均为密质骨。骨干中部的密质骨最厚,越向两端越薄。

一、密质骨

骨干主要由密质骨构成,内侧有少量松质骨形成的骨小梁。密质骨在骨干的内外表层形成环骨板,在中层形成哈弗斯骨板和间骨板。骨干中有与骨干长轴几乎垂直走行的穿通管,内含血管、神经和少量疏松结缔组织,结缔组织中有较多骨祖细胞,穿通管在骨外表面的开口即为滋养孔。

（一）环骨板

环骨板是指环绕骨干外、内表面排列的骨板，分别称为外环骨板和内环骨板。

1.外环骨板

外环骨板厚，居骨干的浅部，由数层到十多层骨板组成，比较整齐地环绕骨干平行排列，其表面覆盖着骨外膜。骨外膜中的小血管横穿外环骨板深入骨质中。贯穿外环骨板的血管通道称穿通管或福尔克曼管，其长轴几乎与骨干的长轴垂直。通过穿通管，营养血管进入骨内，和纵向走行的中央管内的血管相通。

2.内环骨板

内环骨板居骨干的骨髓腔面，仅由少数几层骨板组成，不如外环骨板平整。内环骨板表面衬以骨内膜，后者与被覆于松质骨表面的骨内膜相连续。内环骨板中也有穿通管穿行，管中的小血管与骨髓血管通连。从内、外环骨板最表层骨陷窝发出的骨小管，一部分伸向深层，与深层骨陷窝的骨小管通连；一部分伸向表面，终止于骨和骨膜交界处，其末端是开放的。

（二）哈弗斯骨板

哈弗斯骨板介于内、外环骨板之间，是骨干密质骨的主要部分，它们以哈弗斯管为中心呈同心圆排列，并与哈弗斯管共同组成哈弗斯系统。哈弗斯管也称中央管，内有血管、神经及少量结缔组织。长骨骨干主要由大量哈弗斯系统组成，所有哈弗斯系统的结构基本相同，故哈弗斯系统又有骨单位之称。

骨单位为厚壁的圆筒状结构，其长轴基本上与骨干的长轴平行，中央有一条细管称中央管，围绕中央管有 5～20 层骨板呈同心圆排列，宛如层层套入的管鞘。改建的骨单位不总是呈单纯的圆柱形，可有许多分支互相吻合，具有复杂的立体构型。因此，可以见到由同心圆排列的骨板围绕斜形的中央管。中央管之间还有斜形或横形的穿通管互相连接，但穿通管周围没有同心圆排列的骨板环绕，据此特征可区别穿通管与中央管。哈弗斯骨板一般为 5～20 层，故不同骨单位的横截面积大小不一。每层骨板的平均厚度为 3 μm。

骨板中的胶原纤维绕中央管呈螺旋形行走，相邻骨板中胶原纤维互成直角关系。有人认为，骨板中的胶原纤维的排列是多样性的，并根据胶原纤维的螺旋方向，将骨单位分为 3 种类型：Ⅰ型，所有骨板中的胶原纤维均以螺旋方向为主；Ⅱ型，相邻骨板的胶原纤维分别呈纵形和环行；Ⅲ型，所有骨板的胶原纤维以纵形为主，其中掺以极少量散在的环行纤维。不同类型骨单位的机械性能有所不同，其压强和弹性系数以横形纤维束为主的骨单位最大，以纵形纤维束为主的骨单位最小。每个骨单位最内层骨板表面均覆以骨内膜。

中央管长度为 3～5 mm，中央管的直径因各骨单位而异，差异很大，平均为 300 μm，内壁衬附一层结缔组织，其中的细胞成分随着每一骨单位的活动状态而各有不同。在新生的骨质内多为骨祖细胞，被破坏的骨单位则有破骨细胞。骨沉积在骨外膜或骨内膜沟表面形成的骨单位，或在松质骨骨骼内形成的骨单位，称为初级骨单位。中央管被同心圆骨板柱围绕，仅有几层骨板。初级骨单位常见于未成熟骨，如幼骨，特别是胚胎骨和婴儿骨，随着年龄增长，初级骨单位也会相应减少。次级骨单位与初级骨单位相似，是初级骨单位经改建后形成的。次级骨单位或称继发性哈弗斯系统，有一黏合线，容易辨认，并使其与邻近的矿化组织分开来。

中央管中通行的血管不一致。有的中央管中只有一条毛细血管，其内皮有孔，胞质中可见胞饮泡，包绕内皮的基膜内有周细胞。有的中央管中有两条血管，一条是小动脉，或称毛细血管前

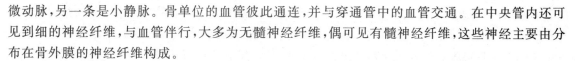

微动脉,另一条是小静脉。骨单位的血管彼此通连,并与穿通管中的血管交通。在中央管内还可见到细的神经纤维,与血管伴行,大多为无髓神经纤维,偶可见有髓神经纤维,这些神经主要由分布在骨外膜的神经纤维构成。

(三)间骨板

间骨板位于骨单位之间或骨单位与环骨板之间,大小不等,呈三角形或不规则形,也由平行排列骨板构成,大都缺乏中央管。间骨板与骨单位之间有明显的黏合线分界。间骨板是骨生长和改建过程中哈弗斯骨板被溶解吸收后的残留部分。

在以上 3 种结构之间,以及所有骨单位表面都有一层黏合质,呈强嗜碱性,为骨盐较多而胶原纤维较少的骨质,在长骨横截面上呈折光较强的轮廓线,称黏合线。伸向骨单位表面的骨小管,都在黏合线处折返,不与相邻骨单位的骨小管连通。因此,同一骨单位内的骨细胞都接受来自其中央管的营养供应。

二、松质骨

长骨两端的骨骺主要由松质骨构成,仅表面覆以薄层密质骨。松质骨的骨小梁粗细不一,相互连接而成拱桥样结构,骨小梁的排列配布方向完全符合机械力学规律。骨小梁也由骨板构成,但层次较薄,一般不显骨单位,在较厚的骨小梁中,也能看到小而不完整的骨单位。例如,股骨上端、股骨头和股骨颈处的骨小梁排列方向,与其承受的压力和张力曲线大体一致;而股骨下端和胫骨上、下端,由于压力方向与它们的长轴一致,故骨小梁以垂直排列为主。骨所承受的压力均等传递,变成分力,从而减轻骨的负荷,但骨骺的抗压抗张强度小于骨干的抗压抗张强度。松质骨骨小梁之间的间隙相互连通,并与骨干的骨髓腔直接相通。

三、骨膜

骨膜是由致密结缔组织组成的纤维膜。包在骨表面的较厚层结缔组织称骨外膜,被衬于骨髓腔面的薄层结缔组织称骨内膜。除骨的关节面、股骨颈、距骨的囊下区和某些籽骨表面外,骨的表面都有骨外膜。肌腱和韧带的骨附着处均与骨外膜连续。

(一)骨外膜

成人长骨的骨外膜一般可分为内、外两层,但两者并无截然分界。

纤维层是最外的一层薄的、致密的、排列不规则的结缔组织,其中含有一些成纤维细胞。结缔组织中含有粗大的胶原纤维束,彼此交织成网状,有血管和神经在纤维束中穿行,沿途有些分支经深层穿入穿通管。有些粗大的胶原纤维束向内穿进骨质的外环层骨板,亦称穿通纤维,起固定骨膜和韧带的作用。骨外膜内层直接与骨相贴,为薄层疏松结缔组织,其纤维成分少,排列疏松,血管及细胞丰富,细胞贴骨分布,排列成层,一般认为它们是骨祖细胞。

骨外膜内层组织成分随年龄和功能活动而变化,在胚胎期和出生后的生长期,骨骼迅速生成,内层的细胞数量较多,骨祖细胞层较厚,其中许多已转变为成骨细胞。成年后骨处于改建缓慢的相对静止阶段,骨祖细胞相对较少,不再排列成层,而是分散附着于骨的表面,变为梭形,与结缔组织中的成纤维细胞很难区别。当骨受损后,这些细胞又恢复造骨的能力,变为典型的成骨细胞,参与新的骨质形成。由于骨外膜内层有成骨能力,故又称生发层或成骨层。

(二)骨内膜

骨内膜是一薄层含细胞的结缔组织,衬附于骨干和骨骺的骨髓腔面及所有骨单位中央管的内表面,并且相互连续。骨内膜非常薄,不分层,由一层扁平的骨祖细胞和少量的结缔组织构成,并和穿通管内的结缔组织相连续。非改建期骨的骨内膜表面覆有一层细胞称为骨衬细胞,细胞表型不同于成骨细胞。一般认为它是静止的成骨细胞,在适当刺激下,骨衬细胞可再激活成为有活力的成骨细胞。

骨膜的主要功能是营养骨组织,为骨的修复或生长不断提供新的成骨细胞。骨膜具有成骨和成软骨的双重潜能,临床上利用骨膜移植,已成功治疗骨折延迟愈合或不愈合、骨和软骨缺损、腭裂和股骨头缺血性坏死等疾病。骨膜内有丰富的游离神经末梢,能感受痛觉。

四、骨髓

松质骨的腔隙彼此通连,其中充满小血管和造血组织,称为骨髓。在胎儿和幼儿期,全部骨髓呈红色,称红骨髓。红骨髓有造血功能,内含发育阶段不同的红骨髓和某些白细胞。约在 5 岁以后,长骨骨髓腔内的红骨髓逐渐被脂肪组织代替,呈黄色,称黄骨髓,失去造血活力,但在慢性失血过多或重度贫血时,黄骨髓可逐渐转化为红骨髓,恢复造血功能。在椎骨、髂骨、肋骨、胸骨及肱骨和股骨等长骨的骨骺内终身都是红骨髓,因此临床常选髂前上棘或髂后上棘等处进行骨髓穿刺,检查骨髓象。

(王振涛)

第四节 骨的发生、生长与改建

一、骨的发生

骨来源于胚胎时期的间充质,骨的发生有两种方式:一种是膜内成骨,即在原始的结缔组织内直接成骨;另一种是软骨内成骨,即在软骨内成骨。虽然发生方式不同,但骨组织发生的过程相似,都包括了骨组织形成和骨组织吸收两个方面。

(一)骨组织发生的基本过程
骨组织发生的基本过程包括骨组织形成和吸收两方面的变化,成骨细胞与破骨细胞通过相互调控机制,共同完成骨组织的形成和吸收。

1.骨组织的形成

骨组织的形成经过两个步骤:首先是形成类骨质,即骨祖细胞增殖分化为成骨细胞,成骨细胞产生类骨质。成骨细胞被类骨质包埋后转变为骨细胞,然后类骨质钙化为骨质,从而形成了骨组织。在形成的骨组织表面又有新的成骨细胞继续形成类骨质,然后矿化,如此不断地进行。在新骨组织形成的同时,原有骨组织的某些部分又被吸收。

2.骨组织的吸收

骨组织形成的同时,原有骨组织的某些部位又可被吸收,即骨组织被侵蚀溶解,在此过程中破骨细胞起主要作用,称为破骨细胞性溶骨。破骨细胞溶骨过程包括 3 个阶段:首先是破骨细胞识别并黏附于骨基质表面;然后细胞产生极性,形成吸收装置并分泌有机酸和溶酶体酶;最后使骨矿物质溶解和有机物降解。

(二)骨发生的方式

自胚胎第 7 周以后开始出现膜内成骨和软骨内成骨。

1.膜内成骨

膜内成骨是指在原始的结缔组织内直接成骨。颅的一些扁骨,如额骨和顶骨及枕骨、颞骨、上颌骨和下颌骨的一部分,还有长骨的骨领和短骨等,这些骨的生长都是膜内成骨方式。

在将来要成骨的部位,间充质首先分化为原始结缔组织膜,然后间充质细胞集聚并分化为骨祖细胞,后者进一步分化为成骨细胞。成骨细胞产生胶原纤维和基质,细胞间隙充满排列杂乱的纤细胶原纤维束,并包埋于薄层凝胶样的基质中,即类骨质形成。嗜酸性的类骨质呈细条索状,分支吻合成网。由于类骨质形成在血管网之间,靠近血管大致呈等距离的沉积,不久类骨质矿化,形成原始骨组织,即称骨小梁。最先形成骨组织的部位,称为骨化中心。骨小梁形成后,来自骨祖细胞的成骨细胞排列在骨小梁表面,产生新的类骨质,使骨小梁增长、加粗。一旦成骨细胞耗竭,立即由血管周围结缔组织中的骨祖细胞增殖、分化为成骨细胞。膜内成骨是从骨化中心向四周呈放射状地生长,最后融合起来,取代了原来的原始结缔组织,成为由骨小梁构成的海绵状原始松质骨。在发生密质骨的区域,成骨细胞在骨小梁表面持续不断产生新的骨组织,直到血管周围的大部分空隙消失为止。与此同时,骨小梁内的胶原纤维由不规则排列逐渐转变为有规律地排列。在松质骨将保留的区域,骨小梁停止增厚,位于其间的具有血管的结缔组织,则逐渐转变为造血组织,骨周围的结缔组织则保留成为骨外膜。骨生长停止时,留在内、外表面的成骨细胞转变为成纤维细胞样细胞,并作为骨内膜和骨外膜的骨衬细胞而保存。在修复时,骨衬细胞的成骨潜能再被激活,又再成为成骨细胞。胎儿出生前,顶骨的外形初步建立,两块顶骨之间留有窄缝,由原始结缔组织连接。顶骨由一层初级密质骨和骨膜构成。

2.软骨内成骨

软骨内成骨是指在预先形成的软骨雏形的基础上,将软骨逐渐替换为骨。人体的大多数骨,如四肢长骨、躯干骨和部分颅底骨等,都以此种方式发生。

软骨内成骨的基本步骤:①软骨细胞增生、肥大,软骨基质钙化,致使软骨细胞退化死亡;②血管和骨祖细胞侵入,骨祖细胞分化为成骨细胞,并在残留的钙化软骨基质上形成骨组织。主要过程如下。

(1)软骨雏形:形成在将要发生长骨的部位,间充质细胞聚集、分化形成骨祖细胞,后者继而分化为成软骨细胞,成软骨细胞进一步分化为软骨细胞。软骨细胞分泌软骨基质,细胞自身被包埋其中,于是形成一块透明软骨,其外形与将要形成的长骨相似,故称为软骨雏形。周围的间充质分化为软骨膜。已成形的软骨雏形通过间质性生长不断加长,通过附加性生长逐渐加粗。骨化开始后,雏形仍继续其间质性生长,使骨化得以持续进行,因此软骨的加长是骨加长的先决条件。软骨的生长速度与骨化的速度相适应,否则可能导致骨的发育异常。

(2)骨领形成:在软骨雏形中段,软骨膜内的骨祖细胞增殖分化为成骨细胞,后者贴附在软骨组织表面形成薄层原始骨组织。这层骨组织呈领圈状围绕着雏形中段,故名骨领。骨领形成后,其表面的软骨膜即改名骨膜。

(3)初级骨化中心:与骨髓腔形成软骨雏形中央的软骨细胞停止分裂,逐渐蓄积糖原,细胞体积变大而成熟。成熟的软骨细胞能分泌碱性磷酸酶,由于软骨细胞变大,占据较大空间,其周围的软骨基质相应变薄。当成熟的软骨细胞分泌碱性磷酸酶时,软骨基质钙化,成熟的软骨细胞因缺乏营养而退化死亡,软骨基质随之崩溃溶解,出现大小不一的空腔。随后,骨膜中的血管连同结缔组织穿越骨领,进入退化的软骨区。破骨细胞、成骨细胞、骨祖细胞和间充质细胞随之进入。

破骨细胞消化分解退化的软骨,形成许多与软骨雏形长轴一致的隧道。成骨细胞贴附于残存的软骨基质表面成骨,形成以钙化的软骨基质为中轴、表面附以骨组织的条索状结构,称为初级骨小梁。出现初级骨小梁的部位为初级骨化中心。初级骨小梁之间的腔隙为初级骨髓腔,间充质细胞在此分化为网状细胞。造血干细胞进入并增殖分化,从而形成骨髓。

初级骨化中心形成后,骨化将继续向软骨雏形两端扩展,初级骨小梁也将被破骨细胞吸收,使许多初级骨髓腔融合成一个较大的腔,即骨髓腔,其内含有血管和造血组织。在此过程中,雏形两端的软骨不断增生,邻接骨髓腔处不断骨化,从而使骨不断加长。

(4)次级骨化中心:出现在骨干两端的软骨中央,此处将形成骨骺。出现时间因骨而异,大多在出生后数月或数年。次级骨化中心成骨的过程与初级骨化中心相似,但是它们的骨化是呈放射状向四周扩展,供应血管来自软骨外的骺动脉。最终由骨组织取代软骨,形成骨骺。骨化完成后,骺端表面残存的薄层软骨即为关节软骨。在骨骺与骨干之间仍保存一片盘形软骨,称为骺板。

二、骨的生长

在骨的发生过程中和发生后,骨仍不断生长,具体表现在加长和增粗两个方面。

(一)加长

长骨的变长主要是由于骺板的成骨作用,此处的软骨细胞分裂增殖,并从骨骺侧向骨干侧不断进行软骨内成骨过程,使骨的长度增加,故骺板又称生长板。从骨骺端的软骨开始,到骨干的骨髓腔,骺板依次分为 4 个区。

1.软骨储备区

此区紧靠骨骺,软骨细胞分布在整个软骨的细胞间组织。软骨细胞较小,呈圆形或椭圆形,分散存在,软骨基质呈弱嗜碱性。此区细胞不活跃,处于相对静止状态,是骺板幼稚软骨组织细胞的前体(细胞生发层)。

2.软骨增生区

由柱状或楔形的软骨细胞堆积而成。同源细胞群成单行排列,形成一串串并列纵形的软骨细胞柱。细胞柱的排列与骨的纵轴平行。每一细胞柱有数个至数十个细胞。软骨细胞生长活跃,数目多,有丰富的软骨基质与胶原纤维,质地较坚韧。

3.软骨钙化区

软骨细胞以柱状排列为主。软骨细胞逐渐成熟与增大,变圆,并逐渐退化死亡。软骨基质钙化,呈强嗜碱性。

4.成骨区

钙化的软骨基质表面有骨组织形成,构成条索状的初级骨小梁。这是因为增生区和钙化区的软骨细胞呈纵形排列,细胞退化死亡后留下相互平行的纵形管状隧道。因此,形成的初级骨小梁均呈条索状,在长骨的纵形切面上,似钟乳石样悬挂在钙化区的底部。在钙化的软骨基质和初级骨小梁表面都可见到破骨细胞,这两种结构最终都会被破骨细胞吸收,从而使骨髓腔向长骨两端扩展。新形成的骨小梁和软骨板融合在一起,此区是骨骺与骨干连接的过渡区,软骨逐渐被骨所代替(干骺端)。

以上各区的变化是连续进行的,而且软骨的增生、退化及成骨在速率上保持平衡。这就保证了在骨干长度增加的同时,骺板能保持一定的厚度。到 17~20 岁,骺板增生减缓并最终停止,导致骺软骨完全被骨组织取代,在长骨的干、骺之间留下线性痕迹,称骺线。此后,骨再不能纵向生长。

（二）增粗

骨外膜内层骨祖细胞分化为成骨细胞，以膜内成骨的方式，在骨干表面添加骨组织，使骨干变粗。而在骨干的内表面，破骨细胞吸收骨小梁，使骨髓腔横向扩大。骨干外表面的新骨形成速度略快于骨干的吸收速度，这样骨干的密质骨会适当增厚。到 30 岁左右，长骨不再增粗。

三、骨的改建

骨的生长既有新的骨组织形成，又伴随着原有骨组织的部分被吸收，使骨在生长期间保持一定的形状。同时在生长过程中还进行一系列的改建活动，外形和内部结构不断地变化，使骨与整个机体的发育和生理功能相适应。在骨生长停止和构型完善后，骨仍需不断进行改建。

（一）骨改建过程

骨改建是局部旧骨的吸收并代之以新骨形成的过程。帕菲特将正常成年的骨改建过程按程序分为五期：静止期、激活期、吸收期、逆转期和成骨期。

1.静止期

骨改建发生于骨表面，即骨外膜和骨内膜处（包括骨小梁的表面、中央管和穿通管的内表面及骨髓腔面）。

2.激活期

骨改建的第一步是破骨细胞激活，包括破骨细胞集聚、趋化和附着骨表面等一系列细胞活动过程。

3.吸收期

破骨细胞沿骨表面垂直方向进行吸收，骨细胞也参与骨吸收，吸收后的骨表面形态不一，在吸收腔表面和整个吸收区均存在细丝状的胶原纤维。

4.逆转期

从骨吸收转变为骨形成的过程为逆转期，结构特征是吸收腔内无破骨细胞，而出现一种单核性细胞。

5.成骨期

吸收腔内出现成骨细胞标志成骨期开始。在骨形成最旺盛阶段，表面有相互平行的层状胶原纤维及突出于表面的类骨质。

（二）长骨的外形改建

长骨的骨骺和干骺端（骺板成骨区）呈圆锥形，比圆柱形的骨干粗大。改建过程中，干骺端骨外膜深层的破骨细胞十分活跃，进行骨吸收，而骨内膜面的骨组织生成比较活跃，结果是近骨干一侧的直径逐渐变小，成为新一段圆柱形骨干，新增的骨干两端又形成新的干骺端，如此不断地进行，直到长骨停止增长。

（三）长骨的内部改建

最初形成的原始骨小梁，纤维排列较乱，含骨细胞较多，支持性能较差，经过多次改建后才具有整齐的骨板，骨单位也增多，骨小梁依照张力和应力线排列，以适应机体的运动和负重。骨单位是长骨的重要支持性结构，它在 1 岁后才开始出现，此后不断增多和改建，增强长骨的支持力。原始骨单位逐渐被次级骨单位取代，初级密质骨改建为次级密质骨，过程如下：在最早形成原始骨单位的部位，骨外膜下的破骨细胞进行骨吸收，吸收腔扩大，在骨干表面形成许多向内凹陷的纵形沟，沟的两侧为嵴，骨外膜的血管及骨祖细胞随之进入沟内。嵴表面的骨外膜内含有骨祖细胞,逐步形成骨组织,使两侧峰逐渐靠拢融合形成纵形管。管内骨祖细胞分化为成骨细胞,并贴附于管壁,由外向内形成同心圆排列的哈弗斯骨板。其中轴始终保留含血管的通道,即哈弗斯管(中央管),含有骨祖细胞的薄层结缔组织贴附于中央管内表面,成为骨内膜。至此,次级骨单位形成。在改建过程中,大部分原始骨单位被消除,残留的骨板成为间骨板。骨的内部改建是终身不断进行的。在长骨原始骨单位改建中,骨干表面与中央管之间留下的一些来自骨外膜血管的通道,即为穿通管,其周围无环形骨板包绕。在次级骨单位最先形成的一层骨板与吸收腔之间总是存在一明显的界限,即黏合线。成年时,长骨不再增粗,其内外表面分别形成永久性内外环骨板,骨单位的改建就在内外环骨板之间进行。

人一生中骨的改建是始终进行的,幼年时骨的建造速率大于吸收,成年人渐趋于平衡,老年人骨质的吸收速率则往往大于建造,使骨质变得疏松,坚固性与支持力也减弱。

(李旭东)

第五节　骨骼肌、神经组织的构造与功能

一、骨骼肌的构造与功能

骨骼肌是运动系统的动力部分,绝大多数附着于骨骼,在人体内分布广泛,有 600 多块。

(一)骨骼肌的形态和构造

每块骨骼肌包括肌腹和肌腱两部分。肌腹主要由肌纤维组成;肌腱主要由平行排列的致密胶原纤维束构成,色白、强韧而无收缩功能,位于肌腹的两端,其抗张强度为肌腹的112～233 倍。肌腹借肌腱附着于骨骼。

肌的形态多样,按其外形大致可分为长肌、短肌、扁肌和轮匝肌 4 种。根据肌束方向与肌长轴的关系可分为与肌束平行排列的梭形肌或菱形肌,如缝匠肌、肱二头肌;半羽状排列的如半膜肌、指伸肌;羽状排列的如股直肌;多羽状排列的如三角肌、肩胛下肌;还有放射状排列的如斜方肌等。

(二)肌的辅助装置

在肌的周围有辅助装置协助肌的活动,具有保持肌的位置、减少运动时的摩擦和保护等功能,包括滑膜、滑膜囊、腱鞘和籽骨等。

1.筋膜

筋膜分浅筋膜和深筋膜。

(1)浅筋膜:又称皮下筋膜,位于真皮之下,由疏松结缔组织构成,浅动脉、皮下静脉、皮神经、淋巴管行走于浅筋膜内。

(2)深筋膜:又称固有筋膜,由致密结缔组织构成,位于浅筋膜的深面,包括体壁、四肢的肌肉和血管、神经等。

2.滑膜囊

滑膜囊为封闭的结缔组织囊,壁薄,内有滑液,多位于腱与骨面相接触处,以减少两者之间的摩擦。有的滑膜囊在关节附近和关节腔相通。

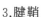

3.腱鞘

腱鞘是包围在肌腱外面的鞘管,存在于活动性较大的部位,如腕、踝、手指和足趾等处。腱鞘可分为纤维层和滑膜层两部分。腱鞘的纤维层又称腱纤维鞘,位于外层,为深筋膜增厚所形成的骨性纤维性管道,起滑车和约束肌腱的作用。腱鞘的滑膜层,又称腱滑膜鞘,位于腱纤维鞘内,是由滑膜构成的双层圆筒形的鞘。鞘的内层包在肌腱的表面,称为脏层;外层贴在腱鞘纤维层的内面和骨面,称为壁层。

4.籽骨

籽骨在肌腱内发生,直径一般只有几毫米,髌骨例外,为全身最大的籽骨。籽骨多在手掌面或足趾面的肌腱中,位于肌腱面对关节的部位,或固定于肌腱以锐角绕过骨面处。

(三)组织结构

组织结构由肌细胞组成,肌细胞间有少量的结缔组织、血管、淋巴管及神经。肌细胞因呈细长纤维形,又称为肌纤维,其细胞膜称肌膜,细胞质称肌质。致密结缔组织包裹在整块肌肉外面形成肌外膜。肌外膜的结缔组织伸入肌肉内,分隔包裹形成肌束,包裹肌束的结缔组织称肌束膜,分布在每条肌纤维外面的结缔组织称肌内膜。

1.光镜结构

骨骼肌纤维呈长圆柱形,是多核细胞,一条肌纤维内含有几十个甚至几百个核,核呈扁椭圆形,位于肌膜下方。在肌质中有沿肌纤维长轴平行排列的肌原纤维,细丝状,每条肌原纤维上都有明暗相间的带,各条肌原纤维的明带和暗带都准确地排列在同一平面上,构成骨骼肌纤维明暗相间的周期性横纹。明带又称 I 带,暗带又称 A 带,暗带中央有一条浅色窄带,称 H 带,H 带中央有一条深色的 M 线。明带中央有一条深色的 Z 线。相邻两条 Z 线之间的一段肌原纤维称为肌节。肌节递次排列构成肌原纤维,是骨骼肌纤维结构和功能的基本结构。

2.超微结构

(1)肌原纤维:肌原纤维由粗细两种肌丝构成,沿肌原纤维的长轴排列。粗肌丝位于肌节中部,两端游离,中央借 M 线固定。细肌丝位于肌节两侧,一端附着于 Z 线,另一端伸至粗肌丝之间,与之平行走行,其末端游离,止于 H 带的外侧。明带仅由细肌丝构成,H 带仅由粗肌丝构成,H 带两侧的暗带两种肌丝皆有。细肌丝由肌动蛋白、原肌球蛋白和肌钙蛋白组成。粗肌丝由肌球蛋白分子组成。

(2)横小管:横小管是肌膜向肌质内凹陷形成的管状结构,其走向与肌纤维长轴垂直,位于暗带与明带交界处。同一平面上的横小管分支吻合,环绕每条肌原纤维,可将肌膜的兴奋迅速传导至肌纤维内部。

(3)肌质网:肌质网是肌纤维中特化的滑面内质网,位于横小管之间。其中部纵形包绕每条肌原纤维,称纵小管;两端扩大呈扁囊状,称终池。每条横小管与两侧的终池组成三联体,在此部位将兴奋从肌膜传递到肌质网膜。肌质网膜上有钙泵和钙通道。

3.收缩原理

骨骼肌纤维的收缩机制为肌丝滑动原理,主要过程:①运动神经末梢将神经冲动传递给肌膜;②肌膜的兴奋经横小管传递给肌质网,大量 Ca^{2+} 涌入肌质;③Ca^{2+} 与肌钙蛋白结合,肌钙蛋白、原肌球蛋白发生构型或位置变化,暴露出肌动蛋白上与肌球蛋白头部的结合位点,两者迅速结合;④ATP 被分解并释放能量,肌球蛋白的头及杆发生屈曲转动,将肌动蛋白向 M 线牵引;

⑤细肌丝在粗肌丝之间向 M 线滑动,明带缩短,肌节缩短,肌纤维收缩;⑥收缩结束后,肌质内的 Ca^{2+} 被泵回肌质网,肌钙蛋白等恢复原状,肌纤维松弛。

二、神经组织的构造与功能

神经系统包括中枢部和周围部,前者包括脑和脊髓,也称中枢神经系统,含有绝大多数神经元的胞体。周围部是指与脑和脊髓相连的神经,即脑神经、脊神经和内脏神经,又称周围神经系统,主要由感觉神经元和运动神经元的轴突组成。

神经组织由神经细胞和神经胶质细胞组成,神经细胞也称神经元,具有接受刺激、整合信息和传导冲动的能力。神经胶质细胞对神经元起支持、保护、营养和绝缘等作用。

(一)神经元的结构

1.胞体

(1)细胞核:位于胞体中央,大而圆,核膜明显,染色质多,核仁大而圆。

(2)细胞质:特征性结构为尼氏体和神经原纤维。

(3)细胞膜:可兴奋膜,具有接受刺激、处理信息、产生和传导神经冲动的功能。

2.树突

每个神经元有一至多个树突,起接受刺激的功能。

3.轴突

每个神经元只有一个轴突,轴突末端的分支较多,形成轴突终末。轴突与胞体之间进行着物质交换,轴突内的物质运输称轴突运输。

(二)突触

神经元与神经元之间,或神经元与效应细胞之间传递信息的部位称为突触。突触也是一种细胞连接方式,最常见的是一个神经元的轴突终末与另一个神经元的树突、树突棘或胞体连接,分别形成轴-树突触、轴-棘突触或轴-体突触。一个神经元可以通过突触把信息传递给许多其他神经元或效应细胞,如一个运动神经元可同时支配上千条骨骼肌纤维。

(三)神经胶质细胞

1.中枢神经系统的神经胶质细胞

(1)星形胶质细胞是最大的一种神经胶质细胞。在脑和脊髓损伤时,星形胶质细胞可以增生,形成胶质瘢痕填补缺损。

(2)少突胶质细胞分布于神经元胞体附近及轴突周围,是中枢神经系统的髓鞘形成细胞。

(3)小胶质细胞是最小的神经胶质细胞。当神经系统损伤时,小胶质细胞可转变为巨噬细胞,吞噬死亡细胞的碎屑。

(4)室管膜细胞衬在脑室和脊髓中央管的腔面,形成单层上皮,称为室管膜。

2.周围神经系统的神经胶质细胞

(1)施万细胞参与周围神经系统中神经纤维的构成。

(2)卫星细胞是神经节内包裹神经元胞体的一层扁平或立方形细胞。

(四)周围神经系统

周围神经系统的神经纤维集合在一起,构成神经,分布到全身各器官。包裹在一条神经表面的结缔组织称为神经外膜。一条神经通常含若干条神经纤维束,其表面有神经束膜上皮,是由几

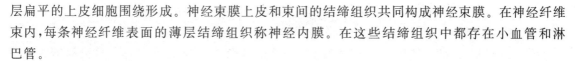

层扁平的上皮细胞围绕形成。神经束膜上皮和束间的结缔组织共同构成神经束膜。在神经纤维束内,每条神经纤维表面的薄层结缔组织称神经内膜。在这些结缔组织中都存在小血管和淋巴管。

1.神经纤维

由神经元的长轴突及包绕它的神经胶质细胞构成。根据神经胶质细胞是否形成髓鞘,可将其分为有髓神经纤维和无髓神经纤维两类。

(1)有髓神经纤维:施万细胞为长卷筒状,一个接一个套在轴突外面,相邻的施万细胞不完全连接,于神经纤维上这一部分较狭窄,称郎飞结,在这一部位的轴膜部分裸露。相邻两个郎飞结之间的一段神经纤维称结间体。在有髓神经纤维的横切面上,施万细胞可分为3层,中层为多层细胞膜同心卷绕形成的髓鞘,以髓鞘为界胞质分为内侧胞质和外侧胞质。髓鞘的化学成分主要是脂蛋白,称髓磷脂。

(2)无髓神经纤维:施万细胞为不规则的长柱状,表面有数量不等、深浅不同的纵形凹沟,纵沟内有较细的轴突,施万细胞的膜不形成髓鞘包裹它们。因此,一条无髓神经纤维可含多条轴突。由于相邻的施万细胞衔接紧密,故无郎飞结。

2.神经末梢

神经末梢是周围神经纤维的终末部分,形成各种末梢装置,按功能分为感觉神经末梢和运动神经末梢两大类。

(1)感觉神经末梢:感觉神经元(假单极神经元)周围突的末端,通常和周围的其他组织共同构成感受器。①游离神经末梢:由较细的有髓或无髓神经纤维的终末反复分支而成。②触觉小体:分布在皮肤的真皮乳头处,以手指掌面最多。③环层小体:广泛分布在皮下组织、腹膜、肠系膜、韧带和关节囊等处。④肌梭:分布在骨骼肌内的梭形结构。

(2)运动神经末梢:运动神经元的轴突在肌组织和腺体的终末结构,支配肌纤维的收缩,调节腺细胞的分泌,可分为躯体运动神经末梢和内脏运动神经末梢两类。①躯体运动神经末梢:分布于骨骼肌,位于脊髓前角或脑干的运动神经元胞体发出的长轴突,抵达骨骼肌时失去髓鞘,轴突反复分支;每一分支形成葡萄状终末,并与骨骼肌纤维建立突触连接,此连接区域呈椭圆形板状隆起,称为运动终板或神经肌连接。一个运动神经元及其支配的全部骨骼肌纤维合称一个运动单位。②内脏运动神经末梢:分布于心肌、各种内脏及血管的平滑肌和腺体等处。

3.神经节

在周围神经系统中,神经元胞体聚集构成了神经节。神经节包括脑神经节、脊神经节和内脏运动神经节。

(1)脑神经节连于脑神经,周围有结缔组织被膜。

(2)脊神经节在椎管内连于脊神经后根,也称背根神经节,表面有结缔组织被膜与脊神经膜相续。

(3)内脏运动神经节大小形态各异,表面也有结缔组织被膜,并向内伸展成支架。

4.周围神经再生

神经纤维因外伤或其他原因与胞体离断,则发生破坏和死亡,称为神经纤维溃变。神经纤维的溃变发生在与胞体离断数小时以后,此时的轴突和髓鞘末梢部分先出现膨胀,继而出现崩裂,溃解成碎片、小滴状,也称 Weller 变性。

神经纤维再生一般发生在损伤后的第 2～3 周,损伤的神经纤维胞体中的尼氏体逐渐恢复正常形态,胞核回到中央,与胞体相连的损伤神经轴突由损伤的近侧段向远侧生出数条幼芽,这些幼芽部分穿过损伤处的组织缝隙,并沿施万细胞索向远侧生长,最后到达原来所分布的组织器官,其余的幼芽分支则退化或消失。沿施万细胞索生长的轴突幼芽继续增粗,髓鞘也逐渐形成,神经纤维的功能逐渐恢复,此时神经纤维的再生过程初步完成,但有的幼芽进入神经的结缔组织内,形成神经瘤。

（李　涛）

第二章
骨科疾病常用治疗技术

第一节　牵引治疗

牵引治疗是骨科常用的治疗方法,利用持续、适当的牵引力作用,通过反作用力达到缓解软组织紧张、骨折复位固定、炎症部位制动、预防矫正畸形以及减轻疼痛的目的。常用的牵引治疗技术有皮肤牵引、骨牵引和特殊牵引。

一、皮肤牵引

皮肤牵引是借助胶布粘贴或海绵内衬牵引带包压于患肢,利用与皮肤之间的摩擦力,使牵引力通过皮肤、肌肉、骨骼,进行复位、维持固定。胶布远侧端于扩张板中心钻孔穿绳打结,再通过牵引架的滑轮装置,加上悬吊适当的重量进行持续皮肤牵引。牵引重量一般不得超过 5 kg,牵引力过大易损伤皮肤、引起水泡,妨碍继续牵引。牵引时间为 2～3 周,时间过长,因皮肤上皮脱落影响胶布黏着,如需继续牵引,应更换新胶布维持牵引。

(一)适应证

(1)小儿股骨骨折。

(2)年老体弱者的股骨骨折,在夹板固定的同时辅以患肢皮牵引。

(3)手术前后维持固定,如股骨头骨折、股骨颈骨折、股骨转子间骨折、人工关节置换术后等。

(二)注意事项

皮肤必须完好,避免过度牵引,牵引 2～4 周,骨折端有纤维性连接,不再发生移位时可换为石膏固定,以免卧床时间太久,不利于功能锻炼。皮牵引带不能压迫腓骨头颈部,以免引起腓总神经麻痹。

二、骨牵引

骨牵引是在骨骼上穿过克氏针或斯氏针,安置牵引弓后,通过牵引绳及滑轮连接秤砣而组成的牵引装置,牵引力直接作用于骨骼上,用以对抗肢体肌肉的痉挛或收缩的力量,达到骨折复位、固定的目的。骨牵引力量较大,阻力小,牵引收效大,可以有效地复位骨折,恢复力线。

(一)适应证

(1)成人长骨不稳定性骨折及易移位骨折(如股骨、胫骨螺旋形及粉碎性骨折、骨盆、颈椎)。

(2)开放性骨折伴有软组织缺损、伤口污染、骨折感染或战伤骨折。

(3)患者有严重多发伤、复合伤,需密切观察,肢体不宜做其他固定者。

(二)注意事项

(1)骨牵引的力量较大,牵引时必须有相应的反牵引,如抬高床脚或床头。

(2)定期检查牵引针(或钉)进针处有无不适,如皮肤绷得过紧,可适当切开少许减张;穿针处如有感染,应设法使之引流通畅,保持皮肤干燥;感染严重时应拔出钢针改换位置牵引。

(3)牵引期间必须每天观察患肢长度及观察患肢血循环情况,注意牵引重量,防止过度牵引。肢体肿胀消退,骨折复位良好,应酌情减轻牵引重量。

(4)牵引时间一般不超过8周,如需继续牵引治疗,则应更换牵引针(或钉)的部位,或改用皮肤牵引。若骨折复位良好,可改用石膏固定。

(三)常用的几种骨骼牵引

1.尺骨鹰嘴牵引

(1)适应证:适用于肱骨颈、干及肱骨髁上、髁间粉碎性骨折移位和局部肿胀严重,不能立即复位固定者,以及陈旧性肩关节脱位将进行手法复位者。

(2)操作步骤:在肱骨干内缘的延长线(即沿尺骨鹰嘴顶点下3 cm)上画一条与尺骨背侧缘的垂直线;在尺骨背侧缘的两侧各2 cm处,画一条与尺骨背侧缘平行的直线,相交两点即为牵引针的进口与出口点。用手牵引将患者上肢提起、消毒、麻醉后,将固定在手摇钻上的克氏针从内侧标记点刺入尺骨,手摇钻将克氏针穿过尺骨鹰嘴向外标记点刺出。此时要注意切勿损伤尺神经,不能钻入关节腔,以免造成不良后果或影响牵引治疗。使牵引针两端外露部分等长,安装牵引弓。将牵引针两端超出部分弯向牵引弓,并用胶布固定,以免松动、滑脱或引起不应有的损伤,然后拧紧牵引弓的螺旋,将牵引针拉紧,系上牵引绳,沿上臂纵轴线方向进行牵引,同时将伤肢前臂用帆布吊带吊起,保持肘关节屈曲90°,一般牵引重量为2～4 kg。

2.桡尺骨远端牵引

(1)适应证:适用于开放性桡尺骨骨折及陈旧性肘关节后脱位,多用于鹰嘴牵引和尺桡骨远端牵引固定治疗开放性尺桡骨骨折。

(2)操作步骤:将伤肢前臂置于旋前旋后中间位,并由助手固定,消毒皮肤,局部麻醉,于桡骨茎突上1.5～2 cm部位的桡侧无肌腱处,将克氏针经皮肤刺入至骨,安装手摇钻,使克氏针与桡骨纵轴垂直钻过桡尺骨的远端及尺侧皮肤,并使外露部分等长,装上牵引弓即可进行牵引。或与尺骨鹰嘴牵引针共装在骨外固定架上,进行开放性桡尺骨骨折固定治疗。

3.股骨髁上牵引

(1)适应证:适用于有移位的股骨骨折、有移位的骨盆环骨折、髋关节中心脱位和陈旧性髋关节后脱位等;也可用于胫骨结节牵引过久,牵引钉松动或钉孔感染,必须换钉继续牵引时。

(2)操作步骤:将损伤的下肢放在布朗牵引支架上,自髌骨上缘近侧1 cm内,画一条与股骨垂直的横线(老年人骨质疏松,打钉应距髌骨上缘高一些,青壮年骨质坚硬,打钉应距髌骨上缘近一些)。再沿腓骨小头前缘与股骨内髁隆起最高点,各做一条与髌骨上缘横线相交的垂直线,相交的两点作为标志,即斯氏针的进出点。消毒,局部麻醉后,从大腿内侧标记点刺入斯氏针直至股骨,一手持针保持水平位,并与股骨垂直,锤击针尾,使斯氏针穿出外侧皮肤标记点,使两侧牵引针外部分等长,用巾钳将进针处凹陷的皮肤拉平,安装牵引弓,在牵引架上进行牵引。小腿和足部用胶布辅助牵引,以防肢体旋转和足下垂。将床脚抬高20～25 cm以做反牵引。牵引所用的总重量应根据伤员体重和损伤情况决定,如骨盆骨折、股骨骨折和髋关节脱位的牵引总重量,

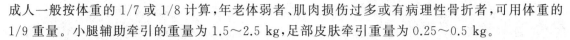

成人一般按体重的 1/7 或 1/8 计算,年老体弱者、肌肉损伤过多或有病理性骨折者,可用体重的 1/9 重量。小腿辅助牵引的重量为 1.5～2.5 kg,足部皮肤牵引重量为 0.25～0.5 kg。

4.胫骨结节牵引

(1)适应证:适用于有移位股骨及骨盆环骨折、髋关节中心脱位及陈旧性髋关节脱位等,胫骨结节牵引较股骨髁上牵引常用,如此牵引过程中有其他问题时,才考虑换为股骨髁上牵引继续治疗。

(2)操作步骤:将伤肢放在布朗牵引支架上,助手用手牵引踝部固定伤肢,以减少伤员痛苦和防止继发性损伤。自胫骨结节向下 1 cm 内,画一条与胫骨结节纵轴垂直的横线,在纵轴两侧各 3 cm 左右处,画两条与纵轴平行的纵线与横线相交的两点,即为斯氏针进出点。老年人骨质疏松,标记点要向下移一点,以免打针时引起撕脱性骨折;青壮年人骨质坚硬,标记点要向上移一点,以免打针时引起劈裂骨折;儿童应改用克氏针牵引。此牵引技术的方法和牵引总重量,均与股骨髁上牵引技术相同。值得注意的是,进针应从外侧标记点向内侧,防止损伤腓总神经,术后两周内每天要测量伤肢的长度,以便随时根据检查结果及时调整牵引重量,并检查伤肢远端的运动、感觉及血供情况。

5.跟骨牵引

(1)适应证:适用于胫腓骨不稳定性骨折、某些跟骨骨折及髋关节和膝关节轻度挛缩畸形的早期治疗。

(2)操作步骤:将踝关节保持伸屈中间位。自内踝下端到足跟后下缘连线的中点,即为进针标记点。消毒皮肤,局部麻醉后,用斯氏针从内侧标记点刺入跟骨,一手持针保持水平位并与跟骨垂直,一手捶击针尾,将针穿过跟骨并从外侧皮肤穿出,使牵引针两端外露部分等长。用布巾钳拉平打针处凹陷的皮肤,安装牵引弓,在布朗架上进行牵引。如胫腓骨骨折有严重移位,需在复位后加小腿石膏固定,再进行牵引。一般成人的牵引重量为 4～6 kg。术后要经常观察脚趾活动、感觉及血供情况。

6.第 1～4 跖骨近端牵引

(1)适应证:多与跟骨牵引针共装骨外固定架,进行牵引或固定治疗楔状骨及舟状骨的压缩性骨折。

(2)操作步骤:将伤肢的小腿放置于布朗架上,助手将脚及小腿固定。消毒皮肤,局部麻醉,将克氏针的尖端从第 4 跖骨近端的外边与跖骨纵轴垂直刺入至骨,装手摇钻,穿过第 1～4 跖骨的近端部至皮肤外,并使外露部分等长,装牵引弓或与跟骨牵引针共装骨外固定架,以便调整楔状骨或舟状骨的移位,并行固定治疗。

7.颅骨牵引

(1)适应证:适用于颈椎骨折和脱位,特别是骨折脱位伴有脊髓损伤者。

(2)操作步骤:将伤员剃去头发,仰卧位,颈部两侧用沙袋固定。用记号笔在两侧乳突之间画一条冠状线,再沿鼻尖到枕外隆凸画一条矢状线。将颅骨牵引弓的交叉部支点对准两线的交点,两端钩尖放在横线上充分撑开牵引弓,钩尖所在横线上的落点做切口标记。用 1% 普鲁卡因在标记点处进行局部麻醉,在两标记点各做一个小横切口,直至骨膜,并略行剥离。用颅骨钻在标记点钻孔。钻孔时应使钻头的方向与牵引弓钩尖的方向一致,仅钻入颅骨外板(成人约为 4 mm,小儿约为 3 mm)。钻孔后安装颅骨牵引弓,并拧紧牵引弓上的两个相对应的螺栓固定,防止松脱或向内拧紧刺入颅内。牵引弓系结牵引绳,通过床头滑轮进行牵引。床头抬高 20 cm 左右,作为反牵引。牵引重量要根据颈椎骨折和脱位情况决定,一般为 6~8 kg。如伴小关节交锁者,重量可加到 12.5~15 kg,同时将头稍呈屈曲位,以利复位。抬高床头,加强对抗牵引。如证明颈椎骨折、脱位已复位,应立即在颈部和两肩之下垫薄枕头,使头颈稍呈伸展位,同时立即减轻牵引重量,改为维持性牵引。

三、特殊牵引

(一)枕颌带牵引

1.适应证

枕颌牵引带是通过滑轮及牵引支架,施加重量进行牵引。其适用于轻度颈椎骨折或脱位、颈椎间盘突出症及根性颈椎病等。

2.操作方法

分两种牵引方式。

(1)卧床持续牵引:牵引重量一般为 2.5~3 kg。其目的是利用牵引维持固定头颈休息,使颈椎间隙松弛或骨质增生造成的水肿尽快吸收,使其症状缓解。

(2)坐位牵引:间断牵引,重量自 6 kg 开始,逐渐增加,根据每个患者的具体情况,可增加到 15 kg 左右,但须注意如颈椎有松动不稳者,不宜进行重量较大的牵引,以免加重症状。

(二)骨盆带牵引

1.适应证

骨盆带牵引适用于腰椎间盘突出症及腰神经根刺激症状者。

2.操作方法

分两种牵引方法。

(1)用骨盆牵引带包托于骨盆,两侧各 1 条牵引带,所系重量相等,两侧总重量 9~10 kg,床脚抬高20~25 cm,使人体重量作为反牵引,进行持续牵引,并加强腰背肌功能锻炼,使腰腿痛的症状逐渐减轻。

(2)利用机械大重量间断牵引,即用固定带将两侧腋部向上固定,做反牵引,另用骨盆牵引带包托进行牵引,每天牵引 1 次,每次牵引 20~30 分钟,牵引重量先从体重的 1/3 重量开始,逐渐加重牵引重量,可使腰腿痛症状逐渐消退。但腰椎如有明显松动不稳者,不宜用较大重量牵引,以免加重症状。

(三)骨盆悬带牵引

1.适应证

骨盆悬带牵引适用于骨盆骨折有明显分离移位,或骨盆环骨折有向上移位和分离移位,经下肢牵引复位,而仍有分离移位者。

2.操作方法

使用骨盆悬带通过滑轮及牵引支架进行牵引,同时进行两下肢的皮肤或骨牵引,可使骨盆骨折分离移位整复,待 4~6 周后解除牵引,进行石膏裤固定。

(四)胸腰部悬带牵引

1.适应证

胸腰部悬带牵引适用于胸腰椎椎体压缩性骨折的整复。

2.操作方法

采用金属悬吊牵引弓、帆布带和两个铁环制成的胸腰部悬带,患者仰卧在能升降的手术床上,两小腿固定于手术床上,头下垫枕。悬起胸腰部悬带,降下手术床,患者呈超伸屈位,使胸腰椎椎体压缩骨折整复,并包缠石膏背心固定,即可解除胸腰部悬带牵引。

另一种胸腰部悬带持续牵引技术,适用于老年或脏器患有严重病变患者。取宽 20 cm、长 50 cm 的帆布带,两端用长 25 cm、直径 3 cm 的木棒套穿固定,于悬带两端加滑轮及绳子,即可进行患者仰卧位胸腰部悬吊牵引,逐渐适当增加重量,使患者脊柱超伸展,达到胸腰部脊椎压缩性骨折逐渐复位。同时加强腰背肌功能练习,维持胸腰段脊椎压缩性骨折的复位。

(王振涛)

第二节　支　具　治　疗

支具又称矫形器,是指应用于人体四肢或躯干等部位的体外支撑器具的总称,起到预防矫正矫形、制动固定、支撑保护、减轻负重、功能锻炼与辅助行走等作用,促进肢体功能康复。支具通常结构简单、轻便、安全可靠、耐用、无其他不良反应。

支具根据其安装部位分为上肢支具、下肢支具和脊柱支具三类,又可细分为脊柱、肩、肘、腕、髋、膝、踝等八类,其中以膝、肩、肘、踝关节支具应用最为广泛。

一、上肢支具

按功能分为固定性(静止性)和功能性(动力性)两类。前者没有运动装置,用于固定、支持、制动患肢。后者有运动装置,可允许肢体在一定范围活动或能够控制、帮助肢体运动,促进康复。

(一)腕部支具

1.固定性腕部支具

(1)护腕:用皮带、金属或塑料板制成,可将腕关节固定于功能位(背伸 20°～30°,尺偏 10°),适用于腕下垂和腕关节炎症等。

(2)长对掌支具:在基部对掌支具的基础上增加了前臂杆和近侧、远侧十字杆,其功能除使拇指保持在对掌位外,还增加了对腕部和前臂的固定作用。

2.功能性腕部支具

(1)伸腕支具:在长对掌支具的基础上增设一个腕关节铰链和橡筋助伸带,适用于伸腕肌麻痹,但屈腕和手部功能完好的患者。

(2)腕关节内收外展支具:一种用以纠正手部偏斜的支具,由前臂杆、手掌杆和橡筋组成,前臂杆与手掌杆之间形成一个能自由活动的交叠式铰链。通过橡皮筋的张力矫正手部的偏斜,如手向桡侧偏斜,橡筋侧位于尺侧,若向尺侧偏斜,橡筋则位于桡侧。

(二)肘部支具

用塑料板或皮革带、金属条制成,固定性肘关节支具、功能性肘关节支具,后者利用松紧布或铰链帮助肘关节的屈曲运动,适用于单纯性肘关节屈肌麻痹者,如肌皮神经损伤、神经变性病等。

(三)肩部支具

肩关节外展支具(又称飞机架)可使肩关节固定在外展90°的位置,同时允许肘关节屈曲约90°。此时,上肢的重量通过骨盆支座承受在髂嵴上方,并用两根皮带将支具固定在躯干。这种支具适合肩部手术后或臂丛神经修补术后短期固定使用。

二、下肢支具

下肢支具主要用于下肢神经肌肉系统疾病及关节功能障碍。下肢支具按其功能可分为限制性与矫正性两种,主要起支撑体重、辅助或替代肢体功能、预防矫正畸形的作用。下肢支具(不包括塑料支具)的基本结构包括金属支条、关节与关节锁、足底蹬板和固定装置。足底蹬板可与矫形鞋或足套相连接,使用足套时可更换不同的鞋。金属部件常采用预制作,这样可缩短制作时间并使成本降低。

(一)小腿支具

小腿支具简称AFO(ankle-foot orthosis),其固定范围为从小腿上部到足底。

1.常规小腿支具

常规小腿支具由两侧金属支条、踝关节铰链、足底蹬板、矫形鞋(或足套)和固定装置组成。踝关节可根据病情需要设计成:限制跖屈、帮助背屈式,适用于足下垂患者;限制背屈、帮助跖屈式,适用于小腿腓肠肌麻痹;自由运动式,适用于踝关节侧向不稳定如足内翻、足外翻等;固定式踝关节,适用于连枷关节。在装配过程中,要求踝关节铰链的轴心与解剖踝关节轴心一致,即相当于内踝下缘至外踝中点的连线。如病情需要,小腿支具还可以增设牵引簧或丁字带。

2.塑料小腿支具

塑料小腿支具是采用热塑性塑料板材,按照石膏模型用热成形或抽真空成形制作而成,用尼龙搭扣固定在小腿上部。塑料小腿支具较常规支具具有重量轻、穿着时无响声与肢体适合程度较好等优点,但对石膏模型的制取和修整技术要求较高,还有透气性较差以及制成后修改较困难的问题。

(二)大腿支具

大腿支具简称KAFO(knee-ankle foot orthosis),固定范围为自大腿上段到足底。其结构为在小腿支具的基础上增加膝关节铰链和铰链锁,并将金属支条延伸到大腿部分,通过大腿皮腰将支具固定。膝关节铰链锁有常用的伸展限制式和带锁式,伸展限制式允许屈曲,但伸展受限于一定角度。膝关节铰链锁的用途是站立时保持膝关节的稳定性,开锁时允许屈曲以便坐下。膝关节铰链轴心的位置,由于正常膝关节屈伸运动中其轴心是不断变化的,故应放置在与正常膝关节屈伸运动平均时轴心相对应的位置,即相当于股骨内、外髁的最突点的水平。大腿支具适用于膝关节伸肌不全性麻痹和步行支撑期无力维持膝关节伸直的患者。

(三)膝关节支具(KO)

对于需要限制膝关节运动而不需要限制踝、足运动者可使用膝关节支具。常用的有四护膝架,相当于大腿支具的中间部分,其固定范围一般为膝关节上、下各20 cm,主要用于限制膝关节的反常运动,如膝反屈、膝侧韧带松弛等。

三、脊柱支具

按照其功能,脊柱支具可分成固定性脊柱支具和矫正性脊柱支具两类,通过对躯干的支持、运动限制和对脊柱对线的再调整达到矫治脊柱畸形、减轻疼痛、固定保护的目的。

(一)固定性脊柱支具

1.颈椎支具

颈椎支具治疗适用范围为颈椎病、颈椎骨折脱位、颈椎不稳定、术后固定等。

(1)塑料颈围和充气式颈托:其作用机制为通过感觉反馈提示患者限制头颈部活动,围领又可分为可调式和不可调式,可调式围领能调节颈椎的屈伸度以适应不同患者的需要。

(2)颈椎支架:包括塑料板或铝板制成的下颌托、枕托、胸托和背托以及前后金属支条和固定皮带。

2.腰骶椎支具

(1)硬质腰骶椎支具:其基本结构包括胸托、骨盆托、两根背后条和软腹托,通过束紧软腹托增加腹内压并提供对腰骶椎的支持,称为双杆式腰骶椎支具,主要用以限制腰椎和腰骶关节的屈伸运动。如需同时限制侧屈运动,则可增加两根金属侧条并与胸托和骨盆托连接,称为四杆式腰骶椎支具。

(2)软质腰骶椎支具:腰围用皮带或帆布制成,围绕骨盆和腹部并用皮带束紧,在前、后面均用短金属条加固。由于围腰与人体有良好的贴合面,使腹腔成为一个闭合容器,故能缓解脊柱负担,其治疗效果类似于胸腰骶椎支具,是脊柱支具当中最普遍使用的品种。其适用于腰椎间盘突出、腰椎不稳定、腰部肌肉韧带关节劳损等下腰部疾病。

(二)矫正性脊柱支具

脊柱侧凸支具主要用于治疗发育、年龄各种原因引起的中度脊柱侧凸,以矫正脊柱畸形或预防畸形发展,常用的有两种。

1.三点力式侧凸支具

以金属条或塑料制成的脊柱支具为基础,增加了矫正托或矫正带,适用于原发性曲线位于胸腰段的患者。

2.Milwaukee支具

由塑料或皮革骨盆座、三根直立金属条、颈环、喉托、枕托和压力垫(包括胸垫、腰垫、腋下带或肩环)组成,适用于胸腰部脊柱侧弯,Cobb角测定为 $20°\sim50°$ 的患者。胸部压力垫为主要侧方矫正力,置于凸侧,其相对应的力上方由颈和对侧腰部压力垫提供。除侧方矫正力外,这种支具还具有纵向的牵引作用,试验证明穿戴支具仰卧时的牵引力为站立时的 2.5 倍,因此,要求患者夜间就寝时继续穿戴支具。支具制作过程中要经过仔细地试穿和调整,特别注意压力垫的位置和松紧度。在患者使用的初期仍需经常观察和做必要的调整,3 个月内应每月检查 1 次。Milwaukee 支具要求每天 24 小时持续穿戴,沐浴和体育锻炼时可临时取下。

支具是通过对骨或关节固定的一种方法,使用前首先应对支具的结构及其力学性能充分了解,熟悉它的操作技术,才能获得良好的治疗效果。支具有很多种类型,各种类型各具特点,可根据病情需要加以不同选择。但各种支具在应用上有其共同的原则和基本技术要求,并正确掌握支具适应证及其注意事项,发挥支具在骨科外固定中的作用。

(赵兴民)

第三节 小夹板治疗

小夹板治疗是利用有一定弹性的柳木、杉木、竹片或塑料制成长宽合适的板条,在接触肢体一面附加有各种形状的固定垫,通过固定垫维持骨折断端对位,不固定关节。因此,小夹板治疗既固定骨折局部,维持骨折整复的位置,又便于关节功能活动,防止肌肉萎缩和关节僵硬。

一、适应证

(1)四肢管状骨闭合骨折,不全骨折和稳定性骨折。

(2)作为股骨、胫骨不稳定骨折的辅助固定手段,需要结合持续骨牵引复位。

(3)骨折拆除石膏或内固定后,尚不坚固,需要短时间外固定保护。

二、操作方法

(一)准备工作

小夹板固定治疗常用的材料有小夹板、固定垫(棉垫或纸垫)、横带(扁布带)、绷带、棉花、胶布等。

1.小夹板

长度一般以不超过骨折上、下关节为准(关节附近的骨折例外),所用小夹板宽度的总和,应略窄于患肢的最大周径,使每两块小夹板之间有一定的间隙。

2.固定垫

固定垫根据形态分为平垫、大头垫、空心垫等,在小夹板内的作用是防止骨折复位后再发生移位,但不可依赖固定垫对骨折段的挤压作用来代替手法复位,否则将引起压迫性溃疡或肌肉缺血性坏死等不良后果。

(二)小夹板固定的包扎方法

1.续增包扎法

骨折复位后,先从患肢远端开始向近端包扎内衬绷带1～2层,用以保护皮肤不受小夹板摩擦,然后再安放小夹板。此时,应首先将对骨折起主要固定作用的两块小夹板以绷带包扎两圈后,再放置其他小夹板。在小夹板外再用绷带包扎覆盖,维持各块小夹板的位置。再从近侧到远侧捆扎横带3～4根,每根横带绕肢体两周后打结。横带的作用是调节小夹板的松紧度,以比较方便地将结头上下移动1 cm的松紧度为宜,此法优点是小夹板固定较为牢靠。

2.一次包扎法

骨折复位后先包内衬绷带,然后将几块小夹板一次安置于伤肢四周,外用3～4根横带捆扎。此法使用的绷带较少,小夹板的位置容易移动,应经常检查,以免影响骨折的固定。

三、注意事项

(1)注意患肢的肢端血供状况,观察肢端皮温、颜色、感觉、肿胀程度、手指或足趾主动活动等有无异常。若发现有血供障碍,立即放松横带,如未好转,应拆开绷带,重新包扎,以免处理延误

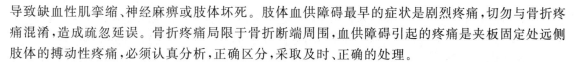

导致缺血性肌挛缩、神经麻痹或肢体坏死。肢体血供障碍最早的症状是剧烈疼痛,切勿与骨折疼痛混淆,造成疏忽延误。骨折疼痛局限于骨折断端周围,血供障碍引起的疼痛是夹板固定处远侧肢体的搏动性疼痛,必须认真分析,正确区分,采取及时、正确的处理。

(2)小夹板内固定垫接触部位、小夹板两端或骨骼隆突部位出现疼痛,注意观察,必要时拆开检查,以防发生压迫性溃疡。

(3)注意经常调整小夹板的松紧度。患肢肿胀消退后,小夹板也将松动,应每天检查横带的松紧度,及时调整。

(4)复位后 2 周、4 周、8 周、12 周定期做 X 线透视或摄片检查,了解骨折对位与愈合情况,若有移位及时复位处理。

小夹板治疗具有简便易行、固定牢固、骨折愈合快、功能恢复好、费用低廉等优点,掌握好适应证,临床上并发症并不多见,但治疗过程中需要重视患者的随访观察,及时发现、处理患者缺血、神经受压等异常变化,避免前述并发症的发生。

（林业武）

第四节　石膏绷带治疗

利用熟石膏遇水可以重新结晶变硬这一特性,将熟石膏粉制作成石膏绷带。使用时将石膏绷带浸泡于水中,取出后做成石膏托或者直接缠绕在患肢远近端,石膏硬化后起到固定骨折的作用。石膏绷带固定根据肢体的任何形状塑形,具有固定可靠、简单方便、便于运送的优点,其缺点是石膏较重、透气性差、固定范围较大,须超过骨折部位远、近端关节,易引起关节僵硬。

一、适应证

(1)小夹板难以固定的某些部位的骨折如脊柱骨折。
(2)开放性骨折经清创缝合术后创口尚未愈合者。
(3)某些骨关节行关节融合术者(如关节结核行融合术)。
(4)畸形矫正术后,维持矫正位置。
(5)治疗化脓性骨髓炎,关节炎者,固定患肢,减轻疼痛。
(6)肌腱、血管、神经以及韧带需要石膏保护固定。

二、操作方法

(1)材料准备:石膏绷带、脱脂绷带、纱布、棉纸、石膏操作台、石膏床、石膏刀、石膏剪等。
(2)石膏绷带用法:在固定部位缠绕脱脂绷带或纱布,在骨骼隆起部位垫以棉垫或棉纸,以免皮肤受压坏死,形成压疮。将石膏绷带卷按包扎石膏使用的顺序,轻轻横放浸泡于温水中,等气泡排空,石膏绷带卷泡透,两手握住石膏绷带卷的两端取出,用两手向石膏绷带卷中央轻轻对挤,除去多余水分即可使用。

常用石膏类型:①石膏托。根据测量固定患肢所需长度,在平板上将石膏绷带折叠成需要长度的石膏条,宽度为患肢周径的 2/3,下肢厚度为 12～15 层,上肢为 10～12 层,然后放入水桶浸湿,贴皮肤面用棉纸衬垫保护,放到患肢的后面或背侧,用普通绷带缠绕固定。②石膏夹板或前后石膏托是在单侧石膏托的对侧增加一个石膏托,固定骨折的伸屈侧或前后侧,固定的牢固度优于单侧石膏托;以上两种石膏托多用于早期肢体肿胀的临时固定,方便调整松紧,当肿胀消退后,通常改行石膏管型固定。③石膏管型。将石膏条置于肢体前后侧,然后用石膏绷带平整包裹患肢,包扎完毕,表面抹光。注明石膏日期和类型,未干硬以前可以考虑开槽和开窗。

(3)躯干石膏及特殊石膏固定多采用石膏绷带与石膏条带包扎相结合的方法。一方面可加快包扎石膏的速度,有利于石膏塑形,能较好地达到固定的目的;另一方面可节省石膏绷带。应用此法包扎的石膏有厚有薄,即不负重的次要部位较薄,负重的重要部位较厚,使包制的石膏轻又有较好的固定作用。如石膏床、头颈胸石膏、髋人字石膏等。

(4)石膏固定操作过程中应快速、平整、无皱褶,根据包扎部位的需要可做适当的加强。石膏绷带缠绕时用力要均匀,勿过紧过松,边包缠边用手抹平,使石膏条带及石膏绷带之间的空气及多余的水分挤出,成为无空隙的石膏管型,达到牢固的固定作用。注意石膏的塑形,能够最大限度符合肢体的外部轮廓。

三、注意事项

(1)石膏固定后伤肢必须抬高 5~7 天以减轻肢体肿胀。肿胀消退后伤肢即可自由活动。

(2)石膏固定应该将手指、足趾露出,方便观察手指或足趾血液循环、感觉和运动情况,如发现手指或足趾肿胀明显,疼痛剧烈,颜色变紫、变青、变白,感觉麻木或有运动障碍时,应立即紧急处理,切勿延误,以免造成不可挽救的残疾。

(3)冷冻季节石膏绷带的肢体要注意保暖,但不能热敷、不能烤火,以免引起肢体远端肿胀造成血液循环障碍。

(4)石膏如有松动或破坏失去固定作用时要及时更换石膏或改用其他固定。

(5)必须将石膏固定后的注意事项向伤、病员和其家属交代清楚,最好能印成文字说明交给患者和家属,避免并发症的发生。

目前新型高分子材料绷带已经应用于临床,如树脂、SK 聚氨酯等,具有轻度高、重量轻、透气性好、不怕水、不过敏的优点,但价格昂贵。

(彭　科)

第五节　局部封闭治疗

局部封闭治疗是指利用利多卡因、丁哌卡因等麻醉药物,配合皮质类固醇等药物注射到疼痛部位,通过阻滞感觉、交感神经,直接阻断疼痛的神经传导通路,改善局部血液循环,激素发挥抗炎、抗过敏作用,从而获得消除炎症、解除疼痛、软化瘢痕和改善功能的疗效,在临床上被广泛应用。使用时必须掌握好局部封闭治疗的适应证、相关解剖知识和操作技术要点,才能获得良好疗效。

一、适应证

(1)软组织的急慢性损伤,如滑囊炎、腱鞘炎、腰肌劳损、肩周炎等。

(2)周围神经卡压,如腕管综合征、肘管综合征等。

(3)关节炎,如骨关节炎、痛风性关节炎等。

二、禁忌证

(1)穿刺部位或者附近皮肤有感染。

(2)不能使用激素或对激素、麻醉药过敏。

(3)有消化道反复出血史,特别是近期有消化道出血者。

(4)凝血功能障碍,如血友病。

(5)严重的高血压或者糖尿病。

(6)结核病。

(7)甲状腺功能亢进。

(8)注射部分附近 X 线片提示有骨或软组织病理性病变,如骨肿瘤。

三、常用药物

(一)麻醉药物

1.利多卡因

效能和作用时间均属中等程度的局麻药,组织弥散能力和黏膜穿透力好。局部浸润和神经阻滞采用 1%～2%,成人限量 400 mg。

2.丁哌卡因

长效酰胺类局麻药,起效时间较利多卡因长,作用时间可持续 5～6 小时。采用 0.5%～0.75%,成人 1 次限量为 150 mg。

局部麻醉药物注射前都必须回抽,以免将药物注入血管,导致神经系统和心脏毒性反应。

(二)激素类药物

1.复方倍他米松(得宝松)

复方倍他米松是由二丙酸倍他米松和倍他米松混合而成的灭菌混悬液,有比较明显的消炎止痛作用。局部用药时每次用量 1 mL,同时加利多卡因等麻醉药物 1～2 mL。使用时须事先将药瓶中的混悬注射液抽入注射器内,然后抽入局麻药,多数患者 1 次局部封闭后症状即可缓解,如局部封闭后症状未能缓解者,2～3 周可再注射 1 次,2～3 次为 1 个疗程。

2.醋酸曲安奈得(确炎舒松)

醋酸曲安奈得是一种合成的肾上腺皮质激素,属于糖皮质激素,主要起抗炎和抗过敏作用。局部封闭时每处 20～30 mg,每次总量不超过 40 mg,2 周 1 次。使用时可添加局麻药物。

四、操作过程

(一)局部封闭的准备

(1)与患者及家属充分沟通,告知相关操作风险。

(2)物品准备:醋酸曲安奈得(确炎舒松)或复方倍他米松(得宝松)、丁哌卡因或利多卡因、手套(非消毒)、标记笔、固定垫、安尔碘、乙醇棉球、不同规格注射器及穿刺针、胶布、绷带、无菌纱布敷料。

(二)操作

告知患者即将进行的操作,缓解患者紧张情绪。

(1)摆放正确体位,确定穿刺部位后用标记笔标记,注意解剖结构(标记后直到操作结束,不允许患者更改体位)。

(2)消毒穿刺部位,采用不触碰无菌操作技术(只有针头才可以接触消毒过的穿刺点,无须铺巾),从穿刺点进针,并准确进针至治疗区域。

(3)将药物注射至治疗区域,注射前一定回抽,以确定针头不在血管内后给药,避免加压给药。

(4)对于需要进行抽吸液体的关节,抽吸液体之后不要移开针头,更换注射器后立即注射药物。

(5)注射结束后拔出针头,在注射点上使用乙醇棉球压迫10分钟。

(6)用创口敷料加压覆盖,进行特殊的注射后指导。

五、局部封闭后处理

局部封闭后缓慢活动关节,使药物能在关节间隙和软组织中充分分散开来。确认患者无头晕等症状后方可从诊疗床上下来,休息15分钟,确认无不适后方可离开。告诉患者若注射部位出现肿胀、发红、皮肤温度升高或体温超过38 ℃等情况,应及时来院就诊,以排除感染发生。

封闭治疗后疼痛缓解是由于麻醉药物的暂时镇痛作用,疼痛会在几小时后恢复,在皮质激素作用下疼痛会在1~2天的时间内再次减轻。可根据病情选择口服非甾体抗炎药加强疗效。

六、并发症

(一)全身并发症

麻醉药过敏和毒性反应、心律失常、癫痫发作、面部潮红、糖尿病患者血糖升高、免疫应答受损、月经不调、阴道异常出血及骨质疏松等,注意适应证掌握,注射时回抽,确保不注入血管,防止全身并发症。

(二)局部并发症

出血、感染、骨坏死、韧带断裂、肌腱断裂、皮下萎缩及皮肤色素减退等。掌握正确技术和剂量,不要打到皮下和肌腱内部,有助于防止局部并发症。

(张寿强)

第六节 外固定支架治疗

外固定支架是治疗骨折和肢体矫形重建等的一种重要方法,在骨折或需矫形固定的近端和远端经皮穿入固定针,用连接杆及钢针固定夹将钢针连接起来,组成力学稳定结构装置,称为外固定支架。其优点在于既可以为骨折提供可靠的复位固定、轴向加压与延长、矫正畸形,同时又不破坏局部血液供应,兼具力学和生物学两方面的优点。

近年来,外固定支架在设计制作和应用技术日臻完善,现已成为治疗骨折的标准方法之一,在临床上得到了广泛应用。

一、分类

近年来,随着医学科学技术的发展,外固定支架也在不断地进步与改进,其形式很多,通常可按它的功能、构型与力学结构分类。

(一)按功能分类

1.单纯固定的外固定器

从 Parkhill 与 Lambotte 的外固定器发展而来的类型,如标准的单平面单侧 Judet 外固定器。

2.兼备整复和固定的外固定器

如 Hoffmann 与改进后的 Anderson 外固定器类型。

(二)按构型分类

1.单平面单边式

其特点是螺钉仅穿出对侧骨皮质,在肢体侧用连接杆将裸露于皮外的顶端连接固定。

2.单平面双边式

特点是钉贯穿骨与对侧软组织及皮肤,在肢体两侧各用1根连接杆将钉端连接固定。

3.单平面四边式

其特点是肢体两侧各有2根伸缩滑动的连接杆,每侧的两杆之间也有连接结构,必要时再用横杆连接两侧的连接杆。

4.半环式

半环式外固定器的特点是可供多向性穿针有牢固可靠的稳定性,半环槽式外固定器为其代表.。

5.全环式

这类外固定器是用圆形套放于肢体,可实施多向性穿针固定,但不及半环式简便。

6.三角式

可供2~3个方向穿针,多采用全针与半针相结合的形式实现多向性固定,国际内固定研究学会三角式管道系统为其代表。

(三)按力学结构分类

1.单平面半针固定型

这类外固定器是依靠半针的钳夹式把持力保持对骨断端的固定,骨断端的受力为不对称性,抗旋转与前后方向弯曲力最差,钢针可发生变形或断裂,用于不稳定骨折时,骨折端易发生再错位。

2.单平面全针固定型

这类骨外固定是将钢针贯穿骨与对侧软组织,肢体两侧有连接杆将钢针两端固定,骨断端的受力呈对称性,和单平面单侧固定相比较,固定的稳定性有所加强,但抗前后向弯曲力与扭力的能力仍差,用于肢体牵引延长时,可发生骨端旋转与成角畸形。

3.多平面固定型

半环、全环与三角式构型的外固定器可提供多向性固定,有良好的稳定性。

二、适应证

(1)开放性骨折。

(2)闭合性骨折伴有广泛软组织损伤。

(3)在严重头胸腹部等多发伤时,可迅速实施对骨折进行固定,有助于稳定全身情况。

(4)涉及关节面的不稳定或粉碎的桡骨下端骨折等,获得良好的稳定性。

(5)骨折合并感染和骨折不愈合。

(6)不稳定的骨盆骨折。

三、临床应用

(一)桡骨远端骨折

用外固定支架治疗桡骨远端粉碎性不稳定骨折患者,优良率高,疗效确切。其基本方法是骨折复位后,采用超关节外固定。远端固定针分别固定在第2或第3掌骨基底部、近端固定在骨折端近侧3~4 cm的桡骨干上。复位后腕关节固定在尺偏中立或尺偏轻度屈腕位,固定均较稳定;若仍欠稳定,加用经皮克氏针辅助固定。术后即可开始行主被动手指、肘关节的功能锻炼。该固定器适用于手法复位和石膏固定较为困难的桡骨远端不稳定骨折,具有操作简便、省时,固定可靠的优点。此外,固定器最大特点在于改变了常规外固定支架要求固定针必须平行一致或近于平行的缺点,因针夹可于防滑杆上做360°旋转,再配合中心关节达到了万向的功能,使手术中无须刻意要求固定针平行与否,降低了操作难度,缩短了手术时间。

(二)开放性骨折

外固定支架治疗开放性骨折起到了消除骨折端对皮肤的威胁,减少污染扩散的机会,不破坏骨膜和血供,可多次清创,便于软组织损伤处理和伤口闭合,为二期处理打好基础,还可以给骨折端应力刺激,利于骨折愈合。

(三)肢体功能重建

外固定支架治疗骨不连、肢体延长、矫正各类畸形及恢复肢体正常功能等方面都取得了令人满意的临床效果。外固定支架治疗可以对骨端始终保持均匀的压应力刺激,为骨折愈合创造必要的生物力学条件;对骨折局部的血供影响较小,不需要剥离骨膜,对骨折端血运干扰小,有利于骨折愈合;与此同时,对感染性骨不连、骨缺损伴患肢短缩,可采用骨转运技术,不需要植骨,即可治愈骨不连,同时,还可以通过肢体延长,解决肢体不等长的问题,恢复肢体功能。

(四)重度骨盆骨折和多发伤

重度骨盆骨折属高能量损伤,由于合并伤多,出血量大,伤后全身抵抗力急剧下降,而致休克不可逆转、感染等导致死亡。应用外固定支架治疗旋转不稳定的骨盆环骨折能够早期固定,控制出血,防治休克,降低患者死亡率。骨外固定支架对多发伤中大的管状骨折实施早期外固定,可作为一种急诊处理,方法简便,利于施行抢救性手术,明显降低病死率和减少并发症。

四、并发症

(一)针道感染和渗液

最常见及最主要的并发症,主要原因:针与骨体结合不够紧密,造成松动;钻速过高,引起针道周围的骨质烧伤和肌肉坏死、液化;穿针没有垂直骨干造成应力不均衡;对针道的护理不仔细,未能及时处理等。因此,需要保持针道清洁,定期换药,减少患肢的活动,及时应用抗生素。若经针道护理、换药后,感染仍然得不到控制,可在骨折端基本稳定后尽早拆除外固定支架,改用石膏或小夹板等其他外固定方式,不会影响骨折治疗的固定效果。

(二)断针

断针是由于金属疲劳导致,最易产生金属疲劳的部位是针与连接杆的接合部。不应多次紧旋固定钢针的螺钉或在固定夹面上加放非金属垫圈,以及钢针只能单次使用,可防止断针的发生。

(三)神经、血管损伤

神经与血管损伤、关节功能障碍、骨筋膜室综合征或穿针部位骨折等,这些并发症可以通过严格执行操作规程与细心观察加以避免。

(四)骨折延迟愈合和不愈合

外固定支架治疗骨折的另一主要并发症,其主要原因有骨折部位骨缺损、局部软组织挫伤严重、骨折难愈合部位、外固定支架的应力遮挡、外固定器固定不够稳定等。防治方法有准确复位、局部有限切开复位,对骨折端间隙与骨缺损的骨折可采用早期自体松质骨移植术和带血管骨瓣、肌瓣移位修复骨质缺失和改善血运,促进骨折愈合。

外固定支架应用应重视如何为骨折愈合提供良好的环境和生物力学条件,以及对外固定支架生物力学性能、强度调整方法和技术应用的掌握,使得外固定支架在满足骨折复位、固定功能和生物力学性能要求的前提下,构造越简单,部件越少,性能越稳定,操作越简单,越有利于人体功能锻炼和康复。

(李旭东)

第三章

上肢损伤

第一节 锁骨骨折

锁骨骨折是临床常见的骨折之一,占全身骨折的 6% 左右,各种年龄均可发生,但青壮年及儿童多见。发病部位以中 1/3 处最多见。

一、病因、病机

(一)间接暴力

间接暴力是引起锁骨骨折最常见的暴力,如跌倒时,手掌、肘部或肩部触地,传导暴力冲击锁骨发生骨折,多为横断形或斜形骨折。骨折内侧因胸锁乳突肌的牵拉作用向后上移位,外侧因上肢的重力作用和胸大肌的牵拉作用向前下方移位图(图 3-1)。

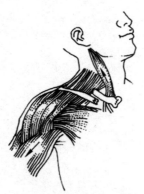

图 3-1　锁骨骨折移位

(二)直接暴力

暴力从前方或上方作用于锁骨,可发生锁骨的横断或粉碎性骨折,幼儿多为横断或青枝骨折。骨折移位严重时可伤及锁骨下方的臂丛神经,锁骨下动、静脉。

二、临床表现

锁骨全长均位于皮下,骨折后局部有肿胀和压痛,触诊可摸到移位的骨折端,可闻及骨擦音和触到异常活动,患肩下沉,并向前、内倾斜。患者常用健侧手掌托起患肢肘部,以减轻因上肢的重量牵引所引起的疼痛;同时头部向患侧偏斜,使胸锁乳突肌松弛而减轻疼痛。患肢活动功能障碍。幼儿因不能自述疼痛部位,畸形可不甚明显。但若不愿活动上肢,且于穿衣伸手入袖或上提患肢有啼哭等症状时,应仔细检查是否有锁骨骨折。锁骨骨折刺破皮肤或损伤臂丛神经及锁骨下血管者也较为常见,且多为青枝骨折。

三、诊断与鉴别诊断

锁骨骨折的患者通过外伤史,临床的症状、体征及 X 线检查诊断并不困难。锁骨外侧 1/3 骨折需与肩锁关节脱位相鉴别。骨折患者一般疼痛、肿胀更加明显,有骨折的特有症状、骨擦音和异常活动等。X 线片可以明确诊断。

四、治疗

(一)儿童青枝骨折及成人无明显移位的骨折
可用三角巾或颈腕吊带悬吊 2～3 周即可痊愈。

(二)锁骨有移位的骨折复位法
骨折端局部血肿内麻醉。患者坐在橙子上,两手叉腰挺胸。首先进行牵引。

(1)一助手立于患者背后,用两手反握两肩前下腋侧,两侧向外后上扳提,同时用一个膝部顶住患者背部胸椎棘突,使骨折远侧端在挺胸的作用及助手两手向后上扳提的作用下,使两骨折端被牵引拉开,两骨折端的轴线在一个直线上,多数可自行复位(图 3-2)。

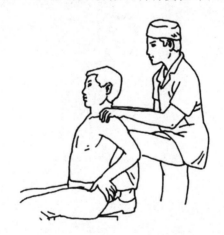

图 3-2 锁骨骨折手法复位(一)

(2)上述的牵引方法,向后上扳提的作用力较大,而向外的牵引力则较弱,常因远侧骨折端向外的牵引力不够,影响手法复位。因此,另一助手一手推顶伤侧胸壁,另一手向外牵拉伤肢上臂,协助第一助手缓缓将远侧骨折牵开,再行手法复位。

(3)手法复位,在助手牵引的情况下,术者立于患者面前,用两拇指及示指摸清并捏住两骨折端向前牵拉,即可使骨折复位。或用两拇指摸清两骨折端,并以一拇指及示指捏住近侧骨折端向前下侧牵拉,同时另一手拇指及示指捏住远侧骨折端向后上方推顶,也可使骨折端复位(图 3-3)。

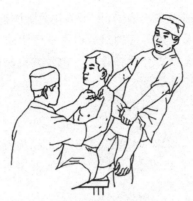

图 3-3　锁骨骨折手法复位（二）

手法复位后，将向外的牵引力稍放松一些，使对位的两骨折端互相嵌紧，然后进行外固定。

（三）外固定方法

1.“8”字形绷带固定法

将棉垫或纸压垫放置于两骨折端的两侧，并用胶布固定；两侧腋窝放置棉垫，用绷带行“8”字形缠绕固定，绷带经患侧肩部腋下，绕过肩前上方，横过背部至对侧腋下，再绕过对侧肩前上方，经背部至患侧腋下，包绕 8～12 层，缠绕绷带时应使绷带的两侧腋部松紧合适，以免引起血管或神经受压（图 3-4）。

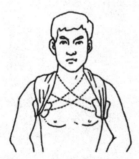

图 3-4　“8”字绷带固定法

2.双圈固定法

用绷带缠绕棉花制作好大小合适的绷带圈两只，于手法复位前套于两侧腋部，待骨折复位后，用棉垫或纸垫将两骨折端上下方垫压合适，并用胶布固定。从患者背侧拉紧此两布圈，在其上下各用一布带扎牢，维持两肩向外、向上后伸；另用一布带将两绷带圈于胸前侧扎牢，以免双圈滑脱（图 3-5）。

用以上两种固定方法固定后，如出现手及前臂麻木感或桡动脉搏动摸不清，表示固定过紧，有压迫血管或神经的情况，应立即给予固定适当放松，直至症状完全解除为止。

（四）手术治疗

手法治疗难获满意疗效者或多发性骨折等情况，可行手术治疗。

五、预防与调护

骨折整复固定后，平时应挺胸抬头，睡觉时应平卧位，肩胛骨间稍垫高，保持双肩后仰，有利于骨折复位。固定初期可作腕、肘关节的屈伸活动。中、后期逐渐作肩关节功能练习，尤其是肩关节的外展和内,外旋运动。肩部长时间固定,易出现肩关节功能受限,所以早期功能锻炼十分必要。

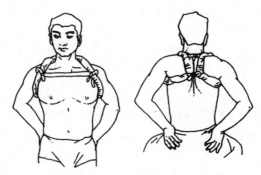

图 3-5　双圈固定法

（赵兴民）

第二节　肩胛骨骨折

肩胛骨位于两侧胸廓后上方,周围有丰厚的肌肉覆盖,骨折较为少见。肩胛骨对上肢的稳定和功能起着重要的作用,骨折后如不能得到正确治疗,可能会对上肢功能造成严重影响。

一、骨折分类

(一)按部位分类

肩胛骨骨折按解剖部位可分为肩胛体骨折、肩胛冈骨折、肩胛颈骨折、肩胛盂骨折、喙突骨折和肩峰骨折等。肩胛体和肩胛冈骨折最为常见,其次为肩胛颈骨折,然后是肩胛盂骨折、肩峰骨折、喙突骨折,不少骨折属于上述各类的联合骨折。另外,还有肌肉和韧带附着点的撕脱骨折、疲劳或应力骨折。

1.肩胛盂关节内骨折

此类骨折可进一步分为 6 型。

(1)Ⅰ型盂缘骨折:通常合并肩关节脱位。

(2)Ⅱ型骨折:经肩胛盂窝的横形或斜形骨折,可有肩胛盂下方的三角形游离骨块。

(3)Ⅲ型骨折:累及肩胛盂的上1/3,骨折线延伸至肩胛骨的中上部并累及喙突,经常合并肩锁关节脱位或骨折。

(4)Ⅳ型骨折:骨折线延伸至肩胛骨内侧。

(5)Ⅴ型骨折:Ⅱ型和Ⅳ型的联合类型。

(6)Ⅵ型骨折:肩胛盂的严重粉碎性骨折。

2.喙突骨折

根据骨折线与喙锁韧带的位置关系,可进一步分成两型。

(1)Ⅰ型骨折:位于韧带附着点后方,有不稳定倾向。

(2)Ⅱ型骨折:位于韧带前方,稳定。

(二)按关节内外分类

根据骨折是否累及肩盂关节面,肩胛骨骨折可分为关节内骨折和关节外骨折。关节外骨折根据稳定性,又可进一步分为稳定的关节外骨折和不稳定的关节外骨折两种。

1.关节内骨折

此类骨折为涉及肩胛盂关节面的骨折,常合并肱骨头脱位或半脱位。肩胛盂骨折中只有10%有明显的骨折移位。

2.稳定的关节外骨折

此类骨折包括肩胛体骨折、肩胛冈骨折和一些肩胛骨骨突部位的骨折。单独的肩胛颈骨折,一般较稳定,也属稳定的关节外骨折。

3.不稳定的关节外骨折

此类骨折主要指合并锁骨中段移位骨折的肩胛颈骨折,即"漂浮肩"损伤,该损伤常由严重暴力引起,此种骨折造成整个肩胛带不稳定。由于上臂的重力作用,它有向尾侧旋转的趋势。常合并同侧肋骨骨折,也可损伤神经血管束,包括臂丛神经。

二、临床表现与诊断

肩胛骨骨折根据外伤史、症状、体征及 X 线检查,可明确诊断。

(一)病史

1.体部骨折

常由直接暴力引起,受伤局部常有明显肿胀,皮肤常有擦伤或挫伤,压痛也很明显,由于血肿的刺激可引起肩袖肌肉的痉挛,使肩部运动障碍,表现为假性肩袖损伤的体征。但当血肿吸收后,肌肉痉挛消除,肩部主动外展功能即恢复。喙突骨折或肩胛体骨折时,当深吸气时,由于胸小肌和前锯肌带动骨折部位活动可使疼痛加剧。

2.肩胛盂和肩胛颈骨折

多由间接暴力引起,即跌倒时肩部外侧着地,或手掌撑地,暴力经肱骨传导冲击肩胛盂或颈造成骨折。多无明显畸形,易于漏诊。但肩部及腋窝部肿胀、压痛,活动肩关节时疼痛加重,骨折严重移位者可有肩部塌陷,肩峰相对隆起呈方肩畸形,犹如肩关节脱位的外形,但伤肢无外展、内收、弹性固定情况。

3.肩峰骨折

肩峰突出于肩部,多为自上而下的直接暴力打击,或由肱骨突然强烈的杠杆作用引起,多为横断面或短斜面骨折。肩峰远端骨折,骨折块较小,移位不大;肩峰基底部骨折,远侧骨折块受上肢重量的作用及三角肌的牵拉,向前下方移位,影响肩关节的外展活动。

(二)X 线检查

多发损伤患者或怀疑有肩胛骨骨折时,应常规拍摄肩胛骨 X 线片,常用的有肩胛骨正位、侧位、腋窝位和穿胸位 X 线片。注意肩胛骨在普通胸部正位片上显示不清,因为肩胛骨与胸廓冠状面相互重叠。此外,还可根据需要加拍一些特殊体位平片,如向头侧倾斜 45°的前后位平片可显示喙突骨折。CT 检查能帮助辨认和确定关节内骨折的程度和移位,以及肱骨头的移位程度。因为胸部合并损伤的发生率高,胸片应作为基本检查方法的一部分。

(三)合并损伤

诊断骨折的同时,应注意检查肋骨、脊柱以及胸部脏器的损伤。肩胛骨周围有肌肉和胸壁保护,所以只有高能量创伤才会引起骨折。由于肩胛骨骨折多由高能量直接外力引起,因此合并损伤发生率高达35%~98%。合并损伤常很严重,甚至危及生命。然而,在初诊时却常常漏诊。最常见的合并损伤是同侧肋骨骨折并发血气胸,其次是锁骨骨折、颅脑闭合性损伤、头面部损伤、臂丛损伤。肩胛骨合并第1肋骨骨折时,因可伤及肺和神经血管,故特别严重。

三、治疗

绝大多数肩胛骨骨折可采用非手术方法治疗,只有少数患者需行手术治疗。由于肩胛骨周围肌肉覆盖多,血液循环丰富,骨折愈合快,骨折不愈合很少见。

(一)肩胛体和肩胛冈骨折

肩胛体和肩胛冈骨折一般采用非手术治疗,可用三角巾或吊带悬吊制动患肢,早期局部辅以冷敷,以减轻出血及肿胀。伤后1周内,争取早日开始肩关节钟摆样功能锻炼,以防止关节粘连。随着骨折愈合,疼痛减轻,应逐步锻炼关节的活动范围和肌肉力量。

(二)肩峰骨折

如肩峰骨折移位不大,或位于肩锁关节以外,用三角巾或吊带悬吊患肢,避免作三角肌的抗阻力功能训练。如骨折块移位明显,或移位到肩峰下间隙,影响肩关节运动功能,则应早期手术切开复位内固定。手术取常规肩部切口,内固定可采用克氏针张力带钢丝,骨块较大时也可选用拉力螺钉内固定。如合并深层肩袖损伤,应同时行相应治疗。

(三)喙突骨折

对不稳定的Ⅰ型骨折应行手术治疗。对单纯喙突骨折可以保守治疗,因为喙突是否解剖复位对骨折愈合及局部功能没有影响。但如合并有肩锁分离、严重的骨折移位、臂丛受压、肩胛上神经麻痹等情况,则需考虑手术复位,松质骨螺钉固定治疗。

(四)肩胛颈骨折

对无移位或轻度移位的肩胛颈骨折,可采用非手术方法治疗。用三角巾制动患肢2~3周,4周后开始肩关节功能锻炼。

肩胛颈骨折在冠状面和横截面成角超过40°或移位超过1 cm时,需要手术治疗。根据骨折片的大小和骨折的类型,内固定物是在单纯的拉力螺钉和支撑接骨板之间选择。使用后入路,单个螺钉可从后方拧入盂下结节。骨折片很大时,应在后方使用1/3管状接骨板支撑固定,使带有关节面的骨片紧贴于肩胛骨近端的外缘。接骨板与直径为3.5 mm的皮质骨拉力螺钉的结合使用,增加了固定的稳定程度。合并同侧锁骨骨折的肩胛颈骨折,即"漂浮肩"损伤,由于肩胛骨很不稳定,移位明显,应采用手术治疗。通常先复位固定锁骨,锁骨骨折复位固定后,肩胛颈骨折常常也可得到大致的复位,如肩胛骨稳定就不需切开内固定肩胛颈骨折;如锁骨复位固定后肩胛颈骨折仍不能有效复位,或仍不稳定,就需进一步手术治疗肩胛颈骨折。

(五)肩胛盂骨折

肩胛盂骨折只占肩胛骨骨折的10%,而其中有明显骨折移位者占肩盂骨折的10%。对大多数轻度移位的骨折可用三角巾或吊带保护,早期开始肩关节活动范围的练习。一般制动6周,去除吊带后,继续进行关节活动范围及逐步开始肌肉力量的锻炼。

1.Ⅰ型盂缘骨折

如骨折块面积占肩盂面积的25%(前方)或33%(后方),或移位>10 mm将会影响肱骨头的稳定并引起半脱位现象,应考虑手术切开解剖复位和内固定。目的在于重建骨性稳定,以防止慢性肩关节不稳。以松质骨螺钉或以皮质骨螺钉采用骨块间加压固定(图 3-6)。如肩盂骨块粉碎,则应切除骨碎片,取髂骨植骨固定于缺损处。小片的撕脱骨折,一般是肱骨头脱位时由关节囊、唇撕脱所致。前脱位时发生在盂前缘,后脱位时见于盂后缘。肱骨头复位后,采用三角巾或吊带保护3～4周。

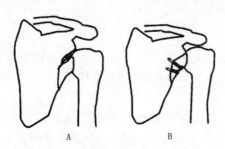

图 3-6　盂缘骨折和松质骨螺钉内固定
A.盂缘骨折;B.松质骨螺钉内固定

2.Ⅱ型骨折

如果出现台阶移位 5 mm 时,或骨块向下移位伴有肱骨头向下半脱位,应行手术复位固定。可采用后方入路,复位盂下缘骨折块,以拉力螺钉向肩胛颈上方固定。也可采用易调整外形的重建钢板,置于颈的后方或肩胛体的外缘固定。

3.Ⅲ～Ⅴ型骨折的手术指征

骨折块较大合并肱骨头半脱位,采用肩后方入路,复位盂下缘骨折块,以拉力螺钉向肩胛颈上方固定。也可采用易调整外形的重建钢板,置于肩胛颈的后方或肩胛体的外缘固定;关节面台阶≥5 mm,上方骨块向侧方移位或合并喙突、喙锁韧带、锁骨、肩锁关节、肩峰等所谓肩上部悬吊复合体(SSSC)损伤时,可采用后上方入路复位骨折块,采用拉力螺钉,将上方骨折块固定于肩胛颈下方主骨上。手术目的是防止肩关节的创伤性骨关节炎、慢性肩关节不稳定和骨不愈合。

4.Ⅵ型骨折

较少见,也缺乏大宗病例或对照研究结果指导治疗。由于盂窝严重粉碎,不论骨块移位与否或有无肱骨头半脱位的表现,一般都不行切开复位。可采用三角巾悬吊制动,或用外展支架制动,也可采用尺骨鹰嘴牵引,早期活动锻炼肩关节。如果肩上方悬吊复合体有严重损伤,可行手术复位、固定,如此可间接改善盂窝关节面的解剖关系。

5.肩胛盂骨折关节镜手术

修复骨性 Bankart 骨折,先经标准的后方入路施行诊断性关节镜。通常情况下,关节视野最初会被骨折血肿所阻挡。使用关节镜刨刀清除骨折血肿,最终可观察到骨折块。尽可能低地定位前方入路,使得经该入路到达下方肩胛盂具有最大可能性。然后建立前上外侧入路(ASL),该入路不仅是重要的观察入路,也是重要的操作入路。重要的是在所有 3 个关节内入路中都使用关节镜套管,可在各个入路之间便捷地转换关节镜和器械,以获得理想的视野和操作通道。然后确认所有的伴随病变。在发现 Bankart 骨折之后,便必须将其游离。精前方入路或前上外侧入口放入 15°关节镜下剥离器,将骨折块完全抬起并游离。在骨折块完全游离后,应去除所有的软组织使之新鲜花,以求取得最大的骨性愈合。在取得充分游离后,用抓钳进行暂时性复位。然后用螺丝固定骨折块,随后评估固定的牢固性和复位情况。

(六)上肩部悬吊复合体损伤

上肩部悬吊复合体(SSSC)是在锁骨中段和肩胛体的外侧缘间组成的一个骨和软组织环,由肩盂、喙突、喙锁韧带、锁骨远端、肩锁关节和肩峰组成。SSSC 的单处损伤,不会影响其完整性,骨折移位较小,只需保守治疗;两处损伤则会影响其完整性,可能会引起一处或两处明显移位,对骨折愈合不利,影响其功能。对这种骨折,只要有一处或两处存在不能接受的移位,就应行切开复位内固定。即使只固定一处,也有利于其他部位骨折的间接复位和稳定。

（赵兴民）

第三节　肩 袖 损 伤

肩关节外侧有两层肌肉,外侧层为三角肌,内侧层为冈上肌、冈下肌、肩胛下肌及小圆肌。其肌肉和腱性部分在肱骨头的前、上、后方形成袖套样组织,附着于肱骨大结节和解剖颈的边缘,称为肩袖。

肩袖可使肱骨头与肩胛盂紧密接触,使肩关节在运动或静息状态下均能对抗三角肌的收缩,防止肱骨头被拉向肩峰,以三角肌的拮抗作用保持肩关节的稳定。不仅如此,肩袖还以杠杆的轴心作用协助肩关节进行外展和旋转。其中冈上肌能使上臂外展及轻度外旋,冈下肌和小圆肌在肩下垂时能使上臂外旋,肩胛下肌在肩下垂时能使上臂内旋,所以有人将肩袖又称为"旋转袖"。

冈上肌、肩胛下肌的肌腱伸出在喙肩弓的下方,当肩关节在内收、外展、上举、前屈及后伸等大范围运动时(如吊环、蛙泳、体操等),冈上肌与肩胛下肌在喙肩弓下被反复夹挤、频繁碰撞而造成损伤。在解剖上,冈上肌、冈下肌腱止点末端 1.5 cm 长度内是无血管的"危险区",有人认为这是肌腱近侧滋养血管与来自骨膜的微细血管的吻合交接处,此处血供应减弱,是肌腱退行变性和撕裂的好发部位。

一、发病原因

肩袖损伤的发病原因学说较多,主要有以下各点。

(一)撞击学说

肩撞击综合征首先由 Neer 提出,他在解剖 100 例肩关节中发现 11 例的肩盂边缘有骨刺出现和肩峰前突下骨赘增生,这是肩袖与肱骨头多次反复撞击的结果。冈上肌腱从喙肩弓下方穿出向外下方附着于肱骨大结节,肩关节前屈时很容易被肩峰前突所撞击(图 3-7)。

(二)退变学说

肩袖疾病的病因是多方面的,肩袖肌腱维持肱骨头的稳定,其力臂较短,又在肱骨的顶端即突出部分,容易发生肌腱退行变。其病理表现往往是细胞变性坏死,钙盐沉积,纤维蛋白玻璃样变性,肌纤维部分断裂,肩袖止点出现潮线复制及不规则。退变后的肌腱在运动中稍加用力即行断裂,一般在 40 岁以上者易发生。

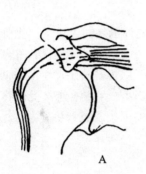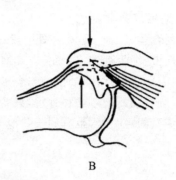

图 3-7　肩袖撞击损伤示意

A.肩自然下垂；B.肩外展撞击

(三)创伤学说

由于创伤导致肌腱损伤已不容置疑。例如,肩关节脱位无其他合并伤,复位后肩关节仍不能外展,其根源很可能就是肩袖损伤。肱骨头大结节撕脱骨折大多伴有不同程度的肩袖损伤。运动损伤在肩袖损伤中占有一定的比例,暴力作用于肩袖造成急性损伤的方式较多,主要有以下几种。

(1)肩部被直接撞伤,造成冈上肌腱损伤。

(2)上臂突然过度内收,冈上肌被极度牵拉而撕裂。

(3)上臂接受纵轴牵拉暴力而使肩袖损伤。

(4)暴力从腋下向上冲击,冈上肌受到顶撞对冲而损伤。

二、损伤机制

体操运动员在单杠、吊环、高低杠上运动时进行"转肩""压十字"动作,标枪投掷运动员上臂上举做反弓爆发力时,因反复外展、急剧转肩,肩袖受到摩擦、劳损、牵拉,造成肌腱纤维反复磨损变性,呈慢性炎症样改变,同时可发生肩峰下滑囊炎症改变和退行性改变。这种情况也可见于游泳时的肩部旋转、举重时的抓举、篮球的转手及排球的扣球动作等。追问病史大多有一次损伤史可以追溯,但也有部分运动员何时损伤难以清晰回忆。

肩袖损伤的病理牵涉到肌腱、关节软骨、滑囊及肩峰。在正常情况下,冈上肌、冈下肌对抗三角肌的收缩力,拉紧肱骨头使其在一定的范围内活动。一旦冈上肌、冈下肌损伤(急性或慢性),三角肌丧失拮抗力量,收缩时肩峰下组织与肩峰撞击,关节盂和肱骨头因机械力量受到破坏,出现关节退行变。肩袖肌腱损伤后发生玻璃样变性或断裂,断端之间充斥瘢痕并发生挛缩。肩袖损伤时因局部渗血、出血及积液,加上机械性压迫和劳损,终于产生肩峰下滑囊炎。滑囊壁玻璃样变性,滑膜浅层出现纤维素,导致组织增生和粘连。由于反复劳损和机械力的重复叩击,肩峰骨膜增厚,刺激成骨细胞产生骨唇,造成肩关节活动受限或疼痛(图 3-8)。

三、分型

(一)慢性损伤

此型较为多见。肩痛不明显,当上臂外展至某一特定部位时突然疼痛而停止活动。平时能全程参加训练,但成绩进步不快,有肩部不舒适的感觉。

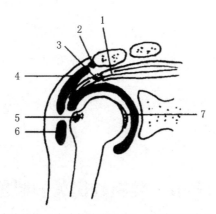

1.肩袖钙化;2.肩峰骨赘;3.肩袖断裂(冈上肌);4.肩峰下滑囊炎;
5.肱骨大结节骨质硬化;6.三角肌下滑囊炎;7.肱骨头软骨退变

图 3-8　肩袖损伤病理变化

(二)亚急性损伤

此型最多见。由反复慢性挫伤积累而形成。检查肩外展试验:伤者伸肘旋后位,做肩部外展运动至 80°～110°时出现肩部疼痛,外展动作突然中止或卡住,这可能是肩袖与喙肩韧带或肩峰摩擦挤压造成。一些病例训练前做好准备活动后外展时无疼痛。多数病例按压肩外侧肱骨大结节部位有压痛,肩关节外展和上臂抗阻内外旋有疼痛。如已迁延时日,未经正规治疗可出现三角肌萎缩现象。

(三)急性损伤

此型少见。大多为一次急性损伤所致。肩部疼痛、活动受限均较显著。检查臂下落试验:将患肩被动外展 90°位去除扶持,患肢不能维持外展,伤臂迅速下落,说明肩袖明显损伤。

四、治疗

(一)非手术治疗

(1)由急性炎症或急性损伤所形成的肩部剧烈疼痛,应暂停训练。可将上臂外展 30°位支架外固定,卧床休息 3 天后可适当活动。

(2)慢性或亚急性损伤,可用 1% 普鲁卡因溶液 10～20 mL 加入泼尼松龙 1 mL 局部封闭,疗效非常理想。

(3)物理治疗:人工太阳灯,紫外线(4～5 生物剂量)及直流电碘离子透入对肩袖损伤的康复有明显的辅助作用。

(4)运动训练适当改变,慢性挫伤可继续一般训练,对于引起疼痛的外展动作可适当减少或避免,要加强三角肌力量训练。

(二)手术治疗

肩袖肌腱断裂如面积较大,断端分离较多,残端缺血或经非手术治疗 4～6 周后症状未见改善,可选择手术治疗。术中可将断端褥式缝合,如不能对合,取阔筋膜修补缝合。也可在肱骨大结节上钻孔缝合肩袖,术后以外展支架将患肢固定于外展、前屈及外旋位,6 周后拆除外固定积极进行功能锻炼活动。

六、预防

(1)在进行大范围转肩运动训练前应循序渐进并加强肩关节各组肌肉力量训练,如三角肌肌力加强训练等。

(2)每次训练前应严格认真做好准备活动,以适应运动,减少损伤。

(赵兴民)

第四节　复发性肩关节脱位

一、病因

复发性肩关节脱位的发生主要取决于初次脱位时的损伤程度。初次脱位的创伤程度、发生年龄、是否顺利复位、复位后的固定等因素均与日后的复发相关;一般来讲,初次脱位的创伤越大、年龄越小、复位困难、复位后的固定不足均易导致复发性脱位的发生。肩关节脱位复发的病理方面有以下几种原因。

(1)盂唇从关节盂腔的前缘上剥离,肩盂前方或前下方的盂唇一旦剥离,非手术治疗下愈合困难,易导致盂肱关节前方不稳。

(2)肩关节囊过度松弛,盂肱中韧带松弛或断裂,肩关节囊的前壁松弛及膨胀不易修复。随脱位次数增加,其松弛程度加重。

(3)肩关节前脱位时,肱骨头撞向关节盂缘,可导致肱骨头的后外侧面因撞击导致骨缺损。该部位的凹陷性骨缺损,使肱骨头外旋到达一定角度,加上后伸动作即可促使肱骨头的缺损部位自肩盂的边缘向前滑出,导致再次脱位。

二、分型

肩关节脱位可依据以下几方面来进行分型和决定治疗:不稳的方向、程度和病程,引起不稳的原发创伤,患者的年龄、心理状态及伴随疾病情况。

(一)肩关节脱位的分型

1.按方向分型

分为前脱位、后脱位及上、下脱位。约97%的复发性脱位为前脱位,约3%为后脱位,上、下脱位极为罕见。

2.按程度分型

分为半脱位或全脱位。

3.按病程分型

分为急性、亚急性、慢性或复发性。如果肱骨头脱位超过6周,被称为慢性脱位。

4.按与脱位有关的创伤分型

分为创伤性脱位,即由一次单独的创伤即可造成的脱位;微创伤性脱位(获得性的),即肢体运动时反复的创伤造成了关节囊盂唇复合体的塑性变形。

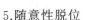

5.随意性脱位

随意性脱位即一些患有后方不稳定的患者能通过选择性地收缩肌肉,使其肩关节随意地脱位。对这些患者应以心理治疗为主。另对患有原发性神经肌肉疾病或综合征而伴发的复发性脱位,应首先进行药物治疗。

(二)患者的年龄

患者的年龄对于预后极为重要。依年龄常分为 20 岁以下、20～40 岁和 40 岁以上。

三、诊断

有经常脱位的病史,当上臂外展、外旋和后伸时,即可发生脱位。但肩关节复发性半脱位的患者,症状不典型,有的患者诉说有肩关节滑进与滑出的感觉,有的无任何不适,常被漏诊。检查时应双侧对比,进行双肩关节的全面检查。观察肩部是否有萎缩,有无压痛,压痛部位和程度。检查双肩的主动与被动活动范围,评价三角肌、肩袖与肩胛骨稳定肌肉的肌力。此外,还有一些特殊检查可帮助判断肩关节的稳定性。

(一)肱骨头推移试验

上臂 0°外展位,检查者一手固定肩胛骨,另一只手握住肱骨头施加压力,观察肱骨头在关节盂中前后移位的程度。

(二)陷窝试验

分别在上臂 0°和 45°外展位,牵拉患侧上肢远端,观察肱骨头与肩峰间的陷窝,测量肱骨头与肩峰间距离,并分为三级,<1 cm 为 1+,1～2 cm 为 2+,>2 cm 为 3+,0°外展位时,半脱位更多地提示旋转间隙的松弛;而 45°外展位时,半脱位则提示下盂肱韧带复合体的松弛。

(三)负荷和位移实验

患者仰卧位,在肩胛骨平面,将肢体在各个角度外展、外旋。检查患者的右肩时,检查者的左手握住肱骨近端,右手轻握住肘部。用左手在肱骨近端向前方施压,观测移位程度及脱位点。移位程度被分为0～3 级。1 级,移位超过对侧正常肢体;2 级,肱骨头滑至关节盂缘的上方,但可自行复位;3 级,脱位。检查左肩时相反。

(四)前方恐惧试验

将肩关节外展 90°,屈肘 90°,肩部在向前的压力下,轻度外旋上肢。此时患肩关节前侧不稳定的患者一般可产生一种恐惧感。

(五)复位试验

用于检查击球运动员的不稳定,患者仰卧位,肩关节外展 90°并外旋,检查者在肱骨的后部向前方施压,如果患者出现疼痛或脱位的恐惧感,对肱骨施以向后的压力,使肱骨头复位于关节内,疼痛或恐惧感消失,解除向后的压力,疼痛或恐惧感又出现,提示前不稳定。

(六)其他

存在后方不稳定时,要判断患者是否能将肩关节随意脱位。如果患者有掌指关节过伸超过90°、肘膝关节过伸、双肩关节松弛、拇指能被动触及前臂等表现提示存在韧带普遍松弛。

通过病史及体格检查一般能诊断肩关节不稳,常规 X 线检查可进一步支持诊断。X 线检查包括肩关节的前后位与腋窝侧位平片。如仍不能得出结论,必要时可行 MRI 扫描或 CT 关节造影。

四、治疗

（一）复发性肩关节前脱位的治疗

虽然已有 100 多种手术及更多的改良方法来治疗创伤性复发性肩关节前方不稳定，但却没有一种最好的方法。要获取满意效果需依据不同的病理特点选择手术方法。复发性肩关节前脱位的手术方法可分为下列几类：①修复关节囊前壁，加强肩关节前方稳定性的手术，常用的有Bankart 手术和Putti-Platt手术。②肌肉止点移位，加强肩关节前壁的手术，常用的有Magnuson手术。③骨移植术：使用移植骨块修复肩盂的缺损，同时肌肉韧带的"悬吊作用"可有效地防止脱位复发，常用的是 Latarjet 术和 Bristow 术。

1.Bankart 手术

盂唇与关节囊在关节盂缘分离或关节囊较薄时，有行 Bankart 手术的指征。该手术的优点是可矫正盂唇缺损并将关节囊重叠加固；主要缺点是手术操作较困难。

(1)患者体位：患者取仰卧位，患肩垫高，头端摇高 20°，整个肩部消毒并铺单。

(2)切口及显露：从喙突部至腋皱襞作一直切口，于胸大肌、三角肌间沟进入，将头静脉及三角肌牵向外侧，显露喙突及附着其上的肱二头肌短头、喙肱肌与胸小肌联合腱，向内侧牵开联合腱。如果显露困难，可行喙突截骨，先自喙突的尖部沿其纵轴钻一骨孔，以利于喙突重新固定。

(3)手术方法：骨刀截断喙突，将喙突尖与附着的联合腱一起向内下方牵开，注意勿损伤肌皮神经。外旋肩关节，显露整个肩胛下肌肌腱，如发现有裂口，在肱骨头上方修补该裂口，如果打算把肩胛下肌肌腱从关节囊上游离下来，则应在切断肩胛下肌肌腱后，切开关节囊前修补该裂口。如果打算水平切开肩胛下肌及其肌腱，则应在切开肩胛下肌前修补该裂口。切开肩胛下肌的方法有：①二头肌间沟的外侧约 1 cm 处，锐性垂直分离肩胛下肌腱。②仅切开肩胛下肌肌腱的上3/4，下 1/4 保留于原位以保护腋神经及其下方的血管。③沿肩胛下肌肌纤维方向分开。外旋肩关节打开关节囊，如关节囊松弛或多余，那么在关节囊修补过程中，应收紧松弛部分。外旋肩关节，垂直切开关节囊，如发现有 Bankart 损伤，则通过盂缘的 3 个骨孔将关节囊重新固定于关节盂缘，打孔前，用刮匙刮净肩胛颈边缘及前关节盂缘。促进关节囊附着并与骨组织愈合。骨孔距关节盂缘 4~5 mm。然后将关节囊的外侧部与关节盂缝合。检查肩关节的活动，外旋应能达到30°。缝合前关节囊的所有剩余开口，将肩胛下肌肌腱缝回原位，如截断喙突，则要用 1 枚螺纹钉重新固定。

(4)术后处理：吊带固定肩关节，以防止外旋。第 3 天解除吊带，进行肩关节摆动锻炼。3 周后，开始肌肉等长收缩锻炼。3 个月后，进行抗阻力锻炼。6 个月时应恢复肩关节的全部功能。

2.Putti-Platt 手术

该方法的优点是不论肱骨头外上方是否缺损，不论盂唇是否脱落，均可防止肱骨头再脱位；缺点是术后肩关节外旋受限。

(1)手术方法：大部分与 Bankart 手术相似，主要不同在于重叠缝合关节囊和肩胛下肌肌瓣。用褥式缝合法将关节囊的外侧瓣缝在肩胛骨颈部软组织上，内旋上臂，并下压上臂近端，然后收紧结扎缝线。将关节囊的内侧瓣重叠缝于外侧瓣的浅层，然后将肩胛下肌向外侧移位，缝于肱骨头大结节处的肩袖肌腱上或肱二头肌沟处。缝合后肩胛下肌的张力应以肩关节仅能外旋 35°~45°为宜。这样就形成一个抵御再脱位的结实的屏障。但当前关节囊组织结构较差或如果后肱骨头缺损较大需行手术以限制外旋时，这种重叠手术的作用极小。

(2)术后处理:同 Bankart 手术。

3.Magnuson-Stack 手术

由 Magnuson 与 Stack 设计,该方法将肩胛下肌的止点由小结节移至大结节,由于这种手术的成功率较高,且简单可行,因而目前非常流行。其缺点是不能矫正盂唇及关节囊的缺损,且术后外旋受限。外旋恢复正常的患者会出现复发。

(1)手术方法:手术入路同 Bankart 手术,显露肩胛下肌后,外旋上臂,沿肩胛下肌的上、下缘做一切口,游离肩胛下肌至小结节的附着部。在肱骨小结节处将肩胛下肌凿开,附着一薄骨片,但不要损伤肱二头肌腱沟,将肩胛下肌向内侧掀起,显露肩关节囊。内旋上臂,显露肱骨大结节,在大结节部位选择新的附着点,其标准是以能限制肩关节 50% 的外旋。选定新附着点后,在新的附着点骨皮质上凿楔形骨槽,骨槽外侧壁钻 3~4 个小孔,将肩胛下肌腱连同附着的骨片用粗丝线缝在骨槽内。将肩胛下肌上、下缘与邻近组织间断缝合,逐层缝合关闭切口。

(2)术后处理:同 Bankart 手术。

4.Bristow 手术

手术指征为关节盂缘骨折、慢性破损或前关节囊肌肉等支持组织结构不良。喙突转位的位置是否正确是手术成败的关键。喙突转位后必须贴近关节盂前缘,而不是超越。手术的关键在于:①喙突转位点在关节盂中线以下,距关节盂内侧缘 5 mm 以内。②固定螺钉应不穿透关节面,并过关节盂后方皮质骨。③喙突与肩胛骨之间产生骨性融合。

该手术的主要缺点是:①术后产生内旋挛缩。②不能矫正盂唇或关节囊的病理状况。③可能损伤肌皮神经。④肩胛下肌相对短缩,降低了内旋力量。⑤破坏了肩关节原有的解剖结构,损伤喙肩弓。

(1)手术方法:取肩关节前切口,于胸大肌、三角肌间沟进入,显露喙突及其上附着的联合腱。切断喙突,将喙突尖及与其附着的腹股沟镰与喙肩韧带移向远端,注意保护肌皮神经。然后,找到肩胛下肌的上下界限,顺其肌纤维方向,约在该肌的中下 1/3,由外向内劈开肩胛下肌,显露前关节囊。同法劈开前关节囊。探查关节内的病理变化。如果关节囊及盂唇从关节盂前缘剥离,用缝线将其缝合于新的骨床上。骨膜下剥离,显露肩胛颈前部。转位点位于关节盂中线以下,距关节盂内侧缘 5 mm。在这一位置,钻一个直径 3.2 mm 的骨孔,穿过肩胛颈的后部皮质,测深,在喙突尖钻一个同样直径的孔。去除肩胛颈的所有软组织并使其表面粗糙。间断缝合关节囊,将转位的喙突尖及其附着的肌肉穿过肩胛下肌的水平裂隙固定于肩胛颈,用 1 枚适当长度的松质骨螺钉将喙突尖固定于肩胛颈。检查肌皮神经不被牵拉,间断缝合肩胛下肌纵裂,逐层缝合切口。

(2)术后处理:肩关节制动 1 周,然后悬吊制动 3~4 周,并进行肩关节摆动锻炼。6 周后,不负重增加活动范围。3~4 个月时进行非接触性运动。6 个月后进行接触性运动。定期摄片,以观察转位的喙突或螺纹钉位置的变化。螺钉松动,应及时去除。可能仅有 50%~70% 的患者产生骨愈合,其余患者可产生牢固的纤维连接。

5.关节镜下 Latarjet 术

最近数年,在成功切开 Latarjet 手术以及关节镜技术和器械改进的基础上,国际上开始尝试将高难度的切开 Latarjet 手术在关节镜下完成,既保留了切开手术稳定性好的优点,又采用了微创技术。关节镜 Latarjet 拥有许多优势,包括在肩胛盂前颈部提供了清楚的视野,可以准确地放置骨块和螺钉;可同时治疗伴随病理损伤;降低了肩关节术后粘连和僵硬的风险等。Latarjet 手术区附近有臂丛神经和腋血管,是一个有潜在危险的手术,需要对肩胛下肌、喙突和臂丛神经解剖的完全掌握。这一技术的开展使肩关节复发性前脱位的治疗全面微创化。

(二)复发性肩关节后脱位的治疗

1.保守治疗

肩关节后方不稳定的初期应采用非手术治疗。治疗包括以下内容。

(1)教育指导患者避免特殊的、可引起后方半脱位的随意动作。

(2)进行外旋肌与三角肌后部的肌力锻炼,锻炼恢复肩关节正常的活动范围。经过4~6个月恰当的康复治疗后仍不能好转,并且疼痛与不稳定影响日常生活和工作,在排除了习惯性脱位且患者的情绪稳定后,则应手术治疗。

2.手术治疗

多年来已有多种类型的手术用于矫正肩关节后方不稳定,包括后关节囊肌腱紧缩术、关节囊后壁修复术,如反 Bankart 与反 Putti-Platt 手术,肌肉转位术,骨阻挡术以及关节盂截骨术。

(1)后关节囊肌腱紧缩术:后关节囊肌腱紧缩术基本上是一种改良的反 Putti-Platt 手术,由 Hawkins 和 Janda 提出。可用于肩关节反复遭受向后的创伤或有一定程度内旋丧失的运动员或体力劳动者。

手术方法:患者取侧卧位,患肢消毒铺单,应使其可被自由搬动。从肩峰后外侧角的内侧 2 cm 处开始做纵向切口,延伸至腋后部。顺肌纤维方向钝性剥离分开下方的三角肌,显露冈下肌与小圆肌。将上肢置于旋转中立位,平行关节线,垂直切开冈下肌肌腱与关节囊,注意保护小圆肌或腋神经。切开关节囊后,缝定位线,将肱骨头半脱位,检查关节,外旋上肢,将关节囊外侧缘缝合于正常的后关节盂盂唇上。如果盂唇已被剥离,在关节盂上钻孔固定关节囊的边缘。将关节囊内侧部与冈下肌向外侧缝合于关节囊外侧缘的表面。上肢应能内旋约 20°。缝合三角肌筋膜,常规缝合切口。

术后处理:上肢用支具或肩"人"字石膏制动于外展 20°并外旋 20°位。非创伤性脱位的患者,制动6周。创伤性脱位的患者,制动 4 周。然后除去支具,开始康复训练,先被动锻炼,后主动锻炼,一般经6个月的积极锻炼,患者才能重新参加体育运动或重体力工作。

(2)关节盂截骨术。①手术方法:患者取侧卧位。切口同后关节囊肌腱紧缩术,显露三角肌肌纤维。在肩峰后角内侧 2.5 cm 处,顺三角肌肌纤维方向向远端将三角肌劈开 10 cm,向内、外侧牵开三角肌,显露下方的冈下肌与小圆肌。然后,将小圆肌向下翻至关节囊水平。切断冈下肌肌腱并将其翻向内外侧,注意勿损伤肩胛上神经。垂直切开关节囊显露关节。于关节盂缘截骨,截骨部位不要超过关节盂面内侧0.6 cm,以免损伤肩胛上神经。骨刀边推进,边撬开截骨部,使后关节盂产生向外侧的塑性变形。截骨不应穿出前方,恰好止于肩胛骨的前侧皮质部,以形成完整的前侧皮质、骨膜软组织链,使移植骨不用内固定即能固定于截骨处。然后从肩峰取约 8 mm×30 mm 的移植骨,用骨刀撬开植骨处,插入移植骨。维持上肢于旋转中立位。将内侧关节囊向外并向上牵拉缝在外侧关节囊的下面。将外侧关节囊向内并加上牵拉缝在内侧关节囊上。然后在上肢旋转中立位修复冈下肌肌腱。②术后处理:术后石膏或支具维持上肢于外展 10°~15°并旋转中立位。6~8 周拆除石膏,循序渐进开始康复锻炼。

(赵兴民)

第五节 肩锁关节脱位

一、病因

肩锁关节脱位通常由暴力自上而下作用于肩峰所致。坠落物直接砸在肩顶部后,锁骨下移,由于第 1 肋骨阻止了锁骨的进一步下移,如果锁骨未骨折,则肩锁、喙锁韧带断裂,同时可伴有三角肌和斜方肌锁骨附着点的撕裂,肩峰、锁骨和喙突的骨折,肩锁纤维软骨盘的断裂和肩锁关节的关节软骨骨折。锁骨的移位程度取决于肩锁和喙锁韧带、肩锁关节囊以及斜方肌和三角肌的损伤程度。

二、分型

Urist 根据关节面解剖形态和排列方向,把肩锁关节分为 3 种形态(图 3-9):①Ⅰ型,冠状面关节间隙的排列方向自外上向内下,即锁骨端关节面斜形覆盖肩峰端关节面;②Ⅱ型,关节间隙呈垂直型排列,两个关节面相互平行;③Ⅲ型,关节间隙由内上向外下,即肩峰端关节面斜形覆盖锁骨端关节面。Ⅲ型的结构居于稳定型,Ⅰ型属于不稳定型。在水平面上,肩锁关节的轴线方向由前外指向后内。

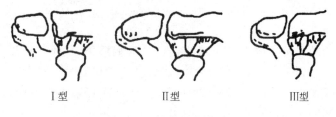

Ⅰ型 Ⅱ型 Ⅲ型

图 3-9 肩锁关节形态

三、分类

Rockwood 等将肩锁关节脱位分为Ⅰ~Ⅵ型(图 3-10)。

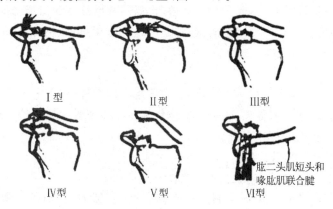

Ⅰ型 Ⅱ型 Ⅲ型

Ⅳ型 Ⅴ型 Ⅵ型

肱二头肌短头和喙肱肌联合腱

图 3-10 肩锁关节脱位分型

(一)Ⅰ型

Ⅰ型指肩锁关节的挫伤,并无韧带断裂和关节脱位,肩锁关节稳定,疼痛轻微,早期 X 线片阴性,后期可见锁骨远端骨膜的钙化。

(二)Ⅱ型

由更大的外力引起,肩锁韧带和关节囊破裂,但喙锁韧带完好,肩锁关节不稳定,尤其是在前后平面上不稳定。X 线片上可看到锁骨外侧端高于肩峰,但高出的程度小于锁骨的厚度,肩锁关节出现明显的疼痛和触痛,但必须拍摄应力下的 X 线片来确定关节不稳定的程度。

(三)Ⅲ型

损伤肩锁韧带和喙锁韧带以及锁骨远端三角肌附着点的撕裂。锁骨远端高于肩峰至少一个锁骨厚度的高度。

(四)Ⅳ型

损伤的结构与Ⅲ型损伤相同,但锁骨远端向后移位进入或穿过斜方肌。

(五)Ⅴ型

损伤三角肌与斜方肌在锁骨远端上的附着部均从锁骨上分离,肩锁关节的移位程度为100%～300%,同时在锁骨和肩峰之间出现明显的分离。

(六)Ⅵ型

损伤较少见,由过度外展使肩锁韧带和喙锁韧带撕裂所致,锁骨远端移位至喙突下、肱二头肌和喙肱肌联合腱后。

四、诊断

查体有局部疼痛、肿胀及肩锁关节不稳定伴锁骨远端移位,X 线片可以帮助评价损伤的程度。患者直立,摄双侧肩锁关节的前后位平片,然后进行两侧比较。必要时可在患者腕部悬挂4.5～6.8 kg 的重物,可以观察到肩锁关节的不稳定,重物最好系在患者腕部,避免让患者用手握,以使上肢肌肉能够完全放松。

五、治疗

(一)非手术治疗

Ⅰ型损伤通常采用吊带制动,配合局部冰敷、止痛药物治疗。Ⅱ型损伤的治疗方法与Ⅰ型相似,如果锁骨远端移位的距离不超过锁骨厚度的 1/2,可应用绑扎、夹板或吊带制动 2～3 周,但必须在6 周以后才能恢复举重物或参加体育运动。

(二)手术治疗

对于Ⅲ、Ⅳ、Ⅴ、Ⅵ型损伤应行手术治疗,手术方法有许多种,可以分为 5 个主要类型:①肩锁关节复位和固定。②肩锁关节复位、喙锁韧带修复和喙锁关节固定。③前两种类型的联合应用。④锁骨远端切除。⑤肌肉转移。

常用的手术方法如下所述。

1.喙锁韧带缝合、肩锁关节克氏针内固定术(改良 Phemister 法)

通过肩部前内侧的 Thompson 和 Henry 入路,显露肩锁关节、锁骨外侧端及喙突。探查肩锁关节,去除关节盘或其他妨碍复位的结构,然后褥式缝合肩锁韧带,暂不要打结,接着逆行穿出克氏针,整复脱位的肩锁关节后顺行穿入,使其进入锁骨 2.5～4 cm。通过前后位和侧位(腋部)

X 线片检查克氏针的位置和复位的情况。如二者均满意,于肩峰外侧边缘将克氏针折弯 90°并剪断,保留 0.6 cm 的钩状末端以防止其向内侧移位,旋转克氏针,将末端埋于肩峰下软组织内,修复肩锁关节囊和韧带,并将预先缝合喙锁韧带的线收紧打结,修复斜方肌和三角肌止点的损伤。术后处理用肩胸悬吊绷带保护,术后 2 周去除绷带并拆线,开始主动活动,8 周在局麻下拔除克氏针。克氏针的折断和移位是常见的并发症。

2.喙锁关节的缝线固定术

做一个弧形切口显露肩锁关节、锁骨的远端和喙突,显露肩锁关节,彻底清除关节盘或其他碎屑,褥式缝合断裂的喙锁韧带,暂不打结。用直径约为 0.7 cm 的钻头在喙突上方的锁骨上前后位钻两个孔,在喙突基底的下方穿过 1 根不吸收缝线,并向上穿过锁骨的两个孔,复位肩锁关节,打紧缝线,这样缝线就可不绕住整个锁骨,以避免缝线割断锁骨。如果仍有前后向不稳定,可按 Phemister 法用 1 枚克氏针固定肩锁关节,最后收紧打结喙锁韧带的缝线,修复肩锁关节囊,缝合撕裂的三角肌和斜方肌。

3.喙锁关节螺钉内固定及喙锁韧带缝合术(改良 Bosworth 法)

通过前内侧弧形切口显露肩锁关节和锁骨末端,向远外侧牵开三角肌以暴露喙突尖和喙锁韧带(图 3-11)。同 Phemister 法一样,检查肩锁关节,去除关节盘或其他妨碍复位的结构,缝合喙锁韧带,暂不要打结,用直径为 4.8 mm 的钻头在锁骨上垂直钻一个孔,此孔在锁骨复位后应同喙突基底在同一直线上。复位锁骨,用另外一个直径为 3.6 mm 的钻头通过先前在锁骨上钻好的孔在喙突上再钻一个孔,选择一个合适长度的 Bosworth 螺钉穿过两孔,拧紧螺钉使锁骨上表面与肩峰上表面平齐,收紧打结喙锁韧带缝线,修复撕裂的斜方肌和三角肌止点。术后用悬吊带制动,1 周后去除悬吊,开始轻微的主动功能锻炼,2 周拆线,术后 6～8 周取出螺钉,10 周内避免超过 90°的外展运动和举重物。

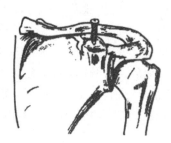

图 3-11　改良 Bosworth 法

4.锁骨远端切除术

通过前方弧形切口显露肩锁关节、锁骨外侧端及喙突,沿锁骨长轴切开关节囊和肩锁上韧带,骨膜下剥离显露锁骨,然后修复关节囊和韧带,用咬骨剪或摆动锯在骨膜下自下外方斜向内上方截除 1 cm 长的锁骨外侧端,挫平上缘残端。褥式缝合损伤的喙锁韧带,暂不打结,交叉穿入 2 枚克氏针,将锁骨外侧端维持在正常位置。术后悬吊制动 1 周,进行轻微的主动环绕运动,2 周拆线,增加活动量,4 周内避免抬举重物,8 周内避免体育活动。

5.喙肩韧带移位加强肩锁关节术

通过前内侧弧形切口显露肩锁关节、锁骨外侧端及喙突,切断喙肩韧带在喙突前外侧缘的起点,向下推压锁骨外侧段,复位肩锁关节,用克氏针 1～2 枚,贯穿固定肩锁关节,将喙肩韧带向前上翻转,固定缝合于锁骨外侧端前方,修复肩锁韧带和喙锁韧带。

6.喙肩韧带移位重建喙锁韧带术

显露肩锁关节、锁骨外侧端及喙突,切断喙肩韧带在肩峰前内侧缘的起点(图 3-12)。在锁骨外侧端相当于喙突尖的上方行锁骨切骨术,切骨线由内下向外上倾斜,切除锁骨外侧端约 2 cm。在切骨端近侧 1 cm 处,于锁骨前壁钻两个骨孔,以细钢丝或粗丝线在喙肩韧带的肩峰端作褥式缝合,两线端分别经髓腔,从锁骨的骨孔引出。下压锁骨,恢复正常喙锁间距,抽紧缝线,结扎固定,使喙肩韧带移入锁骨断端的髓腔内。

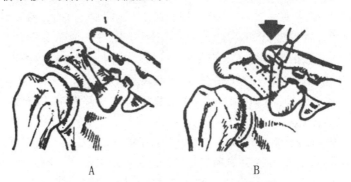

A   B

图 3-12 喙肩韧带移位重建喙锁韧带术
A.切除锁骨外侧端,切断喙肩韧带;B.喙肩韧带移入锁骨断端的髓腔内

术后用 Velpeau 绷带固定患肩 4 周,之后改用三角巾悬吊 4 周,术后 8 周去除悬吊,进行康复训练。

7.Dewar 手术

显露肩峰、肩锁关节及锁骨外侧端,自肩峰和锁骨外侧端前方切断三角肌附着点,行骨膜下剥离,显露肩锁关节。切除破碎的肩锁关节囊,软骨盘,显露锁骨外侧端并切除 1.0 cm。切开喙突上方的锁骨前方骨膜,将锁骨前面 1.5~2.0 cm 的皮质骨制成粗糙面,于骨粗糙面中央由前向后钻孔备用。切开胸肌筋膜,显露喙突及其下方的肱二头肌短头、喙肱肌和胸小肌。在肱二头肌短头、喙肱肌和胸小肌之间作由下而上的逆行分离,至喙突前、中 1/3 交界处,环形切开骨膜,在喙突角部由前向后钻备用。以骨刀在喙突前、中 1/3 处截骨,使喙突骨块连同肱二头肌短头腱和喙肱肌一起向下翻转,以 1 枚适当长度的加压螺钉贯穿固定喙突骨块于锁骨前方原钻孔部位。将三角肌前部重新缝合。

术后三角巾悬吊患臂 3 周,3 周后练习上举及外展活动,6~8 周后即可负重功能训练。

8.锁骨钩钢板内固定、喙锁韧带缝合术

近年采用锁骨钩钢板内固定,喙锁、肩锁韧带缝合治疗肩锁关节脱位(图 3-13)取得满意疗效。该方法固定牢靠,并可早期行肩关节功能锻炼,又无克氏针内固定断裂后游走的危险。

9.关节镜下微创治疗肩锁关节脱位

随着关节镜技术的发展,微创理念不断的推广,传统的切开复位手术已经逐渐地被小切口微创手术和关节镜手术所取代,关节镜下手术治疗肩锁关节脱位被越来越多的临床医师和患者所接受,并取得了较好的疗效。

(1)关节镜下螺钉固定肩锁关节:采用这种手术方法的优点是,关节镜下直视喙突下面的结构,有助于选择合适长度的空心钉,并将空心钉置于合适的位置。螺钉固定可以防止锁骨脱位,并防止肩锁关节复位不良。还有助于检查肩关节和肩峰下间隙的损伤。

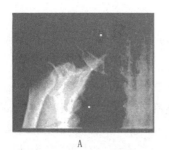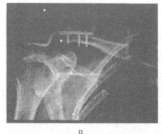

图 3-13　锁骨钩钢板内固定、喙锁韧带缝合术

A.术前 X 线片；B.术后 X 线片

（2）关节镜下喙肩韧带转位重建喙锁韧带：喙肩韧带可以防止肱骨头向上方移位，以及保持前后向的稳定性。因此，对于巨大肩袖损伤的患者不适于此类手术。使用喙肩韧带转位重建喙锁韧带不仅使肩锁关节得到重建，而且喙肩韧带为新生的细胞和胶原纤维提供了支撑结构。此外，这种术式还保留了胸肩峰动脉的肩峰支，有利于组织愈合。术中没有破坏肩锁关节周围的稳定结构，患者术后可早期活动患肢。

（3）关节镜下纽扣钢板重建喙锁韧带：采用 ENDOBUTTON（纽扣钢板）重建喙锁韧带，无须再次手术拆除内固定钢板，带袢纽扣钢板生物力学强度大，能够满足生物力学需求，术后对肩关节外展和上举活动影响小，有利于早期功能锻炼，可减少肩锁关节炎和肩关节粘连的发生。

（赵兴民）

第六节　肱骨近端骨折

肱骨近端包括肱骨头、小结节、大结节以及外科颈。肱骨头关节面呈半圆形，朝向上、内、后方。在肱骨头关节面边缘与大小结节上方连线之间为解剖颈，骨折少见，但骨折后对肱骨头血运破坏明显，极易发生坏死；大、小结节下方的外科颈，相当于圆形的骨干与两结节交接处，此处骨皮质突然变薄，骨折好发于此处。大结节位于肱骨近端外上后方，为冈上肌、冈下肌和小圆肌提供止点，向下移行为大结节嵴，有胸大肌附着。小结节居前，相当于肱骨头的中心，有肩胛下肌附着，向下移行为小结节嵴，有背阔肌及大圆肌附着。结节间沟内有肱二头肌长头腱经过。

一、损伤机制

肱骨近端骨折多由间接暴力所致。对于老年患者，与骨质疏松有一定关系，轻或中度暴力即可造成骨折。常见于在站立位摔伤，即患肢外展时身体向患侧摔倒，患肢远端着地，暴力向上传导，导致肱骨近端骨折。对于年轻患者，其受伤暴力较大，多为直接暴力。

大结节骨折时，在冈上肌、冈下肌和小圆肌的牵拉下向后上方移位；小结节骨折时，在肩胛下肌的牵拉下向内侧移位。外科颈骨折时三角肌牵拉使骨折端短缩移位，胸大肌使远折端向内侧移位。

二、骨折分类

(一)骨折分类法的发展

肱骨近端骨折的分类不但能充分区别和体现肱骨近端骨折的特点,并能对临床治疗有指导意义。Koher 根据骨折线的位置进行了骨折的解剖分类,分为解剖颈、结节部和外科颈,但没有考虑骨折的移位,对临床治疗的意义不大。Watson-Jones 根据受伤机制将肱骨近端骨折分为内收型和外展型,有向前成角的肱骨近端骨折,肩内旋时表现为外展型,而肩外旋时表现为内收型损伤。所以临床诊断有时会引起混乱。Codman 描述了肱骨近端的 4 个解剖部分(图 3-14),即以骺线为基础,将肱骨近端分为肱骨头、大结节、小结节和干骺端四个部分。Neer 发展 Codman 理念,基于肱骨近端的四个解剖部分,将骨折分为一、二、三、四部分骨折。4 个解剖部分之间,如骨折块分离超过 1 cm 或两骨折块成角大于 45°,均称为移位骨折。如果两部分之间发生移位,即称为两部分骨折;三个部分之间或四个部分之间发生骨折移位,分别称为三部分或四部分骨折。任何达不到此标准的骨折,即使粉碎性骨折也被称为一部分骨折。Neer 分类法对临床骨折有指导意义,所以至今广为使用。肱骨近端骨折除 Neer 分类法外,AO 分类法在临床应用也较多。

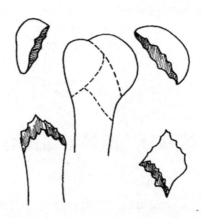

图 3-14　肱骨近端四个解剖部分

(二)Neer 分类

Neer 在 Codman 的四部分骨块分类基础上提出的 Neer 分类(图 3-15),包括因不同创伤机制引起的骨折的解剖位置、移位程度、不同骨折类型的肱骨血运的影响及因为不同肌肉的牵拉而造成的骨折的移位方向,对临床治疗方法的选择提供可靠的参考。

Neer 分类法骨折移位的标准为相邻骨折块彼此移位大于 1 cm 或成角大于 45°。

1.一部分骨折(包括无移位和轻度移位骨折)

轻度移位骨折是指未达到骨折分类标准的骨折,无移位和轻度移位骨折占肱骨近端骨折的85%左右,又常见于 60 岁以上老年人。骨折块因有软组织相连,骨折稳定,常采用非手术治疗,前臂三角巾悬吊或石膏托悬吊治疗即可。

2.二部分骨折

二部分骨折指肱骨近端四部分中,某一部分移位,临床常见外科颈骨折和大结节撕脱骨折,为二部分骨折。小结节撕脱或单纯解剖颈骨折少见。

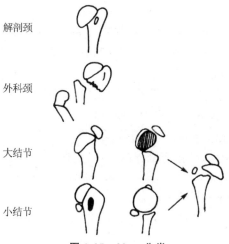

解剖颈

外科颈

大结节

小结节

图 3-15　Neer 分类

(1)大结节骨折:多种暴力可引起大结节骨折,如肩猛烈外展、直接暴力和肩关节脱位等。骨折后,主要由于冈上肌的牵拉可出现大结节向上、向后移位,骨折后往往合并肩袖肌腱或肩袖间隙的纵形撕裂。大结节撕脱骨折可以被认为是特殊类型的肩袖撕裂。

(2)外科颈骨折:发生于肱骨干骺端、大结节与小结节基底部。多见,占肩部骨折的 11%,外科颈骨折由于远端胸大肌和近端肩袖牵拉而向前成角。临床根据移位情况而分为内收型和外展型骨折。

(3)解剖颈骨折:单纯解剖颈骨折临床少见,此种骨折由于肱骨头血运破坏,造成骨折愈合困难、肱骨头坏死率高的特点。

(4)小结节骨折:单纯小结节骨折少见,多数与外科颈骨折同时发生。

3.三部分骨折

三个主要结构骨折和移位,常见为外科颈骨折合并大结节骨折并移位,肱骨头可因肩胛下肌的牵引而有内旋移位。CT 扫描及三维成像时可清楚显示。三部分骨折时,肱骨头仍保留较好的血运供给,故主张切开复位内固定。

4.四部分骨折

四个解剖部位均有骨折和移位,是肱骨近端骨折中最严重的一种,约占肱骨近端骨折的 3%,软组织损伤严重,肱骨头的解剖颈骨折使肱骨头血供系统破坏,肱骨头坏死率高。若行内固定手术,应尽可能保留附着的软组织结构。四部分骨折因内固定手术后并发症多,功能恢复缓慢,对 60 岁以上老年人,人工肱骨头置换是手术适应证。

5.骨折脱位

在严重暴力时,肱骨近端骨折可合并肱骨头的脱位,脱位方向依暴力性质和方向而定,可出现前后上下甚至胸腔内的脱位,临床二部分骨折合并脱位常见,如大结节骨折并脱位。

6.肱骨头劈裂骨折

严重暴力时,除引起肱骨近端骨折、移位和肱骨头脱位外,还可造成肱骨头骨折或肩盂关节面的塌陷。肱骨头关节面塌陷骨折如达到或超过关节面的 40%,应考虑人工肱骨头置换;肱骨头劈裂伴肩盂关节面塌陷时,应考虑盂肱关节置换术。

(三)AO 分类法

A 型骨折是关节外的一处骨折。肱骨头血循环正常,因此不会发生头缺血坏死。B 型骨折是更为严重的关节外骨折。骨折发生在两处,波及肱骨上端的三个部分。一部分骨折线可延及到关节内。肱骨头血循环部分受到影响,有一定的肱骨头缺血坏死发生率。B_2 型骨折是干骺端骨折无嵌插,骨折不稳定,难以复位,常需手术复位内固定。C 型骨折是关节内骨折,波及肱骨解剖颈,肱骨头血液供应常受损伤,易造成肱骨头缺血坏死。

AO 分类较复杂,临床使用显得烦琐,但分类法包括了骨折的位置和移位的方向,还注重了骨折块的形态结构,同时各亚型间有相互比较和参照,对临床治疗更有指导意义。而 Neer 分类法容易操作,但同一类型骨折中缺少进一步的分类。对同一骨折不同的影像照片,不同医师的诊断会有不同的结果。

三、临床表现与诊断

肩部的直接暴力和肱骨的传导暴力均可造成肱骨近端骨折,骨折患者肩部疼痛明显,主、被动活动均受限,肩部肿胀、压痛、活动上肢时有骨擦感。患肢紧贴胸壁,需用健手托住肘部,且怕别人接触伤部。诊断时还需注意有无病理性骨折的存在。肱骨近端骨折可能合并肩关节脱位,此时局部症状很明显,肩部损伤后,由于关节内积血和积液,压力增高,可能会造成盂肱关节半脱位,待消肿后半脱位能自行恢复。单纯肱骨近端骨折合并神经、血管损伤的机会较少,如合并肩关节脱位,在检查时应注意有无合并神经血管损伤。

骨折的确诊和准确分型依赖于影像学检查,而影像学检查的质量直接影响对骨折的判断。虽然投照中骨折患者伤肢摆放位置上不方便,会增加痛苦,但应尽可能帮助患者将伤肢摆放在标准体位上。肱骨近端骨折检查通常采用创伤系列投照方法。包括肩胛骨标准前后位,肩胛骨标准侧位及腋位等体位。通过三种体位投照,可以从不同角度显示骨折移位情况。

肩胛骨平面与胸廓的冠状面之间有一夹角,通常肩胛骨向前倾斜 35°~40°,因此盂肱关节面既不在冠状面,也不在矢状面上。通常的肩关节正位片实际是盂肱关节的轻度斜位片,肱骨头与肩盂有一定的重叠,不利于对骨折线的观察,拍摄肩胛骨标准正位片,需把患侧肩胛骨平面贴向胶片盒,对侧肩向前旋转 40°,X 线球管垂直于胶片(图 3-16)。正位片上颈干角平均为 143°,是垂直于解剖颈的轴线与平行肱骨干纵轴轴线的交角,此角随肱骨外旋而减少,随内旋而增大,可有 30°的变化范围。肩胛骨侧位片也称肩胛骨切线位或 Y 形位片。所拍得的照片影像类似英文大写字母 Y(图 3-17)。其垂直一竖是肩胛体的切线位投影,上方两个分叉分别为喙突和肩峰的投影,三者相交处为肩盂所在,影像片上如果肱骨头没有与肩盂重叠,需考虑肩关节脱位的可能性。腋位 X 线片上能确定盂肱关节的前后脱位,为确定肱骨近端骨折的前后移位及成角畸形,提供诊断依据(图 3-18)。

对新鲜创伤患者,由于疼痛往往难于获得满意的各种照相,此时 CT 扫描及三维重建具有很大的帮助,通过 CT 扫描可以了解肱骨近端各骨性结构的形态,骨块移位及旋转的大小及游离移位骨块的直径。CT 扫描三维重建更能提供肱骨近端骨折的立体形态,为诊断提供可靠的依据。MRI 对急性损伤后骨折及软组织损伤程度的判断帮助不大。

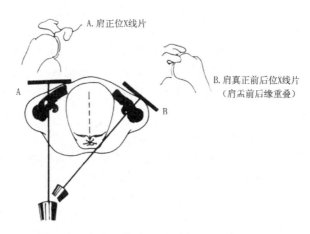

图 3-16　肩真正前后位 X 线片拍摄法及其投影

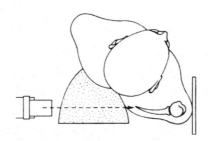

图 3-17　肩真正侧位 X 线片拍摄法

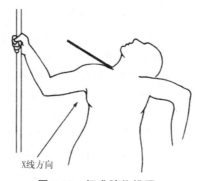

图 3-18　标准腋位投照

四、治疗

肱骨近端骨折的治疗效果直接影响肩关节的功能,治疗原则是争取骨折早期解剖复位,保留肱骨头血运,合理可靠的骨折固定,早期功能锻炼,减少关节僵硬和肱骨头坏死的发生。肩关节是全身活动最大的关节,关节一定程度的僵硬或畸形愈合,由于代偿的功能,一般不会造成明显的关节功能障碍。治疗骨折方法的选择需综合考虑骨折类型、骨质量条件、患者的年龄、功能要求和自身的医疗条件。肱骨近端骨折中有 $80\%\sim85\%$ 为轻度移位骨折,Neer 分型中为一部分骨折,常采取保守治疗;二部分骨折中,部分外科颈骨折可以保守治疗,大结节骨折明显移位者尽可能行手术复位,以免骨折愈合后,引起肩峰下撞击和影响肩袖功能。而三、四部分骨折中只要情况允许,应尽可能行手术治疗。肩关节脱位的患者,无论有无骨折,有学者主张行关节镜内清理,撕脱盂唇缝合修复,以免引起肩关节的再脱位;肱骨头劈裂多需要手术探查或固定或切除。

(一)一部分骨折

肱骨近端虽有骨折线,但骨折块的移位和成角均不明显。骨折的软组织合页均有保留,肱骨头的血运也保持良好。骨折相对比较稳定,一般不需再闭合复位或切开复位,尽可能采取非手术治疗。通过制动维持骨折稳定,减少局部疼痛和骨折再移位的可能,早期功能锻炼,一般可以取得较为满意的治疗效果。

常用颈腕吊带或三角巾悬吊,可把患肢固定于胸前,肘关节90°屈曲位,腋窝垫一棉垫,保护皮肤,如上肢未与胸壁固定,患者仰卧休息时避免肘部支撑。固定3周左右即可开始做上臂摆动和小角度的上举锻炼,定期照X线片观察是否有继发性的移位,4周后可以练习爬墙,3个月后可以部分持重。

(二)二部分骨折

1.外科颈骨折

原则上首选闭合复位,克氏针固定或用外固定治疗。闭合复位需在麻醉下进行。全麻效果好,肌间沟麻醉不完全。肌肉松弛有利于操作,复位操作手法应轻柔,复位前认真阅片和分析暴力机制,根据受伤机制及骨折移位方向,按一定的手法程度复位,切忌粗暴盲目地反复复位。这样不但难以成功,反而增加损伤,复位时尽可能以X线透视辅助。骨折断端间成角大于45°时,不论有无嵌插均应矫正,外科颈骨折侧位片上多有向前成角畸形,正位有内收畸形。整复时,先行牵引以松开断端间的嵌插,然后前屈和轻度外展骨干,以矫正成角畸形,整复时牵引力不要过大,避免骨折端间的嵌插完全解脱,以免影响骨折间的稳定。复位后三角巾悬吊固定或石膏托固定。

骨折端间完全移位的骨折,近骨折块因大、小结节完整,旋转肌力平衡,因此肱骨头没有旋转移位。远骨折端因胸大肌的牵拉向前,故有内侧移位,整复时上臂向远侧牵引,当骨折近端达到同一水平时,轻度内收上臂以中和胸大肌牵拉的力量,同时逐渐屈曲上臂,以使骨折复位,正位片呈轻度外展关系。整复时助手需在腋部行反牵引,并以手指固定近骨折块,同时帮助推挤骨折远端配合术者进行复位,复位后适当活动肩关节,可以感觉到骨折的稳定性,如果稳定,可用三角巾悬吊或石膏固定。如果骨折复位后不稳定,可行经皮克氏针固定。克氏针固定一般需3根克氏针。自三角肌点处向肱骨头打入两枚克氏针,再从大结节向内下干骺端打入第3枚克氏针。克氏针需在透视下打入,注意不要损伤内侧的旋肱血管。旋转上臂观察克氏针位置满意、固定牢固,再处理克氏针尾端,可以埋于皮下,也可留在皮外,三角巾悬吊,早期锻炼,6周左右拔除克氏针。

如骨折端有软组织嵌入,影响骨折的复位,二头肌长头腱卡于骨折块之间是常见的原因。此时需采取切开复位内固定治疗。手术操作应减少软组织的剥离,可以依据具体情况选择松质骨螺钉、克氏针、细线缝合固定或以钢板螺钉固定。

总之,外科颈骨折时,不管移位及粉碎程度如何,断端间血运比较丰富,只要复位比较满意,内、外固定适当,骨折基本能按时愈合。

2.大结节骨折

移位大于1 cm的结节骨折,由于肩袖的牵拉,骨块常向上方移位,此时会产生肩峰下撞击和卡压,影响肩关节上举活动,且肩袖肌肉松弛、肌力减弱,往往需切开复位内固定。

肩关节前脱位合并大结节撕脱骨折。一般先行复位肱骨头,然后观察大结节的复位情况,如无明显移位可用三角巾悬吊,如有移位>1 cm,则手术切开内固定为宜。现有学者主张肱骨头脱位时,应当修复损伤的盂唇和关节囊,以免关节脱位复发。

3.解剖颈骨折

单纯解剖颈骨折少见。由于骨折时肱骨头血运遭到破坏,因此肱骨头易发生缺血性坏死,对于年轻患者,如有肱骨头移位建议早期行切开复位内固定。术中操作应力求减少软组织的剥离,减少进一步损伤肱骨头的血运。尤其是头的边缘如有干骺端骨质相连或软组织连接时,肱骨头有可能由后内侧动脉得到部分供血而免于坏死,内固定方式可用简单的克氏针张力带固定,也可用螺钉或可吸收钉固定。

4.小结节骨折

单独小结节骨折极少见,常合并肩关节后脱位。骨块较小不影响肩关节内旋时,可行悬吊保守治疗。如骨块较大,且有明显移位时,会影响肩关节的内旋,则应切开复位螺丝钉内固定术。

(三)三部分骨折

三部分骨折中常见类型是外科颈骨折合并大结节骨折,由于损伤严重,骨折块数量较多,手法复位常难以成功,原则上需手术切开复位;三部分同时骨折时由于肱骨头血运常受到破坏,肱骨头坏死有一定的发生率,有报告为 3%~25%不等。手术治疗的目的是将移位骨折复位,重新建立血供系统,尽量减少软组织剥离,可用钢丝克氏针张力带固定,临床也常用解剖型钢板螺钉内固定,这样可以早期功能锻炼。对有骨质疏松的老年患者,临床使用 AO 的 LCP 系统锁定型钢板取得了较好的效果,对骨缺损患者可以同时植骨,但对骨质疏松非常严重,估计内固定可能失败的患者,可一期行人工肱骨头置换术。

(四)四部分骨折

四部分骨折常发生于老年人,骨质疏松患者。比三部分骨折有更高的肱骨头坏死发生率,有的报告高达 13%~34%,目前一般均行人工肱骨头置换术。对有些患者,由于各种原因,不能行人工肱骨头置换术,也可切开复位,克氏针张力带内固定术,基本能保证骨折愈合,但关节功能较差,肩关节评分不高。但这些患者,对无痛的肩关节也很满足。但年轻患者,四部分骨折,一般主张切开复位内固定术。

(五)骨折合并脱位

1.二部分骨折合并脱位

此类以大结节骨折最常见,此时应先急诊复位,复位后大结节骨折往往达到同时复位,如大结节仍有明显移位,则应切开复位内固定。

肱骨头脱位合并解剖颈骨折时,此时肱骨头血管破坏严重,宜考虑行人工肱骨头置换术。肱骨头脱位合并外科颈骨折时,可先试行闭合复位脱位的肱骨头,然后再行外科颈骨折复位。如闭合复位不能成功,则需手术切开复位,同时复位和固定骨折的外科颈。

2.三部分骨折脱位

一般均需切开复位肱骨头及移位的骨折,选择克氏针、钢板螺钉均可,尽可能减少软组织的剥离。

3.四部分骨折脱位

由于肱骨头解剖颈骨折失去血循环,应首先考虑人工肱骨置换术。手术复位肱骨头时,应常规探查关节囊及盂唇,应缝合修补因脱位引起的盂唇撕裂,可用锚钉或直接用丝线缝合,防止肱骨头再次脱位。

(1)肱骨头压缩骨折:肱骨头压缩骨折一般是关节脱位的合并损伤,肱骨头压缩面积小于20%的新鲜损伤,可进行保守治疗;后脱位常发生较大面积的骨折,如肱骨头压缩面积达20%～45%时,可造成肩关节不稳定,引起复发性肩关节脱位,需将肩胛下肌及小结节移位于骨缺损处,以螺钉固定;压缩面积大于40%时,需行人工肱骨头置换术。

(2)肱骨头劈裂骨折或粉碎性骨折:临床不多见,此种骨折因肱骨头关节面破坏,血运破坏严重,加之关节面内固定困难,所以一般需行人工肱骨头置换术。年轻患者尽可能行切开复位内固定,尽可能保留肱骨头。

(李旭东)

第七节　肱骨干骨折

自胸大肌附着处上缘至肱骨髁上为肱骨骨干。近端肱骨干横断面呈圆周形,远端在前后径上呈狭窄状。内、外侧肌间隔将上臂分成前间隔和后间隔。前间隔包括肱二头肌、喙肱肌和肱肌。肱动、静脉及正中神经、肌皮神经及尺神经沿肱二头肌内侧走行。后间隔包含肱三头肌和桡神经。桡神经穿过肱三头肌在后方骨干中段走行于桡神经沟内,在臂中下 1/3 处穿过外侧肌间隔至臂前侧,骨折移位时易受到损伤。

一、损伤机制

(一)直接暴力

直接暴力是造成肱骨干骨折的常见原因,如打击伤、机械挤压伤、火器伤等,可呈横断骨折、粉碎性骨折或开放骨折。

(二)间接暴力

如摔倒时手或肘部着地,由于身体多伴有旋转或因附着肌肉的不对称收缩,发生斜形或螺旋形骨折。

(三)旋转暴力

以军事或体育训练的投掷骨折,以及掰手腕所引起的骨折最为典型,多发生于肱骨干的中下1/3处,主要由于肌肉突然收缩,引起肱骨轴向受力,导致螺旋形骨折。

由于肱骨干上的肌肉作用,骨折后常呈典型的畸形。当骨折线在胸大肌止点近端时,由于肩袖的作用,骨折近端呈外展和内旋畸形,远端由于胸大肌的作用向内侧移位;当骨折线位于胸大肌以远、三角肌止点以近时,骨折远端由于三角肌的牵拉向外侧移位,近端则由于胸大肌、背阔肌及大圆肌的牵拉作用向内侧移位;当骨折线位于三角肌止点以远时,骨折近端外展、屈曲,远端则向近端移位。

二、分类

同其他骨折的分类一样,肱骨干骨折可依据不同的分类因素构成多种分类方式。根据骨折是否与外环境相通,可分为开放和闭合骨折;因骨折部位不同,可分为三角肌止点以上及三角肌止点以下骨折;由于骨折程度不同,可分为完全骨折和不完全骨折;根据骨折线的方向和特性又可分为纵、横、斜、螺旋、多段和粉碎性骨折;根据骨的内在因素是否存在异常而分为正常和病理骨折等。

三、临床表现与诊断

同其他骨折一样,肱骨干骨折后可出现疼痛、肿胀、局部压疼、畸形、反常活动及骨擦音等,骨科医师不应为证实骨折的存在而刻意检查骨擦音,以免增加伤者的痛苦和桡神经损伤。对于不完全或无移位的骨折,单凭临床体检很难判断,所以对可疑骨折的患者必须拍 X 线片。拍片范围包括肱骨的两端、肩关节和肘关节。对于高度怀疑有骨折的患者,即使在急诊拍片时未能发现骨折也不要轻易下无骨折的结论,可用石膏托暂时固定两周后再拍片复查,若有不全的裂纹骨折此时因骨折线的吸收而显现出来。若骨折合并桡神经损伤,可出现垂腕、手部掌指关节不能伸直、拇指不能伸展和手背虎口区感觉减退或消失。肱骨干骨折的患者应当常规检查患肢远端血运的情况,包括对比两侧桡动脉搏动、甲床充盈、皮肤温度等,必要时可行血管造影,以确定有无肱动脉损伤。

四、治疗

近几十年来,骨折固定技术有了极大的提高,治疗手段远比过去丰富,在具体实施何种治疗方案时必须考虑如下因素:骨折的类型和水平、骨折的移位程度,患者的年龄、全身健康情况、与医师的配合能力、合并伤的情况,患者的职业及对治疗的要求等,此外经治医师还应考虑本身所具备的客观设备条件,掌握各种操作技术的水平、经验等。经过全面分析比较后再确定一最佳治疗方案。根本原则是:有利于骨折尽早愈合,有利于患肢的功能恢复,尽可能减少并发症。

(一)闭合治疗

近几十年来的骨科著作中,均强调绝大多数的肱骨干骨折可经非手术治疗而痊愈,国外的文献报道中其成功的比例甚至可高达 94% 以上。但在临床实际工作中能否达到如此高的比例仍值得商榷。此外,现代的就医人群已对骨科医师提出了更高的要求,即不仅要获得良好的最终治疗结果,而且希望治疗过程中尽量减少痛苦,在骨折愈合期间有相对高的生活质量,甚至仍能够从事一些工作。那种令患者在石膏加外展架上苦撑苦熬数个月,夜间无法平卧的传统治疗方式很难为多数患者所接受。依现代的治疗观点,闭合治疗的适应证应结合患者的具体情况认真审视后而定。

1.适应证

可供参考的适应证如下。

(1)移位不明显的简单骨折(AO 分类:A_1、A_2、A_3)。

(2)有移位的中、下 1/3 骨折(AO 分类:A_1、A_2、A_3 或 B_1、B_2)经手法整复可以达到功能复位标准的。

2.闭合治疗的复位标准

肱骨属非负重骨,轻度的畸形愈合可由肩胛骨代偿,其复位标准在四肢长骨中最低,其功能复位的标准为:2 cm 以内的短缩、1/3 以内的侧方移位、20°以内的向前、30°以内的外翻成角以及 15°以内的旋转畸形。

3.常用的闭合治疗方法

(1)悬垂石膏:应用悬垂石膏法治疗肱骨干骨折已有半个多世纪的历史,目前在国内外仍有相当多的骨科医师在继续沿用。此法比较适合于有移位并伴有短缩的骨折或者斜形、螺旋形的骨折。悬垂石膏应具有适当的重量,避免过重或过轻,其上缘至少应超过骨折断端 2.5 cm 以上,下缘可达腕部,屈肘 90°,前臂中立位,在腕部有三个固定调整环。在石膏固定期间,前臂需始终维持下垂,以便提供一向下的牵引力。患者夜间不宜平卧,而采取坐睡或半卧位(这是使用悬垂石膏的不便之处)。吊带需可靠地固定在腕部石膏固定环上,向内成角畸形可通过将吊带移至掌侧调整,反之向外成角则通过背侧的固定环调整。后成角和前成角,可利用吊带的长短来调整,后成角时加长吊带,而前成角则缩短吊带。使用悬垂石膏治疗应经常复查拍 X 线片,开始时为1~2周,以后可改为 2~3 周或更长的间隔时间。石膏固定期间应注意功能锻炼,如握拳、肩关节活动等,减少石膏固定引起的不良反应。对某些患者,如肥胖或女性,可在内侧加一衬垫,以免由于过多的皮下组织或乳房造成的成角畸形。当骨折的短缩已经克服、骨折已达到纤维性连接时,可更换为 U 形石膏。

悬垂石膏曾成功地治愈过许多患者,但也不乏骨折不愈合或延迟愈合的例子。故治疗期间应注意密切观察,若固定超过 3 个月仍无骨折愈合迹象、已出现失用性骨质疏松时,应考虑改用其他方法,如切开复位内固定加自体植骨,不要一味地坚持下去,以避免最后因严重的失用性骨质疏松导致连内固定的条件都不具备,丧失有利的治疗时机,对中老年患者更应注意这点。

(2)U 形或 O 形石膏:多用于稳定的中下 1/3 骨折复位后,或应用其他方法治疗肱骨干骨折后的继续固定手段。所谓 U 形即石膏绷带由腋窝处开始,向下绕过肘部,再向上至三头肌以上。若石膏绷带再延长一些,使两端在肩部重叠则成为 O 形石膏。U 形石膏有利于肩、腕和手部的关节功能锻炼(图 3-19),而 O 形石膏的固定稳定性更好一些。

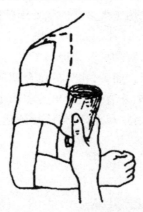

图 3-19 U 形石膏

(3)小夹板固定:对内外成角不大者,可采用二点直接加压方法(利用纸垫);对侧方移位较多,成角显著者,常可用三点纸垫挤压原理,以使骨折达到复位。不同水平的骨折需用不同类型的小夹板,如上1/3骨折用超肩关节小夹板,中 1/3 骨折用单纯上臂小夹板,而下 1/3 骨折需用超肘关节小夹板固定。其中尤以中 1/3 骨折的固定效果最为理想(图 3-20)。

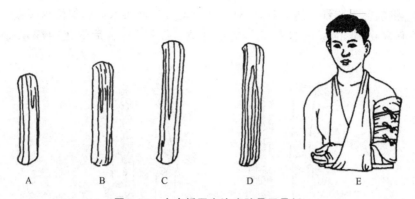

图 3-20 小夹板固定治疗肱骨干骨折
A.内侧小夹板;B.前侧小夹板;C.后侧小夹板;D.外侧小夹板;E.小夹板固定后的外形

利用小夹板治疗肱骨干骨折时,经治医师需密切随诊,观察病情的变化,根据肢体肿胀的程度随时调整夹板的松紧度,避免因固定不当而引起并发症,同时鼓励患者在固定期间积极锻炼患肢功能。

(4)其他治疗方法:采用肩人字石膏、外展架加牵引或鹰嘴骨牵引等治疗肱骨干骨,但多数情况下已经较少使用。

(二)手术治疗

如果能够正确掌握手术指征并配合以高质量手术操作,绝大多数的肱骨干骨折可以正常愈合。同时可以减少因长期石膏或小夹板等外固定带来的邻近关节僵硬、肌肉萎缩和失用性骨质疏松等不利影响,甚至可在固定期间从事某些非负重性工作,治疗期的生活质量相对较高。不利的方面是:所花费用较多,需二次手术取出内固定物,手术本身具有一定的风险等。

1.手术治疗的适应证

(1)绝对适应证:①保守治疗无法达到或维持功能复位的。②合并其他部位损伤,如同侧前臂骨折、肘关节骨折、肩关节骨折,伤肢需早期活动的。③多段骨折或粉碎性骨折(AO 分型:B_3、C_1、C_2、C_3)。④骨折不愈合。⑤合并有肱动脉、桡神经损伤需行探查手术的。⑥合并有其他系统特殊疾病而无法坚持保守治疗的,如严重的帕金森病。⑦经过 2～3 个月保守治疗已出现骨折延迟愈合现象,开始有失用性骨质疏松的(如继续坚持保守治疗,严重的失用性骨质疏松可导致失去切开复位内固定治疗的机会)。⑧病理性骨折。

(2)相对适应证:①从事某些职业对肢体外形有特殊要求,不接受功能复位而需要解剖复位的。②因工作或学习需要,不能坚持较长时间的石膏、夹板或支具牵引固定的。

2.手术治疗的方法

(1)拉力螺丝钉固定:单纯的拉力螺钉固定只能够用于长螺旋形骨折,而且术后常需要外固定保护一段时间,优点是骨折段软组织剥离较少,骨折断端的血运影响小,正确使用可缩短骨折愈合时间。

(2)接骨钢板固定:尽管带锁髓内钉的使用趋于增多,但现阶段接骨钢板仍在较广的范围内继续应用,缘于其操作简单,易于掌握,无须 C 形臂 X 线透视机等较高档辅助设备。钢板应有足够长度,螺钉孔数目不得少于 6 孔,最好选用较宽的 4.5 mm 动力加压钢板(DCP 或 LC-DCP),远近骨折段至少各由 3 枚螺钉固定,以获得足够的固定强度。对于短斜形骨折尽量使用 1 枚跨越骨折线的拉力螺钉,而粉碎性骨折最好同时植入自体松质骨(图 3-21)。AO 推荐的手术入路是后侧切口,将钢板置于肱骨干的后侧,而且在骨折愈合后不再取出。但国内多数骨科医师愿意采用上臂前外侧入路,将钢板放置在骨干的前外侧,在骨折愈合后取出内固定物也相对比较容易。

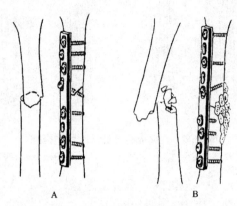

图 3-21　钢板螺钉内固定

A.横形骨折的固定方法;B.如为粉碎性骨折应Ⅰ期自体松质骨植骨

(3)带锁髓内针固定:随着带锁髓内针的普及应用,以往的 Rush 针或 V 形针、矩形针已较少使用。使用带锁髓内针的优点是:软组织剥离少,术后可以适当负重,用于粉碎性骨折时其优点更为突出。由于是带锁髓内针,其尾端部分基本与肱骨大结节在同一平面,对肩关节功能影响不大(近期可能有一定影响)。使用时刻采用顺行或逆行穿针方法,与股骨或胫骨不同的是,其近端锁钉一般不穿过对侧皮质(避免损伤腋神经),而远端锁钉最好采用前后方向(避免损伤桡神经)(图 3-22)。

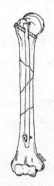

图 3-22　髓内针治疗肱骨干骨折(顺行穿针)

(4)外固定架固定:从严格意义上讲,外固定架固定是一种介于内固定和传统外固定之间的一种固定方式,其有创、有固定针进入组织内穿过两侧皮质,必要时可切开直视下复位。优点是:创伤小,固定相对可靠,愈合周期比较短,不需二次手术取出内固定物,对邻近关节干扰小。缺点是:针道可能发生感染,尽管其固定物已经比其他外固定方式轻便了许多,但仍有不便,用于中上1/3骨折时可能影响肩关节活动。肱骨干骨折多用单边固定方式,有多种比较成熟的外固定架可供选择,治疗成功的关键在于熟悉和正确使用,而不在于外固定架本身。

(5)Ender 针固定:采用多根可屈件的髓内针——Ender 针固定,现国内少数医院的医师仍在应用。利用不同方向插针和三点固定原理,可较好地控制骨折端的旋转,成角。操作比较简单,既可顺行也可逆行打入。术前需要准备比较齐全的规格、型号,包括不同长度和直径的Ender针。切忌强行打入,否则可造成骨质劈裂和髓内针穿出髓腔。

(李旭东)

第八节 肱骨髁上骨折

肱骨髁上骨折又名臑骨下端骨折,是指肱骨远端内外髁上方的骨折,以儿童(5~8岁)最常见。据统计约占儿童全身骨折的26.7%,肘部损伤的72%。

与肱骨干相比较,髁上部处于骨疏松与骨致密交界处,后有鹰嘴窝,前有冠状窝,两窝间仅有一层极薄的骨片承受载荷的能力较差,因此,不如肱骨干坚固,是易于发生骨折的解剖学基础。肱骨内、外两髁稍前屈,并与肱骨干纵轴形成向前30°~50°的前倾角,骨折移位可使此角发生改变(图3-23)。肱骨滑车关节面略低于肱骨小头关节面,前臂伸直、完全旋后时,上臂与前臂纵轴呈10°~15°外翻的携带角,骨折移位可使携带角改变而成肘内翻或肘外翻畸形(图3-24)。

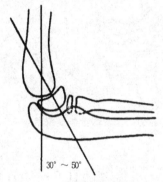

图3-23 肱骨下端的前倾角

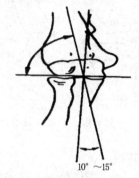

图3-24 肱骨下端的携带角

肱动、静脉和正中神经从上臂的下段内侧逐渐转向肘窝部前侧,由肱二头肌腱膜下通过而进入前臂。桡神经通过肘窝前外方并分成深、浅两支进入前臂,深支与肱骨外髁部较接近。尺神经紧贴肱骨内上髁后方的尺神经沟进入前臂。肱骨髁上部为接近骨松质的部位,血液供应较丰富,骨折多能按期愈合(图3-25)。

一、病因、病机

肱骨髁上骨折多由于间接暴力所致。根据受伤机制不同,肱骨髁上骨折可分为伸直型和屈曲型两种。

(一)伸直型

此型约占95%,受伤机制为跌倒时手部着地,同时肘关节过伸及前臂旋前,地面的反作用力经前臂传导至肱骨下端,致肱骨髁上部骨折。骨折线方向由后上方至前下方斜行经过。骨折的近侧端向前移位,远侧端向后移位(图3-26),并可表现为尺偏移位,或桡偏移位,或旋转移位。尺偏移位为骨折远段向后、内方向移位。暴力作用除造成伸直型骨折外,还同时使两骨折端的内侧产生一定的压缩,或形成碎骨片,骨折近段的内侧有骨膜剥离。此类骨折内移和内翻的倾斜性大,易发生肘内翻畸形(图 3-27)。桡偏移位为骨折远端向后、外侧方移位,患肢除受上述暴力作用而致伸直型骨折外,还造成两骨折断端的外侧部分产生一定程度的压缩,骨折近段端的外侧骨膜剥离(图 3-28)。伸直型肱骨髁上骨折移位严重者,骨折近侧端常损伤肱前肌并对正中神经和肱动脉造成压迫和损伤。

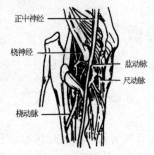

图 3-25　肘窝部的神经和血管

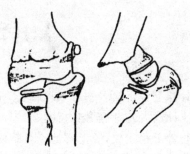

图 3-26　肱骨髁上骨折伸直型

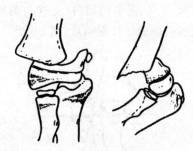

图 3-27　肱骨髁上伸直尺偏型骨折

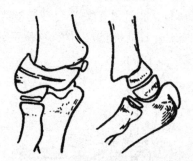

图 3-28　肱骨髁上伸直桡偏型骨折

(二)屈曲型

此型约占 5%,受伤机制系跌倒时肘关节处于屈曲位,肘后着地,外力自下向上,尺骨鹰嘴由后向前撞击肱骨髁部,使之髁上部骨折。骨折线自前上方斜向后下方,骨折远侧段向前移位,近侧段向后移位(图 3-29)。骨折远端还同时向内侧或外侧移位而形成尺偏型骨折或桡偏型骨折。

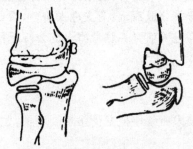

图 3-29　肱骨髁上屈曲型骨折

若上述暴力较小,可发生青枝骨折或移位不大的裂纹骨折,或呈轻度伸直型、屈曲型骨折。

二、诊断

伤后肘部弥漫性肿胀,肱骨干骺端明显压痛,或有异常活动,患肢抬举与肘关节活动因痛受限。偶见肘前皮肤有局限性紫斑。尺偏型骨折或桡偏型骨折可造成肘内翻或肘外翻畸形。骨折

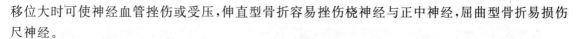

移位大时可使神经血管挫伤或受压,伸直型骨折容易挫伤桡神经与正中神经,屈曲型骨折易损伤尺神经。

损伤严重患者延误治疗或处理不当可出现前臂缺血症状,表现为肢痛难忍、桡动脉搏动消失、皮肤苍白、感觉异常和肌肉无力或瘫痪,即所谓"5P"征。手指伸直引起剧烈疼痛为前臂屈肌缺血早期症状,很有参考价值,但若神经缺血同时存在则此征可为阴性。急性前臂屈肌缺血常因患肢严重创伤出血,或外固定包扎过紧使筋膜间室压力升高而致组织微循环障碍所致,又称筋膜间室综合征。

肱骨髁上骨折一般通过临床检查多能作出初步诊断,肘部正侧位 X 线检查有利于了解骨折类型和移位情况。裂纹骨折有时需照斜位片才能看清楚骨折线,如果两骨折端不等宽或有侧方移位而两侧错位的距离不等,则说明骨折远端有旋转移位。

有移位的肱骨髁上骨折,特别是低位伸直型肱骨髁上骨折,骨折远端向后上方移位,肘后突起,前臂相对变短,畸形类似肘关节后脱位,二者需鉴别(表 3-1)。

表 3-1　伸直型肱骨髁上骨折与肘关节后脱位的鉴别

鉴别要点	伸直型肱骨髁上骨折	肘关节后脱位
肿胀	严重	较轻
肘后三角	关系正常	关系紊乱
弹性固定	无	有
触诊	肘窝可触及不平的近折端	可触及光滑的肱骨下端
瘀斑及水疱	有	无
疼痛	严重	轻

三、治疗

肱骨髁上骨折的复位要求较高,必须获得正确的复位。儿童的塑形能力虽然较强,但肱骨髁上骨折的侧方移位和旋转移位不能完全依靠塑形来纠正,故侧方移位和旋转移位必须矫正。若骨折远端旋前或旋后,应首先矫正旋转移位。尺偏型骨折容易后遗肘内翻畸形,多由尺偏移位或尺侧骨皮质遭受挤压而产生塌陷嵌插,或内旋移位未获矫正所致。因此,复位时应特别注意矫正尺偏移位,尺侧倾斜嵌插,以及内旋移位,矫正尺偏移位时甚至宁可有轻度桡偏,不可有尺偏,同时使远折端呈外旋位,以防止发生肘内翻。不同类型的骨折可按下列方法进行治疗。

(一)整复固定方法

1.手法整复夹板固定

无移位的青枝骨折、裂纹骨折或有轻度前后成角移位而无侧方移位的骨折,不必整复,可选用超肘关节夹板固定 2~3 周即可;对新鲜有移位骨折,应力争在肿胀发生之前,一般伤后 4～6 小时进行早期的手法整复和小夹板外固定;对严重肿胀,皮肤出现张力性水疱或溃烂者,一般不主张手法整复,宜给予临时固定,卧床休息,抬高患肢,待肿胀消退后,争取在 1 周内进行手法整复;对有血管、神经损伤或有缺血性肌挛缩早期症状者,在严密观察下,可行手法整复,整复后用一块后托板作临时固定,待血运好转后,再改用小夹板固定或采用牵引治疗。

(1)整复方法:患者仰卧,前臂置于中立位。采用局部麻醉或臂丛神经阻滞麻醉。两助手分别握住上臂和前臂在肘关节伸直位(伸直型)或屈曲位(屈曲型)沿者上肢的纵轴方向进行拔伸,即可矫正重叠短缩移位及成角移位。

若骨折远端旋前（或旋后），应首先矫正旋转移位，助手在拔伸下使前臂旋后（或旋前）。然后术者一手握骨折近段，另一手握骨折远段，相对横向挤压，矫正侧方移位。

最后再矫正骨折远端前、后移位。如为伸直型骨折，术者以两拇指在患肢肘后顶住骨折远段的后方，用力向前推按。其余两手第2～5指放于骨折近端的前方，并向后方按压，与此同时，助手将患肢肘关节屈曲至90°即可复位；如为屈曲型骨折，术者以两拇指在肘前方顶住骨折远段前方向后按压，两手第2～5指置于骨折近端的后方，并向前方端提，同时助手将患肢肘关节伸展到60°左右即可复位。

尺偏型骨折复位后，术者一手固定骨折部，另一手握住前臂，略伸直肘关节，并将前臂向桡侧伸展，使骨折端桡侧骨皮质嵌插并稍有桡倾，以防肘内翻发生。桡偏型骨折轻度桡偏可不予整复，以免发生肘内翻。两型骨折复位后，均应用合骨法，即在患肢远端纵轴叩击、加压，使两骨折断端嵌插，以稳定骨折端。髁上骨折有重叠、短缩移位时，复位手法以拔伸法和两点按正法为主，不宜用折顶法，以防尖锐的骨折端刺伤血管神经。

（2）固定方法：肱骨髁上骨折采用超肘夹板固定。夹板长度应上达三角肌水平，内、外侧夹板下超肘关节，前侧夹板下至肘横纹，后侧夹板至鹰嘴下。夹板固定前应根据骨折类型放置固定垫。伸直型骨折，在骨折近端前侧放一平垫，骨折远端后侧放一梯形垫。兼有尺偏型的把一塔形垫放在外髁上方，另一梯形垫放在内髁部（图3-30）。兼有桡偏型的把一塔形垫放在内髁上方，另一梯形垫放在外髁部。屈曲型骨折，在骨折近端的后方放一个梯形垫，因骨折远端的前方有肱动、静脉和正中神经经过，故只能在小夹板的末端加厚一层棉花以代替前方的平垫（图3-31），内外侧固定垫的放置方法与伸直型骨折相同。

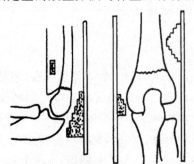 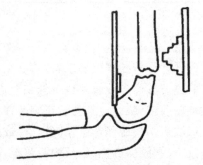

图3-30　肱骨髁上伸直型骨折固定垫安放示意　　　图3-31　肱骨髁上屈曲型骨折前后加垫法

放置固定垫后，依次放好四块夹板，由助手扶持，术者扎缚固定。伸直型骨折应固定肘关节于屈曲90°～110°位3～4周。屈曲型骨折应固定肘关节于屈曲40°～60°位2周，而后再换夹板将肘关节改屈肘90°位固定1～2周。

2.骨牵引复位固定

（1）适应证：对新鲜的有严重移位的骨折，因肿胀严重、疼痛剧烈或合并有血管、神经损伤，不宜立即进行手法整复者；或经临时固定，抬高患肢等治疗后，局部情况仍不宜施行手法复位者；或低位不稳定的肱骨髁上骨折，经手法复位失败者。

（2）方法：行患肢尺骨鹰嘴持续牵引（图3-32）。2～3天时肿胀可大部分消退，做X线检查，若骨折复位即可行小夹板外固定或上肢石膏外展架固定（图3-33）。

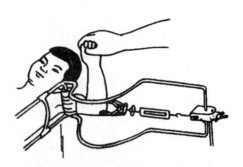

图 3-32　上肢尺骨鹰嘴牵引固定

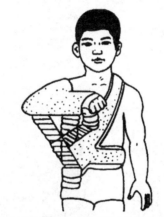

图 3-33　髁上骨折复位后外展架固定

3.闭合穿针内固定

(1)适应证:尺偏型或桡偏型不稳定性骨折。若合并血管神经损伤,或肿胀严重、有前臂高压症者则不宜使用。

(2)方法:手术操作在带影像 X 线监视下进行,常规无菌操作。仰卧患肢外展位,臂丛神经阻滞麻醉或全麻,两助手对抗牵引、纠正重叠畸形,术者根据错位情况,先纠正旋转、侧方移位,再纠正前后移位,而后给予穿针内固定。常用的穿针固定方法有 4 种。①经内、外髁交叉固定:用直径 2 mm 左右的克氏针于外髁的外后下经皮刺入抵住骨皮质,取 1 枚同样的克氏针从内髁的最高点(不可后滑伤及尺神经)向外上呈 45°左右进针,与第 1 枚针交叉固定(图 3-34)。②经外髁交叉固定:第 1 枚针进针及固定方法同上,第 2 枚针进针点选在距第 1 枚针周围 0.5～1 cm 处,进针后与第 1 枚针交叉穿出近折端内侧骨皮质(图 3-35)。③经髁间、外髁交叉固定:第 1 枚针从鹰嘴外缘或正对鹰嘴由下向上经髁间及远、近折段而进入近折端髓腔,维持大体对位;第 2 枚针从肱骨外髁向内上,经折端与第 1 枚针交叉固定(图 3-36)。④经髁间、内髁交叉固定:髁间之针同上,另取 1 枚针从内髁的最高点向外上呈 45°左右进针,交叉固定(图 3-37)。

固定满意后,将针尾弯曲埋于皮下,针孔用无菌敷料包扎。外用小夹板辅助固定,屈肘悬吊前臂。术后注意观察患肢血液循环情况,3 周后拔钢针。对复位后较稳定者,可选择经内、外髁交叉固定。对严重桡偏型骨折,可选用经外髁交叉固定,或经髁间、外髁交叉固定。对严重尺偏移位者,可选用经髁间、内髁交叉固定。

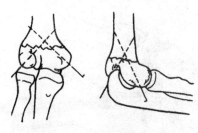

图 3-34　经内、外髁交叉固定

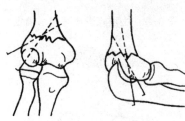

图 3-35　经外髁交叉固定

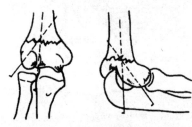

图 3-36　经髁间、外髁交叉固定

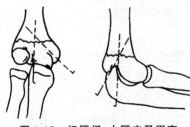

图 3-37　经髁间、内髁交叉固定

4.切开复位内固定

（1）适应证：经手法复位失败者，可施行切开复位内固定。

（2）手术方法：臂丛麻醉，手术取外侧切口，暴露骨折端，将其复位，应用克氏针从内外侧髁进针贯穿骨折远端和近端，交叉固定，针尾埋于皮下，上肢石膏功能位固定，3～4 周拆除石膏，拔钢针后进行功能锻炼。

（二）功能康复

肱骨髁上骨折—经整复与小夹板固定后，即可进行功能锻炼。早期多做握拳、腕关节屈伸活动，在7～10 天内不做肘关节的屈伸活动。中期（2 周后）除做早期锻炼外，可加做肘关节的屈伸活动和前臂的旋转活动；如为上臂超肘小夹板固定，可截除前、后侧夹板的肘关节以下部分，便于练功。但须注意，屈曲型骨折肘关节不能做过度屈曲活动，伸直型骨折不能做肘关节过度伸展活动，以防止骨折端承受不利的剪力，影响骨折愈合。后期骨折临床愈合后，解除外固定，并积极主动锻炼肘关节屈伸活动,严禁暴力被动活动,以免发生损伤性骨化,影响肘关节活动功能。

四、并发症

(一)肘内翻

肘内翻是常见的并发症,肘内翻发生的原因有如下几种:①骨折时损伤了肘部骨骺,生长不平衡,认为是外上髁和肱骨小头骨骺受到刺激所致,外髁生长速度增加而产生畸形;在生长发育过程中,无移位的骨折亦会导致携带角改变;②尺偏移位致两骨折端的内侧被挤压塌陷或形成碎骨片而缺损,虽经整复固定,而尺偏移位倾向存在,从而导致迟发性尺偏移位;③骨折远端沿上臂纵轴内旋,导致骨折远端骑跨于骨折近端,再加骨折远端的肢体重力,肌肉牵拉和患肢悬吊于胸前时的内旋影响,使骨折的远端产生内倾内旋运动而导致肘内翻的发生;④正位 X 线片示骨折线由内上斜向外下,复位时常易将骨折远段推向尺侧,导致尺偏移位。

肘内翻畸形以尺偏移位者发生率高,多发生在骨折后 3 个月内,可采取下列预防措施:①力争一次复位成功,注意保持两骨折端内外侧骨皮质的完整;②闭合复位后肢体应固定于有利骨折稳定位置,伸直尺偏型骨折应固定在前臂充分旋后和锐角屈肘位;③通过手法过度复位使内侧骨膜断裂,消除不利复位因素;④不稳定骨折或肢肿严重不容许锐角屈肘固定者,骨折复位后应经皮穿针固定,否则牵引治疗;⑤切开复位务必恢复骨折正常对线,携带角宁可过大,莫取不足,内固定要稳固可靠。

轻度肘内翻无须处理,肘内翻>15°畸形明显者可行髁上截骨矫正。通常用闭合式楔形截骨方法,从外侧切除一楔形骨块。

手术取外侧入路,在肱三头肌外缘切开骨膜,向前后适当剥离显露干骺端,按设计截骨。保留内侧楔尖皮质及皮质下薄层骨松质并修理使具有适度可塑性,缓缓闭合截骨间隙使远近截骨面对合,检查携带角是否符合要求,肘有无过伸或屈曲畸形,然后用两枚克氏针固定,闭合切口前拍正侧位片观察。术后长臂前后石膏托固定,卧床休息 1～2 周,然后下地活动,以免石膏下滑使携带角减小。

(二)Volkmanns 缺血挛缩

该病为髁上骨折最严重的并发症,可原发于骨折或并发血管损伤病例,发病常与处理不当有关。出血和组织肿胀可使筋膜间室压力升高,外固定包扎过紧和屈肘角度太大使间室容积减小或无法扩张是诱发本病至关因素,由于间室内压过高直接阻断组织微循环,或刺激压力感受器引起反射性血管痉挛而出现肌肉神经缺血症状,故又称间室综合征。

前臂屈肌缺血症状多在伤后或骨折复位固定后 24～48 小时内出现,此期间宜住院密切观察,尤其骨折严重移位病例。门诊患者应常规交代注意事项,预 6～12 小时内返诊复查血运。

间室综合征出现是肌肉缺血挛缩的先兆,主要表现肢痛难忍,皮温低,前臂掌侧间室严重压痛和高张力感,继而手指感觉减退,屈肌力量减弱,脉搏可存在。一旦出现以上症状应紧急处理:去除所有外固定,伸直肘关节,观察 30～60 分钟无好转。使用带灯芯导管测量间室压力,临界压力为4.0 kPa(30 mmHg),压力高于此值或高于健侧应考虑手术减压。无条件测压者亦可根据临床症状作出减压决定,同时探查血管,为争取时间术前不必常规造影,有必要时可在术中进行。

单纯脉搏消失而肢体无缺血症状者,可能已有充足的侧支循环代偿,无须手术处理,只需密切观察。大多数患者脉搏可逐渐恢复。

(三)神经损伤

肱骨髁上骨折并发神经损伤比较常见,发生率 5%～19%。大多数损伤为神经传导功能障碍或轴索中断,数天或数月内可自然恢复,神经断裂很少见。移位严重的骨折闭合复位有误伤神经血管危险,或使原有神经损伤加重,恢复时间延长和因瘢痕增生而致失去自然恢复机会。因此,许多学者对合并神经损伤的肱骨髁上骨折主张切开复位治疗。

神经损伤的早期处理主要为支持疗法,被动活动关节并保持功能位置。伤后 2～3 个月后临床与肌电图检查皆无恢复迹象应考虑手术探查松解。

（李旭东）

第九节　肱骨髁间骨折

肱骨髁间骨折为关节内骨折,又称肱骨髁上"T"形或"Y"形骨折,临床较少见,多发生于青壮年,仅占全身骨折的 0.48%。

肱骨髁间部位前有冠状窝,后有鹰嘴窝,下端的肱骨滑车内外两端较粗,中段较细,呈横置的线轴形。肱骨小头与肱骨滑车之间亦有一纵沟,该处是肱骨下端的薄弱环节,遭受暴力,可产生纵形劈裂。与肱骨滑车相对的尺骨半月切迹关节面呈角尖向上的"△"形,中间有一纵形嵴,内外侧缘亦较锐利,形似刃口朝上的石斧。跌倒时肘部着地,暴力作用于肘部使尺骨半月切迹对肱骨下端有楔入的作用力,再加上与肱骨小头相接对的桡骨小头向上的冲击分力等,都是造成肱骨髁间骨折的因素。

一、病因、病机

肱骨髁间骨折的病因与肱骨髁上骨折病因基本相同,也为间接暴力所致。

(一)伸直型

由高处掉下或跌倒时,肘关节伸直位或半屈曲位,以手按地,外力沿前臂向上传导,至肱骨下端,先致肱骨髁上骨折。外力继续作用,使尺骨的半月切迹和桡骨头向上冲击。同时由上向下的身体重力,使骨折的近折端向下冲击,上下的挤切力致肱骨的内外髁间纵形劈裂,形成肱骨髁间骨折。由于挤切力较重,故劈裂的内外髁常呈分离旋转移位,且向后移位。此型骨折较多见(图 3-38)。

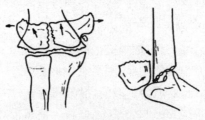

图 3-38　伸直型肱骨髁间骨折

(二)屈曲型

跌倒时,肘关节屈曲,肘后着地,或打击碰撞肘部,暴力作用于尺骨鹰嘴,力量经尺骨半月切迹和桡骨头向上向前撞击,形成肱骨髁上骨折。同时将肱骨两髁纵形劈开,致远折端向前移位(图 3-39)。

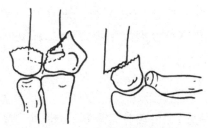

图 3-39　屈曲型肱骨髁间骨折

　　肱骨髁间骨折除了按受伤机制和骨折移位而分为伸直型与屈曲型外,也可按骨折线形态分为"T"形、"Y"形、"V"形。或按骨折移位程度分为:①Ⅰ型,骨折无移位或轻微移位,关节面平整;②Ⅱ型,骨折有移位,但无两髁旋转及分离,关节面基本平整;③Ⅲ型,骨折内外髁均有旋转移位,关节面不平;④Ⅳ型,肱骨髁部碎成 3 块以上,关节面严重破坏(图 3-40、图 3-41)。

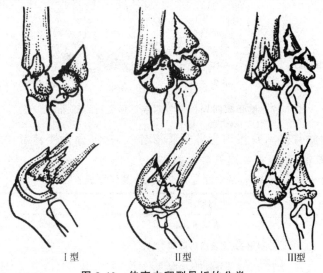

Ⅰ型　　　　　Ⅱ型　　　　　Ⅲ型

图 3-40　伸直内翻型骨折的分类

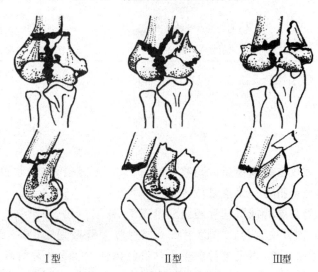

Ⅰ型　　　　　Ⅱ型　　　　　Ⅲ型

图 3-41　屈曲内翻型骨折的分类

肱骨髁间骨折属严重的关节内骨折,骨折移位严重时,骨折端可穿破皮肤而形成开放性骨折。如同肱骨髁上骨折一样,骨折端亦可损伤肱动、静脉及正中神经和尺、桡神经。骨折后期则易发生创伤性关节炎。

二、诊断

伤后肘部剧烈疼痛并迅速肿胀,常出现肘部畸形。皮肤有青紫瘀斑,压痛明显。因疼痛不能主、被动活动肘关节。触诊可扪及明显骨擦音及异常活动,并可摸到突起的骨折端。有倒"八"字旋转分离移位者,触诊内外髁间距离较健侧宽,肘后三角关系紊乱(图3-42)。合并有血管、神经损伤者,有桡动脉搏动减弱或丧失,手部温度降低,皮肤颜色苍白,感觉和运动功能丧失。

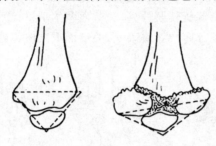

图 3-42 肱骨髁间骨折倒"八"字形移位肘后三角有改变

肱骨髁上骨折与肱骨髁间骨折均为肱骨髁部骨折,都可分为伸直型和屈曲型,都有关节肿胀、疼痛、畸形、功能障碍,其鉴别要点见表3-2。

表 3-2 肱骨髁上骨折与肱骨髁间骨折的鉴别

鉴别要点	肱骨髁上骨折	肱骨髁间骨折
发病年龄	多发于儿童	好发于成人
发病率	多见,占全身骨折的7.48%	少见,占全身骨折的0.48%
骨折类型	大部分属关节外骨折,少数为关节内骨折	属关节内骨折
肘后三角	关系正常	关系改变
合并症	易合并血管神经损伤	血管神经损伤少见
后遗症	肘内翻高达60%	肘关节功能障碍多

三、治疗

(一)整复固定方法

1.手法整复夹板固定

无移位裂纹骨折或仅有轻度前后成角移位的骨折,可不复位,如同肱骨髁上骨折一样,行超肘夹板外固定。有移位骨折可行手法复位。

(1)整复方法:①局部麻醉或臂丛神经阻滞麻醉后,患者仰卧,肩外展70°~80°,屈肘50°(屈曲型)或90°(伸直型),前臂中立位。一助手双手握患肢上臂做固定,另一助手两手握住患肢前臂,保持上述肘关节屈曲位置,再沿上臂纵轴方向进行拔伸。②先整复两髁的倒"八"字形旋转分离移位。术者面对患者,以两手的拇、示、中指分别捏住内、外髁部,向中心挤按。在挤按的同时,还须做轻微的摇晃手法,使齿状突起的骨折端相互嵌合,直至两髁宽度和髁部外形与健侧相同为止。术者亦可采用两手掌相对挤按内、外髁部,使纵行骨折线嵌合。③整复尺偏或桡偏移位。术者一手握住内、外髁部,另一手握住骨折近端,如为尺偏移位,术者将骨折远端髁部向外推转,将骨折近端向内推按。如为桡偏移位,轻者可不整复,较重者,术者可将骨折远段向内推转,近段向外推按。若骨折无尺偏或桡偏移位,此步可以省去。④整复前后移位。如为伸直型骨折,助手加大牵引力,使缩短、重叠移位改善后,术者将髁部向前方端提,将骨折近段向后推按。如为屈曲型者,术者将骨折远段的髁部向后方推按,骨折近段向前端提。复位成功后,术者双手握住骨折端做固定,由助手进行夹板固定。

(2)固定方法:肱骨髁间骨折也采用超肘夹板固定,固定垫的安放及固定包扎方法,均参照肱骨髁上骨折。但肱骨髁间骨折有较重的倒"八"字旋转分离移位者,在内、外髁部各加一空心垫。内、外侧夹板下端应延长到内、外髁下 3～5 cm,缚扎完毕后在超出肘的夹板延长部位再用胶布条横形粘贴一圈,以加强两夹板的远端固定力(图 3-43)。

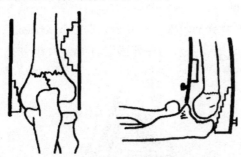

图 3-43　肱骨髁间骨折夹板固定加垫法

伸直型骨折应固定肘关节于屈曲 90°位 4～6 周。屈曲型骨折应固定肘关节于半伸直位 3 周,而后改为屈肘 90°位继续固定 2～3 周。

2.骨牵引复位固定

对骨折端有明显重叠、分离和旋转移位,或粉碎性骨折、关节面不整齐,经手法整复而不成功者,均可采取尺骨鹰嘴牵引治疗。

患者取仰卧位,上臂外展与躯干成 70°～80°,前臂中立位,肘关节屈曲 90°。尺骨鹰嘴部的牵引负重 2～3 kg。牵引 2～3 天后,骨折端的重叠移位一般都能得到纠正,应拍 X 线片检查,对未能自行复位者,应及时行手法整复,术后用小夹板超肘固定。骨牵引治疗肱骨髁间骨折,要求在 1 周内达到满意的对位,即骨折端的重叠移位消失,两髁间无分离及前后方移位,关节面平整。

3.闭合穿针内固定

在 X 线透视和无菌操作下进行。麻醉后在保持患肢牵引下从肘内外侧各穿入一钢针,经皮进入内上髁和外上髁,撬拨整复旋转移位,再用手法整复髁间部分离和髁上部移位。最后将两钢针分别穿入对侧骨片行内固定,完成操作后,常用小夹板固定 5～6 周。

亦有学者在上述穿针的基础上,由内、外髁分别向近端穿针固定(图 3-44),或采用经皮闭式穿针的方法使其成为"串珠"状,从外髁向内髁穿针,针的远端回缩皮下抵住内髁皮质,在内外加压的情况下形成沿轴线的合力,有稳定骨折的作用,且因克氏针是在关节以上贯穿于两髁之间,可在不去钢针的情况下练习患肘的屈伸活动,符合动静结合的原则。穿针时应注意克氏针必须在两侧骨片的中点,与肱骨干保持垂直,由滑车的上缘通过,不可进入关节间隙,以免造成关节面损伤及妨碍术后的功能练习,同时要防止神经和血管的损伤。

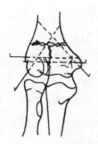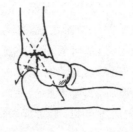

图 3-44 肱骨髁间骨折闭合穿针内固定

4.切开复位内固定

臂丛神经阻滞麻醉下,患者仰卧位,常规消毒铺巾。取肘后侧正中切口。首先找到内髁处的尺神经,并用橡皮条牵开加以保护。为清楚显露,可采用将肱三头肌肌腱舌形切开或截断鹰嘴的暴露法。骨折暴露后清除血肿,辨认肱骨下端骨折块移位方向及骨折线、关节面,然后将其复位。

Ⅰ度骨折时,将内髁和外髁分别用钢板螺丝钉与骨折近端固定(图 3-45)。在两髁之间可不用固定而仍能得到很稳定的效果。术后不用外固定,1 周后开始肘关节的屈伸活动。

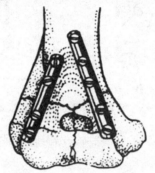

图 3-45 Ⅰ度骨折的固定方式

Ⅱ度骨折时,因内侧三角形骨折片复位后有完整的骨膜维持其稳定,故先将内外髁用一枚骨松质螺丝钉做横穿固定,再将外髁与骨折近端与钢板固定(图 3-46),术后无须外固定。

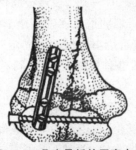

图 3-46 Ⅱ度骨折的固定方式

Ⅲ度骨折时,可在Ⅱ度骨折固定的基础上,将内侧三角形骨块复位后,再用一枚螺丝钉将其固定(图 3-47)。若碎块较多,大的折块复位固定后,小折块尽量用克氏针固定。术后的处理原则是早期活动关节,如在术中发现内固定不甚牢固,可适当推迟关节活动时间。

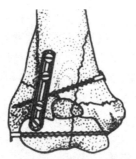

图 3-47　Ⅲ度骨折的固定方式

近年来,在内固定方法上,"Y"形钢板固定(图 3-48)和克氏针加钢丝张力带固定(图 3-49)均有较好的疗效。为使患者能在术后尽早地开始功能锻炼,最好采用肘内、外侧方切口,而不取后入路。Ⅳ度骨折关节面粉碎严重者,内固定难以牢固,术后应使用短期外固定。对高龄患者,可不做手术,三角巾悬吊,早期活动关节也可获得不错的结果。患肢悬吊在胸前和及早进行肘关节的屈伸活动,利用尺骨鹰嘴的模造作用而能形成一定范围的活动度,最终能满足一般的日常生活需要。

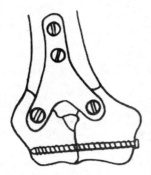

图 3-48　"Y"形钢板加拉力螺钉固定

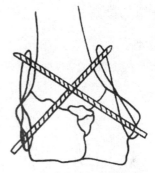

图 3-49　克氏针加钢丝张力带固定

(二)药物治疗

同肱骨髁上骨折。

(三)功能康复

本骨折无论采取什么方法治疗,都应强调早期进行合理的功能锻炼。一般要求复位后即开始做伸腕握拳活动,1 周后在无痛的情况下做肘关节屈伸活动。最初活动的幅度不宜过大,但要持之以恒。以后活动的次数和时间逐渐增加,2～3 周后肘关节一般应有 $40°～50°$ 的活动范围。如患者的自主活动能力较差,医护人员可用揉按理顺等轻柔的手法按摩肘关节,帮助肘关节屈伸。但要强调在无痛情况下进行,不能操之过急,以免造成骨化性肌炎或影响骨折的愈合。

(李旭东)

第十节　肱骨内上髁骨折

肱骨内上髁骨折多发生在少年和儿童。发生的高峰年龄在 11～12 岁。这个年龄组,肱骨内上髁系属骨骺,尚未与肱骨下端融合,故易于撕脱,也通称肱骨内上髁骨骺撕脱骨折。成人内上髁骨化中心与肱骨远端发生融合,因此单纯的肱骨内上髁骨折比较少见。屈腕肌群和内侧副韧带附着于内上髁,因此由于软组织的牵拉原因,肱骨内上髁骨折骨块常常移位。急性骨折常常是由于内上髁直接暴力或肘急性外翻伸直牵拉力所致。慢性损伤常为反复肘外翻所致,包括反复俯卧撑和投掷运动。尺神经走行在肱骨内上髁后方的尺神经沟内。发生肱骨内上髁骨时可使尺神经受到牵拉、挫伤等,甚至连同骨折块一起嵌入肘关节间隙内,导致尺神经损伤。

一、损伤机制

常为平地跌倒或投掷运动致伤。当肘关节伸直位摔倒时手部撑地,上肢处于外展位,外翻应力使肘关节外翻,同时前臂屈肌群猛然收缩牵拉,引起肱骨内上髁骨折。在儿童,内上髁是一个闭合比较晚的骨骺,在未闭合以前骺线本身就是潜在的力学弱点。跌倒时前臂屈肌腱的猛烈收缩牵拉或肘部受外翻应力作用而引起肱骨内上髁骨骺分离。内上髁骨块或骨骺可被牵拉向下向前,并旋转移位。若肘关节内侧间隙暂时被拉开,或发生肘关节后外侧脱位,撕脱的内上髁(骨骺)可被夹在关节内。

二、分型与诊断

(一)分型

根据肱骨内上髁(骨骺)撕脱骨折块移位程度及肘关节变化,可分为 4 型(图 3-50)。

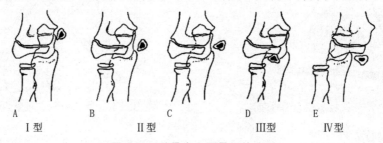

A　　　　B　　　　C　　　　D　　　　E
Ⅰ型　　　Ⅱ型　　　　　Ⅲ型　　　　Ⅳ型

图 3-50　肱骨内上髁骨折的分型

Ⅰ型:仅有骨折或骨骺分离,移位甚微。
Ⅱ型:撕脱的内上髁骨块向下有移位,并向前旋转移位,可达关节水平。
Ⅲ型:撕脱的内上髁骨折块嵌夹在关节内,并有肘关节半脱位。
Ⅳ型:肘关节后脱位或后外侧脱位,撕脱的骨块夹在关节内。

(二)诊断

1.临床表现

儿童比成年人多见。受伤后肘部疼痛,特别是肘内侧局部肿胀、压痛。肘内侧和内上髁周围软组织肿胀,正常内上髁的轮廓消失。肘关节活动受限,前臂旋前、屈腕、屈指无力。临床检查肘关节后方的等腰三角形关系不存在。合并肘关节脱位者,肘关节外形明显改变,功能障碍也更为明显,常合并有尺神经损伤症状。

2.影像学表现

5~7 岁以上的儿童肱骨内上髁骨骺已经骨化,肱骨内上髁骨骺分离 X 线表现为点状骨骺与肱骨远端分离较远,可并有向下移位,局部软组织肿胀。

3.鉴别诊断

肱骨内上髁骨骺,在6～10岁时出现,18岁左右闭合,但有时可能有不闭合者,应注意与骨折鉴别。

三、治疗

肱骨内上髁骨折非手术治疗后,即使是纤维愈合而非骨性愈合,同样可能获得一个无痛的肘关节。闭合性骨折者,如果骨折明显不稳定,或者有骨片嵌在关节内,应手术探查关节,对骨折进行复位内固定;如果怀疑尺神经卡压,应予手术探查,并对骨折进行复位内固定;如果骨折移位超过5 mm,透视下复位不稳定难以维持,建议手术治疗,切开复位内固定。

(一)非手术治疗

1.适应证

Ⅰ型无移位的肱骨内上髁骨折,无须复位操作,仅用上肢石膏固定即可,为期3～5周。拆除石膏后进行功能锻炼。有移位骨折Ⅱ～Ⅳ型,均宜首选手法复位。

2.操作方法

局麻或全麻下施行手法复位。将肘关节置于屈曲90°～100°,前臂旋前,使前臂屈肌放松。术者用拇指推开血肿,将骨折块自下向上方推按,使其复位。但复位的骨折对位极不稳定,很容易发生再移位。因此,在上肢石膏固定时,注意定型前在内上髁部用鱼际加压塑形。4～5周后拆除外固定,进行功能锻炼。

合并肘关节脱位者,在肘关节复位过程中,移位的内上髁骨折片常可随之复位。如果肘关节已获复位,而内上髁尚未复位,也可再施手法复位。

肱骨内上髁嵌夹于关节内的复位。助手将伤肢前臂外展并使之外翻,使肘关节内侧张开,然后将前臂旋后并背屈腕部和手指,使屈肌迅速拉紧,再将肘关节伸展。借助肘内侧张开,屈肌牵拉的力量,将肱骨内上髁拖出关节间隙之外,再按上述操作方法将肱骨内上髁整复,加上肢石膏、将伤肢固定于功能位。

(二)手术治疗

1.适应证

(1)骨折明显移位(＞5 mm),骨折块夹在关节内或旋转移位,估计手法复位很难成功。

(2)经闭合复位失败者,宜手术治疗。

(3)合并尺神经损伤,应予手术复位及神经探查。

(4)开放性骨折。

2.手术操作

臂丛麻醉下取肘内侧标准切口,切开皮肤及皮下组织即可暴露骨折断端,清除血肿。如骨折块较大,尺神经沟可被累及,应显露并游离尺神经,用橡皮片将尺神经向外侧牵开。确认骨折片及近端骨折面,屈肘90°,前臂旋前位,放松屈肌对骨折片的牵拉,复位骨折片用巾钳临时固定。

儿童的肱骨内上髁骨骺骨折可采用粗丝线缝合,在骨折片的前侧和外侧贯穿缝合骨膜、肌腱附着部及部分松质骨,能够保持其稳定。如骨折片较大,用丝线固定不稳,宜用2～3枚克氏针交叉固定,令其尾端露于皮外,缝合伤口。术后用上肢石膏功能位固定4～6周(图3-51),拆除石膏并拔除克氏针。对于成年人骨折片较大的可用松质骨螺丝钉固定。对于成年人骨折片较小,不易行内固定者,为避免日后尺神经的刺激和压迫,可以切除,并将屈肌腱止点附着部缝合于近侧骨折端处。术后用石膏托固定4～5周。

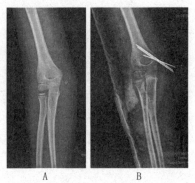

图 3-51　肱骨内上髁骨折Ⅱ型 3 枚克氏针内固定术后石膏固定
A.术前;B.术后

陈旧性肱骨内上髁撕脱骨折,只要无尺神经症状及肘关节功能障碍者,不必处理。骨折片明显移位,骨折片黏附关节囊前影响肘关节伸展或伴有尺神经症状者,可施行开放复位尺神经游离松解,必要时进行尺神经前置手术。陈旧性内上髁骨折片若复位困难时,也可以切除之。合并尺神经损伤应予以检查,如较严重可同时做尺神经前置手术。

四、并发症

(一)肘内翻

肘内翻是本病最常见的并发症,有时伴有肘关节脱位,注意尺神经有无损伤。肘内翻是远折端内侧骨皮质压缩塌陷,复位或维持复位不佳和重力性内侧移位尺侧所致,与骨骺生长速度无关,远折端旋转移位导致肘内翻,是由于旋转支点多在较宽厚的外侧髁,内侧髁失去支撑,再加上肢体的重力及肌肉牵拉的力量造成内侧倾斜之故。轻度肘内翻无须处理。肘内翻超过15°,畸形明显者可行髁上截骨矫形手术。

(二)骨不连

若骨不连患者没有任何症状,可不作处理。若出现疼痛、肘部活动受限,可进行手术瘢痕切除植骨内固定。

(三)尺神经麻痹

有尺神经麻痹的患者经手术松解或前置后,症状几乎都能得到改善。

(李旭东)

第十一节　肱骨外上髁骨折

肱骨外上髁骨折是常见的儿童肘部骨折之一,是外髁骨骺分离,并且是关节内骨折。骨折块大部分由软骨组成,患者年龄越小,则软骨越多。在 X 线片显示仅为肱骨外髁的骨骺化骨中心与干骺端骨折片,而软骨不显影。实际上骨折块相当大,几乎等于肱骨下端骨骺的一半,故在临

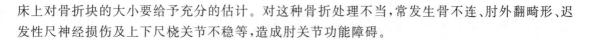

床上对骨折块的大小要给予充分的估计。对这种骨折处理不当,常发生骨不连、肘外翻畸形、迟发性尺神经损伤及上下尺桡关节不稳等,造成肘关节功能障碍。

一、损伤机制

肱骨外上髁骨折多由间接暴力所致,跌倒时手部先着地,前臂多处于旋前,肘关节稍屈曲位,大部分外力沿桡骨传至桡骨头,再撞击肱骨外髁而发生骨折。当多合并肘外翻应力,伸肌牵拉等因素造成骨折时,骨折线由外髁上部斜向下内达滑车桡侧部。骨块常包括桡侧干骺端骨片,肱骨小头骨骺,骨折块也常因在损伤时尺骨冠状突撞击滑车,致使骨折块包含有滑车的外侧部。由于肘关节致伤的瞬间所处的位置不同,骨折线由内下向外上、后延伸,骨折块可包括肱骨外上髁骨骺、肱骨小头骨骺、滑车外侧部及属于肱骨小头之上的一部分干骺端。

二、损伤类型

肱骨外上髁骨折多由间接复合外力造成,可因外力方向、前臂旋转及内收牵拉而产生不同的类型。根据骨折后骨折块移位情况,分为 4 型。

Ⅰ型:骨折无移位。从桡骨传来的暴力冲击肱骨小头,造成肱骨外上髁骨折,由于暴力较小,骨折未移位,骨膜未撕裂。X 线正位片可见肱骨外髁部干骺端有骨折线,而骨折无移位,侧位片无异常或见无移位裂缝骨折。

Ⅱ型:骨折块向侧方、前方或后方移位,但无旋转。骨折端间隙增大轻度移位者,骨膜部分撕裂;重度移位者,完全撕裂,复位后骨块不稳定,在固定中可发生再移位。X 线正位片可见肱骨外上髁骨折块向桡侧移位,侧位片骨折块向前、后侧移位或无移位。

Ⅲ型:骨折块向侧方、前方或后方移位,并且有旋转。由于局部深筋膜、骨膜完全断裂,加之前臂伸肌的牵拉,骨折块纵轴向外旋转移位可达 90°～180°;在横轴上也可发生向前或向后的不同程度的旋转。肱尺关节无变化。X 线正位片可见肱骨外上髁骨折块向桡侧移位,侧位片骨折块向前、后侧移位的同时两骨折面大小不等。

Ⅳ型:肱骨外髁骨骺骨折块可侧方移位、旋转移位,同时肘关节可向桡侧、尺侧及后方脱位。关节囊及侧副韧带撕裂,肘部软组织损伤严重。X 线正位片可见肱骨外上髁骨折块翻转移位,同时伴有向桡侧的移位,侧位片骨折块翻转移位的同时伴有向前、后侧移位,如两骨折面大小不等,则考虑伴有旋转移位。

三、临床表现

肱骨外上髁骨折后,肘关节肿胀,以外侧为明显,并逐渐扩散,可以扩散至整个关节。骨折脱位型之肿胀最为严重。肘外侧出现瘀斑,逐渐扩散可达腕部。伤后 2～3 天皮肤出现水疱。肘部疼痛,肘关节呈半屈状。肘外侧明显压痛,甚至可发生肱骨下端周围压痛。移位型骨折,可能触到骨擦音及活动骨块。可发生肘外翻畸形,肘部增宽,肘后三点关系改变,肘关节活动丧失。被动活动时疼痛加重,旋转功能一般不受限。

X 线片显示肱骨小头的骨折线多超过骨化中心的 1/2,或不通过肱骨小头骨化中心,而通过肱骨小头与滑车间沟。通常在干骺端处有一骨折线,骨折块可向外侧移位。骨折脱位型者,正位片显示骨折块连同尺桡骨可向桡侧或尺侧移位,侧位片上可向后侧移位,偶可见向前移位者。

四、诊断与鉴别诊断

外伤史,伤后肘部疼痛,肿胀,肘呈半屈曲位。肘外侧局限性或广泛压痛,有骨擦感,成人X线可清楚显示骨折线及骨折块,对移位的判断也比较容易。儿童期肘部的骨化中心出现和闭合时间差别很大,在X线表现仅是外髁骨化中心移位,诊断时必须加以注意。

因儿童骨骺骨化不全,特别是2岁以下的幼儿,应注意与肱骨下端全骺分离及肱骨小头骨骺分离相鉴别:肱骨下端全骺分离,表现为肘关节普遍肿胀,及周围性压痛,外形类似肱骨髁上骨折或肘关节后脱位,但肘后三角关系正常;只有伴脱位的肱骨外上髁骨折其三角关系方失常。

五、治疗

肱骨外上髁骨折属于肘关节内骨折。骨折后发生创伤性关节炎多在15~20年的远期出现。所以无论采用何种方法治疗,应该要达到解剖复位或近似解剖复位,否则最终必将发生肘关节畸形和创伤性关节炎而导致关节功能障碍。

(一)手法复位

1.Ⅰ型骨折(无移位骨折型)

无移位的肱骨外上髁骨折,应用上肢石膏托固定,伤肢肘关节屈曲90°,前臂略旋后位,固定4周后拆除石膏,进行肘关节伸屈运动和前臂旋转活动功能锻炼。

2.Ⅱ型骨折(侧方移位骨折型)

应首选闭合复位。通常采用局麻或臂丛麻醉,肘伸直,内翻位使外侧间隙加大,前臂旋后、腕部伸直位,使伸肌群放松,用拇指推移骨折块。如果骨折块向外后方移位,拇指将骨块向前内侧推移使之复位。X线检查证实已复位者,可用长臂后石膏托或夹板固定4~6周,固定时间依据复位后稳定情况,取伸肘或屈肘位及前臂旋后位。

3.Ⅲ型骨折(旋转移位骨折型)

采用闭合复位。要结合X线片摸清骨折块的方位,使肘关节处于内翻、前臂旋后位。术者一手拇指扣压肱骨外上髁骨折块,其他4指拖住肘关节尺侧,另一手握住伤肢腕部,屈肘90°,使伤肘内翻,增大外侧间隙,用手指矫正旋转移位的骨折块,推入关节内,再向肘关节间隙按压,使骨折块的骨折面对合近侧骨折面,再将肘关节外翻促使骨折块复位。固定方法及时间,同侧方移位型。若复位确已成功,则可扪及肱骨外髁骨嵴平整,拇指压住骨折块进行活动时,肘关节屈伸活动良好,且无响声。

4.Ⅳ型骨折(骨折脱位型)

肘关节脱位合并肱骨外上髁骨折时,因牵引会使骨折块翻转,故禁止牵引。术者一手拇指扣压肱骨外上髁骨折块,其他4指拖住肘关节尺侧,术者另一手握伤肢腕部,先将肘关节外翻,用力推压肱骨外上髁骨折块及桡骨小头,同时挤压肱骨下端尺侧,肘关节脱位即可复位,骨折块也通常随之复位,使骨折转为Ⅰ型骨折或Ⅱ型骨折。如果手法粗暴,复位时用力不当,骨骺骨折块可能发生旋转,变为Ⅲ型骨折,此时按Ⅲ型骨折复位。复位后,上肢用石膏固定,在石膏定型之前,于肱骨外髁部加压塑性,以增强骨折复位的稳定度。

(二)手术治疗

肱骨外上髁骨折是一种关节内而且又累及骨骺的骨折。为恢复骨关节形态功能,减少骨关节的生长及活动障碍,其最适宜的处理方法应该是手术切开使其完全解剖复位,然后稳定内固定。内固定主要有克氏针固定、松质骨螺钉固定及粗丝线缝合固定等。

1.适应证

适应证包括:①Ⅲ型骨折严重移位或旋转移位;②局部明显肿胀,影响手法复位或手法复位失败者;③某些陈旧性移位骨折。

2.手术操作

臂丛或全身麻醉,取肘外侧切口,切开皮肤和皮下组织,即能暴露骨折部,清除关节内血肿,辨明骨折块翻转移位的方向和移位的程度,然后拨动外髁骨折块,并使其复位,必须注意肱骨近侧骨折面,有半个滑车,骨折块尾端要和滑车对位。复位后,用电钻在肱骨下端桡侧缘于骨折外侧各钻一骨孔,贯穿 10 号丝线,收缩结扎丝线时,要保持骨折块对位稳定。结扎稳定后,轻轻活动肘关节,了解其稳定性。如果不满意,可在该缝合部的前、后各加强固定一针。逐层缝合切口,肘关节屈曲90°,前臂中立位石膏固定。4 周后拆除石膏,行肘关节屈曲运动、前臂旋转功能锻炼。

本法与螺丝钉或克氏针内固定比较,具有下列优点:①操作简单,容易掌握;②术中对骨骺很少加重损伤;③术中不需要剥离软组织,可保留骨骺的部分血液供应;④能较稳定维持复位的位置,并对抗伸肌拉力。克氏针固定无此作用,会移位;⑤此种方法,可避免再次手术拔取金属内固定。

另一种内固定采用克氏针,将骨折块复位后交叉穿入 2 枚克氏针,将骨折块固定,克氏针尾端露于皮外,术后石膏固定 3 周,3 周后拔除克氏针,石膏继续固定 2～3 周。也可在外上髁下横穿松质骨螺丝钉固定,术后用石膏托固定 4 周,除去石膏,开始活动肘关节。

陈旧性肱骨外上髁骨折,移位不严重,预计不造成肘部形态和功能障碍者,一般不主张手术治疗。在 3 个月以内,骨折有明显移位、不愈合者,采用切开复位内固定治疗。

六、并发症

(一)骨不连合并肘外翻畸形

其原因是损伤使关节软骨翻转,无法和骨折面愈合,肱骨远端桡侧骨骺软骨板损伤,导致早期闭合,致使肱骨远端发育不均衡造成肘外翻。外翻明显者,可行截骨矫正。

(二)迟发性尺神经炎或麻痹

由于肘外翻畸形的牵拉,或尺骨鹰嘴对尺神经的撞击,均可导致尺神经炎,发现后应及早行尺神经前置手术,以免发生麻痹。

(三)肱骨下端鱼尾样改变

绝大多数病例骨折愈合后,X 线片上显示肱骨下端呈"鱼尾"状畸形。原因是滑车骨折块部分软骨损伤后的营养发生障碍,导致缺血性坏死。这种 X 线畸形改变并不影响关节功能,故临床意义不大。

(李旭东)

第十二节 肱骨小头骨折

肱骨小头骨折是一种不太常见的肘部损伤,各种年龄组均可发生。单纯肱骨小头骨折以成年人多见,合并部分外髁的肱骨小头骨折多发生在儿童。本骨折是关节内骨折,常因有些骨折较轻,骨折片较小且隐蔽而容易漏诊或误诊,从而导致延误治疗。

一、骨折分类

Kocher 和 Lorenz 将肱骨小头骨折分为两类。

(一)Ⅰ型

完全骨折又称 Hahn-Steinthal 型,骨折发生在肱骨小头基底部,骨折线位于冠状面,包含一个较大块骨质的小头,亦可累及相邻的滑车桡侧部。

(二)Ⅱ型

部分骨折又称 Kocher-Lorenz 型,主要累及关节软骨,几乎不包含骨组织。

Wilson 又提出了第Ⅲ型,即关节面向近侧移位,且嵌入骨组织,也有人将其称为肱骨小头关节软骨挫伤,是致伤外力不足以导致发生完全或部分骨折,早期行普通 X 线检查多不能明确诊断。

二、临床表现与诊断

常由桡骨头传导的应力所致,故有时可合并桡骨头骨折。最为常见的致伤方式是跌倒后手掌撑地,外力沿桡骨传导至肘部;或跌倒时处于完全屈肘位,外力经鹰嘴冠状突传导撞击肱骨小头所致。急诊患者除了肘关节积血肿胀、活动受限以外,局部症状不突出,多于拍照 X 线片时发现,前臂旋转不受限制是其特点。临床上应注意将肱骨小头骨折与外髁骨折进行鉴别。外髁的一部分即关节内部分是肱骨小头骨折,不包括外上髁和干骺端;而外髁骨折除包括肱骨小头外,还包括非关节面部分,常累及外上髁。

其典型 X 线表现:侧位片常常可以看到肱骨下端前面,相当于滑车平面有一薄片骨块影,因骨折块包含有较大的关节软骨,故实际的骨折片要比 X 线片所显示的影像大得多。值得注意的是侧位片上一般很难发现骨折块的来源,需要观察其正位 X 线片究其来源。正位片由于肱骨小头骨折块大都移位于肱骨下端前方,与肱骨远端重叠,故在肘关节正位片上一般都看不到骨折块影而易致漏诊。但如仔细观察其正位 X 线片,可以发现其肱桡关节间隙增宽,肱骨侧关节面毛糙,失去正常关节面的光滑结构。如出现此典型改变,再加上侧位片肱骨前下端有骨折块影出现,一般不难做出肱骨小头骨折的诊断。

三、治疗

争议颇多,包括非手术方法(进行或不进行闭合复位)、骨块切除及假体置换。不论是采取闭合或切开复位,都应争取获得解剖复位,因为即使轻度移位亦可影响关节活动。若不考虑骨折类型,要想获得良好疗效,术后康复至关重要。

(一)非手术治疗

对无移位骨折可行石膏后托固定 3 周。对成人移位骨折,并不建议闭合复位;儿童和青少年移位骨折,可首选闭合复位,可望获得快速而完全的骨愈合。

如有可能,可对Ⅰ型骨折试行闭合复位,伸肘位对前臂进行牵引,直接对骨折处进行施压以获得复位。对肘部施加内翻应力,可使外侧开口加大,有利于骨折复位。一旦复位满意,应保持屈肘,由桡骨头的挤压作用来维持骨折块的复位。尽管有人强调应在最大屈肘位固定以维持复位,但应注意对严重肿胀者应减少屈肘,以防出现缺血性挛缩。前臂旋前有助于桡骨头对骨折块

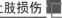

的稳定作用。完全复位后,应将肘部制动 3～4 周。

（二）手术治疗

手术难度较大,因为即使获得了解剖复位,也做到了术后早期活动,仍可能发生部分或完全性的肘关节僵硬。

因骨折块位于关节囊内,并且常旋转 90°,充分的手术显露很有必要。可采取后外侧入路,在肘肌前方进入关节,注意保护桡神经深支。此切口稍偏前方,优点是术中可以避开后方的肱尺韧带,减少发生后外侧旋转不稳定的危险,且不易损伤桡神经深支。若术中或原始损伤累及了后外侧韧带复合体,应在术中行一期修补,并可将其与骨骼进行锚式固定,术后将前臂置于旋后位短期制动,以维护这种修补术的效果。

术中固定可采用松质骨螺钉、克氏针及可吸收螺丝钉固定骨折块,其中以松质骨螺钉的固定效果最好,螺丝钉可自后方向前旋入固定。手术目的是恢复关节面解剖,并给予稳定固定,以允许术后早期活动。若骨折块不甚粉碎,复位满意后用松质骨螺钉固定稳定可靠,术后则不必进行制动,可立即进行屈伸功能锻炼,临床疗效较为满意。对粉碎严重的骨折,普通螺钉或克氏针固定常很难达到理想效果,则可采用外固定架固定。若骨折块太小或严重粉碎,则可考虑行碎骨块切除。对移位骨折,Smith 认为骨折块切除的疗效优于进行闭合或切开复位,并建议早期行切除术,而不是伤后4～5 天血肿和渗出开始机化时手术。术后只用夹板或石膏制动 2～3 天即可开始进行关节活动。骨折块切除术后发生桡骨向近端移位和下尺桡关节的异常并不多见。如果确实因骨折块太小,无法进行复位及固定,遗留在关节内又将成为游离体,进行早期切除有助于功能恢复;但对完全骨折,尤其是骨折累及滑车桡侧时,早期进行骨折块的切除显然不合适,将造成关节活动受限和外翻不稳定。

Jakobsson 建议用金属假肢来重建肱骨远端关节面,以避免发生肱骨小头骨折块的无菌性坏死和维持肘关节稳定性,但此种治疗没有得到普遍开展。

对陈旧性骨折伴明显移位而影响肘关节功能时,无论受伤时间长短,都应将骨折块切除。通过手术包括软组织松解、理疗和功能锻炼,肘关节功能将得到明显改善。反之,如行切开复位内固定,即使达到解剖复位,效果也不理想。

（李旭东）

第十三节　尺骨鹰嘴骨折

尺骨近端后方位于皮下的突起称为鹰嘴,其与前方的尺骨冠状突构成半月切迹,此切迹恰与肱骨滑车形成关节。这个关节提供了肘关节屈伸运动,其内在结构增加了肘关节的稳定性。除少数尺骨鹰嘴撕脱骨折外,大多数病例是波及半月切迹的关节内骨折。

一、损伤机制

尺骨鹰嘴位于皮下,容易受到损伤。造成骨折的损伤可为间接暴力。当跌倒,手掌着地时,肘关节呈半屈状。肱三头肌猛烈收缩,即可造成尺骨鹰嘴撕脱骨折;或在肘部着地时,肱骨下端直接撞击尺骨半月切迹关节面,加上肱三头肌向相反方向牵拉,导致鹰嘴骨折,甚者可造成肘关节前脱位。直接暴力打击,可能导致尺骨鹰嘴粉碎性骨折。只要在骨折发生的瞬间,肌肉收缩力量不是很强烈,骨折移位就不会很明显。

二、骨折分类

鹰嘴骨折属关节内骨折,可由直接暴力或间接暴力引起,可分为以下3型。

Ⅰ型骨折:影响关节面的近侧1/3。

Ⅱ型骨折:影响关节面的中1/3。

Ⅲ型骨折:影响关节面的远侧1/3。

此外,Ⅲ型骨折可伴有桡骨近端向前移位。

三、临床表现与诊断

鹰嘴骨折属于关节内骨折,常发生关节内出血和渗出,导致肿胀和疼痛。压痛比较局限,骨折端可触及凹陷,并伴有疼痛。肘关节呈半屈状,伸屈功能障碍。不能抗重力伸肘是可以引出的最重要体征,表明肱三头肌的伸肘功能丧失,伸肌装置的连续性中断,此体征的出现与否对确定治疗方案非常重要。有时合并尺神经损伤。

X线片可以显示骨折,骨折类型和移位程度。应尽可能拍摄一个真正的侧位片,以准确掌握骨折的特点。正位X线片也很重要,它可呈现骨折线在矢状面上的走向。

四、治疗

在治疗尺骨鹰嘴骨折时,须强调3个问题:①要求准确复位,恢复光滑的关节面。如错位愈合,关节面变得高低不平,则会引起活动受限、延迟康复和并发创伤性关节炎;但若能早期开始活动,骨痂可能在生长中塑形,成为光滑的关节面,则不一定会发生创伤性关节炎;②固定应有足够的强度,以容许在X线片上尚未证明有完全愈合之前,就能主动开始功能锻炼;③鹰嘴突是肱三头肌的止点,治疗的另一目的是恢复正常的伸肘功能。

(一)手法复位

1.无移位骨折

骨折不完全,无须复位,确诊后即用屈肘45°～90°长臂石膏托固定,2～3周后拆除石膏。

2.轻度移位骨折

在无麻醉下将肘关节置于130°～140°位,使肱三头肌放松。术者握紧伤肢的上臂,一手用鱼际抵于鹰嘴尖部,用力推按,使骨折对合复位。复位后肘部伸130°,石膏托固定3周后拆除开始功能锻炼。

(二)手术治疗

骨折移位明显,经手法复位失败或不宜手法复位者均应采用手术切开复位内固定治疗。移位鹰嘴骨折的治疗目的是:①维持肘关节的伸肘力量;②避免关节面不平;③恢复肘关节的稳定性;④防止肘关节僵硬。

1.克氏针张力带钢丝固定

此法适用于冠状突近端的非粉碎性鹰嘴骨折,尤其适用于撕脱骨折和横形骨折。张力带钢丝固定的手术方法:切口起于鹰嘴近端2.5 cm,与鹰嘴外缘平行,紧贴尺骨骨干的外侧缘向远端延长7.5 cm。显露尺骨鹰嘴骨折两断端,整复骨折块。此时关节面应做到对合平整不留台阶,以免远期发生创伤性关节炎。在尺骨远侧骨块距骨折线 2.5～3 cm 处,从一侧向另一侧钻孔,通过肱三头肌腱膜预置 18 号不锈钢钢丝一段并绕过鹰嘴顶端。再由尺骨鹰嘴近端向骨折远端平行打入 2 mm 克氏针 2 枚,与关节面平行,针尾在骨表面留有约 0.5 cm。远端可穿透尺骨掌侧皮质少许,针尾折弯。再将预置之钢丝绕过 2 个针尾,助手用复位钳维持骨折复位,术者将钢丝在尺骨鹰嘴表面环形绑扎,并收紧钢丝,剪去多余钢丝残端。透视检查,并被动活动肘关节不受影响,缝合切口。传统的"8"字张力带固定法将 2 枚克氏针打入尺骨骨髓腔内,这样随着时间的延长克氏针容易松动,露于骨折近端的针尾易刺激局部滑膜形成滑囊炎,甚至进一步退出,刺破皮肤造成局部感染。因此推荐将克氏针穿透尺骨掌侧皮质少许,这样可将克氏针牢固固定于两侧皮质,不易松动。克氏针张力带钢丝固定术后可不用外固定,术后 7～10 天即可开始轻度主动和辅助被动活动。

2.髓内固定

此法适用于鹰嘴粉碎性骨折及远端骨块和桡骨头向前脱位者,牢固的固定可防止脱位复发。尺骨鹰嘴粉碎性骨折者必须避免鹰嘴的弓形关节面减少。此外,若合并尺骨干骨折也可使用髓内钉固定两骨折。需要指出的是,若使用髓内螺钉固定尺骨鹰嘴骨折,所应用的螺钉必须有足够的长度以获得对尺骨远端髓腔的牢固把持,而且只使用 1 枚长螺钉可能阻止不了肱三头肌牵拉所致的鹰嘴骨折分离。宜选用两枚螺钉垂直于骨折线平行打入,或联合使用"8"字形张力带钢丝联合固定。

髓内钉可不切开骨折部,采取闭合法插入或采用切开显露骨折部法插入(伸直肘关节,切口从鹰嘴突的近侧 2 cm 处开始,沿桡侧缘向远侧延伸 5～6 cm)。如用闭合法,只需在鹰嘴尖端作一 0.3～0.5 cm 的小切口,用一根直径与尺骨髓腔相符的细斯氏钉,从鹰嘴突尖端钻入,方向对准髓腔。待钉尖到达骨折处,暂停钻入,利用骨外的钉尾,控制骨折片,进行闭合复位。X 线透视确认复位和钉的位置,如复位和钉的方向准确,继续将钉钻入,直至仅有 2～3 cm 长的钉尾露在骨外为止,缝合切口。如屈肘后,骨折片有分离趋势,则需切开显露骨折部,加用"8"字形钢丝固定。若鹰嘴骨折伴有尺骨干骨折,髓内钉采用逆行法钉入,钉入时由助手保持已复位的鹰嘴位置。

3.钢板内固定

粉碎性骨折伴有骨缺损时,使用张力带固定加压可能造成尺骨鹰嘴短缩,可应用 1/3 管型钢板、重建钢板或 3.5 mm LCP 达到坚强固定。切口从鹰嘴突的近侧 2 cm 处开始,沿其桡侧缘向远侧延伸 7～8 cm,切开骨膜,显露骨折部。将骨折准确复位,用巾钳维持复位。将钢板充分塑形以适合尺骨鹰嘴的形状,先用 2 枚螺钉将钢板固定于近端尺骨鹰嘴上,再应用牵开器对骨折进行加压,完成固定后,再用拉力螺钉固定骨折。术后石膏托外固定肘关节于屈曲 90°、前臂中立位 2～3 周。去除外固定后,行肘关节功能活动练习。

4.尺骨鹰嘴切除术

切口以鹰嘴为中心纵行切开,长约 10 cm。为了保护尺神经,可先从尺神经沟中将其游离,用橡皮条牵开。在肱三头肌腱膜和鹰嘴后侧筋膜上作一"U"字形切口,使腱膜瓣的远侧端位于骨折的远侧约 0.5 cm 处。将 U 形腱膜瓣向远侧翻转,用巾钳钳住骨折片,用刀切除之。修齐骨折远折片的断面。使肘伸直,将腱膜瓣缝回原处,先缝两侧,然后重叠缝合腱膜瓣的远端及骨膜与深筋膜。通常屈肘 90°位时,腱膜的张力不致很大。将尺神经移至肘关节前面。此手术过程需注意:①切除鹰嘴的范围不能超过冠状突的水平,并须保留半月切迹的远侧垂直;②由于切除鹰嘴后容易损伤尺神经,因此须将其移至肘前。

五、预后及并发症

鹰嘴主要由松质骨组成,鹰嘴骨折经过良好的复位及坚强的固定后,骨折断端间获得了紧密的接触,愈合较快,预后良好。但对于关节面损伤超过 60％或术后关节面仍有移位超过 2 mm 者预后较差。术后,患者的主要不适是肘部活动受限,特别是伸肘受限。

(李旭东)

第十四节　尺骨冠状突骨折

尺骨冠状突骨折多是由于肘关节屈曲位着地时,尺骨冠状突与肱骨滑车撞击所致。尺骨冠状突骨折是关节内骨折,单纯尺骨冠状突骨折比较少见,临床上常可合并有肘关节后脱位、桡骨小头粉碎性骨折、尺骨鹰嘴粉碎性骨折、肱骨内髁骨折及其他损伤,极易漏诊或误诊,常需 CT 检查协助诊断。

一、骨折分型

尺骨冠状突骨折的分型主要有 2 种。

(一) Regan-Morrey 分型

根据侧位 X 线片上冠状突骨折块的高度将其分为 3 型:Ⅰ型,骨折累及冠状突尖;Ⅱ型,骨折累及的冠状突高度为 50％以下;Ⅲ型,骨折累及冠状突基底,超过冠状突高度的 50％。

(二) O'Driscoll 分型

根据冠状突骨折的部位、大小和损伤机制提出了 O'Driscoll 分型,见表 3-3。

表 3-3　冠状突骨折的 O'Driscoll 分型

分型	骨折部位	亚型	特征
Ⅰ型	冠状突尖部	1	骨折高度≤2 mm(即片状骨折)
		2	骨折高度>2 mm
Ⅱ型	冠状突前内侧面	1	前内侧缘骨折
		2	前内侧缘＋冠状突尖部骨折
		3	前内侧缘＋高耸结节(±冠状突尖部)骨折
Ⅲ型	冠状突基底	1	冠状突体部和基底部骨折
		2	经鹰嘴骨折脱位时的冠状突基底部骨折

二、诊断

(一)临床表现

在肘部扭伤或摔倒时患肢着地后出现肘关节脱位、桡骨头骨折或肘关节疼痛性活动受限,均需考虑冠状突骨折的可能性。临床表现为肘部肿痛,伸屈活动受限,骨折引起的肘部肿痛多局限于肘前方,压痛点多位于肘横线中点。除了常规的 X 线摄片外,需注意进行血管神经状况的评估。

(二)辅助检查

绝大多数尺骨冠状突骨折可通过肘关节正侧位 X 线片发现。正位 X 线片上肱尺关节内侧关节间隙可发现软骨下骨出现"双线征"。冠状突前内侧面骨折时,内翻应力下 X 线片上可出现"楔形征","楔形征"或肘关节内侧间隙变窄提示尺骨相对滑车发生了后内侧旋转半脱位。CT扫描能清楚地显示骨折部位、骨块大小及移位情况。必要时可行 MRI 检查,减少冠突骨折漏诊的发生,MRI 还可以帮助评估侧副韧带及关节囊的损伤情况。

三、治疗

若诊断或治疗不当,可导致肘关节脱位的并发症,如习惯性肘关节脱位、肘关节僵硬、屈伸功能受限、创伤性关节炎、肘关节不稳定、尺神经炎、异位骨化等。

(一)非手术治疗

对于手术指征的把握,目前比较公认的观点是 Morrey 提出的, Ⅰ 型骨折无论是否合并肘关节脱位可行非手术治疗,早期活动可达到满意的疗效; Ⅱ 型稳定型骨折也可采取非手术治疗。但需要注意的是:当合并桡骨头骨折、肘关节后脱位时,冠状突骨折则属于严重损伤,即所谓的"恐怖三联征",必须行手术治疗。非手术治疗可采取手法复位石膏托固定屈肘 90°、前臂旋后位,4～6 周。

(二)手术治疗

肘关节恐怖三联征即冠状突骨折合并桡骨头骨折及肘关节后脱位需手术治疗;对所有 Ⅲ 型骨折也建议手术治疗;冠状突前内侧面骨折是关节内骨折,其形态和大小影响肱尺关节的稳定性,孤立的前内冠状突骨折如存在关节面不连续和肘关节脱位倾向,也需要手术治疗。手术入路的选择与尺骨冠状突骨折合并的肘关节损伤的类型有关。

1.外侧入路

主要适用于合并有桡骨头骨折的冠状突骨折。于桡侧腕伸肌长、短头之间分离,由于伸肌总腱多合并有损伤,因此一般无须太多剥离即可显露肱桡关节。如果伸肌总腱没有损伤,需将其劈开。注意保护进入旋后肌的骨间背神经,避免造成神经损伤。

2.后侧入路

主要适用于尺骨冠状突骨折合并尺骨鹰嘴骨折。常规肘后正中切口,可直接暴露尺骨鹰嘴。注意游离并保护尺神经,由于尺骨鹰嘴已经骨折,当清除关节腔内积血后,屈曲肘关节即可通过尺骨鹰嘴骨折骨折线暴露尺骨冠状突。

3.内侧入路

适用于单纯尺骨冠状突骨折,于尺侧屈腕肌二头起点之间分离,即可显露骨折端。需要注意保护尺神经。小的冠状突骨折块最好采用缝线固定,其目的是保留前方关节囊的止点和肘关节前方的骨性支撑。当冠状突骨折块较大且患者骨量较好时可采用螺钉固定。通常需要 2 枚螺钉以达到足够的固定强度。冠状突前内侧面骨折和大块冠状突基底部骨折,也可采用钢板内固定,预弯的冠状突钢板、小的 T 形钢板或者重建钢板都可以应用。对于陈旧性和粉碎程度严重的冠状突骨折,很难进行骨折内固定手术,此时为保持肘关节稳定性,常需行结构性植骨重建冠状突。

需要注意的是,对于尺骨冠状突骨折,韧带结构及软组织的修复十分重要。Ring 等的研究表明,冠状突尖为关节内结构,冠状突骨折后骨块通常与前方关节囊相连。且认为 Ⅰ 型骨折的机制为剪切而非撕脱。故对于此型的处理需修补前关节囊。对于 Ⅱ 型、Ⅲ 型骨折前方关节囊的修复降低了后方不稳及外翻不稳的风险。

术后屈肘 90°石膏托外固定,1 周后拆除石膏外固定进行功能锻炼。若骨折内固定不够坚强,可适当延长石膏外固定时间,术后 6 周行抗阻力功能锻炼。

五、并发症

肘关节僵硬、异位骨化、尺神经卡压、创伤性骨关节炎和肘关节不稳定是手术后常见的并发症。

（李旭东）

第十五节　桡骨头半脱位

桡骨头半脱位也叫牵拉肘,是发生在小儿外伤中最为常见的损伤之一。常见发病年龄为 1～4 岁,其中 2～3 岁最为多见。也可偶见于学龄前儿童,甚至小学生。

一、病因、病机

常由于大人牵着患儿走路,上台阶时在跌倒瞬间猛然拉住患儿手致伤;或从床上拉起患儿,拉胳膊伸袖穿衣;或抓住患儿双手转圈玩耍等原因,患儿肘关节处于伸直,前臂旋前位突然受到牵拉而致。

目前有关本病的发病机制仍未得到明确的统一认识,过去认为小儿桡骨头发育不完全,桡骨头的周径比桡骨颈部的周径小,环状韧带松弛,不能牢固保持桡骨头的位置,当受到牵拉时,桡骨头自环状韧带下滑脱,致使环状韧带嵌在肱桡关节间。但近年来有些学者通过尸检发现婴幼儿桡骨头的周径反而比桡骨颈的周径大,而且桡骨头也并非圆形而是椭圆形,矢状面直径比冠状面大,当伸肘、前臂旋前位牵拉肘关节时,环状韧带远侧缘附着在桡骨颈骨膜处发生横断撕裂,此时桡骨头直径短的部分转到前后位,所以桡骨头便自环状韧带的撕裂处脱出,致使环状韧带嵌在肱桡关节间(图 3-52)。因环状韧带滑脱不超过桡骨头的一半,故一般很容易复位。总之,有关本病的发病机制尚需进一步探讨和研究。

二、临床表现与诊断

患儿受牵拉伤后,疼痛哭闹,拒绝使用患肢,前臂常处于旋前,肘关节半屈曲位。上肢不敢上举,肘不敢屈曲。桡骨头部位可有压痛,但无明显红肿。肘关节屈伸稍受限,但前臂旋后明显受限。X 线片表现正常。结合有牵拉外伤史而不是跌打摔伤即可考虑为本病。有时在临床检查及拍片过程中,不知不觉已经复位。

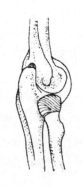
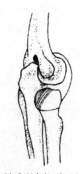

A.环状韧带正常解剖关系

B.肘受到牵拉后,环状韧带远端附着处撕裂,桡骨头部分脱出,环状韧带剥离部滑进肱桡关系

图 3-52 牵拉肘的创伤解剖

三、治疗

(一)非手术治疗

1.复位

以右侧为例,术者右手握住患儿前臂及腕部,左手拇指放于桡骨头外侧,先轻轻牵引,然后将前臂旋后屈肘,当桡骨头复位时可感觉到弹响,此时疼确立即消除,患儿即刻停止哭闹,并能屈肘上举,开始使用患肢拿东西。若不能复位,术者左手握住患儿肘部,拇指放于桡骨头内侧,先轻轻牵引,然后右手将前臂旋前,同时左手拇指向外侧推压桡骨头即可复位。有时桡骨头脱位时间长、复位后需经过一段时间之后症状才能消除。

2.固定

复位后无须特殊外固定,简单用三角巾悬吊患肢于屈肘功能位1周即可。另外应嘱咐家长避免再牵拉伤患肢。若反复多次发生脱位时,复位后患肢应适当用石膏托制动2周左右。

3.练功方法

固定期间无须特殊练功,去除固定后应避免再次牵拉伤患肢。

4.药物治疗

无须药物治疗。

(二)手术治疗

无特殊情况,闭合手法复位均能获得成功而不需行手术治疗。但对年龄较大的患儿用手法复位失败,需行手术切开复位并修复环状韧带。

四、合并症

本病复位后,除未予制动而且多次受到牵拉易导致习惯性桡骨头半脱位外,一般无其他合并症发生。

(李旭东)

第十六节　肘关节脱位

肘关节脱位是肘部最常见的损伤,在全身各大关节脱位中占 1/2 左右,居第 1 位,多发生于青少年,儿童和老年人少见,多为间接暴力所致。按脱位的方向,可分为前脱位、后脱位两种,后脱位最为常见,前脱位甚少见。

一、损伤机制

肘关节由肱桡关节、肱尺关节和上尺桡关节所组成。这 3 个关节共包在一个关节囊内,有一个共同的关节腔。肘关节从整体上来说,以肱尺部为主,与肱桡部、上尺桡部协调运动,使肘关节作屈伸动作。构成肘关节的肱骨下端呈内外宽厚,前后扁薄状,其两侧的纤维层则增厚而形成桡侧副韧带和尺侧副韧带,关节囊的前后壁薄弱而松弛。由于尺骨冠状突较鹰嘴突低,所以对抗尺骨向后移位的能力较对抗前移位的能力差,常易导致肘关节向后脱位。

肘关节脱位主要由间接暴力所造成,由于暴力的传导和杠杆的作用而产生不同的脱位形式。患者跌倒时,肘关节伸直前臂旋后位手掌触地,外力沿尺骨纵轴上传,使肘关节过度后伸,以致鹰嘴尖端急骤撞击肱骨下端的鹰嘴窝,在肱尺关节处形成杠杆作用,使止于喙突上的肱前肌及肘关节囊的前壁被撕裂,肱骨下端前移位,尺骨喙突和桡骨头同时滑向肘后方形成肘关节后脱位。由于环状韧带和骨间膜将尺桡骨比较牢靠地夹缚在一起,所以脱位时尺桡骨多同时向背侧移位。由于暴力作用不同,尺骨鹰嘴和桡骨头除向后移位外,有时还可以向桡侧或尺侧移位,形成肘关节侧方移位。向桡侧移位又可称为肘外侧脱位,向尺侧移位称为肘关节内侧脱位。

若屈肘位跌倒,肘尖触地,暴力由后向前,可将尺骨鹰嘴推移至肱骨的前方,成为肘关节前脱位,多并发鹰嘴骨折,偶尔可出现肘关节分离脱位,因肱骨下端脱位后插入尺桡骨中间,使尺桡骨分离。脱位时肘窝部和肱三头肌腱被剥离,骨膜、韧带、关节囊被撕裂,以致在肘窝形成血肿,该血肿容易发生骨化,成为整复的最大障碍,或影响复位后肘关节的活动功能。另外,肘关节脱位可合并肱骨内上髁骨折,有的还夹入关节内而影响复位,若忽视将会造成不良的后果。移位严重的肘关节脱位,可能损伤血管与神经,应予以注意。

二、诊断

(一)肘关节后脱位

肘关节肿胀、疼痛、压痛。肘关节呈靴样畸形,尺骨鹰嘴向后突出,肘后关系失常,鹰嘴上方凹陷或有空虚感。肘窝可能触及扁圆形光滑的肱骨下端,肘关节后外侧可触及脱出的桡骨小头。肘关节呈屈曲位弹性固定,肘关节功能障碍。

X 线正位见尺桡骨近端与肱骨远端相重叠,侧位见尺桡骨近端脱出于肱骨远端后侧,有时可见喙突骨折。

(二)肘关节前脱位

肘关节肿胀,疼痛,肘后部空虚,肘后三点关系失常,前臂较健侧变长,肘前可触及尺骨鹰嘴,前臂有不同程度的旋前或旋后。

X线侧位可见尺骨鹰嘴突出于肘前方,或合并尺骨鹰嘴骨折,尺桡骨上段向肘前方移位。

(三)肘关节侧方脱位

肘关节内侧或外侧副韧带、关节囊和软组织损伤严重,肘部内外径增宽。内侧脱位时肱骨外髁明显突出,尺骨鹰嘴和桡骨小头向内侧移位;外侧脱位时,前臂呈旋前位,肱骨内髁明显突出,尺骨鹰嘴位于外髁外方,桡骨头突出。肘部呈严重的内翻或外翻畸形。X线可见外侧脱位尺骨半月切迹与外髁相接触,桡骨头移向肱骨头外侧,桡骨纵轴移向前方,前臂处于旋前位。内侧脱位时,尺骨鹰嘴、桡骨小头位于肱骨内髁内侧。

三、治疗

新鲜肘关节脱位一般采用手法复位,固定3周后去除外固定做功能锻炼。合并血管神经损伤者早期应密切观察,必要时行手术探查。对于陈旧性肘关节脱位,经手法整复失败者,可采用切开复位术。

(一)手法复位外固定

1.新鲜肘关节脱位

(1)肘关节后脱位:助手用双手握患肢上臂,术者用一手握住患肢腕部,另一手握持肘关节,在对抗牵引的同时,握持肘关节前方的拇指,扣住肱骨下端,向后上方用力推按,置于肘后鹰嘴部位的其余手指,向前下方用力端托,在持续加大牵引力量后,当听到或触诊到关节复位弹响感觉时,使肘关节逐渐屈曲90°～135°,复位即告成功。肘关节恢复无阻力的被动屈伸活动,其后用三角巾悬吊前臂或长臂石膏托在功能位制动2～3周。

(2)肘关节前脱位:应遵循从哪个方向脱出,还从哪个方向复回的原则。如鹰嘴是从内向前脱位,复位时由前向内复位。术者一手握住肘部,另一手握住腕部,稍加牵引,保持患肢前臂旋内同时在前臂上段向后加压,听到复位的响声,即为复位。再将肘关节被动活动2～3次,无障碍时,将肘关节屈曲135°用小夹板或石膏固定3周。合并有鹰嘴骨折的肘关节脱位,复位时前臂不需牵引,只需将尺桡骨上段向后加压,即可复位。复位后不做肘关节屈伸活动试验,以免导致骨折再移位,将肘关节保持伸直位或过伸位,此时尺骨鹰嘴近端向远端挤压,放上加压垫,用小夹板或石膏托固定4周。

(3)肘关节侧方脱位:术者双手握住肘关节,以双手拇指和其他手指使肱骨下端和尺桡骨近端向对方向移动即可使其复位。伸肘位固定3周后进行功能锻炼。

2.陈旧性肘关节脱位

复位前,应先拍X线片排除骨折、骨化性肌炎,明确脱位类型、程度、方向及骨质疏松等情况。行尺骨鹰嘴骨牵引,重量6～8 kg,时间约1周。肘部、上臂行推拿按摩,并中药熏洗,使粘连、挛缩得到松解。在臂丛麻醉下,解除骨牵引,进行上臂、肘部按摩活动,慢慢行肘关节屈伸摇摆、内外旋转活动,范围由小到大,力量由轻到重,然后在助手上下分别牵引下,重复以上按摩舒筋手法,这样互相交替,直到肘关节周围的纤维粘连和瘢痕组织以及肱二、三头肌得到充分松解,伸展延长,方可进行整复。患者取坐位或卧位,上臂和腕部分别由两名助手握持,作缓慢强力对抗牵引,术者两手拇指顶压尺骨鹰嘴突,余手指环握肱骨下端,肘关节稍过伸,当尺骨鹰嘴和桡骨头牵引至肱骨滑车和外髁下时,缓缓屈曲肘关节,若能屈肘90°以上,即为复位成功。此时鹰嘴后突畸形消失,肘后三角关系正常,肘关节外形恢复。复位成功后,将肘关节在90°～135°范围内反复屈伸3～5次,以便解除软组织卡压于关节间隙中,再按摩上臂、前臂肌肉,旋转前臂及屈伸腕、掌、指关节,以理顺筋骨,行气活血。然后将肘关节屈曲90°位以上,用石膏托或绷带固定

2周,去除固定后,改用三角巾悬吊1周。

(二)切开复位外固定

对于陈旧性肘关节脱位手法复位不成功者及骨化性肌炎明显者,可采用切开复位及关节切除术,术后肘关节功能改善比较满意。手术一般取肘正中切口,分离出尺神经加以保护,将肱三头肌肌腱作舌状切开并翻向远端,行骨膜下剥离松解肱骨下端,清除关节内瘢痕组织,进行复位。如不稳定可用克氏针将鹰嘴与肱骨髁固定,放置引流条,固定3周后进行肘关节功能锻炼。若脱位时间较长,关节软骨已变性剥脱,已不能行切开复位术。取肘后方切口,将肱骨远端由内外上髁水平切除或保留两上髁而将其间的滑车和外髁的内侧部切除,呈鱼尾状,适当修正尺骨鹰嘴使其形状与肱骨下端相对应并切除桡骨头。彻底止血,将肘关节屈曲90°～100°位,于内外髁上缘打入2枚克氏针,术后石膏托固定,2周后拔除克氏针,4周后进行功能锻炼。

(张寿强)

第十七节　尺桡骨双骨折

尺桡骨双骨折占全部骨折的10%～14%,在前臂骨折中居第2位,仅次于桡骨远端骨折。

一、损伤机制

最常见的致伤原因为运动损伤和前臂遭受直接打击,这些类型的骨折多见于年轻患者。老年人前臂骨干骨折多由摔倒撑地所致。尺桡骨双骨折可由直接暴力、间接暴力、扭转暴力引起,有时导致骨折的暴力因素复杂,难以分析其确切的暴力因素。

(一)直接暴力

多数是被击伤,或机器绞伤,软组织损伤比较重,骨折线常在同一平面,而且多数是横断或粉碎性(图3-53A)。

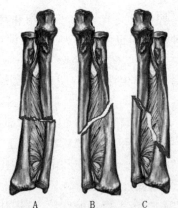

图3-53　尺桡骨双骨折损伤机制示意
A.直接暴力;B.间接暴力;C.扭转暴力

(二)间接暴力

跌倒时,手掌着地,地面冲力由下而上,使桡骨干中部或上部发生骨折,残余的暴力,通过骨间膜传到尺骨,使尺骨下端发生骨折。因此,骨折线不在同一平面上,桡骨骨折线较高,且多数是横断或锯齿状;尺骨骨折线较低,短斜面型;骨折移位较多,但软组织损伤比较轻(图 3-53B)。

(三)扭转暴力

跌倒时,手掌着地,躯干过分向一侧倾斜,使前臂过度旋前或旋后扭转,造成尺、桡骨螺旋形骨折。尺、桡骨骨折线方向一致,多数是由内上方斜向外下方,但骨折线的平面不同,尺骨干骨折线在上,桡骨干骨折线在下(图 3-53C)。

二、分型

一般采用 AO 分型,尺桡骨双骨折对应于该分型的 22-A3、22-B3 和 22-C1.2、C1.3、C2.2、C2.3、C3.2、C3.3 型。

三、诊断

(一)外伤史

较明确。

(二)临床表现

主要表现为急性疼痛,局部肿胀、压痛明显,可有骨擦音及异常活动,前臂可有短缩、成角和旋转畸形,前臂活动受限。闭合性骨折合并血管神经损伤罕见,但临床上也要注意检查,不要漏诊。

(三)影像学检查

通常需要包括前臂全长的正侧位 X 线片确诊,X 线片要包括肘腕两个关节。注意有无合并下尺桡关节或桡骨头脱位等情况。

四、治疗

儿童的尺桡骨骨干骨折很少需要手术治疗。

对成人有移位的尺桡骨骨干骨折,虽然用闭合复位有可能取得成功,但一般认为切开复位和内固定是最好的治疗方法。而且,对前臂骨折的治疗,不应作为一般骨干骨折来处理,而应像对待关节内骨折一样来加以处理治疗。

目前治疗成人前臂双骨干骨折的"金标准"为 AO 所推崇的切开复位钢板螺钉内固定(图 3-54)。钢板通常选用 3.5 mm 动力加压钢板(DCP)或是有限接触加压钢板(LC-DCP),重建钢板和部分管型钢板强度不足以固定这类骨折。

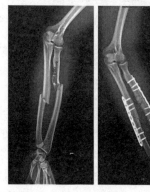

图 3-54　尺桡骨双骨折切开复位钢板内固定,术前(左)和术后(右)X 线片

有些学者建议使用髓内钉固定。因为髓内钉固定切口小、不破坏骨膜、内固定取出后再骨折的风险很小,内植物相关并发症也很少。但早年髓内钉如克氏/斯氏针或 Rush 棒,由于缺乏轴向和旋转稳定性,髓内固定后骨不愈合的发生率很高。近年来随着交锁髓内钉的出现,髓内钉固定重新又受人关注,并且取得了一定的临床效果。

五、并发症

(一)前臂骨干骨不愈合

多个大样本临床试验报道,前臂骨折经过有效固定后,骨不愈合的发生率低于 5%。骨不连的危险因素包括严重粉碎性骨折,开放骨折,以及医源性因素(如术中软组织剥离过大);单纯尺骨干或桡骨干骨折容易发生骨不连(图 3-55)。

骨不连多需再次手术治疗。肥大性骨不连的骨端血运通常没有问题,不需要植骨,治疗的中心是增加固定的稳定性。萎缩性骨不连的骨端血供不足成骨能力下降,通常在重建稳定性的同时需要植骨,合并骨缺损者尤甚,主张首选自体骨移植。缺损长度超过 6 cm 的甚至需要进行吻合血管的游离骨移植来修复缺损。

(二)畸形愈合

前臂骨干骨折畸形愈合包括旋转畸形、成角畸形,或者两者兼而有之。其结果是,骨间膜张力增加,旋转时尺桡骨发生撞击,使前臂旋前-旋后功能受限甚至丧失;远侧尺桡关节不稳以及疼痛;影响外观。

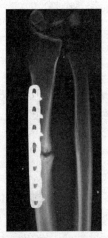

图 3-55 单纯桡骨干骨折钢板固定后骨不连接

畸形愈合影响功能者需要截骨矫正,闭合楔形截骨或斜形截骨均可,取决于畸形的方式和部位。

(三)前臂急性骨筋膜间室综合征

遇前臂高能量损伤,尤其是年轻患者,需高度警惕骨筋膜室综合征的发生。诊断主要靠体检,重要的症状和体征包括与影像学不符的严重疼痛、手指严重的被动牵拉痛,以及手部感觉减退和异常。早期症状可能不明显,应密切观察,多作检查,以便早期确诊,及时采取治疗措施。

筋膜切开减压术是骨筋膜室综合征唯一的防治手段,应在肌肉缺血性改变尚可逆转之前即予实施(图 3-56)。

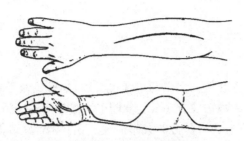

图 3-56　前臂深筋膜切开减压的经典的手术切口示意

（四）再骨折

钢板取出后前臂骨干有发生再骨折的风险。再骨折可发生在原来骨折的部位或螺钉钉道部位。危险因素包括原有高能量损伤、挤压伤或开放性损伤、使用过粗的螺钉、复位不佳、术后不到 1 年就取钢板，以及骨折部位存在持续的透亮线。为预防再骨折的发生，建议不常规取出前臂钢板，只有钢板位于皮下出现症状才考虑取出；即使需要，钢板最好等到术后 2 年之后再取，因为取的时间越晚，再骨折的机会越少；钢板取出后，须用石膏托保护前臂 6 周，告诫患者 6 个月之内别用力挤压和扭转前臂，因为发生再骨折的危险犹存。

（五）尺桡骨骨性连接

前臂双骨折，尤其是骨折位置处于同一水平或位于前臂近侧 1/3 者，无论保守还是手术治疗都可能发生尺桡骨骨性连接。手术切除尺桡骨骨性连接部是唯一有效的治疗方法。术前 CT 检查确定骨性连接的位置和范围，术中切除骨块后要彻底止血，在骨间膜植入脂肪垫，术后镇痛鼓励患者早期功能锻炼，预防性使用吲哚美辛，采取综合措施防止术后再发生骨性连接。

（六）感染

感染一旦发生，建议实施充分的病灶清除和创面灌洗，辅以合适的抗感染治疗（基于细菌药敏结果）。是否取出内植物存有争议，一般认为，只要骨折块血供良好，固定确切无松动迹象，不建议常规取出钢板。因为内植物有助于创面护理、维持力线、促进骨愈合和允许患者早期功能康复。

（七）血管神经损伤

前臂血供丰富，单一桡动脉或尺动脉损伤不会造成肢体血液灌注障碍。只有在严重挤压伤合并多发血管损伤，前臂离断的情况下才需要修复血管。修复血管应该在骨折得以稳定后（钢板或外固定支架）才能进行。

前臂骨折可引起正中神经、尺神经和桡神经损伤，累及桡神经深支，即前臂骨间背神经者居多，尤其在 Monteggia 骨折-脱位。损伤多为神经挫伤，可望自然恢复，不主张早期进行神经探查。

（李旭东）

第十八节　桡骨头颈部骨折

桡骨头颈部骨折是临床常见的骨折类型之一，约占全身骨折的 0.8%，属于关节内骨折。由于其解剖结构复杂，比一般骨折难以处理，治疗结果关系到肘关节的稳定性和前臂的功能，因此正确的临床治疗尤显重要。

一、病因、病机

桡骨头颈部骨折多见于青壮年。多由间接暴力所致,如跌倒时手掌着地,暴力沿桡骨向上传达,引起肘过度外翻,使桡骨头撞击肱骨小头,反作用力使桡骨头受到挤压而发生骨折。儿童由于桡骨近端薄弱,暴力作用可造成头骺分离或干骺端骨折,即桡骨颈骨折。如暴力继续作用,肘关节进一步外翻,则造成肘关节内侧副韧带支持结构的损伤——内侧副韧带损伤或肱骨内上髁撕脱骨折;而伸肘位时尺骨鹰嘴紧嵌于鹰嘴窝内可造成尺骨鹰嘴骨折;桡骨结节对尺骨的顶压可导致尺骨上段骨折;由于外翻暴力的影响,桡神经与桡骨头关系又极为密切,故容易受到挤压或牵拉而致伤;本病伤后还常合并肱骨内上髁、尺骨鹰嘴骨折及桡神经正中神经、尺神经损伤。

二、临床表现

桡骨头处有明显疼痛感、压痛及前臂旋转痛。桡骨头处局限性肿胀,并可伴有皮下淤血。肘关节屈伸、前臂旋转活动明显障碍。还可伴有桡神经损伤。

依据影像学所见,一般分为以下四型。

(一)无移位型

无移位型指桡骨颈部的裂缝及青枝骨折,此型稳定,一般无须复位。多见于儿童。

(二)嵌顿型

嵌顿型多系桡骨颈骨折时远侧断端嵌入其中,此型亦较稳定。

(三)歪戴帽型

歪戴帽型即桡骨颈骨折后,桡骨头部骨折块偏斜向一侧,犹如头戴法兰西帽姿势。

(四)粉碎型

粉碎型指桡骨、颈和(或)头部骨折呈 3 块以上碎裂者。

三、诊断与鉴别诊断

患者有明显的外伤史,局部疼痛、肿胀,前臂屈伸功能障碍,前臂旋转功能受限,以旋后运动受限明显。如合并伴有肘关节脱位,肘部明显畸形,肘窝部饱满,前臂外观变短,尺骨鹰嘴后突,肘后部空虚和凹陷,出现肘后三角关系破坏的表现。一般 X 线检查,可以确诊。

四、治疗

对于无移位或轻度移位骨折采用非手术保守治疗为主,移位明显者用切开复位内固定术。

(一)无移位及嵌入型

仅在肘关节用上肢石膏托或石膏功能位固定 3~4 周。

(二)轻度移位者

施以手法复位,在局麻下,在助手的持续的牵引条件下,由术者一手拇指置于桡骨头处,另一手持住患者腕部在略施牵引情况下快速向内、外两个方向旋转运动数次,一般多可复位。

(三)移位明显者

先复位不佳者,可行桡骨头切开复位,必要时同时行内固定术。在桡骨头严重粉碎性骨折,无法重建修复桡骨头时,可行桡骨头切除术,也可在切除后内置人工桡骨头。14 岁以下儿童不宜做桡骨头切除术。

五、预防与调护

复位成功后即可进行简单的手指及腕关节的屈伸活动,2～3 周后,可以开始肘关节屈伸功能训练。合理的功能锻炼有助于功能最大限度恢复,采取循序渐进的原则,早期以被动活动为主,晚期则改为主动活动为主,并根据骨痂生长情况,给予适当的负荷锻炼,促进功能康复。

(李旭东)

第十九节　桡骨干骨折

桡骨干单骨折比较少见,患者多为青、少年。桡骨的主要功能是参与前臂的旋转活动和支持前臂。桡骨干上 1/3 骨质较坚固,具有丰厚的肌肉包裹,不易发生骨折,中、下 1/3 段肌肉逐渐变为肌腱,容易受直接暴力打击而骨折。在桡骨中、下 1/3 交界处,为桡骨生理弯曲最大之处,是应力上的弱点,故骨折多发生于此处。

一、病因、病理

直接暴力和间接暴力均可造成桡骨干骨折,但多由间接暴力所致。直接暴力多为重物打击于前臂桡侧所造成,以横断或粉碎性骨折较常见。间接暴力多为跌倒时手掌撑地,因暴力向上冲击,作用于桡骨干所致,以横断或短斜形骨折较常见。桡骨干骨折,因有尺骨支持,骨折端重叠移位不多,而主要是肌肉造成的旋转移位。在幼儿多为不全或青枝骨折。成人桡骨干上 1/3 骨折时,附着于桡骨结节的肱二头肌及附着于桡骨上 1/3 的旋后肌,拉骨折近段向后旋移位;而附着于桡骨中部及下部的旋前圆肌和旋前方肌,拉骨折远段向前旋转移位。桡骨干中 1/3 或中下 1/3 骨折时,骨折位于旋前圆肌终止点以下,因肱二头肌与旋后肌的旋后倾向,被旋前圆肌的旋前力量相抵消,骨折近段就处于中立位,而骨折远段被附着于桡骨下端的旋前方肌的影响而向前旋转移位。

二、临床表现与诊断

骨折后局部疼痛、肿胀、压痛和纵向叩击痛。完全性骨折时,可有骨擦音,较表浅的骨段骨折,可触及骨折端。不完全性骨折症状较轻,尚有部分旋转功能。前臂 X 线正侧位片可明确骨折部位和移位情况,拍摄 X 线片时,应包括上、下尺桡关节,注意检查是否有尺桡关节脱位。

三、治疗

无移位的骨折,先将肘关节屈曲至 90°,矫正成角畸形,再将前臂置于中立位,用前臂夹板或长臂管型石膏固定 4～6 周。对有移位的骨折应以手法整复夹板固定为主。

(一)手法复位夹板固定法

1.手法复位

患者平卧,麻醉下,患肩外展,屈肘 90°。一助手握住肘上部,另一助手握住腕部。两助手作对抗牵引,骨折在中或下 1/3 时,前臂置中立位,在上 1/3 置稍旋后位,牵引 3～5 分钟,待骨折重叠移位矫正后,进行夹挤分骨。在牵引分骨下,术者一手固定近侧断端,另一手的拇指及示、中、环三指,捏住向尺侧倾斜移位远侧断端,并向桡侧提拉,矫正向尺侧移位。若有掌背侧移位可用折顶提按法,加大骨折断端的成角。术者一手将向掌侧移位的骨折端向背侧提拉,另一手拇指将向背侧移位的骨折端向掌侧按捺,一般都可复位成功。

手法整复要领:桡骨骨折后可出现重叠、成角、旋转、侧方移位等 4 种畸形,其中断端的短缩、成角和侧方移位是在暴力作用时发生,而旋转移位则是在骨折以后发生的。由于前臂的主要功能是旋转活动,故如何纠正旋转移位就成为整个治疗的关键。由于有尺骨的支撑,桡骨骨折的短缩重叠移位甚少,但常有桡骨骨折端之间的旋转畸形存在。因此,在整复时,只有恰当地处理好这个主要移位,才能为纠正其他移位创造条件。如上 1/3 骨折,为旋前圆肌止点以上的骨折,则骨折端是介于两旋转肌群之间,近侧断端只有旋后肌附着,则近折端处于旋后位,远折端只有旋前肌附着,则远折端相对旋前,按照骨折远端对近端的原则,首先应将前臂牵引纠正至稍旋后位,以纠正远折端的旋前移位。如桡骨中、下 1/3 骨折,近折端有旋后肌与旋前肌附着,其拮抗作用的结果使近折段仍处于中立位,远折端则受旋前方肌的作用而相对旋前,故应首先纠正远折端的旋前移位至中立位。对于桡骨中、下 1/3 骨折整复侧方移位较容易,而桡骨上 1/3 骨折因局部肌肉丰满则较难整复,但如果能以前臂创伤解剖为基础,使用推挤旋转复位亦较易成功。即整复时将肘关节屈曲纵行牵引,前臂由中立位渐至旋后位,术者两手分别握远近骨折端,将旋后而向桡背侧移位的骨折近端向尺掌侧推挤,同时将旋前而向尺掌侧移位的骨折远端向桡背侧推,使骨折断端相互接触,握远端的助手在牵引下小幅度向后旋转并作轻微的摇晃,使骨折完全对位。

2.固定方法

骨折复位后,用前臂夹板固定,尺侧夹板和桡侧夹板等长,不超过腕关节。在维持牵引下,先放置掌、背侧分骨垫各一个,再放置其他压垫。桡骨上 1/3 骨折须在骨折近端的桡侧再放一个小压垫,以防向桡侧移位。然后放置掌、背侧夹板,用手捏住,再放桡、尺侧夹板。桡骨中 1/3 骨折及下 1/3 骨折,桡侧夹板下端超腕关节,将腕部固定于尺偏位,借紧张的腕桡侧副韧带限制骨折远端向尺侧偏移。两骨折端如有向掌、背侧移位,可用两点加压法放置压垫。夹板用 4 条布带缚扎固定,患肢屈肘 90°。桡骨上 1/3 骨折者,前臂固定于稍旋后位;中、下 1/3 骨折者,应将前臂固定于中立位。用三角带悬吊前臂于胸前,一般固定 4～6 周。

固定要领:无论是手法复位或夹板固定,均应注意恢复和保持桡骨旋转弓的形态,复和保持骨间隙的正常宽度。桡骨旋前弓、旋后弓的减少或消失,骨间隙的变窄,不仅影响前臂旋转力量,也将影响前臂的旋转范围。为了保持桡骨旋转弓的形态和骨间隙的正常宽度,在选择前臂夹板固定时,掌背侧夹板应有足够的宽度,使扎带的约束力主要作用于掌背侧夹板上,尺桡侧夹板宜窄,尺侧夹板下端不宜超过腕关节,强调腕关节应固定于尺偏位以抵消拇长肌及伸拇短肌对骨折端的挤压。

3.医疗练功

初期应鼓励患者作握拳锻炼,待肿胀基本消退后,开始做肩、肘关节活动,如小云手等,但应避免作前臂旋转活动。解除固定后,可作前臂旋转锻炼。

(二)切开复位内固定

不稳定骨折和骨折断端间嵌有软组织手法整复困难者,应行切开复位,以钢板螺丝钉固定,必要时同时植以松质骨干于骨折周围。手术途径在桡骨中下段以采用前臂前外侧切口为宜,经桡侧腕伸肌、肱桡肌与指浅屈肌之间进入,此部位桡骨掌面较平坦,宜将钢板置入掌面。桡骨上1/3则宜选用背侧切口,经伸指总肌与桡侧腕短伸肌之间进入,钢板置于背侧。术后仍以长臂石膏固定较稳妥。

(李旭东)

第二十节 桡骨远端骨折

桡骨远端骨折是指距桡骨远端关节面 3 cm 以内的骨折,这个部分是松质骨和密质骨交界处,是解剖薄弱的区,较易发生骨折,桡骨远端骨折常见,约占全身骨折总数的 1/6。骨折无人种差异,双峰分布:5～14 岁关节内骨折,60～69 岁关节外骨折,老年男性：女性＝1：4。

尺桡骨远端三柱理论认为桡侧柱为桡骨远端外侧半,包括舟骨窝和桡骨茎突,对于桡侧的腕骨具有支撑作用,一些稳定腕关节的韧带也起自于此。中柱为桡骨远端的内侧半,包括关节面的月状窝(与月骨相关节)和乙状切迹(与尺骨远端相关节)。通常情况下负荷,来自月骨的负荷经由月骨窝传递到桡骨。尺侧柱包括尺骨远端、三角纤维软骨和下尺桡关节,承载来自尺侧腕骨以及下尺桡关节的负荷,具有稳定作用。

一、损伤机制

多由间接暴力引起。跌倒时,手部着地,暴力向上传导,发生桡骨远端骨折。多发于中、老年人,与骨质量下降因素有关。而年龄大于 60 岁的老年人常合并骨质疏松,因此桡骨远端骨折多继发于摔伤等低能量损伤,年轻患者则多继发于交通事故、运动损伤等高能量损伤。

二、分类

(一)Melone 分类法(按冲模损伤机制)

Melone 认为与 Neer 的肱骨近端骨折分型相似,根据桡骨远端的骨干、桡骨茎突、背侧中部关节面及掌侧中部关节面这四个部分的损伤情况,将桡骨远端骨折分为 5 型:这一分型较好体现了桡骨远端关节面的月骨窝完整状态。

Ⅰ型:关节内骨折,无移位或轻度粉碎性,复位后稳定。

Ⅱ型:内侧复合部呈整体明显移位,伴干骺端粉碎和不稳定(冲模骨折)。

ⅡA 型:可复位。

ⅡB 型:不可复位(中央嵌入骨折)。

Ⅲ型:同Ⅱ型,伴有桡骨干蝶形骨折。

Ⅳ型:关节面呈横向劈裂伴旋转,常见严重软组织及神经损伤。

Ⅴ型:爆裂骨折,常延伸至桡骨干。

(二)Cooney 分类法

Cooney 按 Gartland 和 Werley 分类法结合骨折发生于关节外或关节内、稳定或不稳定,将桡骨远端骨折分为 4 型。

Ⅰ型:关节外骨折,无移位。

Ⅱ型:关节外骨折,移位;ⅡA:可整复,稳定;ⅡB:可整复,不稳定;ⅡC:不能整复。

Ⅲ型:关节内骨折,无移位。

Ⅳ型:关节内骨折,移位;ⅣA:可整复,稳定;ⅣB:可整复,不稳定;ⅣC:不能整复;ⅣD:复杂性骨折。

(三)Frykman 分类法

1937 年 Frykman 根据桡骨远端骨折是关节内还是关节外、是否伴有尺骨茎突骨折将其分为 8 型。

Ⅰ型:关节外骨折。

Ⅱ型:关节外骨折伴尺骨茎突骨折。

Ⅲ型:桡腕关节受累。

Ⅳ型:桡腕关节受累伴尺骨茎突骨折。

Ⅴ型:下尺桡关节受累。

Ⅵ型:下尺桡关节受累伴尺骨茎突骨折。

Ⅶ型:下尺桡、桡腕关节受累。

Ⅷ型:下尺桡、桡腕关节受累伴尺骨茎突骨折。

(四)Frykman 分类法

将桡腕关节和桡尺关节各自受累情况结合起来分类,其型数越高,骨折越复杂,功能恢复越困难。由于该分型缺乏显示骨折移位程度或方向、背侧粉碎程度及桡骨短缩,对预后并无帮助。

Fernandez 提出基于力学特点的分类系统,以利于发现潜在的韧带损伤。

Ⅰ型:屈曲损伤,张应力引起干骺端屈曲型骨折(Colles 和 Smith 骨折),伴掌倾角丢失和桡骨短缩(DRUJ 损伤)。

Ⅱ型:剪切损伤,引起下尺桡关节面骨折(Barton 骨折、桡骨茎突骨折)。

Ⅲ型:压缩损伤,关节面压缩,不伴有明显的碎裂,包括有明显骨间韧带损伤的可能性。

Ⅳ型:撕脱损伤,由韧带附着引起的骨折(桡骨和尺骨茎突骨折)。

Ⅴ型:高能量所致Ⅰ～Ⅳ型骨折伴明显软组织复合伤。

(五)人名分类法

以人名命名的骨折目前仍在使用,但不能包含桡骨远端的各种骨折类型,且易引起混淆。

Colles 骨折:最常见的骨折,桡骨远端、距关节面 2.5 cm 以内的骨折,伴远侧骨折断端向背侧移位和向掌倾成角。1814 年由 Abraham Colles 详细描述,因此以他的名字命名为 Colles 骨折。骨折常涉及桡腕关节和下尺桡关节,常合并尺骨茎突骨折。

Smith 骨折:1847 年 Smith 首先详细描述了与 Colles 骨折不同特点的桡骨下端屈曲型骨折,又称为 Smith 骨折,也称反 Colles 骨折。

Barton 骨折桡骨远端关节面骨折,常伴有脱位或半脱位,1938 年由 Barton 首先描述,又称为 Barton 骨折。

Barton 骨折与 Colles 骨折、Smith 骨折的不同点在于脱位是最多见的。也有学者将 Barton 骨折归入 Colles 骨折,将反 Barton 骨折归入 Smith 骨折中的 Thomas Ⅲ型。

(六)AO 分类、分型

桡骨远端骨折共分 A、B、C 三大类,每类有 3 个组,每组又分 3 个亚组。

关节外骨折 A 型,包括 A1 型:孤立的尺骨远端骨折;A2 型:桡骨远端骨折,无粉碎、无嵌插;

A3 型：桡骨远端骨折，粉碎、嵌插。

简单关节内骨折 B 型，包括 B1 型：桡骨远端矢状面骨折；B2 型：桡骨远端背侧缘骨折；B3 型：桡骨远端掌侧缘骨折。

复杂关节内骨折 C 型，包括 C1 型：关节内简单骨折（2 块），无干骺端粉碎；C2 型：关节内简单骨折（2 块），合并干骺端粉碎；C3 型：粉碎的关节内骨折。

三、临床表现

（1）外伤史明确。

（2）患者伤后出现腕关节疼痛、活动受限。骨折移位明显时，桡骨远端骨折可出现典型的"餐叉手""枪刺手"畸形。

（3）检查腕部肿胀，有明显压痛，腕关节活动明显受限，皮下可出现瘀斑，尺桡骨茎突关系异常，则提示桡骨远端骨折。如果腕部有骨擦音、异常活动，不要反复尝试诱发骨擦音，以免引起神经和血管损伤。

（4）腕部神经、血管肌腱损伤发生率不高，但需充分重视。骨折向掌侧移位可能导致正中神经、桡动脉等损伤。骨折向背侧移位可能导致伸肌腱卡压。

（5）注意患者的全身情况及其他合并伤。

四、诊断

（一）X 线表现

评估桡骨远端损伤的首选检查。多数骨折、脱位、力线不良、静态不稳定等，都很容易从标准的 X 线检查鉴别。标准的前后位及侧位 X 线可测量出桡骨远端的掌倾角、尺偏角和桡骨高度等重要参数。

（二）CT 平扫及三维成像

可以明确骨折块的移位方向、角度，明确关节面的塌陷程度，发现隐蔽的腕骨骨折，特别是普通 X 线难以诊断的涉及舟骨窝、月骨窝的桡骨远端骨折，对于桡骨远端骨折的诊断起着重要作用，可以提高诊断的准确率。而且 CT 检查对于桡骨远端三柱理论的应用，尤其是传统 X 线检查容易疏漏的中间柱损伤，包括月骨关节面损伤的诊断具有重要意义。

（三）MRI

MRI 在桡骨远端骨折的应用中也不可替代。MRI 检查是评估桡腕骨间韧带撕裂、三角纤维软骨（TFCC）损伤、软骨损伤以及肌腱损伤的最准确评估手段。此外，MRI 还对于腕关节创伤性或非创伤性疼痛、炎症性疾病、腕骨骨折、缺血性坏死等伤病的诊断均起至关重要的作用。

五、治疗

（一）非手术治疗

手法复位外固定为主要的治疗方法。桡骨远端屈曲型骨折复位手法与伸直型骨折相反。由于复位后维持复位位置较困难，因此宜在前臂旋后位用长臂石膏屈肘 90°固定 5～6 周。复位后若极不稳定，外固定不能维持复位者，则需行切开复位接骨板或钢针内固定。

(二)手术治疗

对于复杂骨折类型且对功能要求较高的患者建议手术治疗。关节镜辅助复位＋外固定或内固定,切开复位内固定术。手术治疗的目的是恢复下尺桡关节的正常解剖关系,恢复桡骨下端关节面的完整性。

(三)手术适应证

严重粉碎性骨折,移位明显,桡骨远端关节面破坏;不稳定骨折:手法复位失败,或复位成功,外固定不能维持复位以及嵌插骨折,导致尺、桡骨远端关节面显著不平衡者。

(四)内固定手术方式的选择

钉板系统内固定术,于桡骨掌侧置入单接骨板或掌背两侧置入双板或三板(附加桡骨茎突的单独板钉固定)固定骨折,尤其对于 C3.2 型复杂的粉碎性骨折,单板虽然能固定干骺端的骨折,但缺少对关节骨块的有效把持,骨块易发生向板对侧的移位,掌背侧联合固定,通过对板加强了对关节骨块的固定。

有限切开、克氏针联合外固定支架固定术的指征:①开放的桡骨远端骨折。②极度粉碎,内固定无法达到稳定固定的骨折。③临时固定。

(五)康复治疗

无论手法复位或切开复位,术后均应早期进行手指屈伸活动。保守治疗者外固定后,每 1～2 周需复查 X 线片了解骨折是否再发生移位。如果未再移位,则继续石膏外固定;如果出现移位,则需要再次手法复位或进行手术复位。4～6 周后可去除外固定后再复查 X 线片,逐渐开始腕关节活动。手术内固定稳妥者术后可不必再行外固定,早期进行腕关节的主动屈伸活动训练。骨折愈合后,桡骨远端因骨痂生长,或由于骨折对位不良,使桡骨背侧面变得不平滑,拇长伸肌腱在不平滑的骨面反复摩擦,导致慢性损伤,可发生自发性肌腱断裂,需作肌腱转移术修复。若骨折短缩畸形未能纠正,使尺骨长度相对增加,尺、桡下端关节面不平衡,常是后期腕关节疼痛及旋转障碍的原因,可作尺骨短缩术。

六、并发症

桡骨远端骨折可累及位于腕关节周围的正中神经、尺神经和桡神经感觉支,引起相应的症状,有时会引起反射性交感神经营养不良(Sudeck 骨萎缩)。部分患者可出现肌腱的原始或继发损伤,其中以伸拇长肌腱发生率最高。老年患者长时间外固定后可出现肩手综合征。晚期各种原因造成复位不良或复位后再移位未能纠正,常导致腕关节创伤性关节炎。

不稳定的桡骨远端骨折还常出现畸形愈合,如果影响腕关节活动并导致疼痛,则需要手术治疗。手术方法包括桡骨远端截骨楔形植骨矫形术、尺骨小头切除术、尺骨短缩术等。

七、预后

功能评定四个 90°(旋前、旋后、伸腕、屈腕各达 90°)。一般病例预后较好,少数损伤较重且治疗不当而引起骨骺早期闭合者,数年后可出现尺骨长、桡骨短,手腕桡偏的曼德隆样畸形。此种畸形给患者带来不便和痛苦,可行尺骨茎突切除术矫正。

(宋龙强)

第二十一节 下尺桡关节脱位

下尺桡关节脱位又称尺骨头脱位。下尺桡关节是由桡骨下端尺侧和尺骨小头,在桡尺背侧韧带、掌侧韧带和三角纤维软骨连接和维持下组成。下尺桡关节是前臂的旋转枢纽,也是腕关节尺侧负荷的传导枢纽。由于下尺桡关节主要靠关节盘和桡尺掌、背侧韧带维持稳定,没有像桡尺近侧关节一样有环状韧带环抱桡骨颈,因此在解剖结构上较不稳定。下尺桡关节与腕关节隔开而不相通。下尺桡关节与上尺桡关节联动,是车轴关节,在正常活动时,尺骨不动,仅是桡骨的尺骨切迹围绕尺骨小头并以其为轴心,做150°左右弧形旋转,其主要功能是使前臂作旋前和旋后运动。

下尺桡关节脱位临床比较多见,患者多为青壮年。

一、病因病理与分类

下尺桡关节脱位可由直接或间接暴力引起,多由间接暴力所致。腕背部尺侧直接遭受暴力时,可造成尺骨头掌侧脱位,如转动螺丝刀、扣排球及旋转机器摇把等动作时,患肢前臂遭到过度旋转的直接暴力;或跌倒时腕部在背伸位,遭到间接暴力,即旋转剪切力,或分离外力作用,均可导致三角纤维软骨撕裂,或与桡尺掌、背侧韧带同时破裂,发生尺骨小头脱位。按脱位方向分类,有尺骨远端向背侧向尺侧移位、尺骨头向掌侧脱位、尺骨头向背侧脱位、下尺桡关节分离等4种类型,一般为3个方向的移位同时存在。孤立性下尺桡关节半脱位或脱位在临床上比较少见。最常见的脱位为桡骨远端骨折或者桡骨短缩的长轴脱位以及在此基础上并发的尺骨远端的背侧脱位。此外,强制桡骨内旋、外旋或长期劳损,可发生下尺桡关节分离或脱位。

二、临床表现与诊断

腕部有外伤史,常有下尺桡关节处疼痛、轻度肿胀,通常无明显畸形。旋前或旋后时腕部疼痛加剧,握力下降,腕关节运动时会产生弹响。患手不能端提重物,自觉无力,握力亦减弱,伸腕、尺偏旋后活动受限。尺骨头向背侧脱位时,尺骨头较正常时更为隆起,向掌侧按压时,弹性感较健侧明显;尺骨头向掌侧脱位时,尺骨头在背侧的隆起消失,甚至有凹窝出现。下尺桡关节分离时,两侧对比,患侧较健侧增宽。摄腕关节正、侧位X线片,可明确有否下尺桡关节分离,X线正位片可见下尺桡关节间隙增大(>2.5 mm)(图3-57),侧位片可见桡、尺骨相对位置的变化,即尺骨头向掌侧或背侧突出,必要时应与健侧比较。也可做CT、MRI或腕关节造影及关节镜检查,以进一步明确诊断。若疑诊为三角纤维软骨破裂者,可作腕关节碘剂造影,若X线照片显示碘剂流入下尺桡关节间隙者,为三角纤维软骨破裂(图3-58)。

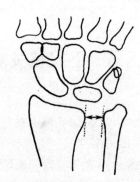

图 3-57　X线正位显示下尺桡关节分离

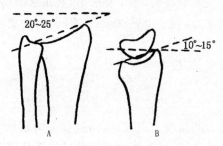

图 3-58　三角纤维软骨损伤造影

A.三角纤维软骨尖破裂；B.三角纤维软骨基底部破裂

三、治疗

下尺桡关节脱位临床并不少见，常因认识不足发生诊疗失误，导致腕功能的障碍和疼痛。其治疗主要以恢复腕关节功能为主。单纯脱位一般考虑保守治疗，如合并桡骨远端骨折或尺骨茎突骨折则不可强求手法复位。

（一）手法复位夹板外固定

1.中立位手法复位夹板外固定

以背侧脱位为例。患者坐于凳上或床边，平伸前臂，掌心向下，助手二人，一人双手握其上臂，一人握其腕，行相对拔伸牵引。术者用力将尺骨向桡骨和掌侧推挤按压，并让远端助手屈曲肘关节，手搭其肩，使其复位。复位后持宽 3 cm、厚 1～1.5 cm、长可环绕腕部多半圈的纸压垫或硬纸板，用水蘸湿（不能浸透），置放在腕背侧尺侧下尺桡关节处，再用桡骨下端骨折夹板固定，前臂中立位绷带或三角巾悬挂胸前，手心紧握柱状托板圆柱，不得内倾外翻，减少腕关节旋转，固定 3～4 周。亦可用石膏外固定于旋前位 4～6 周。

2.前臂完全旋后位夹板固定治疗下尺桡关节背侧脱位

将患者前臂极度旋后，同时向掌侧按压尺骨小头即可复位。

固定方法：维持复位位置，放置合骨垫，前臂 4 块夹板超腕关节旋后位固定，屈肘 90°悬吊前臂。夹板的远端均要有向外的弧度，其大小必须适合正常的腕关节解剖，一般为桡侧板 35°，尺侧板 15°，掌侧板 15°，背侧板 30°。角度过小会压伤皮肤且达不到治疗效果。在固定期间可做屈伸运动，严禁前臂旋前。

旋后位固定的优点和原理：前臂旋后位，三角软骨盘掌侧和桡尺掌侧韧带紧张，向掌侧拉紧尺骨小头，同时旋前方肌浅头对尺骨小头有压迫，起到支撑和维持作用。上述综合因素不仅阻止尺骨小头向背侧移位,同时有利于桡尺背侧韧带和三角软骨盘背侧缘修复,也减少了下尺桡关节潜在的不稳定因素的存在。

(二)钳夹固定治疗急性下尺桡关节脱位

此法认为以往的夹板、石膏多不能有持续加压作用,保持复位后的位置困难。采用 X 线下整复固定,行常规消毒后,术者维持对位的下尺桡关节,一助手直视下用预先准备好的消毒钳夹从桡骨茎突上1.0 cm处与桡骨冠状面平行经内外侧穿入夹住尺、桡骨。钳尖直接穿过皮肤达骨质,用力加压,同时徐徐上下摇晃,使钳夹进入骨皮质,将钳柄锁死,以防滑脱。对于儿童患者,可在桡骨茎突上 2.0 cm 处进钳,避开骨骺板,以免损伤。术后掌背侧用夹板固定,前臂悬吊在胸前。定期复查,调整钳夹。固定后可活动手指,2 周后可适当活动腕关节,4～6 周去除固定。

此法的实质是使下尺桡关节对合紧密,利用钳夹将尺桡骨下端内外侧牢固固定,使韧带、关节囊和骨间膜充分修复,恢复下尺桡关节的生理功能。

(三)经皮穿刺钢针内固定治疗下尺桡关节脱位

手术方法:臂丛麻醉下手法复位。背侧脱位置于旋后位牵引下向掌侧推压脱位之尺骨头,成功后固定于旋后位。掌侧脱位于旋前位牵引下向背侧推压脱位尺骨头,成功后固定于旋前位。取克氏针,以桡骨茎突处为进针点,垂直进针,通过下尺桡关节平面及下尺桡骨远端骨骺中心,以免损伤血管、神经和肌腱,针尖以刚透过尺骨尺侧骨皮质为度(图 3-59)。将针尾剪短折弯埋于皮下。术后硬纸板外固定,4～5 周后去除克氏针行腕关节功能锻炼。

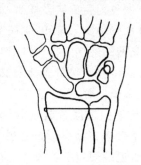

图 3-59　经皮穿刺钢针内固定

此法疗效可靠,术中注意维持原位,选好进针点及掌握好进针方向,以减少损伤,注意进针深度以针尖刚透过尺骨尺侧骨皮质为度。术后不可早去针。去针后应积极锻炼,以利功能恢复,减少脱位复发率。

(四)手术治疗

对于复位失败、下尺桡关节陈旧性损伤造成习惯性脱位及晚期下尺桡关节脱位者,均需手术治疗。

1.旋前方肌紧缩术治疗下尺桡关节背侧脱位

手术方法:自尺骨茎突向近端做一长约 6 cm 的纵向切口,切开显露深筋膜,把尺侧腕屈肌腱,指浅、深屈肌腱牵向桡侧,即可显露旋前方肌。沿旋前方肌尺骨附着处的边缘,切开骨膜,行骨膜下剥离,把旋前方肌骨膜瓣轻轻掀起,注意保护血管神经分支。前臂旋前位,按压尺骨小头,使下尺桡关节复位,此时将前臂固定在中立位,直视下经尺桡骨远端固定一克氏针,一端针尾留在皮外,便于拔除。把旋前方肌骨膜瓣从尺骨前缘移到背侧,与尺骨背侧骨膜缝合,后依次关闭切口。前臂中立位石膏固定 4 周。此法要领是依靠旋前方肌的动力修复,来维持下尺桡关节的稳定。用新的受力方式,使腕部恢复了新的力量平衡。旋前方肌有血管神经支配,复位后不会引起肌缺血挛缩或失常神经而降低疗效。

2.用掌长肌腱修补下尺桡关节脱位

手术方法:从腕背侧入路,避开浅静脉主干,逐层分离,显露尺桡骨远端2~3.5 cm手持式电钻在距尺骨远端1 cm处钻孔,方向尽可能前后垂直,出孔稍偏桡侧。试行复位后,在同一平面的桡骨中线处钻孔,前后垂直,出口稍偏尺侧,冲洗伤口,取同侧掌长肌腱,串通尺桡两孔,在桡侧交叉,充分复位后拉紧肌腱,7号线缝合,两头拉直缝合在附近韧带上,关闭切口(图3-60)。前臂充分旋后位石膏固定。术后3天开始手指锻炼,3周后拆除石膏开始屈腕锻炼,随后行旋转功能锻炼。

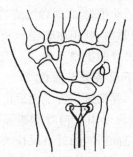

图 3-60　掌长肌腱修补下尺桡关节脱位

传统切除尺骨小头的方法基本可恢复前臂旋转及腕部功能,但外观畸形,患肢承重、稳定性明显偏差,而随着尺骨头的消失,前臂部分单支架旋转,腕关节结构破坏,会产生"内空"感。掌长肌腱修复下尺桡关节脱位,不但保存完整的解剖结构,且肌腱力量大,穿入骨内而相连,对腕部稳定性和手部承重有着重要的作用。术中应注意保护表浅静脉,注意无菌技术、止血、术后抗感染等环节,以利尽早恢复局部血运,保证掌长肌腱存活。

(五)单边外固定架治疗合并下尺桡关节脱位的桡骨远端粉碎性骨折

手术方法:采用 Bastiani 单平面半针固定架(小号)。臂丛麻醉下,患肢外展置于边台,消毒铺巾。远端两针固定于第3掌骨背侧,近端固定于桡骨中下段背侧距桡腕关节10 cm处。锐性小口切开皮肤后,钝性分离至骨面,钻头钻孔后,拧入支架钉过对侧皮质。注意支架钉应避开中指伸肌腱,且穿过掌侧皮质1个螺纹即可。上外固定架后,于牵引下 X 线透视,下尺桡关节解剖结构基本恢复,拧紧加压杆螺母。或用加压杆在 X 线动态观察下反向撑开,恢复下尺桡关节解剖结构,使桡骨和尺骨关节面水平。调节万向节,固定腕关节于背伸20°、尺偏10°的功能位,手法复位桡骨远端,固定6周后拆除外固定架。

本疗法优势:应用外固定架撑开关节间隙,解除对桡骨茎突的压迫;牵拉骨块恢复正常解剖关系,并可直接固定于功能位,便于护理;术后可随时调整;由于固定范围小,患者握拳充分,消肿快,局部血液循环恢复快,有利于骨折愈合,且不影响一般日常生活和工作。

(六)中药治疗

中药在下尺桡关节脱位治疗中,对于消肿止痛、活血化瘀和通利关节有重要的作用。可按不同病程中所出现的病症进行辨证用药。

四、并发症

下尺桡关节脱位在腕部损伤中比较常见,它可单独发生,或并发桡骨头骨折、桡骨远端骨折、前臂尺桡骨双骨折和肘关节脱位等。所以治疗较为复杂,可遗留持续腕痛、腕关节畸形、手和前臂运动受限和桡尺关节不稳。主要由于长期以来对这种损伤认识不足,在诊断和治疗上存在一些问题所导致。随着诊断和治疗水平的提高,其后遗症亦将逐渐减少。

(宋龙强)

第二十二节 腕 骨 脱 位

腕骨脱位或骨折脱位是继发于腕骨或韧带损伤后引起的。摔倒手撑地是腕骨脱位的常见损伤方式,在跌倒时腕部损伤的机制依靠如下因素:①伤力的大小和特征。②撞击手的位置。③腕骨和韧带的相对强度。患者常有较为典型的手过伸位或过屈位外伤史,表现为腕部疼痛,活动严重受限。在 X 线片上有3个特征应在正位片上检查:腕弓、关节间的对称性和单个腕骨的形状,尤其是舟骨和月骨。

一、月骨周围脱位

月骨周围脱位是月骨周围的腕骨相对于桡骨远端的背向或掌向移位,与月骨及桡骨远端的正常关节丧失,而月骨与桡骨的解剖关系正常。月骨周围脱位多为背侧脱位,而且常合并有腕骨或尺、桡骨远端的骨折,如舟骨骨折、头状骨骨折和桡骨茎突骨折。并发舟骨骨折的月骨周围脱位通常称经舟骨月骨周围骨折-脱位,以此来表明损伤的程度与单纯的月骨周围脱位有所不同。如果骨折发生于其他骨骼,名称可依此类推,如经头状骨月骨周围骨折-脱位、经三角骨月骨周围骨折-脱位、经桡骨茎突月骨周围骨折-脱位等。如果为多发骨折,诊断时可将受累骨骼的名称序次列出,如同时并发舟骨和头状骨骨折的月骨周围脱位可称为经舟骨、头状骨月骨周围骨折-脱位。与月骨周围脱位并发的骨折,其近端与月骨、桡骨远端的解剖关系保持不变,而远端则向背侧或掌侧脱位。

(一)损伤机制

月骨周围背侧脱位为月骨周围进行性不稳定Ⅲ期表现,系舟月分离后背伸、尺偏暴力向关节尺侧延伸的结果。暴力使桡舟头韧带、头月骨间韧带、头三角韧带、月三角韧带和月三角骨间韧带逐一断裂或导致头状骨、钩骨和三角骨骨折,头状骨、钩骨和三角骨与月骨分离并与舟骨一起向背侧脱位。头状骨背侧脱位,除了与维持其稳定的桡舟头韧带断裂及其本身的骨折有联系外,也可继发于桡骨茎突骨折(桡舟头韧带附着于此)。头状骨骨折多为腕关节过度背伸时桡骨远端背侧缘与之撞击的结果。

经舟骨月骨周围骨折-脱位虽然也为月骨周围进行性不稳定Ⅲ期表现,但损伤机制与上述略有不同,它发生于舟骨骨折之后,为背伸、桡偏暴力作用的延续,骨折近侧段与月骨、桡骨远端的解剖关系不变,而远侧段则与其他腕骨一起向背侧脱位。月骨周围掌侧脱位少见,多为作用于手背侧的掌屈暴力所致。

(二)临床表现与诊断

(1)腕关节有明确的背伸外伤史。关节疼痛、肿胀及压痛的范围较单独骨折广泛,晚期可局限一较小区域。运动幅度及握力明显下降。

(2)X 线正位片可见腕骨弧线中断,头状骨与月骨、桡骨与舟骨影像重叠域加大,腕中关节间隙消失,舟月骨间关节隙变宽,脱位复位后尤为明显,月骨周围的腕骨及桡、尺骨远端可有骨折线存在。侧位片可见舟骨掌屈、纵轴与桡骨纵轴近乎垂直、近极位于桡骨远端背侧缘或掌侧缘,月骨与桡骨远端解剖关系正常、桡月关节间隙无明显的不对称;其余腕骨向背侧或掌侧脱位,其中头状骨最显著。月骨周围的腕骨如有骨折,远侧段常脱向背侧或掌侧,而近侧段仍滞留在原位,与月骨的解剖关系保持正常。

(三)治疗

首先要矫正脱位及恢复桡骨远端、月骨与周围腕骨间的正常解剖关系;然后矫正骨折移位、舟月骨或月三角骨分离。脱位矫正后,舟月骨分离或月三角骨分离可依然存在并可能变得更加明显,需加以整复,彻底消除妨碍关节功能恢复的不利因素。

1.月骨周围背侧脱位

(1)闭合复位外固定:闭合复位在关节明显肿胀之前容易获得成功。

(2)闭合复位经皮穿针固定:由于外固定不能彻底消除舟月骨分离及骨折移位复发的可能性,因此,在闭合复位成功后可先经皮穿针固定舟头骨、舟月骨以及远、近侧骨折段,然后再用石膏托作外固定,以阻止分离及移位的复发。6~8 周后拔针进行功能锻炼。

(3)切开复位克氏针内固定:适用于复位失败者或陈旧性的脱位、移位折和舟月骨分离。月骨周围脱位,通常采用背侧 S 形或纵向弧形切口,如复位困难或修复韧带还需作掌侧切口。在牵引下矫正脱位、舟月骨分离、DISI 和骨折移位,然后穿针于舟月骨、舟头骨及月二角骨作固定,修复切开和撕裂的背侧关节囊及韧带。术后,用长臂石膏托将腕关节固定于屈曲位或中立位,2 周后拆线,6~8 周后拔针开始功能锻炼。经桡骨茎突月骨周围骨折-脱位,多采用横行或 S 形切口。茎突骨折多为粉碎性骨折,但无须特殊处理。如骨折块较大并有移位,可在复位后作克氏针内固定。经舟骨月骨周围骨折-脱位,脱位与骨折移位并存者可用背侧入路,如脱位已矫正、仅存骨折移位,可采用掌侧入路。植骨与否,可根据掌侧骨质缺损程度以及损伤时限而定。术后固定同闭合复位。就陈旧性脱位/骨折-脱位的切开复位而言,复位前彻底清除关节腔内肉芽组织、松解背侧关节囊及瘢痕组织,复位后仔细地修复背侧关节囊(韧带)和腕背伸肌支持带,是获得成功的关键。

(4)腕中关节融合:适用于陈旧脱位或软骨损伤严重者。术后关节运动幅度虽有所降低,但疼痛消失、腕关节仍可保持原有的高度。

(5)近排腕骨切除:适应证与腕中关节融合相同、术后虽也可保留部分运动度,但关节高度有所减少,手的握力明显降低、此术所需的固定时间较短,因而不能耐受长期固定的老年人宜选用此法。

(6)全腕关节融合:当腕骨或关节软骨广泛破坏时可作全腕关节融合,用牺牲运动来换取疼痛症状的缓解和消失。

2.月骨周围掌侧脱位

闭合复位的难度大于背侧,通常需要做切开复位。

二、月骨脱位

月骨脱位一般分为掌侧和背侧脱位两种,后者较为少见。

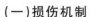

(一)损伤机制

月骨外形比较规则,正面观为四方形,侧面观为半月形。近侧凸面与桡骨下面组成关节;远侧凹面与舟骨共同对应头状骨,组成腕中关节的一部分,并有小部分与钩骨构成关节。月骨桡侧与舟骨以前上及后下两关节面接触。月骨与舟骨、桡骨间有坚强的桡舟月间韧带相连,在月骨的掌侧及背侧各有韧带连接于桡骨及周围的腕骨。月骨是腕骨中唯一掌侧宽而背侧窄的腕骨,并且月骨位于腕部的中心,加之桡骨远端关节面具有掌倾的特点,因而在桡腕关节极度背伸暴力作用下,月骨受到头状骨和桡骨的挤压,被迫沿腕的额状轴急剧向掌侧旋转脱位,脱位时月骨背侧韧带、舟月韧带及三角韧带同时断裂。1902 年 Bialy 将月骨的掌侧脱位根据月骨旋转情况分成 3 个阶段:第一阶段月骨的远侧凹面向背侧向;第二阶段远侧凹面向掌侧向,月骨旋转 90°;第三阶段凹面向近侧,旋转 180°,按照 Mayfield 的观点,月骨掌侧脱位为腕关节背伸型损伤发展的最终阶段,即月骨周围进行性不稳定IV期表现。

月骨脱位机制的分期:①1 期仅限于舟月韧带。②2 期发展至桡舟头韧带腕中部分,或者表现为舟(头状)骨骨折等大弧区损伤。③3 期发展至月-三角骨间韧带和尺-三角骨间韧带断裂。④4 期发展至桡舟月三角韧带断裂,月骨掌侧脱位。

(二)临床表现与诊断

(1)有明确的外伤史。

(2)腕部肿胀,腕关节前后径增粗,局部压痛,有空虚或腕部活动受限。由于月骨向掌侧脱位,压迫屈指肌腱使之张力增大,手指不能完全伸直,被动伸展或主动屈曲手指均可引发剧烈疼痛。

(3)腕关节掌侧饱满,触诊可感觉到皮下有隆起物体。

(4)脱位的月骨还可能压迫正中神经,出现腕管综合征,正中神经支配的桡侧 3 个半手指感觉麻木,拇对掌功能障碍。

(5)X 线摄片可清楚显示月骨脱位。正位片上月骨由四边形变成三角形,周围的关节间隙不平行或宽窄不等。侧位片上桡骨、月骨、头状骨三者轴线关系发生改变,月骨向掌侧脱离原位,月骨凹形面向掌侧倾斜,呈倾倒的茶杯状或者仍位于桡骨远端的凹面内,但掌屈度加大,桡月关节背侧间隙明显变宽。头状骨已不在月骨凹形面上,而位于月骨的背侧,但头状骨和桡骨的轴线关系正常。

(三)治疗

月骨脱位即使旋转 180°,未必一定发生缺血性坏死。因为位于掌侧韧带内的滋养血管多保持连续性,月骨仍由此获得血液供应。因此,复位是治疗月骨脱位的首选方案。其治疗原则应先完成复位,恢复月骨与桡骨及周围腕骨的正常解剖关系,然后再矫正腕骨分离和骨折移位。

(1)闭合复位外固定:臂丛麻醉下,助手分别握持患者手指和前臂,使腕关节背伸,同时向远端牵引。术者用双手握其腕部,以拇指用力挤压腕位的月骨凹面的远侧使其复位。如不易将月骨推挤复位,可用细克氏针在无菌操作及 X 线透视下,自掌侧把针刺入月骨凹面的远端,在牵引下向背侧压迫协助复位。

(2)闭合复位经皮穿针固定。

(3)切开复位克氏针内固定。适用于:①闭合复位失败。②陈旧性脱位。③正中神经卡压、肌腱断裂。手术多选掌侧切口,切开屈肌支持带,牵开指屈肌腱,然后将月骨复位。手术过程中,应注意保护附着在月骨掌侧的软组织结构,以免损伤血管导致月骨坏死。对复位有困难的陈旧性脱位,可于背侧再做一切口,以松解腕骨间挛缩的软组织、清除占据月骨原有位置的肉芽组织。

月骨一经复位便需矫正舟月分离及骨折移位。正中神经充血、变硬严重者,需作外膜或束间松解。复位后用克氏针作内固定,并修复关节囊及韧带。术后再用石膏托外固定4～6周。

(4)月骨切除和肌腱充填:对于掌背侧韧带均断裂、与周围骨骼完全失去连接的月骨脱位及切开也无法复位的月骨脱位,如果桡骨远端关节软骨无明显的损伤,可行月骨切除和带蒂头状骨移位替代月骨,亦可应用豌豆骨或其他假体替代。关节若有不稳定,应加做舟大小多角骨间关节融合,以矫正舟骨旋转半脱位、恢复正常的负荷传导和运动功能。术后石膏托于腕关节中立位或掌屈位固定6～8周。

(5)近排腕骨切除、腕关节融合:用于关节软骨损伤严重的脱位。

三、舟骨脱位

(一)病因及损伤机制

较为少见,分为旋转半脱位和完全脱位,前者多见。常因腕关节背伸、桡偏暴力导致舟月骨间韧带断裂引起,一般合并其他的腕关节骨折与脱位。

(二)临床表现与诊断

(1)外伤史。

(2)腕关节肿胀、疼痛、活动受限及握力减低。

(3)X线表现:旋转半脱位-舟骨远端向掌侧旋转,近端向桡背侧旋转脱位;舟月间隙大于3 mm;皮质环征阳性;舟月角加大,桡骨和舟骨掌侧边缘呈V字形。完全脱位则可见舟骨近端从桡骨远端关节面舟骨窝中完全向掌侧脱出。

(三)治疗原则

(1)早期可行手法复位,经皮克氏针固定。

(2)手法复位失败或晚期者行切开复位,韧带修复或重建。

(3)如发生腕关节炎,则需行关节融合术。

四、桡腕关节脱位

(一)病因及损伤机制

多合并其他部位的骨折或脱位,往往由直接暴力引起。根据暴力引起桡腕掌侧韧带损伤或背侧韧带损伤的不同,可导致掌侧或背侧桡腕关节脱位。

(二)临床表现与诊断

(1)外伤史。

(2)腕部畸形、肿胀、疼痛、活动受限及握力减低。可伴有正中神经损伤或尺神经损伤。

(3)X线片显示腕关节结构紊乱。相对于桡骨,近排腕骨以远的腕骨向背侧或掌侧移位,可伴发其他骨折或脱位。

(三)治疗原则

(1)新鲜闭合脱位可行手法复位石膏托外固定。

(2)开放性损伤可行切开复位克氏针内固定,同时可修复损伤的韧带。陈旧性损伤可行切开复位畸形矫正。如有神经受压症状,可同时探查神经,并予以松解。

(宋龙强)

第二十三节　腕骨骨折

腕骨骨折是腕部损伤中最为常见的一种形式,它可发生于某一单独腕骨,也可同时发生于多块腕骨,甚至合并有腕部关节的脱位或韧带等软组织的损伤。虽然国内外学者对腕骨骨折发生率的统计不甚一致,但普遍认为舟骨骨折发生率最高,其次依次为三角骨、大多角骨、月骨、头状骨、钩骨、豌豆骨和小多角骨。

一、舟骨骨折

在腕骨骨折中,以舟骨骨折最为多见,占身骨折的 2%～7%,腕骨骨折的 70%左右。由于舟骨血供特点和在腕骨排列中独特的解剖位置与功能,以及目前诊断技术、治疗方法的不规范,在临床诊断和治疗上国内尚存在很多问题,如新鲜舟骨骨折的漏诊率高和晚期舟骨骨折不连、骨坏死及多并发腕关节不稳定等,导致临床治疗的困难和治疗时间过长,常遗留腕关节的疼痛和不同程度的腕关节功能丧失,甚至发生创伤性关节炎,是临床亟待解决的重要课题。

(一)损伤机制

舟骨是近排腕骨之一,但排列于远近两排腕骨间,在功能解剖上发挥桥接作用,控制和协调桡腕和腕中关节的运动。因此,在腕关节外伤时易发生骨折。舟骨骨折多为间接暴力所致,因体育运动或交通事故等造成腕关节的非生理性过伸及内收(尺偏),舟骨背伸,舟月间韧带断裂,舟骨呈水平位嵌于桡骨茎突与大、小多角骨之间,受嵌压应力和桡骨茎突背侧缘的挤压应力而发生骨折。由于舟骨中部细小,对暴力抗折性小,所以舟骨骨折以腰部最为多见,占 70%,结节部及近端骨折相对少见,分别占 15%。

(二)分类

舟骨骨折的分类应以治疗为目的,从而决定不同的手术适应证。一般根据部位、时间、骨折线的走行和骨折的稳定性进行分类,而目前国外的 Herbert 分类法则是依据以上因素制订而成,更具有临床的实用性。

(1)按部位分为结节部、腰部和近端骨折。

(2)按时间分为新鲜、陈旧性骨折和骨不连。

(3)按骨折线分为水平型、横形、垂直型、撕脱型和粉碎性骨折。

(4)按骨折的稳定性分为稳定型和不稳定型骨折。稳定型骨折:包括舟骨结节部、腰部和近端的横行骨折,并且无移位,可保守治疗。不稳定型骨折包括:①4 种不同体位的 X 线片(腕关节正位、侧位、旋前 45°位和舟骨轴位)示有骨皮质的不连续,且骨折端移位≥1 mm。②近 1/3 部的骨折。③伴有中间体或镶嵌体背伸不稳定(DISI)的骨折,在侧位 X 线片上桡月角大于健侧 10°。④腕高指数较健侧降低 0.03 以上的骨折。⑤舟骨长度较健侧缩短 1 mm 以上的骨折。⑥有游离骨折块或粉碎性骨折。⑦纵形骨折。⑧骨不连。⑨伴有月骨周围脱位的骨折。这些骨折有移位或骨不连,稳定性差,难以手法整复和外固定,必须手术治疗。

(三)诊断

早期正确的诊断,取决于以下几个方面:①理学检查方法的改善和开发。②X 线摄影方法的改进和计测等的进展。③CT、MRI、骨扫描、腕关节镜和关节造影等先进诊断技术的应用。

1.临床表现

(1)鼻烟窝的肿胀、疼痛和压痛是新鲜舟骨骨折最典型的症状和体征。由于鼻烟窝的底为舟骨腰部,此体征较特异,可同时伴有舟骨结节的压痛但在陈旧性骨折病例,该体征往往不典型,新鲜骨折亦有体征轻微者,应双侧对比检查,以免漏诊。

(2)舟骨的纵向叩痛:沿第1、第2掌骨的纵向叩痛是诊断新鲜舟骨骨折的又一特有体征。其优点是在腕关节石膏托外固定后仍可检查,但陈旧性骨折多表现阴性。

(3)腕关节功能障碍:以桡偏和掌屈受限为主,是新鲜舟骨骨折的非特异体征。

(4)舟骨漂浮实验(Watson试验):用于诊断不稳定型舟骨骨折和舟月分离症。将患者腕关节被动的尺偏,检查者用一只手握住患者手掌被动使腕关节桡偏。正常时检查者拇指可明显感觉到舟骨结节向掌侧突出,似有压迫拇指的感觉;异常时无此感觉,而产生剧烈的疼痛或弹响。

2.辅助检查

(1)X线检查:现常规采用4个体位摄影:腕关节正位、侧位、旋前45°斜位和舟骨轴位像。为了提高腕关节X线片的再现性和诊断的准确率,应采用由Palmer和Epner所提倡的标准正侧位像,即在肩外展90°、肘关节屈曲90°、腕伸直、手掌触片时进行正位拍摄,在肩关节0°位、肘屈90°、前臂中立位拍摄侧位。旋前45°斜位像和舟骨轴位像,可最大限度显示舟骨轴长,便于观察有无骨折,判断其与周围腕骨的关系。①正位:两侧对比判断舟骨的形状是否有短缩,有无骨折线、骨吸收、骨硬化,舟月间隙的大小和近排腕骨弧形连线有无异常。舟骨骨折可见到骨折线和舟骨的短缩。舟月分离时,可见舟月间隙超过3mm和舟、月骨近端连线出现段差。②侧位:观察舟骨有无骨折、移位、驼背畸形和DISI。在侧位像,舟骨与月骨、三角骨和头状骨相重叠,判断舟骨骨折较困难,应在熟悉正常X线片后两侧对比阅读。在合并DISI时,可见月骨与舟骨近侧骨折背伸,舟骨结节则掌屈,向背侧成角畸形,测量桡月角在0°以下,舟月角在70°以上。③旋前45°斜位像:矫正了舟骨生理性的向掌侧45°、向桡侧30°的倾斜角,最大限度地展现舟骨全长,可清除重叠所致的骨折线不清。④舟骨轴位像:通过腕关节背伸和尺偏,以矫正舟骨在正位像向下、前、外的倾斜角,较大程度显示舟骨的轴长,同时可避免腕骨的重叠,以利观察骨折线及判断有无移位。

在X线诊断上,只要能正确而熟练的阅片,上述4种体位可诊断97%的舟骨骨折。对疑有而X线片不明确的,应在3~4周后重复拍片,可因骨折端骨质坏死吸收、骨萎缩而间距增大,而显示清晰的骨折线,以明确诊断。

(2)腕关节造影:通过腕关节造影,可直接观察舟骨骨折的骨折线及有无连接,软骨有无损伤,舟骨与其他腕骨间韧带是否断裂,是否有滑膜炎及其程度与范围等。

(3)腕关节镜:在镜下可直接观察舟骨的骨折线,是否移位和缺损,关节软骨及骨间韧带有无损伤等,是一有价值的诊断方法。

(4)CT:由于CT能得到腕关节的不同横断面图像,对于舟骨骨折、移位和骨不连是一种有决定意义的诊断方法,在国外已作为常规进行的术前、术后检查。CT的最大优点是可在横断面观察舟骨,观察范围广,1mm的骨折线或骨分离均可有良好的图像显示,并可沿舟骨长轴做横断像观察。

(5)MRI:MRI对腕骨的缺血性变化显示了非常敏感的反应,这种性质对舟骨骨折、骨坏死的临床诊断是非常有用的。在T_1加权像骨折线表现为低信号区,舟骨的缺血性改变亦为低信号区。而在 T_2 加权像远位骨折端表现为高信号时,表示为骨折的愈合期;近位骨折端的低信号表示骨的缺血性改变;点状信号存在于等信号区域表示缺血性改变有明显恢复。这些变化突破了 X 线诊断的界限,对舟骨骨折的早期诊断和骨折的转归判定有重要意义。

虽然目前在舟骨骨折的辅助诊断上主要依据 X 线片,但应用腕关节镜、CT,MRI 等先进的诊断技术,可提高舟骨骨折的早期诊断率,对判定预后、防止漏诊和并发症的发生有重要意义。

（四）治疗

1.新鲜无移位的舟骨骨折的治疗

对于新鲜无移位的舟骨骨折,采取石膏外固定的治疗。只要固定可靠,时间充足,骨折基本都可以愈合。对此,国内、外学者达成共识,但对于石膏外固定的类型、固定的长度与时间、体位以及有无必要固定腕关节以外的其他关节,意见不一。

2.不稳定舟骨骨折的治疗

新鲜舟骨骨折保守治疗发生骨不连的概率是比较高的,Dias 对 82 例患者随访,发生率是12.3％;Herbert 报道骨不连发生率是 50％,其主要原因是骨折的移位、DISI 等不稳定骨折的存在。因此,对舟骨不稳定型骨折、晚期的骨不连和骨坏死均采用手术治疗。治疗方法大致有以下几种。

（1）单纯切复位内固定:如克氏针、螺钉、骨栓内固定等,适于新鲜的不稳定骨折。

（2）内固定加游离骨移植技术:用于治疗骨不连。

（3）带蒂骨瓣移植术:适用于晚期的骨延迟愈合、骨不连和近侧骨折端的缺血性坏死。

（4）桡骨茎突切除术:适于腰部骨折,切除桡骨茎突的 1/4 左右,以消除腰部的剪力。

（5）加压螺栓（Herbert 螺钉）内固定术:1984 年,由 Herbert 和 Fisher 首先报道,螺栓前后带有螺纹,材料选用钛合金。头端螺纹的螺距较宽,而尾端螺纹的螺距较窄。此方法具有内固定确切可靠、对骨折端有加压作用、可矫正舟骨骨折的畸形和移位等优点,从而促进骨折愈合,缩短治疗时间,有利于早期恢复功能和工作,临床治愈率达 90％以上。近 10 余年来在国外推广应用,已成为舟骨骨折的主要治疗手段。

二、月骨骨折

月骨骨折在腕骨中较为少见,这与月骨的解剖特点、位置、功能密切相关。月骨位于由桡骨、月骨和头状骨组成的关节链的中央,在协调腕关节运动和维持腕关节稳定上,均起到重要的作用,其活动度及所承受的剪力均很大。由于约有 20％的月骨是单一由掌侧或背侧供血的,这类单侧主干型供血的月骨,易发生骨折后的缺血坏死。

（一）损伤机制

月骨骨折可来自外力的直接打击,造成月骨的纵形劈裂、碎裂或部分骨小梁断裂。但多数患者为间接外力所致,均有腕关节过度背伸的外伤史,如滑倒坠落时以手掌支撑地面等。腕关节过度背伸的过程中,头状骨与月骨发生撞击,而发生月骨冠状面横断骨折,骨折线多位于月骨体的掌侧半。在负向尺骨变异时,月骨内、外侧面受力不均匀,而出现矢状面骨折。腕关节的过度屈伸时,起止于月骨的韧带受到紧张牵拉,易发生月骨的掌、背侧极撕脱骨折。月骨背侧极骨折,亦可因桡骨远端背侧关节缘的撞击所致。同时,月骨在轻微外力的长期作用下,受到桡骨与头状骨的不断挤压,亦可发生月骨疲劳性骨折及骨内微血管网损伤。由于症状轻微,易被忽视,而发生月骨的缺血性坏死。

(二)临床表现

患者均有明显的腕部外伤史。腕部疼痛、月骨区有明显的肿胀、压痛,腕关节屈伸运动受限,甚至影响手指的屈伸运动。疲劳骨折多无外伤史,而且症状轻微。

(三)辅助检查

1.X 线片

正、侧位像均可见断裂的骨小梁和骨折线。侧位像因月骨和其他腕骨的重叠、有时难于诊断,需要加摄断层片。

2.CT

尤其是三维重建 CT,可以观察到月骨的 3 个断面,有利于明确诊断。

3.MRI

对月骨骨折后发生的缺血性坏死可早期诊断。

(四)治疗

月骨骨折可用短拇人字管型石膏外固定 4～6 周,掌侧极骨折固定腕关节于屈曲位,背侧极骨折固定在腕背伸位,无移位的月骨体骨折固定在功能位。有移位的月骨体骨折应切开复位、克氏针内固定、在骨折固定期间应定期复查断层 X 线片或 CT,判断有无缺血性坏死的发生,以便及时更改治疗方案,月骨背侧极骨折可发生骨不愈合,而出现持续性腕部疼痛,将骨折片切除后,可缓解症状。

三、三角骨骨折

三角骨骨折是继舟骨骨折之后最常见的腕骨骨折,多合并有其他腕关节损伤。三角骨是腕关节中韧带附着最多的腕骨,在维持腕关节稳定与功能及传递轴向外力时具有重要作用。

(一)损伤机制

三角骨骨折多发生于腕关节过度背伸、尺偏和旋前位时遭受暴力所致,为月骨周围进行性不稳定的 1 期表现。远侧骨折段与月骨周围的腕骨一起向背侧移位,近侧段与月骨的对应关系不变,称经三角骨月骨周围性脱位。在腕关节过伸和尺偏时,可发生钩骨或尺骨茎突与三角骨撞击,导致三角骨背侧部骨折,或因韧带牵拉导致三角骨掌、背侧的撕脱骨折。直接暴力亦可导致三角骨体部的骨折。

(二)临床表现与诊断

(1)临床上患者多表现为腕关节尺侧半肿胀、疼痛、压痛,伴有挤压痛,腕关节运动明显障碍。

(2)X 线片:腕关节正位像可清晰见到三角骨的骨折线和其与周围腕骨的关系;侧位像可明确背侧皮质骨折;旋后 30°斜位像,可观察到三角骨掌侧面骨折线及与豌豆骨的对应关系,有无脱位。

(3)CT 对临床症状明显、疑有三角骨骨折而普通 X 线片无异常时,可行 CT 或断层检查,以消除其他腕骨遮盖效应的影响,进一步明确诊断。

(三)治疗

无移位的横断骨折,可采用短拇人字管型石膏外固定 4～6 周即可。并发移位或脱位的骨折,先行手法复位、石膏外固定,手法复位失败者可行切开复位内固定。撕脱骨折虽常有骨不愈合的发生,但只要无不适可不需特殊处理;如有症状可行撕脱骨折片切除术,同时修补损伤的韧带。

四、豌豆骨骨折

豌豆骨是 8 块腕骨中最小的一块,多被认为是一个籽骨,骨折的发生率并不少见。豌豆骨位于三角骨的掌侧,与三角骨构成豆三角关节,也是尺侧腕屈肌的止点,参与腕关节的屈伸运动。同时豌豆骨又与远排腕骨的钩骨钩构成腕尺管,是尺神经和尺动、静脉的通道。

(一)损伤机制

直接暴力是骨折的主要原因,系滑倒、坠落时腕关节呈背伸位,豌豆骨直接触地所致,分为线状和粉碎性骨折。多有腕部复合性损伤;如腕关节的突然强力背伸,尺侧腕屈肌会剧烈收缩以抗衡暴力作用,维持关节稳定,这种间接暴力可致豌豆骨的撕脱骨折。直接或间接暴力均可致豆三角关节发生脱位或半脱位。

(二)临床表现与诊断

1.临床表现

腕尺侧部疼痛、肿胀,豌豆骨处压痛明显,伴有屈腕功能障碍和牵拉痛。有时出现尺神经卡压症状,如环、小指的刺痛及感觉过敏等。

2.辅助检查

在旋后 30°斜位像和腕管切位像,可清晰显示骨折线,亦可判断豌豆骨与三角骨的对应关系。同时腕关节正、侧位像可明确腕关节有无并发损伤。腕关节中立位时,豆三角关节间隙正常宽 2～4 mm,豌豆骨与三角骨关节面近乎平行,其夹角小于 15°。若怀疑豆三角关节半脱位,应做双腕对比检查,患侧可见豆三角间隙大于 4 mm;豆三角关节面不平行,夹角大于 20°;豌豆骨远侧部或近侧部与三角骨重叠区超过关节面的 15%。

(三)治疗

用石膏托将腕关节固定在微屈曲位 4～5 周,以减少尺侧腕屈肌对骨折端的牵拉,直至骨折愈合。对少数骨折未愈合,遗留有局部疼痛和压痛,影响腕关节功能或骨折畸形愈合,合并有尺神经刺激症状者,可切除豌豆骨,但必须仔细修复软组织结构,重建尺侧腕屈肌腱的止点。4 周后开始功能练习。

五、大多角骨骨折

大多角骨介于舟骨与第 1 掌骨之间,在轴向压力的传导上具有重要作用,分别与舟骨、小多角骨构成关节,尤以第 1 腕掌关节的鞍状关节至关重要,具有双轴运动,为完善拇指的重要功能奠定了解剖学基础。

(一)损伤机制

拇指遭受外力时,轴向暴力经第 1 掌骨向近侧直接撞击大多角骨而发生体部骨折。间接暴力亦可迫使腕关节背伸和桡偏,大多角骨在第 1 掌骨和桡骨茎突下发生骨折。结节部骨折既可来自直接暴力,如腕背伸滑倒,大多角骨与地面直接撞击所致;又可来自间接暴力,如腕屈肌支持带的强力牵拉等。

(二)临床表现与诊断

1.临床表现

临床上多表现为腕桡侧疼痛和压痛,纵向挤压拇指可诱发骨折处疼痛。

2.辅助检查

(1)X线片:腕关节正位、斜位、腕管位平片检查可见骨折线存在。

(2)CT:对结节部骨折可明确诊断。

(三)治疗

对无移位的体部和结节部骨折,用短拇人字管型石膏外固定4～6周。对移位的体部骨折,可行切开复位、克氏针内固定,以恢复鞍状关节面的光滑和平整;有明显移位的结节部骨折,应做骨折块切除,以避免诱发腕管综合征。

六、小多角骨骨折

小多角骨体积小,四周有其他骨骼保护,内外介于大多角骨和头状骨之间,远近介于舟骨与第2掌骨之间。又因其位置隐蔽,与其他腕骨相比,鲜有骨折发生。并且小多角骨是远排腕骨中唯一与单一掌骨底形成关节的腕骨,由第2掌骨传递的轴向压力经小多角骨传向舟骨。由于其掌侧面狭窄、背侧面宽阔,轴向压力下易发生背侧脱位。

(一)损伤机制

小多角骨骨折极少发生,多并发第2、3掌骨基底骨折或脱位。在轴向暴力作用下,第2掌骨向近侧移位并与小多角骨相互撞击,导致骨折或小多角骨背侧脱位。陈旧性小多角骨脱位,因合并附着韧带及滋养动脉的撕裂,易发生缺血性坏死。

(二)临床表现与诊断

1.临床表现

临床上患者多有腕背小多角骨处的肿胀、疼痛和压痛,腕关节运动有轻度障碍,伴有活动痛。如骨折块向掌侧移位,可诱发腕管综合征。

2.辅助检查

X线片上通常可显示骨折线的存在,对可疑的骨折可通过CT明确诊断。

(三)治疗

无移位的小多角骨骨折采用石膏外固定4～6周。对有骨折移位或并发第2、3掌骨底骨折、脱位的小多角骨骨折,需切开复位、克氏针内固定,必要时作植骨、第2腕掌关节融合,以求得到一个稳定和无症状的第2腕掌关节。

七、头状骨骨折

头状骨骨折可单独发生,亦可与其他结构损伤同时存在。由于头状骨头部无滋养动脉进入,其血供来源与舟骨近端相似,由该骨体部的滋养动脉逆行分支供血。因此,头状骨头部和颈部的骨折,易损伤此逆行供血系统,一旦治疗不当,可造成头状骨骨折不愈合或头部的缺血坏死,而导致腕关节运动障碍。

(一)损伤机制

腕关节在掌屈位时,外力直接作用于头状骨,可造成头状骨体部的横折或粉碎性骨折;间接暴力多发生在腕关节桡侧损伤、舟月分离或舟骨骨折后,系腕关节过度背伸、头状骨与桡骨远端关节面背侧缘相互撞击的结果,多见于颈部骨折。骨折后的腕关节继续背伸,可导致骨折远、近侧段分离,无韧带附着的近侧段相对于远侧段约呈90°的旋转移位。暴力作用消失后,腕关节由过度背伸恢复到自然状态下的屈、伸体位,会加剧近侧端的旋转,使之呈180°旋转移位。因此间

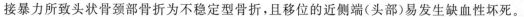

接暴力所致头状骨颈部骨折为不稳定型骨折,且移位的近侧端(头部)易发生缺血性坏死。

(二)临床表现与诊断

(1)临床上表现为头状骨背侧疼痛、肿胀及压痛,腕关节功能受限,伴有活动痛、畸形、异常活动及骨擦音不明显。

(2)常规腕关节正侧位 X 线片上可清晰显示骨折线和骨折端的移位。少数无移位的骨折 X 线平片难以显示,需通过 CT 确诊。

(三)治疗

治疗单纯无移位的骨折可采用石膏外固定 6 周。有移位的新鲜骨折,需切开复位、克氏针内固定;有移位的陈旧性骨折,在切开复位的同时,需切取桡骨瓣游离植骨。骨折近侧端(头部)发生缺血性坏死或创伤性关节炎时,可切除头部,做腕中关节融合术。

八、钩骨骨折

钩骨呈楔形,介于头状骨与三角骨之间,分别与之构成有关,有坚强的骨间韧带相连。钩骨钩介于腕管与腕尺管之间,分别有腕横韧带、豆钩韧带及小鱼际肌附着,钩的桡侧是屈肌腱,尺侧是尺神经血管束,尺神经深支绕过钩的底部进入掌深间隙,因此钩骨钩一旦骨折、移位,易造成屈肌腱断裂和尺神经卡压。由于钩骨供血来源多样,供血充分,骨内供血多极化,故不易发生缺血性坏死。

(一)损伤机制

钩骨体部骨折多见间接暴力,偶尔由直接暴力所致,可分为远侧部和近侧部骨折两类,以远侧部骨折较多见。钩骨钩骨折多见于运动性损伤,直接暴力可发生于球拍对钩骨钩的撞击,而导致钩骨钩基底的骨折。间接暴力为腕关节过度背伸时,腕横韧带和豆钩韧带对钩骨钩的牵拉所致钩骨钩尖端的骨折。

(二)临床表现与诊断

1.临床表现

腕掌尺侧肿痛,握拳时加重,局部深压痛明显,将小指外展时疼痛加重。钩骨钩骨折时压痛明显,并有轻度异常活动。有 50% 以上患者可出现腕尺管综合征。陈旧性钩骨钩骨折,亦可出现环、小指屈肌腱自发性断裂。骨折移位及环、小指腕掌关节背侧脱位可导致腕关节尺背侧隆凸畸形、局部肿胀和压痛。

2.X 线片

钩骨体部骨折拍摄腕关节正位平片即可明确诊断。但钩骨钩骨折在腕关节正侧位 X 线片上难于诊断,需采用特殊体位摄影。

3.CT

通过观察腕骨的不同横截面,可直接显示出钩骨钩骨折的部位及移位程度。因此,在临床上怀疑钩骨钩骨折而单纯 X 线不能明确诊断时,应常规做 CT 检查。特别是三维 CT 可消除重叠腕骨的影响,从立体上判断骨折移位的方向性,因而具有很高的诊断价值。

(三)治疗

(1)无移位的钩骨体部骨折,因其较稳定,也无并发症,采用石膏托外固定 4～6 周即可。

(2)体部骨折有移位或并发腕掌关节脱位,早期可行切开复位,克氏针内固定,晚期则在复位后做腕掌关节融合术,以消除持续存在的疼痛等症状。钩骨钩骨折对手的功能影响较大,并发症多,骨折片较小并且垂直于手掌,很难复位和外固定,因此一旦确诊,即应手术治疗,可行切开复位、克氏针内固定或钩骨钩切除术。前者因内固定较困难,易并发尺神经卡压和屈肌腱损伤,而较少应用,后者手术操作简单,不破坏腕关节的稳定,术后无并发症,腕关节功能得以迅速恢复。术中应修复钩骨钩骨折断面、豆钩韧带,将腕横韧带的止点与骨膜一起缝合。合并尺神经卡压时应同时行尺神经松解术,屈肌肌腱断裂时也应修复。

(宋龙强)

第二十四节　掌　骨　骨　折

一、损伤机制

掌骨骨折多为直接暴力造成,暴力多种多样,如重物压砸伤、机器绞伤、压面机挤伤、车辆撞击伤和压轧伤等。这种力量往往比较大,常造成皮肤、神经、肌腱等组织的复合性损伤。骨折也比较严重,多是粉碎性骨折,有明显的移位、成角、旋转畸形。此类骨折不但骨折难处理,同时还会有皮肤、神经、肌腱等组织缺损,有的还会有血液供应障碍,可能造成手指或整个肢体坏死。

也有的损伤相对简单,如第 5 掌骨颈骨折,又称拳击者骨折,是发生在第五掌骨颈的骨折。当握拳做拳击动作时,暴力纵向施加掌指关节上,传达到掌骨颈部造成骨折。其次,掌骨颈骨折也可发生在第 2 掌骨(图 3-61)。其他掌骨颈骨折较少见。

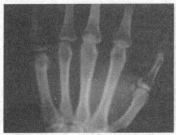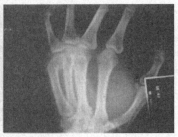

图 3-61　第 5 掌骨颈骨折

在掌骨头骨折则是由于手在握拳位,掌骨头受直接打击所致。也可发生于机器的压轧伤。掌骨头的骨折是在关节内,故骨折常影响到关节面的平整及晚期关节的活动。

发生在掌骨基底的骨折是腕掌关节内的骨折,多由于纵向撞击力量作用在掌骨,传达至腕掌关节处,造成腕掌关节骨折脱位。虽然骨折移位不多,但如治疗不当,常会遗留局部隆起、疼痛以及因屈、伸肌腱张力失衡使手指活动受限。

二、损伤分类

(一)掌骨头骨折

(1)单纯掌骨头骨折:发生在掌骨头的骨折可有斜形、横形、纵形,损伤多为闭合性。骨折愈合后,如关节面不平,可影响关节活动。晚期,由于关节面反复磨损,还会造成创伤性关节炎。

(2)关节软骨折:此种损伤多由于紧握拳时拳击锐利性的物体,如牙齿、玻璃等,致使关节内软骨破碎。损伤多为开放性,可从伤口看到破碎的软骨面。

(3)掌骨头粉碎性骨折:多发生于较大暴力的损伤,常合并有相邻的掌、指骨骨折及严重的软组织损伤(图 3-62)。

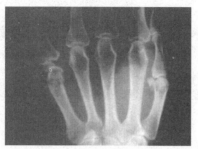

图 3-62 第 5 掌骨头骨折

(二)掌骨颈骨折

正常掌骨颈向背侧轻度成角,称颈干角,在斜位 X 线片上,第 5 掌骨的颈干角约为 25°。有人认为,此角超过 30°,即为手术或整复的适应证。在 30°以内者,对手的外观及功能都没有明显影响。

(三)掌骨干骨折

掌骨干骨折发生在第 3、4 掌骨者较多。作用在手或手指上的旋转暴力,常致成斜形或螺旋形骨折;由纵轴方向的暴力传达致掌骨上时,多造成横形骨折。一般横形骨折是稳定性骨折,而斜形或螺旋形骨折为不稳定性骨折。

(四)掌骨基底骨折

多为腕掌关节的骨折脱位,常发生在第 1、4、5 腕掌关节。第一腕掌关节已单有论述,第 4、5 腕掌关节也有较大的活动,它们分别可屈、伸 15°和 20°,位于尺侧边缘,故易受伤(图 3-63)。

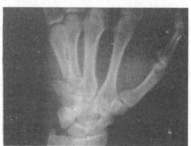

图 3-63 第 4、5 掌骨基底骨折

三、治疗

(一)掌骨头骨折

要根据骨折移位的情况,如骨折稳定,横形或斜形骨折,但无明显移位,而且关节面平整的,可用石膏托固定掌指关节于屈曲位。3 周后解除制动作主动功能锻炼。

有移位的骨折,因骨折块在关节内,又无韧带或肌腱的牵拉,复位比较容易。要使关节在屈曲位,轻轻牵拉该指,使手指侧偏,并轻轻挤压掌骨头,可使向两侧移位的骨块复位。屈曲掌指关节,向背侧推顶掌骨头,可使向掌侧移位的骨折块复位。

如手法复位失败,可行切开复位及克氏针内固定手术。但应注意,掌骨头为松质骨,骨折复位后,钢针应准确打入,争取一次成功。否则,钢针反复穿入,会使钢针松动,固定不牢或失败。钢针可保留 4 周左右,然后去除固定,开始活动。

对关节软骨折,应彻底清创,脱入关节内的小骨折片应摘除,较大的骨折可复位后以石膏托作短时间固定,然后开始活动。

掌骨头粉碎性骨折对骨折移位不明显,关节面尚平整者,可做石膏托固定 3～4 周后开始功能练习。有移位的骨折治疗比较困难,可行切开复位,以多根细钢针分别将骨折块固定。若骨折块小,钢针粗,贯穿骨折块时容易碎裂。固定后,一旦骨折初步愈合,即可开始活动以防关节僵直。如掌骨头严重粉碎、短缩、已无法使用内固定时,可用骨牵引 3～4 周,然后开始主动功能练习。

（二）掌骨颈骨折

对稳定性骨折,且成角在 30°以内者,对手的外观及功能都没有明显的影响。可作整复或不做整复直接用石膏托固定腕关节于轻度背伸,掌指关节屈曲 50°～60°,指间关节在休息位,6～8 周,拆除石膏鼓励患者活动患手。有的患者可能有 15°～20°的掌指关节伸展受限,一般锻炼 2～3 个月后即可恢复正常。

掌骨颈不稳定性骨折,常有较大的成角畸形及移位,可行手法整复。因为掌指关节侧副韧带附着于掌骨头两侧偏背部,掌骨颈骨折后,若将掌指关节伸直位牵引,则可使侧副韧带以掌骨头的止点处为轴,使掌骨头向掌侧旋转,反而加重掌屈畸形。整复时,必须将掌指关节屈曲 90°,使掌指关节侧副韧带处于紧张状态,使近节指骨基底托住掌骨头,再沿近节指骨纵轴向背侧推顶。同时再在骨折背部向掌侧加压,畸形即可矫正(图 3-64)。

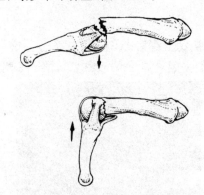

图 3-64　掌指关节屈曲 90°,以近节指骨推顶掌骨头,使骨折复位

整复后,用背侧石膏托将掌指关节制动于屈曲 90°及握拳位。4 周后,拆除石膏,开始活动。

还可用经皮克氏针固定。先将骨折复位,然后经皮在远折段横形穿入不锈钢针。用相邻的正常掌骨头固定。如第 5 掌骨颈骨折,可固定在第 4 掌骨上;第 2 掌骨颈骨折,可固定在第 3 掌骨颈上。钢针应从掌骨头侧副韧带止点处穿出,若穿过韧带中部时,则限制掌指关节屈伸活动。

如掌骨颈有较多的骨质,还可使用微型钢板固定。使用 T 形或 Y 形钢板固定骨折,可达到坚强的固定。术后可使用短时间制动或在固定非常牢固情况下不使用制动,早期开始功能锻炼。但应注意,活动时要空手,不能负重或用力。

（三）掌骨干骨折

由于相邻骨间肌及掌骨间韧带的作用,一般骨折比较稳定。

（1）对稳定性骨折，可使用石膏托将患手固定在腕轻度背伸，掌指关节屈曲，指间关节休息位，6～8周后去除石膏，练习手部活动。

（2）骨折端有短缩或旋转时为不稳定性骨折，可行手法复位后用石膏托或石膏管型固定。但很多斜形或螺旋形骨折复位后，用石膏固定很难防止畸形重新出现，应行切开复位内固定。

（3）斜形或螺旋形骨折可用不锈钢针垂直骨折线固定。为控制骨折块旋转，常需用2～3根钢针做内固定。

不稳定性骨折也可经皮用钢针横形穿过远、近骨折块固定在相邻完整的掌骨上。为使术后早期开始活动，目前应用较多的是微型钢板。由于掌骨较长，可以使用5孔或6孔钢板。固定后骨折稳定，可以早期开始活动。但应注意，开始时一定要空手活动，不能负重及用力（图3-65）。

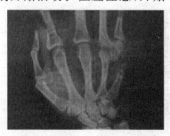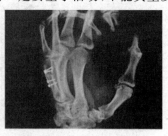

图3-65　第5掌骨干骨折，使用微型钢板固定

（四）掌骨基底骨折

常合并有腕掌关节脱位，但在早期，复位容易。手法整复后，以短臂石膏托固定。第2、3腕掌关节因活动度小，骨折后移位少，复位后比较稳定，容易固定。而第4、5腕掌关节活动度大，复位容易，固定困难，因而可行经皮或切开复位。

经手术复位固定后预后大多较好，由于掌骨基底为松质骨，因而愈合快，很少有不愈合者。骨折愈合后对手的功能影响不大。

（宋龙强）

第二十五节　指　骨　骨　折

一、远节指骨骨折

远节指骨骨折分为3种类型：爪粗隆骨折、指骨干骨折、指骨基底骨折（图3-66）。

（一）爪粗隆骨折

骨折分为简单及复杂型。简单骨折移位较少，常伴有软组织损伤，对这种损伤的处理，软组织的修复及术后预防伤口感染应放在比治疗骨折更重要的位置。原因是骨折块由于连接于皮肤、骨膜间的纵形韧带及指甲的支持而移位较少且比较稳定。相反，由于暴力直接压砸造成的损伤，常使之碎裂，软组织损伤严重，伤口不整齐，有时手指末节血液循环破坏比较厉害，还会造成部分指腹或指端的坏死。

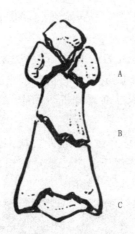

图 3-66　远节指骨骨折
A.爪粗隆骨折;B.指骨干骨折;C.指骨基底骨折

爪粗隆骨折因为有指甲作为支托,骨折一般不需要制动。但有时手指肿胀、疼痛剧烈时,可用一单指石膏托制动以减轻疼痛,并对伤指起到保护作用。

复杂型骨折为粉碎开放性骨折。清创时应将小块的、分离的骨块切除,但应避免去掉过多的骨质。否则可能造成不愈合及甲床基底的缺失,而间接影响指甲的生长及功能。

(二)指骨干骨折

多由压砸伤造成,可有横形、斜形、纵形及粉碎性骨折。此处由于没有肌肉或韧带的牵拉而移位较少。但无论哪种类型的骨折,任何意义的移位都应进行复位。

手法整复时需用骨折远端去对接近端,一般复位并不困难。复位后可将手指固定在屈曲位,有些开放性骨折,由于甲床可能嵌入其中、难以整复,应做切开复位,修复甲床,并用克氏针纵形穿入固定。但不要穿过远侧指间关节,以免损伤关节面,也不要损伤指甲根,以免生长畸形指甲。

(三)指骨基底骨折

指骨基底骨折均为关节内骨折,骨折可发生在指骨基底的掌侧、背侧或侧方,大多数为撕脱伤造成的。伸指肌腱撕脱骨折最常见。伸指肌腱两侧束汇合后,止于末节指骨基底背侧。在暴力强烈屈曲远节手指时,可发生撕脱骨折。骨折片大小不一,可以从针尖大小到包括大部分关节面。新鲜损伤(1 周以内)可用石膏或支具将近侧指间关节屈曲,远侧指间关节过伸位固定 6 周。屈曲近侧指间关节,可以使近侧指间关节至远侧指间关节的一段伸指肌腱侧束松弛,远侧指间关节过伸,则可使骨折对合,以利愈合。撕脱的骨折块如不超过关节面的 1/3,可用上述外固定方法治疗。如骨折片超过关节面的 1/3,且伴有远侧指间关节脱位者,可行切开复位,用钢丝或不锈钢针内固定。也可行闭合复位后,用不锈钢针固定。

如骨折片很小,可将其切除,然后将肌腱缝合固定在原止点处。

掌侧的撕脱骨折,为指深屈肌腱附着在远节指骨基底处受暴力造成,常合并有远侧指间关节掌板的破裂。在 X 线片上,可见到手指掌侧的骨折片。骨折片的部位,视撕脱肌腱回缩多少而不同。如骨折块小于关节面的 1/3,可将其切除,并使用钢丝将撕脱的肌腱重新固定在其止点部;骨折块超过关节面 1/3 者,可作切开复位及骨折内固定。

侧方撕脱骨折,多由指间关节侧方受直接外力或旋转暴力致成,常伴随关节囊或韧带撕裂。

骨折片比较小,移位不多。可在关节伸直位固定患指,3周后进行主动功能练习。如骨折块较大、移位较多、关节有侧方不稳,可进行切开复位,用克氏针或螺丝钉作内固定(图 3-67)。

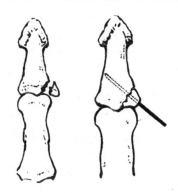

图 3-67 远节指骨基底骨折侧方骨折,用不锈钢针内固定

二、中节指骨骨折

中节指骨骨折多发生于直接暴力,如机器伤、压砸伤等。骨折的移位是受两种力量的影响,即损伤的外力和手指肌腱牵拉作用。如骨折线位于指浅屈肌腱止点远端,由于指浅屈肌腱的牵拉,使近端骨折块屈曲,同时由于指伸肌腱在远节止点的牵拉,使远端骨折块背伸,则骨折向掌侧成角(图 3-68)。

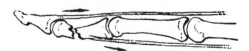

图 3-68 骨折线位于浅屈肌止点远端,骨折向掌侧成角

治疗可采用手法整复,将骨折远端屈曲复位,用石膏或绷带卷在屈曲位制动。

若骨折线位于指浅屈肌腱止点的近端,由于指浅屈肌腱的牵拉,使远端骨折块屈曲;指伸肌腱中央腱束在中节指骨基底背侧止点的牵拉,使近端骨折块背伸,则骨折向背侧成角(图 3-69)。

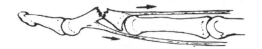

图 3-69 骨折线位于指浅屈肌腱止点近侧,骨折向背侧成角

整复时需将骨折远段伸直复位,用石膏托将伤指制动在伸直位。

上述两种骨折在整复时牵拉手指力量不要太大,要与骨折成角的相反方向屈或伸展手指,同时按压移位的骨折块使之复位。因为在骨折成角的凹面一般有骨膜相连,相连的骨膜可起到张力带作用,有利于骨折复位及愈合,不应在骨折复位过程中将其破坏。

为了避免手指在伸直位外固定过久而影响关节功能,或开放性骨折需作清创术时,均可采用不锈钢针作内固定,再用石膏托进行功能位制动。中节指骨骨折,还可使用微型钢板固定。目前,由于在材料及设计上的改进,钢板比以前更薄、更小,但坚固性仍然很好。因此,在中节指骨的背面及侧面放置钢板都对肌腱的活动影响不大,术后可以早期活动,对手部功能的恢复有利。当然,使用微型钢板要有适应证,如靠近关节的骨折就无法使用。

对靠近关节处的骨折以及粉碎性骨折,无法使用钢板,使用克氏针也会损伤关节,另外也无法用钢针固定那些小的骨折块。此时,可用外固定架,先用手法复位骨折,再将骨折线远、近端正常骨质横向穿针,上外固定架、旋转螺丝拉长支架,同时还可用手法复位。外固定架可以保持粉碎的骨折块大致复位,还可保持关节间隙,便于将来功能恢复。

三、近节指骨骨折

在指骨骨折中最常见,常为直接暴力所造成,如压砸、挤压、打击等。

骨折线可有横形、斜形、螺旋行、纵形。近端骨折块由于骨间肌的牵拉而呈屈曲位,远端骨折块由于伸肌腱中央腱束在中节指骨止点的牵拉作用呈背伸位,使骨折向掌侧成角(图 3-70)。

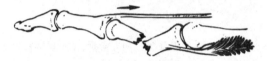

图 3-70　近节指骨骨折
由于肌腱的牵拉作用,骨折向掌侧成角

治疗可用手法整复外固定。对某些闭合性、稳定性骨折,可闭合复位。将伤指轻轻牵拉,使骨折断端分开,术者用另一手指从掌侧向背侧按压,矫正成角。然后在牵引的情况下逐渐屈曲,掌指关节屈曲 45°,近侧指间关节屈曲 90°,指尖对着舟骨结节,由前臂至患指末节,用石膏托制动。还可用绷带卷制动,卷的粗细,可因手的大小而定,以握住后掌指关节及指间关节符合上述角度为合适。对有些粉碎性骨折也可用此法固定。

手法整复外固定失败者,斜形骨折不稳定者或开放性骨折需作清创者,可考虑作切开复位内固定。

(一)不锈钢针内固定

用钢针作内固定时,逆行穿针比顺行穿针更容易。即先将钢针从骨折远端穿入远端骨折段,从皮肤穿出,复位骨折,再将针打入近骨折段,针尾留在远端骨折块皮肤外。一般要用两根针固定以防止骨折旋转。

根据不同类型骨折采用不同方式穿针。如横形骨折,用交叉钢针固定,要尽量避免钢针穿过关节面,以使关节活动不受影响。有的学者认为,交叉钢针通过手指中心轴的背侧,其固定强度要大于从中心轴掌侧穿过者。另外,钢针的交叉点在近段骨折块时,其抵抗应力的作用更大。斜形骨折,复位后可使钢针与骨折线呈垂直方向穿入。对一些小的骨折块,如撕脱骨折,可在复位后用克氏针直接将骨块穿钉在原骨折处。

克氏针作为异物,在内固定器材中是比较小的。另外,手术中不需要广泛剥离软组织,不妨碍关节活动,又不需要再次手术取出内固定物。但不锈钢针没有加压作用,骨折间有间隙等使其固定作用不够理想。虽然不锈钢针有诸多缺点,但由于其操作简单、费用低,有些特殊情况还需要它来固定,因此克氏针目前在临床上仍在广泛应用。

对于不锈钢针固定法,如应用不当,不容易维持精确的解剖复位;也不能产生骨折块间的加压作用,而且,可能使两骨折块间出现缝隙,不利愈合。针尾留在皮肤外,虽然便于取出,但也可能成为感染源。

(二)切开复位钢丝内固定

为了克服克氏针的缺点,以求更稳定的制动。Robertson 提出用钢丝作内固定的方法。即利用两根平行或互相交叉成 90°的钢丝,垂直于骨折线作环绕固定骨折(图 3-71)。此法对横形骨折较为适用,而长斜形或螺旋行及粉碎性骨折不宜用此法。

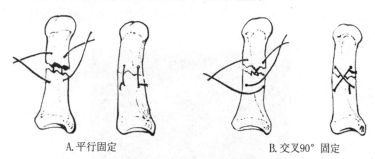

A.平行固定　　　　　　　　　B.交叉90° 固定

图 3-71　应用钢丝固定骨折

对横形骨折可用钢丝固定,在早期由于钢丝拧紧时,可有一定的加压作用,对骨折有一稳定的固定。但晚期,由于钻孔拧钢丝处骨质的吸收,会出现钢丝的松动,造成骨折固定不牢,甚至有移位、成角畸形出现。因此,目前基本不再使用钢丝来作骨折的固定。一般钢丝常用在撕脱骨折时,用钢丝贯穿肌腱与骨折块间兜住骨折块,拉向骨折处,从骨折相对面穿出拧紧,使撕脱骨折复位、固定。

再有,在纵形、粉碎性骨折时,钢丝可横形捆绑骨折条,使骨折稳定。

(三)切开复位

以螺丝钉或微型钢板内固定,对斜形或螺旋行骨折,用螺丝钉作垂直于骨折线固定,固定效果较好。术后可用石膏托短时间固定,或不做外固定而使手指做有限制的早期活动。其缺点是螺丝钉可能干扰肌腱的滑动,或皮下有异物突起,横形或粉碎性骨折不宜使用。螺丝钉大多需要二次手术取出。

微型钢板固定牢固,可控制骨折块间的旋转,可以术后早期活动患手。对横形、短斜形的骨干骨折可选用。但接近关节的骨折,由于在关节侧无法容纳钢板而不宜使用。

(宋龙强)

第二十六节　指屈肌腱损伤

一、肌腱功能检查

肌腱损伤的患者由于活动伤指时造成疼痛而常不配合医师检查,特别是儿童、婴幼儿的肌腱损伤,易造成漏诊、误诊。陈旧性肌腱损伤也会因肌腱断端粘连,或合并其他组织损伤所致的功能障碍给检查者造成困难。肌腱损伤应按照问、望、触、活动测量的检查程序进行。

(一)问诊

询问患者受伤的经过,致伤物及伤后伤手活动情况。

(二)望诊

手部受伤部位、伤口的形态或伤口瘢痕及瘢痕类型等。手的姿势对照手休息位(图 3-72)常可提供肌腱损伤的线索。正常情况下,手不用任何力量的情况下,手内在肌与外在肌张力处于相对平衡状态时,手的位置为腕关节轻度背伸 $10°\sim15°$,并有 $10°$ 尺偏;掌指关节、指间关节呈半屈曲状、从示指至小指,屈曲角度逐渐加大,各指尖指向腕舟骨结节。拇指轻度外展,指腹接近或触及示指近侧指间关节。

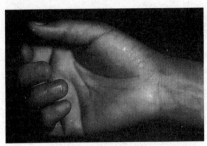

图 3-72　手的休息位

当手内屈、伸肌腱损伤后,其肌腱的平衡力被破坏,肌腱张力变化造成手姿势改变。如屈指肌腱断裂,由于伸指肌张力的作用,休息位时该指呈伸直位。

(三)触诊

利用手指的触觉,检查肌腱的功能,肌腱滑动或张力变化,是否有连续性及断端在什么位置。

(四)手指活动与测量

根据屈伸活动的特点,分别检查手指主、被动屈伸活动,记录其活动范围,活动方式及力量。肌腱损伤诊断的描述,可按照下列顺序书写:肌腱损伤类别、指别、部位。

二、肌腱损伤处理原则

(一)修复时机

1.一期缝合

屈伸肌腱无论在何区域断裂,只要情况允许,都应该进行一期缝合。肌腱修复时应注意以下几个情况。

(1)开放损伤时间、地点、致伤物、污染情况。

(2)肌腱损伤平面,屈、伸肌腱断裂时手指处何位置,以估计肌腱断端回缩部位。

(3)肌腱断裂的数目,有无合并神经、血管及与关节损伤。

(4)术者是否有熟练的肌腱修复技术。

2.二期缝合

在条件具备的情况下,均应行肌腱一期缝合,有下列问题可考虑行肌腱的二期缝合。

(1)肌腱有缺损,直接缝合有困难。

(2)肌腱缝合部位皮肤缺损,需行皮肤移植或皮瓣覆盖。

(3)严重的挤压伤,合并骨与关节粉碎性骨折。

(4)伤口污染严重。

3.迟延缝合

(1)肌腱损伤时伤口污染严重,不能一期闭合伤口。

(2)患者有其他损伤,危及生命时。

(3)医师不熟悉肌腱外科手术操作。

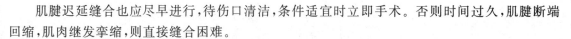

肌腱迟延缝合也应尽早进行,待伤口清洁,条件适宜时立即手术。否则时间过久,肌腱断端回缩,肌肉继发挛缩,则直接缝合困难。

(二)肌腱缝合要求

肌腱缝合后影响功能结果的主要原因是肌腱粘连。为此,在肌腱缝合方法与应用材料方面应有所讲究。力求肌腱缝合方法简便、可靠、有一定的抗张能力,并尽可能减少腱端缝合处血管绞窄。

(三)局部条件要求

肌腱愈合所需营养,主要是血液供给与滑液作用。所以,修复的肌腱应位于较完整的滑膜鞘内,或富于血循环的松软组织床内,肌腱愈合质量好,粘连少。在缺血的组织内,瘢痕基床上或瘢痕覆盖部位,裸露硬韧组织,如鞘管、韧带、肌膜、骨创面等部位,不宜修复肌腱。

(四)腱鞘的处理

过去认为,修复的肌腱需从周围组织长入侧支循环才好愈合。所以缝合肌腱如在腱鞘内必须行鞘管切除,使缝接处直接与周围组织接触。近些年认识到损伤或修复肌腱,自身可以愈合,滑液的作用对愈合也很重要。完整的鞘管,不但不会妨碍肌腱的愈合,而且还是防止肌腱粘连的很好屏障。因此,在手指屈肌腱鞘内做肌腱缝合,较完整的鞘管不应切除,应予修复。破损较重,或壁层滑膜已不存在的鞘管应予切除。要考虑在适当的部位(A_2、A_4)保留滑车,以利于肌腱功能的恢复。

(五)早期功能练习

肌腱缝合后,早期有控制的活动是防止肌腱粘连的有力措施。可加速肌腱愈合减少粘连发生。早期被动活动应在严格监督及指导下进行,避免在锻炼时发生肌腱缝合处的断裂。

目前,手部肌腱修复手术,还不够普及,所以新鲜的手部肌腱损伤,特别是屈指腱鞘内的肌腱损伤,不强求每位首诊医师都必须做一期修复,如果技术有困难,可以留给较有经验者行迟延一期修复或二期修复。这样做虽不理想但情有可原,比不掌握肌腱修复技术勉强施行的结果要好。

三、肌腱缝合技术

(一)缝合材料

要求拉伸性能好,组织反应少。目前多采用无创伤单直针或双针肌腱缝合线。

(二)肌腱缝合方法

1.肌腱端-端缝合

适用于新鲜肌腱断裂缝合,或直径相等的肌腱移植缝接。

(1)Bunnell缝合法:采用3-0无创、尼龙或涤纶线双直针,距肌腱断端6 mm处横穿一针,将肌腱缝线的一半拉出肌腱对侧缘后,反复4次。然后用同样的方法缝合断腱另一端。将断腱两端对合结扎缝线(图3-73)。

此缝合方法缝接处抗张力较强,可用于鞘管内屈肌腱缝合。但由于缝合线反复地穿插易造成肌腱断端处血循环绞窄。现多不采用。

(2)Kessler缝合法(或改良法):是目前常采用的肌腱缝合方法之一。采用双直针5-0无创缝线,从腱一侧断端进针,距断端5 mm处出针,再横形穿过肌腱,再纵形进针从断端穿出。以同样方法缝合对侧断端。两断端对合结扎缝线。此方法缝接处结扎线埋在腱内,抗张力较强,且缝线作用力为纵向,无绞窄腱端血管作用(图3-74)。

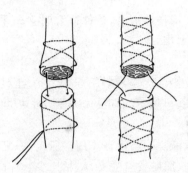

图 3-73　Bunnell 缝合法

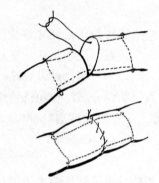

图 3-74　Kessler 缝合法

改良 Kessler 方法,是在上述缝合方法上,在肌腱断端处加一圈间断缝合,以加强缝合处的抗张能力,并使缝合处光滑平整。

(3)Kleinert 缝合法:适用于新鲜或陈旧性肌腱损伤缝合。采用 3-0 无创伤双直针线,在距断端 5 mm 处水平进针,从对侧穿出,然后再斜形进针并于断端穿出。再用一侧的针线,在另一断端作同样形式的缝合。此缝合方法简便易行,抗拉力强,对肌腱断端血循环影响小(图 3-75)。

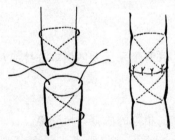

图 3-75　Kleinert 缝合法

(4)津下(Tsuge)缝合法:用 3-0 或 5-0 圈形肌腱缝合线,距断端约 1 cm 处横形穿一针,出针后再套入圈内,拉紧后锁住少量肌腱纤维,偏掌侧将针纵向穿入肌腱并从断端引出,然后再穿入对侧断端,离断端1 cm处将针穿出,拉紧对合好断端后,将线的一端剪断,再于出针处旁缝合打结固定(图 3-76)。粗的肌腱可做双套圈缝合,抗拉力较强,此缝合方法对断端肌腱血循环干扰较少。

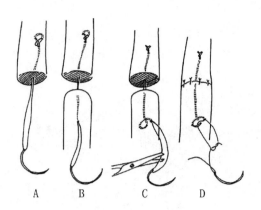

图 3-76　津下缝合法

2.肌腱端-侧缝合

（1）一条与多条肌腱端-侧缝合法：应用一条肌腱带动多条肌腱时采用。用 11 号尖刀在肌腱适当部位戳穿，将要移位的肌腱劈开穿过肌腱裂隙缝合。用同样方法，穿抽两次缝合，最后将移位肌腱断端部分切除，断端用接受移位的肌腱包埋。

（2）单条肌腱端-侧缝合法：常用于两直径不等肌腱缝合，先将粗肌腱用 11 号刀做切口，将细肌腱穿入裂隙并缝合，再于粗肌腱的稍远端处与第一个切口成 90°位切开，再将细腱远端穿入并缝合，如此穿抽缝合 2～3 次，将粗肌腱断端修剪成鱼嘴状包绕细肌腱，使肌腱位于粗腱中央部位。

（3）肌腱-骨缝合法：用于肌腱止点重建术。用小骨刀在固定肌腱处掀起一骨皮质，或用骨钻钻孔以接纳肌腱。用细钢丝将肌腱端做"8"字缝合，然后将钢丝分别从骨创面两侧穿向背侧，拉紧钢丝，使肌腱端嵌入骨创面内。穿出的钢丝在指背侧用纽扣或纱布卷固定。拆线时剪断一侧钢丝，牵拉出另一端即可（图 3-77）。

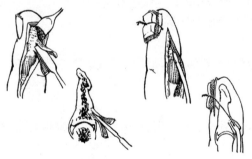

图 3-77　肌腱-骨固定

四、屈指肌腱修复

（一）屈指肌腱分区

屈指肌腱自前臂肌肉-肌腱交界处，至该肌腱抵止处，经前臂、腕管、手掌和手指纤维鞘管，各部分有不同的解剖特点，可分为 5 个区域（图 3-78）。

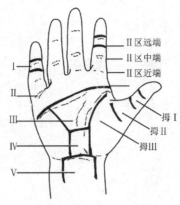

图 3-78　屈指肌腱分区

1.屈指肌腱Ⅰ区

由指浅屈肌腱止点至指深屈肌腱止点,鞘管内仅有指深屈肌腱一条肌腱。

2.屈指肌腱Ⅱ区

从远侧掌横纹,即指纤维鞘管起始处,至中节指骨中远处(或指浅屈肌腱抵止处)。此段肌腱位于鞘管内。指浅、深屈肌腱在此区互相交叉换位。

3.屈指肌腱Ⅲ区

从腕掌横韧带远侧缘到远端掌横纹即指纤维鞘管起始处。此段肌腱包括指浅、深屈肌腱,示、中、环指屈肌腱被覆腱周组织,小指屈指肌腱位于滑膜鞘内。蚓状肌起自此段的指深屈肌腱。

4.屈指肌腱Ⅳ区

位于腕管内的屈肌腱。腕管掌侧为硬韧的掌横韧带,尺侧、桡侧、背侧均为腕骨。在此狭窄的隧道里,共有 9 条肌腱和正中神经通过。腕管内肌腱排列为三层:浅层为中环指浅屈肌腱,中层为示、小指浅屈肌腱;深层为指深屈肌腱、拇长屈肌腱。

5.屈指肌腱Ⅴ区

腕管近侧缘至肌肉-肌腱交界处的一段肌腱,此段肌腱均被覆有丰富的腱周组织。

(二)拇长屈肌腱分区

1.拇长屈肌腱Ⅰ区

自近节指骨中部至末节指骨基底肌腱抵止处。此区肌腱仅有滑膜鞘而无纤维鞘管。

2.拇长屈肌腱Ⅱ区

自掌指关节近端至近节指骨中部,此区肌腱位于拇指纤维鞘管内。在掌指关节掌侧,有两枚并列的籽骨,中间形成一狭窄的通路,很像两山之间的峡谷,拇长屈肌腱正由峡谷中通过。

3.拇长屈肌腱Ⅲ区

拇长屈肌腱腱鞘起始处至腕管远侧缘。此处肌腱包绕在滑膜鞘中,其位置较深,处于拇收肌和拇短屈肌之间。

4.拇长屈肌腱Ⅳ区

在腕管内,拇长屈肌腱位置较深,紧贴腕管桡侧壁,该肌腱单独包裹在一个滑膜鞘内。

5.拇长屈肌腱Ⅴ区

起自拇长屈肌与肌腱移行部,至腕管近侧缘的肌腱。为单羽肌,在肌腱肌肉桡侧,在肌肉中的肌腱较长。

(三)新鲜屈指肌腱损伤修复

1.肌腱损伤原因

(1)锐器伤:致伤物为玻璃切割、刀刺伤等。其伤口整齐、污染不严重,以Ⅱ、Ⅲ区屈指肌腱断多见。

(2)复合性肌腱损伤:肌腱断裂合并有神经、血管及骨与关节损伤。致伤物多为机器伤,如电锯、电刨、车床等。其特点是多指,多部位,部分病例肌腱有缺损,或皮肤缺损。

(3)非开放性损伤:常为突发性暴力所致,肌腱自止点处撕裂。有的是不完全断裂。

2.肌腱一期缝合技术

屈指肌腱无论在哪一区断裂,应将原切口作延长,便于肌腱清创,缝合。但伤口延长时不应与手部皮肤横纹作垂直交叉,避免术后瘢痕挛缩影响关节活动。

在腕部切割伤做肌腱缝合时,勿将肌腱与神经缝合。正中神经与屈指肌腱所在位置不同,神经干略显浅黄色,外膜有营养的轴行血管,神经断面神经纤维束清晰可见。肌腱硬韧,为鱼肚白色,无轴行血管。

3.Ⅰ区屈指肌腱损伤修复

指深屈肌腱距止点在1 cm以内断裂,或从止点处撕脱,可切除远断端,将近端前移,做肌腱止点重建术。肌腱断裂距止点1 cm以上,则不宜做肌腱前移,应行肌腱直接缝合。否则肌腱张力加大,伸指活动受限。

4.Ⅱ区屈指肌腱损伤修复

(1)Ⅱ区近端肌腱断裂:单纯指浅屈肌腱断裂应予缝合。此部指深、浅屈肌腱断裂,应同时予以缝合。被动屈伸手指,如深肌腱缝合处与浅肌腱分叉处或鞘管有嵌顿,可只缝合深肌腱,切除部分浅肌腱或保留鞘管。

(2)Ⅱ区中部肌腱断裂:指浅屈肌腱在此处分为两股,变薄,包绕指深肌腱。指深肌腱渐从浅肌腱背侧穿出移行掌侧。此部位屈指肌腱断裂有2种情况。①单纯浅屈肌一股断裂,不需缝合,浅肌腱功能不受影响。②指深、浅屈肌腱断裂,指浅屈肌腱断裂两股中一股,有一部分止于指骨,近端不会回缩,仍起浅腱作用。只需修复指深屈肌腱。若浅肌腱两股全断并已回缩。除缝合深肌腱外,应缝合一股浅肌腱。

(3)Ⅱ区远端肌腱断裂:指浅屈肌腱已抵止在指骨上。多为指深屈肌腱单独断裂,应一期缝合。

5.Ⅲ区屈指肌腱损伤修复

指浅屈肌腱单一断裂或与指深屈肌腱同时断裂都应一期缝合。此区内指深屈肌腱断裂常涉及蚓状肌损伤,蚓状肌不需修复,缝合会造成该肌挛缩,引起手内"蚓状肌亢进"现象。用蚓状肌包裹深肌腱缝合部的方法,试图将深、浅肌腱分隔防止粘连是不可取的,同样容易造成蚓状肌短缩或瘢痕化影响手指屈伸活动。

6.Ⅳ区屈指肌腱损伤修复

腕管内肌腱断裂,多为锐器伤所致。此处肌腱集中,正中神经与肌腱并行。故几条肌腱断裂并正中神经损伤常见。肌腱缝接后,局部肿胀,狭窄的腕管内没有缓冲的余地,容易发生粘连。故断裂的肌腱不宜全部缝合。单纯指浅屈肌腱断裂应一期缝合。指浅、深屈肌腱及拇长屈肌腱断裂,只修复指深屈肌腱及拇长屈肌腱,指浅屈肌腱切除一段,使其避开腕管,减少腕管内容积,便于指深屈肌腱及拇长屈肌腱修复后早期功能练习,减少粘连机会。

肌腱缝合点尽可能相互错开,如不能错开可用浅屈肌腱为动力与远端深肌腱缝接。术中需认真辨认组织,勿将正中神经与肌腱缝合。

7.Ⅴ区屈指肌腱损伤修复

前臂远端屈指肌腱断裂均应一期缝合。肌腱周围组织松软,缝合后粘连少,即使有少许粘连,对肌腱滑动影响也不大。此区肌腱缺损,近端可选用指浅屈肌移位修复指深屈肌功能。

8.拇长屈肌腱损伤修复

(1)Ⅰ区:拇长屈肌腱断裂距止点 1 cm 以内,不宜直接缝合,可将近断端前移重新做止点。肌腱有缺损时,可在腕关节近侧行拇长屈肌腱延长、远端做止点重建手术。使鞘管区内无缝合点,减少粘连机会。

(2)Ⅱ区:此区是在掌指关节部位,肌腱缝合后易于在籽骨处嵌顿,可切除部分鞘管解除嵌顿以减少粘连。或可采用肌腱延长前移方法,使缝合处避开籽骨区。

(3)Ⅲ区:拇长屈肌腱无长腱纽及蚓状肌附着,断裂后近端常回缩至腕部或前臂远端。常需在腕近端另做一切口才能找出,行端-端缝合。

(4)Ⅳ区:拇长屈肌腱位置较深,紧贴腕管的桡侧壁,故此区的肌腱断裂较少见。

(5)Ⅴ区:拇长屈肌腱断裂应予一期缝合。

(四)陈旧性屈指肌腱损伤的修复

肌腱因缺损或其他原因未能行一期修复,以及一期缝合失败者,则应予二期修复。常用的修复方法是肌腱直接缝合、肌腱移植和肌腱移位术。

1.Ⅰ区肌腱陈旧性损伤的修复

屈指肌腱此区损伤,指深屈肌腱有不同程度的回缩。由于断腱近端腱纽与蚓状肌的作用回缩距离不会很多,临床上表现为患指的远侧指间关节主动屈曲功能丧失,指浅屈肌腱功能正常,近侧指间关节有主动屈曲。

(1)肌腱断端直接缝合或肌腱近断端前移术:指深屈肌腱近断端有足够的长度,且远断端长度>1 cm,断端可直接缝合。若远断端<1 cm,可将其远端断腱切除,将近断端前移行屈肌腱止点重建术。

(2)远侧指间关节融合术:指深屈肌腱近端已有短缩或缺损,指浅屈肌腱功能正常,远侧指间关节被动活动不良,或关节已有损伤者,可行远侧指间关节功能位融合术。此方法对恢复伤指捏握功能,效果可靠。

(3)肌腱固定术:指深屈肌腱近端回缩较多不能直接缝合,远断端有 1 cm 以上的长度,可将断腱远断端固定在中节指骨上,使远侧指间关节保持稍屈的功能位。

(4)肌腱移植术:近、远侧关节被动活动正常,手指皮肤条件好的病例,可行肌腱移植术。

在指深肌腱移植修复时,如指浅屈肌腱完好情况下,移植腱应穿过鞘内移植,若腱鞘已塌陷,则在腱鞘外移植重建滑车。

2.Ⅱ区肌腱陈旧性损伤的修复

此区单一指浅屈肌腱损伤,可不必修复。指深屈肌腱断裂,已不能直接缝合,指浅屈肌腱完好,可做远侧指间关节融合或肌腱固定。指浅、深屈肌腱均断裂,且不能直接缝合时,应行游离肌腱移植重建指深屈肌腱的功能。

3.Ⅲ区肌腱陈旧性损伤的修复

伤后时间较短,肌腱回缩不多,无论指浅、深屈肌腱均可直接缝合。时间过久,肌肉已发生挛缩,肌腱相对长度不足则行肌腱移植。

4.Ⅳ区肌腱陈旧性损伤的修复

腕管内肌腱较多,指浅屈肌腱,指深屈肌腱及拇长屈肌腱全部断裂,仅修复指深屈肌腱和拇长屈肌腱。需行肌腱移植时应将肌腱缝接点置于Ⅲ区与Ⅴ区内。

5.Ⅴ区肌腱陈旧性损伤的修复

此区内多条肌腱损伤较多见,并常合并有正中神经、尺神经,尺、桡动脉的损伤。经验不足的医师,早期容易漏诊,以致遗留到后期处理。断裂的肌腱无缺损可直接缝合。如肌腱断裂不在一个平面,又因短缩或缺损不能直接缝合时,可将指浅屈肌腱与指深屈肌腱交替移位缝合,拇长屈肌腱可用肌腱近端延长方法解决。

拇长屈肌腱陈旧损伤的修复:拇长屈肌腱在拇指的任何区域断裂,张力不大均可作肌腱直接缝合。受伤时间短,肌肉挛缩较轻,利用屈曲腕关节可克服长度不足,术后经锻炼可达到正常滑动范围。肌腱有缺损,应行肌腱延长、移植或移位术。当各种修复方法均无条件时,也可行拇长屈肌腱远断端的肌腱固定术或指间关节融合术。

6.游离肌腱移植

游离肌腱移植手术适用于手部各区域内肌腱缺损的修复。肌腱缺损部位无明显瘢痕,手指关节被动屈伸良好,手指感觉存在,则可行游离肌腱移植。年龄过大或幼儿不适宜肌腱移植手术,术后效果常不理想。

7.肌腱两期重建手术

肌腱缺损区域有较多的瘢痕,关节被动活动较差,可行肌腱两期重建术。第一期用肌腱替代物硅胶条植入屈肌腱缺损处,待假腱鞘形成4周后行第二期手术,取出硅胶条,然后用自体肌腱移植。

8.滑车重建术

屈指肌腱鞘缺损,尤其重要部位的如 A_1、A_2、A_4 等韧带缺损,手指屈曲时会造成肌腱离开指骨呈弓弦状,减少了肌腱的机械效应,致使手指屈伸功能障碍。

滑车重建术要求:①严格掌握手术适应证,避免重建滑车与肌腱互相粘连,影响肌腱的滑动。②重建滑车,以 A_2、A_4 部最为重要,滑车重建并非越多越好,重建滑车本身会增加肌腱周围粘连机会。③重建滑车的松紧很重要,既要允许肌腱在滑车下滑动自如,又要避免重建滑车松弛起不到作用。调节滑车松紧时,可牵拉屈肌腱的近端,以肌腱滑动无阻力,肌腱又不致弓起为宜。④滑车重建后,早期不免与肌腱有些粘连,经一段时间的练习后才能恢复手指的屈伸功能,术前应与患者解释清楚。

术后手指功能位石膏制动,3～4周去除外固定,6周后加大活动强度。

9.同种异体肌腱移植

多条肌腱缺损修复时自体肌腱移植的来源受到限制。随着同种异体肌腱移植免疫学研究的进展,经处理的异体肌腱,组织抗原明显降低,使异体肌腱移植在临床上应用成为可能。

(五)儿童屈指肌腱损伤

儿童或婴幼儿肌腱损伤,多为锐器伤,复合伤较少见。致伤物为玻璃、破碗、水果刀等。肌腱损伤以手指鞘管区和手掌部常见。

1.儿童肌腱损伤特点

(1)诊断有一定困难。检查时由于疼痛恐惧心理，往往不配合医师检查。陈旧肌腱损伤，患儿常用邻指屈曲带动伤指的假屈指动作，容易误诊。

(2)肌腱缝接后，患儿不配合术后功能练习，不宜早期功能活动。手指主被动屈伸活动应在肌腱修复4周后进行。儿童肌腱愈合能力强，粘连机会较成人少，可利用儿童的心理特点，以玩具作为训练工具，有意识地训练手指的屈伸活动。

(3)肌腱缝接时，儿童尤其是婴儿的屈肌腱纤细，缝合材料应选用3-0或5-0无创线，肌腱修复更应遵守无创操作原则。

2.肌腱损伤检查与诊断

较大的儿童肌腱损伤后，常能与医师配合，检查方法同成人肌腱损伤。婴幼儿的肌腱损伤可结合伤口的位置，并仔细观察手指在休息位时的姿势变化及抓物时手指屈伸活动障碍，是能够明确诊断的。屈指浅、深肌腱同时断裂，手指呈伸直位，仅掌指关节可以屈曲。单独指浅屈肌腱损伤，由于指深屈肌腱存在，常不表现手指屈伸活动障碍。而单一指深屈肌腱损伤，如指浅屈肌腱功能好、近节指间关节屈曲正常，可掩饰指深屈肌腱损伤症状，应予以注意。

3.肌腱修复

(1)新鲜屈指肌腱断裂：只要条件允许，断裂的肌腱均应一期缝合，一旦错过一期缝合的机会，肌腱鞘管塌陷，近断端及肌腹短缩，给二期肌腱修复造成困难，很难获得较好结果。术后功能锻炼可用一些能引起儿童兴趣的玩具，以达到肌腱练习的目的。

(2)陈旧性屈指肌腱损伤：因各种原因未能一期缝合肌腱，则需要二期肌腱修复。肌腱移位和肌腱移植术是常用的修复方法。肌腱移植术后效果不理想。粘连率较高常合并有关节挛缩。再者，患儿年龄小，肌腱修复后不配合功能活动，随时间延长可继发骨与关节发育异常。

(六)屈指肌腱修复后早期被动活动

腱鞘区屈指肌腱修复术后，早期有控制地活动，已证实具有促进肌腱愈合，减少粘连的作用，但肌腱再断裂发生率应引起重视。

五、肌腱粘连与松解

肌腱修复后，很难避免与周围组织发生粘连。一旦发生粘连，轻则影响肌腱的滑动，重则使肌腱修复手术失败。据相关统计，肌腱端-端缝合后肌腱松解率为30%，缝合后应用有控制地早期活动的松解率为14%～17%，游离肌腱移植的松解率为40%。

(一)肌腱粘连原因与预防

1.粘连原因

(1)任何原因损伤肌腱，甚至肌腱上的针孔，也会发生粘连。

(2)肌腱缝合部位位于裸露的骨面或缺血性组织中，容易发生粘连。

(3)肌腱缝合方法不当，腱端血液循环受到障碍，影响肌腱的愈合，需从周围组织建立侧支循环以取得营养，是粘连的重要原因。

(4)不注意无创操作，如切口选择不当、肌腱暴露时间过长等，也是形成粘连的重要因素。

2.肌腱粘连的预防

(1)肌腱手术切口设计要合理，应避免与肌腱的纵长重叠或平行，以免其切口瘢痕与肌腱形成纵形粘连。切口垂直或斜形越过肌腱，切口与肌腱间只有点的接触，粘连机会和范围可以大为减少。

（2）肌腱缝接部位应置于血液循环良好的组织中，尽量避免与纤维鞘管、韧带、关节囊、骨性管沟，裸露的骨面及瘢痕等缺血性组织接触。如不能避免时，可适当切除部分鞘管或韧带，开阔肌腱通路，改善肌腱营养条件。肌腱基床瘢痕需彻底切除，必要时预先改善皮肤覆盖条件。

（3）肌腱手术应遵守无创伤操作，腱端缝合要光滑，保护腱周组织，术中保持肌腱的湿润，减少肌腱在空气中、热光源下暴露过久，使肌腱表面干燥。

（4）肌腱修复术后避免发生血肿及感染。

（5）利用支具有控制地早期功能练习，是减少肌腱粘连的有效措施之一。

（二）肌腱松解术

肌腱松解术并不比肌腱缝合或游离肌腱移植等手术简单，有时操作要求更高。肌腱松解适应证选择合适，正确的手术操作，有效的功能练习，松解术后大多数病例都能获得良好的结果。操作不当，功能练习不当，反可使肌腱粘连较术前更广泛、严重。

肌腱修复5个月后，肌腱仍有明显的粘连及功能障碍，关节被动活动良好，覆盖肌腱皮肤条件也较好者，可施行肌腱松解术。皮肤瘢痕较多，局部血液循环差，肌腱松解术后，可能会产生更为严重的粘连。关节被动活动差，应加强关节的被动功能练习，而不宜行肌腱松解术。希望利用肌腱松解来恢复关节的活动是不能奏效的，因为在关节活动范围没有改善之前，松解的肌腱将很快再发生粘连。肌腱松解手术患者年龄不宜过小，婴幼儿的手术应于6岁后进行。由于肌腱松解后需功能练习，年龄小不宜配合，再者术后疼痛，患儿惧怕手指活动致使松解手术失败。

肌腱松解术24小时后，即可开始功能练习。要去除敷料，主动屈伸指活动。术后3～4天内，每天2～3次，每次2～3次屈伸患指。4天后，配合理疗，加大主动活动及被动活动。必要时配合支具练习。

影响肌腱松解效果的因素包括：①覆盖皮肤有较多瘢痕，或患指的神经、血管损伤，术后练习时组织肿胀明显，易再发生粘连。②肌腱有纤维性变，失去正常光泽，或已形成瘢痕索条，肌腱松解后易发生断裂或重新粘连。③肌腱松解与滑车重建若同期进行，为了顾及滑车的愈合，术后需要制动，其结果是松解的肌腱必然再发生粘连。④其他因素，如肌腱松解适应证不当以及不符合手术操作要求等因素，都会影响肌腱松解术的效果。

六、肌腱修复疗效评价

肌腱修复后功能如何，应用统一的科学的方法评价，在临床上有重要的价值。由于肌腱修复前的条件各异，如肌腱的损伤类型、部位，以及有无合并皮肤、骨与关节、神经、血管等组织损伤；因此评价肌腱修复结果是较困难的，有时即使同样条件下实施手术，其结果也不易相同。目前有数种肌腱功能评定方法，比较起来有的方法简便，且相对较全面，因而被普遍采用。

（一）手指总主动活动度评价法

1.手指总主动活动度（TAM）测量方法

测量掌指关节，近、远侧指间关节主动屈曲度，减去上述关节伸直受限角度之和。总主动屈曲度－总主动伸直受限度＝总主动活动度，即（MCP＋PIP＋DIP）－（MCP＋PIP＋DIP）＝TAM。

2.评价标准

优,屈伸活动正常 TAM>220°;良,功能为健指>75％;中,功能为健指>50％;差,功能为健指<50％,TAM<180°。

(二)被动活动度评价法

测量掌指关节,远、近侧指部关节被动屈曲度总和,减去三个关节被动伸直受限的总和。

被动活动度(TAM)和 TPM 评定法能较全面地反映手指肌腱的功能,参照对比手术前、后,主动与被动活动则更有意义。

(陈虎林)

第二十七节　指伸肌腱损伤

一、指伸肌腱分区及解剖特点

指伸肌腱自前臂背侧至手指末节背侧,其走行均位于皮下,仅腕背部肌腱走行于骨纤维鞘内。全程可分为 5 区(图 3-79)。

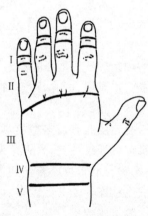

图 3-79　伸指肌腱分区

(一)指伸肌腱Ⅰ区

从中节指骨中远 1/3 处至远节指骨基底指伸肌腱止点处。此处仅有指伸肌腱的终末腱。肌腱菲薄、呈膜状。

(二)指伸肌腱Ⅱ区

从近节指骨近端 1/3 处至中节指骨中远 1/3 处。此区肌腱呈三束。中央为中央束,两侧为侧腱束。中央束、侧腱束与横形纤维(横束)、斜形纤维(斜束)在近指间关节背侧构成帽状膜性结构(腱帽)。此处肌腱易受损伤,由于肌腱结构复杂,所以修复困难,疗效差。

(三)指伸肌腱Ⅲ区

从腕背横韧带远侧缘至近节指骨近端 1/3 处。此区为指总伸肌腱的一部分。包括腱联合、掌指关节腱帽等结构。此区肌腱包绕松软的腱周组织,修复疗效较佳。

（四）指伸肌腱Ⅳ区

指伸肌腱走行于腕背鞘管内的部分。此区肌腱分别走行于6个骨纤维鞘内。由桡侧至尺侧，肌腱排列为：拇长展肌腱和拇短伸肌腱，桡侧腕长、短伸肌腱，拇长伸肌腱，指总伸肌腱和示指固有伸肌腱，小指固有伸肌腱，尺侧腕伸肌腱。

（五）指伸肌腱Ⅴ区

从前臂腱腹交界处至腕背横韧带近侧缘。

二、指伸肌腱的临床检查方法

（一）指总伸肌腱

受检者腕关节维持在轻度伸腕位，屈曲远、近指间关节。检查者嘱受检者主动屈伸掌指关节，可在手背处看到指总伸肌腱绷起。指总伸肌腱损伤后，手指掌指关节不能主动伸直。

（二）桡侧腕长、短伸肌腱

受检者握拳，掌心向下。检查者将手指置于第2、3掌骨基底。嘱受检者紧握拳或伸腕，可触及肌腱绷起。桡侧腕长、短伸肌腱损伤后，腕关节桡偏伸腕障碍。

（三）尺侧腕伸肌腱

受检者腕关节尺偏、背伸，检查者在尺骨茎突远端的凹陷处可触及肌腱张力。尺侧腕伸肌腱损伤，腕关节尺偏伸腕障碍。

（四）示指固有伸肌腱

受检者手指握拳，能单独伸直示指。示指固有伸肌腱损伤，手指握拳时，不能单独伸直示指。

（五）小指固有伸肌腱

受检者手指握拳，能单独伸直小指。小指固有伸肌腱损伤，手指握拳时，不能单独伸直小指。

（六）拇长伸肌腱

受检者五指伸直平放在桌面上，掌心向下。拇指可以做远离其他手指的动作。拇长伸肌腱损伤，拇指指间关节不能充分伸直。

（七）拇长展肌腱和拇短伸肌腱

受检者五指伸直平放在桌面上，掌心向下，拇指做远离其他手指的动作。检查者可在鼻烟窝桡侧缘触及肌腱张力。拇长展肌腱和拇短伸肌腱损伤，拇指掌指关节不能充分伸直，拇指外展动作不充分。

（八）侧腱束

检查者用拇指和示指置于受检者近节指间关节的两侧，嘱受检者主动屈伸近节指间关节，检查者拇、示指可感觉到肌腱的张力。

（九）终末腱

检查者用手固定受检者的近节指间关节于伸直位，嘱受检者主动屈伸远节指间关节，可见远节指间关节主动伸直。

三、指伸肌腱损伤修复及处理原则

（一）Ⅰ区指伸肌腱损伤

1.临床表现

手指远侧指间关节不能主动伸直，呈半屈曲状，形成"锤状指"。

2.诊断要点

新鲜开放性损伤应注意远侧指间关节背侧关节囊的损伤。新鲜闭合性损伤应注意末节指骨有无撕脱性骨折。陈旧性锤状指应注意有无末节指骨撕脱骨折；远侧指间关节的关节面有无创伤性关节炎；关节囊有无挛缩及关节活动度情况。

3.治疗方案及原则

(1)新鲜指伸肌腱Ⅰ区损伤：①开放性指伸肌腱损伤应一期修复。②伴有撕脱骨折超过关节面1/3,且远侧指间关节半脱位的闭合性指伸肌腱损伤,可行手术治疗——撕脱骨片切开复位伸肌腱修复术。③闭合性锤状指,不伴有撕脱骨折者；闭合性锤状指畸形,伴有撕脱骨折不超过关节面的1/3且未有移位者。可采用非手术治疗——石膏制动(包括支具制动)。④闭合性锤状指,不伴有撕脱骨折者；闭合性锤状指畸形,伴有撕脱骨折不超过关节面的1/3及移位者。可采用支具制动或克氏针贯穿固定术。

(2)陈旧指伸肌腱Ⅰ区损伤：①远侧指间关节无损伤或创伤性关节炎,关节被动活动正常者,可采用肌腱重叠缝合术。②远侧指间关节无损伤或创伤性关节炎,关节活动正常,但断裂肌腱部位无可利用的组织行肌腱重叠缝合者,可采用侧腱束移位术。③远侧指间关节有损伤或合并创伤性关节炎,关节活动不正常;或年龄偏大者。可采用远侧指间关节融合术。

(二)Ⅱ区指伸肌腱损伤

1.临床表现

新鲜Ⅱ区指伸肌腱损伤表现为近侧指间关节不能主动伸直(中央束和侧腱束完全损伤)或伸直不协调(中央束和侧腱束不完全损伤)。

陈旧Ⅱ区指伸肌腱损伤由于中央束和近侧指间关节的背侧腱帽的损伤,两侧侧腱束逐渐从关节背侧滑向两旁,直至滑到指关节轴的掌侧,从而失去伸指功能,造成近侧指间关节屈曲畸形、远侧指间关节过伸畸形,形成"纽孔畸形"(图3-80)。如畸形持续存在,则造成近侧指间关节的掌侧关节囊和远侧指间关节的背侧关节囊挛缩。

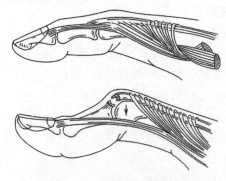

图3-80 纽孔畸形发生机制

2.诊断要点

(1)新鲜Ⅱ区指伸肌腱损伤：诊断时要特别注意,分清中央束单独损伤、中央束和侧腱束完全损伤、中央束和侧腱束不完全损伤、侧腱束有无滑脱等情况。

(2)陈旧Ⅱ区指伸肌腱损伤：诊断"纽孔畸形"时,应注意损伤持续时间;中央束和近侧指间关节的背侧腱帽损伤的程度;两侧侧腱束滑脱是否存在可复性;近侧指间关节的掌侧关节囊和远侧指间关节的背侧关节囊挛缩程度;关节主动与被动活动度情况。

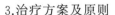

3.治疗方案及原则

(1)新鲜Ⅱ区指伸肌腱损伤:开放性损伤均采用手术治疗——肌腱缝合术;闭合性损伤可采用非手术治疗——石膏制动(包括支具制动)。

(2)陈旧Ⅱ区指伸肌腱损伤:①损伤时间短,单纯中央腱束损伤且缺损不多,被动伸指时两侧腱束仍可滑回手指背侧者,可采用中央腱束修复术。②两侧腱束轻度短缩,但近、远侧指间关节被动活动正常者,可采用侧腱束交叉缝合术。③损伤时间短,单纯中央腱束损伤且缺损超过0.5 cm,被动伸指时两侧腱束仍可滑回到手指背侧者,可采用中央腱束翻转肌腱瓣修复中央腱束或侧腱束中央移位替代中央束。④侧腱束损伤已不能利用者,可采用游离肌腱移植修复法。⑤侧腱束完整,但有严重挛缩者。如指背烧伤畸形者,可采用伸指肌腱止点切断术。

(三)Ⅲ区指伸肌腱损伤

1.临床表现

表现为掌指关节不能主动伸直;拇指表现为指间关节不能主动伸直。

2.诊断要点

由于指伸肌腱腱联合的存在,同时区还有示指和小指固有伸肌腱,诊断时要特别注意,特别是在联合腱近端的损伤,仍可有伸直动作,但力量减弱,或伸指不完全,不要漏诊。

3.治疗方案及原则

(1)开放性损伤:均采用手术治疗——肌腱缝合。

(2)闭合性损伤:损伤时间短,肌腱回缩缺损较少者,可采用肌腱缝合术;肌腱缺损较多者,可采用肌腱移植术或肌腱移位术;多条肌腱缺损,肌腱移植选用指长伸肌腱或异体肌腱移植;腱帽滑脱的处理方法以后将叙述。

(四)Ⅳ区指伸肌腱损伤

1.临床表现

表现为掌指关节不能主动伸直;拇指表现为指间关节不能主动伸直。

2.诊断要点

注意肌腱损伤的同时,有无骨纤维鞘管的损伤。

3.治疗方案及原则

(1)新鲜开放性损伤:均采用手术治疗——肌腱缝合。

(2)陈旧性肌腱损伤:常采用肌腱移植术。

(五)Ⅴ区指伸肌腱损伤

1.临床表现

表现为掌指关节不能主动伸直;拇指表现为指间关节不能主动伸直。

2.诊断要点

注意肌腱受损的数目、受损的部位,不要漏诊。

3.治疗方案及原则

(1)新鲜开放性损伤:指伸肌腱腱性部分的损伤应采用一期肌腱缝合术。指伸肌腱腱腹交界部分的损伤,肌腱与肌腹不宜直接缝合者,应采用肌腱移位术。

(2)陈旧肌腱损伤:肌腱损伤缺损较多,或肌腹纤维化者,可采用肌腱移位术。单一肌腱缺损者,可采用受损肌腱与其他正常动力腱编织缝合。肌腱损伤缺损较少,肌腹的收缩和滑动功能正常者,可采用肌腱移植修复术。

(六)拇长伸肌腱损伤的修复

1.临床表现

表现为拇指指间关节不能充分伸直。

2.诊断要点

由于拇长伸肌腱的解剖特点,损伤肌腱易回缩。注意近断端的位置以及肌腱与桡骨 lister 结节的关系。

3.治疗方案及原则

(1)Ⅰ区肌腱断端回缩不多,一般可直接缝合。如瘢痕连续,可将肌腱重叠缝合。

(2)Ⅱ~Ⅲ区肌腱近断端回缩较多,肌腹常出现挛缩,不可直接缝合。可将拇长伸肌腱从纤维鞘管中抽出置于皮下走直线,克服肌腱长度不足。也可采用示指固有伸肌腱移位重建伸拇功能或肌腱移植术。

(3)Ⅳ~Ⅴ区可行肌腱移位或肌腱移植术。

四、常见指伸肌腱损伤

(一)锤状指畸形

1.伸指肌腱止点切割伤

(1)临床表现:①外伤史。②远侧指间关节背侧皮肤破损。③远侧指间关节不能主动伸直。

(2)治疗方案及原则:清创缝合,肌腱修复,石膏或支具将患指固定在近侧指间关节屈曲,远侧指间关节过伸位。远侧指间关节可用细克氏针固定。

2.伸指肌腱止点处撕裂

(1)临床表现:远侧指间关节呈下垂状,不能主动伸直。

(2)诊断要点:①患指戳伤史,或类风湿关节炎、骨性关节炎,累及远侧指间关节。②远侧指间关节呈下垂状,不能主动伸直。③X线检查除外末节基底背侧撕脱骨折。

(3)治疗方案及原则如下。①保守治疗:用于早期新鲜伤,用石膏或支具将患指近侧指间关节屈曲,远侧指间关节过伸位制动6周。②手术治疗:常用于保守治疗失败的晚期修复。远侧指间关节被动背伸良好。在远侧指间关节处将伸肌腱松解,将肌腱瘢痕少量切除或重叠缝合,再过伸位固定。③对于关节病变引起的自发肌腱断裂,或远侧指间关节被动背伸不能,可以直接行远侧指间关节融合。

3.伸指肌腱止点处撕脱骨折

(1)临床表现:①明确外伤史。②患指末节肿胀,皮下淤血,呈下垂状。③关节被动活动剧痛,不能主动伸直。

(2)诊断要点:①患指戳伤史。②局部肿胀,皮下淤血,呈下垂状。③局部触痛,不能主动伸直。④X线检查可见末节基底背侧撕脱骨折。

(3)治疗方案及原则如下。①保守治疗:骨折片较小,占末节指骨基底关节面1/3以下,整复后用石膏或支具将患指固定在近侧指间关节屈曲,远侧指间关节过伸位。②手术治疗:如果骨折片超过关节面的1/3,且有明显移位,可行切开复位,内固定。

(二)纽孔畸形

伸指肌腱中央腱束损伤,早期依靠侧腱束的作用,仍可伸直近侧指间关节。如果未予及时修复,随着伤指不断地屈伸活动,中央腱束近端逐渐回缩,同时两侧腱束失去与中央腱束间的联系,从近侧指间关节背侧逐渐滑向侧方,一旦滑到指关节运动轴的掌侧,侧腱束不再起伸直作用。相反,每当用力伸指时,滑脱的侧腱束会使近侧指间关节屈曲,远侧指间关节过伸。近节指骨头从断裂的中央腱束中钻出,如同从纽孔中钻出一样,称"纽孔畸形"。

1.临床表现

伸指时,近侧指间关节不但不能伸直,反而屈曲,远侧指间关节过伸。

2.诊断要点

(1)手指近侧指间关节背侧损伤史。

(2)损伤的中央腱束未能及时修复。

(3)伸指时,近侧指间关节不但不能伸直,反而屈曲,远侧指间关节过伸。

3.治疗方案及原则

(1)中央腱束修补术:对于损伤时间短,伸指时向两侧滑脱的侧腱束仍可复位者,可行中央腱束修补。

(2)侧腱束交叉缝合法:适用于两侧腱束已有轻度短缩,但近、远侧指间关节被动活动尚正常者。

(3)游离肌腱移植术:脱位的侧腱束挛缩较重,或侧腱束已不完整,需做游离肌腱移植修补。

(4)伸指肌腱近止点处切断术:适用于两侧腱束完整,但挛缩严重的病例。

(三)拇长伸肌腱自发断裂

1.临床表现

(1)原发病史:桡骨远端骨折、类风湿关节炎等。

(2)拇指指间关节突发性不能主动伸直,沿拇长伸肌腱走行区域不能触到肌腱张力。

2.治疗方案及原则

手术治疗,方法包括游离肌腱移植和肌腱移位术,示指固有伸肌腱移位是较常用的方法。

(四)指伸肌腱自发断裂

中、环、小指指伸肌腱断裂常同时发生,常因类风湿关节炎或滑膜炎而受累。桡骨远端骨折复位不良,也是肌腱磨损时肌腱断裂的原因之一。

1.临床表现

(1)原发病表现:类风湿关节炎病史及腕部骨折史。

(2)中、环指或中、环、小指突发性不能伸直或渐进性伸指活动时伸指动作不完全。

2.治疗方案及原则

(1)滑膜切除。

(2)肌腱重建,行肌腱移植或肌腱移位术。

(3)单独1～2根肌腱在Ⅲ区或Ⅳ区断裂,可以将肌腱远侧断端编到正常的伸指肌腱上。

(五)指伸肌腱腱帽滑脱

掌指关节屈曲时,掌指关节背侧,中、环、小指伸指肌腱略向尺侧偏斜。掌指关节处的伸肌腱腱帽,桡侧较尺侧松弛。伸肌腱腱帽容易在此处滑脱,以中、环、小指,特别是环指向尺侧滑脱最为多见。常见病因有外伤和类风湿关节炎。有时无明显的外伤或疾病史,由于解剖与生物力学的特点,该区肌腱也可发生腱帽滑脱。

1.临床表现

(1)多数病例无明显的功能障碍,屈掌指关节时伸肌腱向尺侧滑脱,伸指时又可复位。局部可有轻度疼痛。

(2)少数病例,由于肌腱滑脱反复发作,产生局部肿痛,严重者会影响伸指功能,屈伸动作不协调。

2.诊断要点

(1)外伤和类风湿性关节炎等病史,或无明显的外伤或疾病史。

(2)症状较轻者,屈掌指关节时伸肌腱向尺侧滑脱,伸指时又可复位。

(3)症状较重者,局部肿痛,伸直活动受限。

3.治疗方案及原则

(1)症状较轻者,可行保守治疗。采用伸指位石膏或支具制动3~4周。

(2)症状较重者,需行腱帽修复术。①新鲜腱帽锐器性损伤可直接缝合损伤的腱帽,同时修复损伤的肌腱。②指伸肌腱腱帽尺侧挛缩而桡侧松弛者可行腱帽重叠缝合术。松解挛缩的尺侧腱帽结构,将松弛的桡侧腱帽重叠缝合。③腱帽桡侧组织已撕破或菲薄,局部组织不能利用者可行指伸肌腱腱帽滑脱修复术。

(六)腕背支持带缺损

腕背侧开放性损伤时,位于腕背的纤维支持带损伤,尤其是指伸总肌腱的支持带损伤缺损,伸腕屈指时,指伸总肌腱会像弓弦状绷起,从而影响手指功能。严重时应重建腕背支持带系统。

1.临床表现

(1)腕背部有外伤病史。

(2)伸腕屈指时,指伸总肌腱像弓弦状绷起。

(3)屈伸指活动范围和力量受影响。

2.治疗方案及原则

(1)症状较轻者,可行保守治疗。采用伸指位石膏或支具制动3~4周。

(2)症状较重者,需行腕背支持带修复重建术。

(陈虎林)

第二十八节　指腹皮肤缺损

根据手部的解剖特点,手指末节指腹有丰富的感觉神经末梢,具有精细的感觉功能,它的两点辨别觉可达到3~4 mm,并具有特殊的解剖结构和功能的要求,所以治疗目的是要尽量保留手指的长度,恢复手指的感觉,塑造良好的外形,获得良好的功能,使得患者满意。因此正确地处理好手指的皮肤缺损,可以避免手指的畸形和晚期的功能障碍。因此,掌握手部皮肤解剖特点和熟练运用皮肤移植和修复手术是很有必要的。在临床医疗工作中可以按缺损的部位、不同的创面设计出多种多样的手术方法,经过术前周密的设计,选择适宜的手术方案,术中精细的操作,术后仔细地观察,以及患者密切的配合来共同达到预期的治疗目的。

一、指掌侧单纯皮肤缺损的手术治疗

任何原因造成的手指掌侧皮肤缺损,没有肌腱、指骨、关节外露时,这种类型的损伤治疗比较

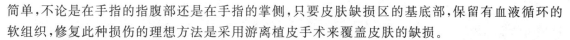

简单,不论是在手指的指腹部还是在手指的掌侧,只要皮肤缺损区的基底部,保留有血液循环的软组织,修复此种损伤的理想方法是采用游离植皮手术来覆盖皮肤的缺损。

此类手术多采用中厚皮片(断层皮片)游离移植手术,皮片的厚度在 0.3~0.8 mm,为皮肤厚度的 1/3~3/5,包括表皮和大部分真皮。皮片的特点是收缩少,外观可,具有一定的弹性,皮肤颜色加深不重,感觉恢复得快而且好。

供皮区常常选择在相对隐蔽的部位,如上臂内侧、前臂上内侧、腕掌侧横纹处、肘窝、腋窝、腹股沟等部位,供皮区一般可直接缝合闭合创面。

术后用石膏或指托制动 2 周,2 周后拆除全部缝线,开始功能锻炼。

二、手指指腹皮肤缺损伴有大面积深层缺血组织外露的手术治疗

在手指指腹皮肤缺损伴有大面积深层缺血组织如肌腱、指骨和(或)关节囊外露时,又无法通过用局部软组织瓣转移对深层缺血组织肌腱、指骨和(或)关节囊加以覆盖时,要根据各种不同的情况综合各种因素进行考虑,是采取缩短手指长度,还是行皮瓣移植的手术方法修复手指指腹的皮肤缺损。

(一)确定保留手指的因素

在决定具体治疗的手术方法前要考虑以下的因素。

1.手指的长度

手指指端的皮肤缺损的范围无论大小,是否有肌腱、指骨的外露,只要手指的指甲完整或尚存的指甲为原指甲长度的 1/4~1/3 的部分指甲缺损时,应考虑保留手指的长度,采用皮瓣转移手术修复手指指端的皮肤缺损。

2.工作性质

受伤的患者为从事一些重体力劳动的工作者,需要手部的皮肤能够耐磨、耐寒,具有良好的感觉,而皮瓣转移手术后覆盖手指的皮瓣将会有不耐磨、不耐寒、感觉不好等缺点。皮瓣的质量也因供区的不同而有差异,手部的皮瓣质地最接近,其次为前臂部、上臂部,而胸部和腹部的较差。因此,在这类患者中则多以考虑缩短残端直接缝合为宜,而尽量避免采用皮瓣移植的手术方法修复。

3.年龄因素

因为年龄过大的患者,在关节固定后很容易出现关节僵硬,导致关节功能障碍,在行皮瓣移植手术后,患肢常常需要制动 3~4 周的时间,这样就有可能会出现关节活动障碍的问题;而年龄过小的患者,他们不能很好地配合手术,术后无法给予牢固的制动,很容易造成转移的皮瓣撕脱,为此这种年龄范围的患者故多应考虑采用缩短残端直接缝合的手术办法。

4.保留关节问题

手指指端的皮肤缺损时,远端指间关节完好,末节指骨尚存有基底,采取缩短缝合伤指的手术方法,只有去除远端指间关节,才能直接缝合伤口,这时采用皮瓣转移的手术方法,则能保留该关节。特别是在拇指和示指,除了要保留此关节外,还为了要尽量保留手指的长度,故这种情况下应考虑施行皮瓣移植手术治疗。

5.不同的手指

由于手部有左右的区别,而且各个手指在手部功能中发挥的作用也有所不同,所以右手比左手,示、中指比无名指、小指的作用更重要,在手术修复中更应予以重视,行皮瓣转移修复手术,争

取保存伤指最大的长度。特别是拇指在手部功能中更为重要,在指端皮肤缺损后,与其他手指相比更适宜实施皮瓣移植手术修复。

(二)指腹皮肤缺损皮瓣修复的方法

手指掌侧的皮肤缺损在实施皮瓣移植术时,应首先考虑采用手部的皮瓣,因它们的组织结构和解剖特点最接近,但当手部皮瓣(邻指、鱼际皮瓣等)不具备修复手指掌侧的皮肤缺损时,这时要考虑应用其他部位的皮瓣转移进行修复,如交臂皮瓣、胸壁皮瓣或腹部皮瓣等手术方法覆盖创面,闭合伤口。

1.V-Y 推进皮瓣转移术(三角形推进皮瓣或 V-Y 缝合)

此种皮瓣手术适用于指端面积较小且为横形的皮肤缺损的创面修复,主要是利用皮下组织的可移动性,在缺损的一侧形成一个三角形皮瓣,将 V 形切开的皮瓣向指端皮肤缺损的部位推移,覆盖皮肤的缺损区,使组织错位缝合后,以达到覆盖指端皮肤缺损的创面及外露的指骨,此时 V 字形切开的 V 形皮瓣,给以 Y 形缝合,故得名为 V-Y 缝合。

V-Y 推进皮瓣修复的皮肤缺损面积较小,缺损面积的直径应<1 cm;双侧 V-Y 推进皮瓣,其所能覆盖创面的直径约 1.2 cm;如果缺损面积大于此范围,就不适宜采用此种皮瓣手术了,应选择其他种类的皮瓣转移手术。

2.手指掌侧皮肤推进皮瓣术

此手术方法适用于手指指端少量、横形的皮肤缺损。由于掌侧皮肤推进皮瓣内包含有双侧正常的血管神经束,所以应用此种皮瓣修复后的指端皮肤不仅具有良好的血液循环,而且具有正常的皮肤感觉功能,尤其适用于拇指和示指的指端皮肤缺损的治疗。

手术中从手指指端皮肤缺损创面的两侧开始,沿手指两侧正中线作纵形切口,切口向掌指关节水平延伸,手指双侧的血管神经束均位于掌侧的皮瓣内,然后将手指掌侧的皮瓣从屈指肌腱腱鞘的表面上予以剥离,避免损伤腱鞘及手指两侧的血管神经束,为了缓解皮瓣的张力,在手指指间关节屈曲位的情况下,将掀起的掌侧皮瓣向远端缺损的部位滑行推进,用于覆盖手指指端缺损的创面并进行缝合。

由于手指掌侧皮肤较紧,手指的伸直功能可受到影响,因此在手术后 2 周拆除缝线,开始进行手指的屈、伸功能锻炼,随着功能锻炼和辅助的物理治疗后,使掌侧的皮肤逐渐拉长,手指指间关节的伸直功能将随之恢复。

3.邻指皮瓣转移术

这种皮瓣手术是从手指的指背上切取皮瓣,适用于手指指端或手指掌侧的创伤性皮肤缺损或切除瘢痕、肿瘤后所遗留创面,合并有肌腱、骨或关节裸露的皮肤缺损。也可用于手指指端骨外露而需要保留手指长度的手指指端的皮肤缺损,且不适宜做游离皮片移植术时,可选用邻指皮瓣转移术修复手指指端或手指掌侧的皮肤缺损。同时存在多个手指的皮肤缺损时,可在多个手指上切取多个邻指皮瓣予以修复。该皮瓣不宜在手指的掌侧切取,只能从手指的背侧切取该皮瓣。

皮瓣移植术后 2 周,皮瓣生长良好可以拆除缝线,允许做适当的分指动作以便拉长皮瓣的蒂部,防止蒂部的短缩,同时进行手指关节的屈伸功能锻炼。术后 3~4 周可以实施断蒂手术。

4.鱼际皮瓣转移术

该皮瓣是从手掌的大鱼际部切取的皮瓣,用于修复手指末节少量的皮肤缺损、指端的皮肤缺损和指端侧方的皮肤缺损。此种皮瓣尤其适用于修复示、中、环指。如指端的皮肤缺损较多,或患指的指间关节屈曲受限时,则不宜选用鱼际皮瓣移植术。

皮瓣移植术后2周拆除缝线,同时将陪同固定的手指放开,允许有适当的功能锻炼。3~4周可实施皮瓣断蒂手术。

5.指动脉岛状皮瓣转移术

该皮瓣是以指动脉为蒂的岛状皮瓣。由于指动脉没有恒定的伴行静脉或指掌侧固有动脉周围的静脉比较细小,为确保皮瓣的静脉回流,血管蒂周围要多带一些筋膜,同时在血管蒂通道上的皮肤不要缝合太紧,以免血管蒂受压影响皮瓣的血运。当血管蒂游离到近侧指间关节水平时,皮瓣可前移1 cm;游离到掌指关节处时,皮瓣可前移2 cm。供皮瓣部位一般可直接缝合。由于皮瓣内含有指神经,切取皮瓣后可影响提供皮瓣部位的手指的感觉功能,因此皮瓣的供区一般选择在中指的尺侧或环指的桡侧。

指动脉岛状皮瓣移位术可采取顺行转移或逆行转移,该皮瓣的旋转点在指掌侧总动脉分叉处,逆行转移的解剖学基础是指间关节周围血管之间存在着吻合支,顺行转移皮瓣的血运比逆行转移皮瓣的血运更可靠,且手术操作简单。由于皮瓣内带有指神经,皮瓣转移后具有良好的感觉,尤其适用于拇尺侧、示、中指桡侧指腹皮肤缺损的修复。

6.示指背侧岛状皮瓣转移术(第1掌骨背动脉岛状皮瓣)

该皮瓣是带有神经血管束的岛状皮瓣,具有良好的血液循环和感觉神经支配,一次完成手术治疗。示指背侧岛状皮瓣转移术常应用于修复邻近手指有肌腱和(或)骨、关节外露的创面,特别是拇指掌侧、背侧,虎口部或中指掌指关节背侧的皮肤缺损。

术后伤口加压包扎,在第1、2掌骨间隙处(即皮瓣的蒂部)放置橡皮引流条,石膏托制动,皮瓣转移术后2周拆除缝线,去除石膏托,逐渐开始手部功能锻炼。

7.臂交叉皮瓣转移术

该皮瓣是从健侧前臂或上臂切取的带蒂皮瓣,在皮瓣转移后,要将两臂交叉固定在一起,故称臂交叉皮瓣。在手指掌侧皮肤缺损范围较大,不能应用以上所介绍的皮瓣修复时,可考虑采用前臂或上臂交叉皮瓣修复对侧(患侧)手指掌侧的皮肤缺损。前臂转移皮瓣的皮肤质量较上臂转移皮瓣的皮肤质量要好些,更接近于手部的皮肤质量。但在上肢切取皮瓣特别是前臂,由于前臂经常外露,切取皮瓣后遗留的瘢痕将影响美观,所以选取皮瓣的位置,要视手指掌侧皮肤缺损创面的部位、供区皮瓣的皮肤质量以及术后遗留瘢痕对美观的影响来决定。臂交叉皮瓣可以在同一前臂或上臂上设计多个皮瓣,修复多个手指掌侧的皮肤缺损。

修复手指掌侧的皮肤缺损创面,多选用对侧前臂或上臂前内侧的皮瓣;修复拇指的掌侧的皮肤缺损创面,多从对侧前臂或上臂的外侧切取皮瓣;无论是应用前臂或上臂的皮瓣,在切取皮瓣时切记不要跨越肘关节,避免由于手术后的皮肤瘢痕挛缩,影响肘关节功能活动。

臂交叉皮瓣转移手术后2周拆除缝线,白天可以解除外固定,允许健侧手部、肘部、肩部适当的功能锻炼,适度的牵拉皮瓣的蒂部,夜间继续腹带包扎固定,于手术后3~4周实施断蒂手术。

8.小鱼际皮瓣转移术

该皮瓣取自手掌尺侧小鱼际部位,为带神经血管蒂的岛状皮瓣,皮瓣的血液供应来自尺动脉的主干和小指尺侧固有动脉的皮支。小指尺侧固有动脉发自掌浅弓的尺侧,行于小鱼际脂肪垫中,发出皮支分布于小鱼际远侧2/3部,尺动脉主干发出的皮支供应小鱼际近侧1/3部,两者互相吻合。皮瓣的神经来自尺神经浅支发出的到小鱼际的皮支。由于小鱼际皮瓣血管细小,不适宜实施吻合血管的游离移植,故采用以豌豆骨为轴的带蒂皮瓣转移。

皮瓣转移后,供区创面往往不能直接缝合,需行游离皮片移植覆盖创面,患肢给予加压包扎石膏托制动,手术后 2 周去除石膏拆除缝线;如果手术中缝合了指神经,石膏制动将延长至手术后 3 周再拆除,开始手部的功能锻炼。

(陈虎林)

第二十九节　指背皮肤缺损

手指背部的皮肤缺损与手指掌部的皮肤缺损对治疗的要求是不同的,手指背部可作为皮瓣的供区,通过应用局部转移皮瓣来修复手指背部的皮肤缺损;手指背部对皮肤的感觉要求不高,可应用不带神经的皮瓣来修复;手指背部的皮肤缺损修复时位置容易摆放,可供选择的供区比较多,这样使得手指背部皮肤缺损的治疗比手指掌部皮肤缺损的治疗更为方便,可供选择的手术方法更多,使得手术操作更为简便、安全、可靠。

一、游离植皮术

手指背侧单纯的皮肤缺损,不合并有肌腱、骨质或关节囊外露的情况下,在彻底清创(或扩创)后,创面严格止血后,行游离皮片移植术,移植皮片厚度可根据创面基底的血液循环情况确定,创面基底的血液循环丰富,移植皮片可厚些,如果创面基底的血液循环较差且为感染后的伤口,移植的皮片应薄些,以利皮片成活,消灭创面,控制感染。

二、局部转移皮瓣转移术

此种皮瓣在手外科中为常用的修复手部皮肤缺损的手术方法之一,皮瓣内没有知名血管,可根据皮肤缺损创面的大小和形状任意切取,但皮瓣的长:宽比例要有一定的限制,通常是 1:1,最大不能超过1.5:1,它的血液供应完全来自皮瓣的蒂部,皮瓣的厚度为皮肤及皮下组织,皮瓣的血液循环依靠真皮下血管网、真皮内血管网和真皮乳头层的血管,大部分为单蒂皮瓣,有时可采用双蒂皮瓣。多适用于手指背侧较小的皮肤缺损,伴有肌腱、骨质或关节囊外露,不宜实施游离植皮手术修复的创面。

该皮瓣是应用局部皮肤和软组织的弹性和可移动性,通过设计形成皮瓣,使局部皮肤得到重新安排,达到覆盖创面的目的,即在皮肤缺损部位的侧缘附近的皮肤形成一个比创面大得多的皮瓣,使皮瓣经过按顺时针或逆时针方向旋转移位一定角度后使皮瓣移向缺损部位并覆盖皮肤缺损区,同时要注意皮瓣蒂的方向和皮瓣的长宽比例。

皮瓣转移后,在供区遗留有一个继发的皮肤缺损区,如面积较小,可通过松解周围皮肤,直接缝合继发创面;如果继发创面面积较大则应用游离植皮覆盖。

此种皮瓣手术多用于皮肤相对松弛部位的皮肤缺损,不适于在手掌、手指掌侧使用,手掌侧因皮肤的移动性很小,皮瓣旋转比较困难,很难达到完全覆盖创面。手背部皮肤较松弛,常应用局部转移皮瓣移植术修复手背的皮肤缺损。多用于修复三角形、圆形或椭圆形的皮肤缺损。局部转移皮瓣的优点是,皮瓣的皮肤与缺损处皮肤的色泽、厚度、质地相近,手术简单易行,一次完成,不需要二期断蒂手术。皮瓣移植术后 2 周拆除缝线,即可开始手指关节的屈伸功能锻炼。

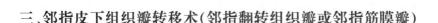

三、邻指皮下组织瓣转移术(邻指翻转组织瓣或邻指筋膜瓣)

Pakiam 及 Russell 报道了应用相邻健指背侧含部分真皮和全层皮下组织的组织瓣,翻转180°覆盖相邻手指指背侧皮肤缺损的手术方法。当手指背侧的皮肤缺损,伴有肌腱、指骨或关节囊外露时,需行皮瓣移植覆盖时,不能用掌侧邻指皮瓣来覆盖,可应用邻指指背的皮下组织瓣翻转覆盖创面,然后在皮下组织瓣上行游离植皮覆盖。

皮瓣移植术后 2 周拆除缝线,去除石膏,允许做适当的分指动作以便牵拉皮瓣蒂部,防止蒂部的短缩,同时进行手指关节的屈伸功能锻炼,在术后 3～4 周可实施断蒂手术。

四、第 2～4 掌背动脉岛状皮瓣转移术

第 2～4 掌背动脉岛状皮瓣又称手背皮瓣,是以掌背动脉作为血供来源的岛状皮瓣。桡、尺动脉的腕背支、掌深弓的近侧穿支和骨间前、后动脉的终支汇成了腕背动脉网。第 2、3、4 掌背动脉发自掌深弓的穿支和腕背动脉网的交通支,在手背伸肌腱深面,沿相应的骨间肌背面向远端走行,在近节指骨的基底部分为相毗邻指的指背动脉,此皮瓣属于网状血管皮瓣。

第 2～4 掌背动脉岛状皮瓣的解剖学基础是掌背动脉在指蹼处与指掌侧总动脉有恒定的吻合支,吻合支的部位正好是切取皮瓣的旋转轴心,分离第 2～4 掌背动脉岛状皮瓣时应距指蹼游离缘 1.5 cm 的范围以外进行,避免损伤皮瓣蒂部的血管吻合支,蒂部的旋转角度应在 90°～120°,以此点为轴心,分别以第 2、3、4 掌骨间隙为轴线,顺行或逆行切取以第 2～4 掌背动脉为蒂的岛状皮瓣转移修复手指的皮肤缺损。

掌背动脉的伴行静脉有两条,走行于手背深筋膜和伸肌腱深面、掌骨和骨间肌的背面,口径为 0.2～0.3 mm,缺少瓣膜并有交通支,可作为皮瓣的回流静脉。2～4 掌背神经的横径为 0.6～0.9 mm,分布于皮瓣,将神经向近侧分离 1～2 cm 切断,与受区的神经缝合,可恢复皮肤的感觉。

第 2～4 掌背动脉岛状皮瓣的切取范围可根据损伤面大小而定,其最大范围为 9 cm×4 cm,蒂长 2 cm,可用于修复手指掌侧、背侧的皮肤缺损,供皮区行游离植皮覆盖创面。

皮瓣移植后石膏托制动,术后 2 周去除石膏拆除缝线,即可开始手指关节的屈伸功能锻炼。

五、臂交叉皮瓣转移术

臂交叉皮瓣的皮肤较薄,皮肤的色泽和质地较好,修复后手指背侧皮肤缺损后不臃肿,缺点为供区不隐蔽,上肢留有瘢痕,影响美观。常是上述方法不适宜时所采取的手术方法。

修复手指背侧的皮肤缺损创面时,多选用对侧前臂或上臂前外侧的皮瓣;修复拇指的背侧的皮肤缺损创面,多从对侧前臂或上臂的内侧切取皮瓣。

六、胸部皮瓣转移术

胸部皮瓣是在胸部锁骨下形成的皮瓣,此处皮瓣的皮肤结构较手部皮肤结构相差较大,所以皮瓣臃肿,易于滑动,外形欠佳。但胸部较前臂或上臂隐蔽,即使有瘢痕,穿衣后也不会影响外观,尤其适用于女性患者。且只需固定患侧上肢,便于患者的生活自理。

该皮瓣常用于修复对侧拇指的掌侧或背侧及手指背侧部位的皮肤缺损。皮瓣的蒂部可在上方、内上方或外上方。

胸部皮瓣转移术后,皮瓣的蒂部放置引流条,包扎固定。在患肢腋窝与胸壁间、前臂与胸壁间用棉垫隔开,为避免因上肢的重力导致皮瓣撕脱,用宽胶布将肩关节于内收位、肘关节于屈曲

位固定在胸壁上,使患者不致在站立或卧床时,牵拉皮瓣及蒂部,最后再用胸带加以固定。卧床时在上臂下方垫一枕头,防止重力引起的上臂下坠导致的皮瓣的撕脱。

皮瓣转移术后2周拆除缝线,开始适当的手部功能锻炼以及适度的牵拉皮瓣的蒂部。3～4周后实施皮瓣断蒂术。

七、腹部皮瓣转移术

腹部皮瓣是在腹部形成的皮瓣,它可以切取较大面积的皮瓣,既可以改善肢体因外伤导致的外形瘦小,又为晚期深部组织的修复和功能重建打下了良好的基础。用于修复面积较大的皮肤缺损或是在其他皮瓣手术不适宜时所采取的手术方法。

腹部皮肤质量与手部皮肤质量相比皮肤结构相差甚远,腹部的皮肤较厚质软,易于滑动,皮下脂肪丰富,皮瓣臃肿,且不耐磨、不耐寒、不耐热,外形多不满意。虽然如此,腹部皮瓣在修复手部皮肤缺损中仍是一种很常用的修复方法,它具有设计方便,操作简单,安全可靠等优点。腹部皮瓣可在腹部设计多个皮瓣,修复多个手指的皮肤缺损。

腹部皮瓣移植手术可根据皮瓣的血液供应的不同分为:①上腹部皮瓣,它主要的血液供应来源于肋间血管,皮瓣的蒂部位于腹部的上方,下腹部的皮肤比上腹部的皮肤薄且质软;②下腹部皮瓣,它主要应用的是腹壁浅动脉或旋髂浅动脉,皮瓣的蒂部位于腹部的下方,在切取下腹部皮瓣时注意避开生长阴毛部位的皮肤。

手术中皮瓣切取至深筋膜浅层。如腹部皮下脂肪较多,尤其是女性,遇此情况,可按所需厚度,经过脂肪层切取皮瓣,但剥离较困难,出血点也多,须仔细操作,充分止血,使皮瓣厚薄均匀,或根据受区的需要加以修剪皮瓣的脂肪组织,不要过多的剪破脂肪球,以免术后引起脂肪液化、坏死,造成皮瓣感染,也会影响供区游离植皮的成活。在修剪皮瓣时,皮瓣的蒂部修剪的过薄,将会影响整个皮瓣的血液循环。腹壁皮肤比较松弛,皮瓣的面积不大时,腹壁多可直接缝合,创面过大时,需行游离植皮或受区瘢痕瓣移植覆盖腹部继发的皮肤缺损。

皮瓣转移到患手后,用棉垫将患肢与胸、腹部隔开,再用宽胶布将患肢的肩关节固定在内收位,然后再用腹带加以固定,皮瓣上的敷料开窗,便于观察皮瓣的血运及换药,而不干扰整个的固定。

术后卧床休息1周,2周拆除缝线,开始进行适当的手部功能锻炼以及适度的牵拉皮瓣的蒂部,3～4周后实施皮瓣断蒂术。

在修复手指皮肤缺损治疗中还有许多其他的手术方法:带蒂皮瓣,如管状皮瓣、袋状皮瓣、剔骨皮瓣等;带血管蒂的岛状皮瓣,如拇指桡侧指动脉逆行岛状皮瓣、拇指背侧指动脉岛状皮瓣等;吻合血管的游离皮瓣,如游离趾腹皮瓣、游离甲瓣移植等。

总之,手指皮肤缺损治疗的方法很多,在治疗手指的皮肤缺损时,首先要考虑尽可能地一期闭合创面,减少感染的机会,最大限度地保留受伤手指的功能,同时也要考虑为二期的功能重建提供良好的条件,在此基础上来确定本次手术应选的方案来进行手术治疗。在手术方案的选择中应考虑到:皮肤缺损的原因,缺损的部位,缺损的大小,创面基底的血液循环情况,是否需要二期功能重建,是否合并有其他部位的损伤,患者的年龄、身体状况、工作性质,有无特殊要求,患者对术后手指外观的要求以及术者的技术水平等综合因素。在确定方案实施手术治疗中还应注意做到:能用游离植皮的手术不选择皮瓣手术,能用邻位皮瓣的手术不选择远位皮瓣,能用带蒂皮瓣的手术不选择吻合血管的游离皮瓣,做到在手术治疗效果相同的情况下,尽可能地选择简单安全,给患者带来痛苦尽可能小的手术方案。

(赵立伟)

第四章

骨盆与髋臼损伤

第一节 尾骨骨折

尾骨骨折常发生于滑倒臀部着地或坐位跌下时,在临床上以女性为多见,往往因为忽视治疗而遗留长时间的尾痛症。尾骨在人类的发生学上是一个退化的骨头,在婴幼儿时期尾骨由4～5块骨组成,后随发育最后融合成一块尾骨,也可能为3节。尾骨在坐位时并不负重,而是由坐骨结节负重,尾骨上端为底、较宽,有卵圆形的关节面和骶骨相关节,其间有纤维软骨盘,尾骨后上部的凹陷和骶骨相连的部分为骶尾间隙。在关节面的后部有一个尾骨角,相当于第1尾骨的椎弓和上关节突,尾骨的侧缘是韧带和肌肉的附着处。尾骨的形状可以有很多的变异,长短不一,两侧可以不对称,其屈度可以前弯,可以侧屈,尾骨的各节可以成角。尾骨尖一般为圆形,可以呈分歧状,尾骨可以改变骨盆出口的形状,在妇女分娩的时候有重要意义。骶尾关节可以发生融合,而使尾骨和骶骨愈合成一块骨骼。

一、病因、病理

多由于不慎跌倒时,臀部着地,尾骨尖直接撞击于坚硬的物体,致使尾骨骨折或是脱位,并由于提肛肌和尾骨肌的牵拉作用,使骨折端向前方或是侧方移位。

二、临床表现与诊断

有明显的外伤史,伤后局部的疼痛剧烈,尤其是坐位时疼痛加重,由于臀大肌的部分纤维附着于尾骨上,故患者在坐位、站位或者是在行走、跨台阶时,由于肌肉的牵拉而出现疼痛加重。检查时局部有明显的压痛,但是肿胀不明显,肛诊时可以触及尾骨的前后错动。尾骨骨折脱位后,由于附着于其上的提肛肌、尾骨肌和肛门外括约肌以及韧带的张力发生变化,患者往往出现肛门的坠胀感,里急后重等症状。X线片可以确诊,侧位片可以看到尾骨向前移,正位片上可以见到尾骨的远端向侧方移位。

三、治疗

(一)非手术疗法

1.中药治疗

早期可以内服七厘散,元胡伤痛宁等消肿止痛药物,中后期可以口服接骨丹,配合外敷膏药。

2.手法复位

对于骨折无移位或是有移位但是没有肛门坠胀感和大便异常者,不作特殊的处理,仅需卧床1～2周,坐位时可以用气垫保护;对于移位较多而且伴有肛门坠胀和大便次数改变者,要用肛内手法复位胶布固定。

具体方法是:患者取胸膝位或者是侧卧位,医师戴手套,一手的示指或中指插入肛门,抵住骨折或是脱位的远端向后顶挤,另一手用示指和拇指向前挤按骨折或是脱位的近端,双手协作配合,即可复位。复位后可以用宽2～3 cm,长20～30 cm的胶布,一端从中间劈开,劈至离另一端约10 cm左右,将未劈开的一端固定于尾骨尖和骶骨部,劈开的两条分别向后外上方绕过臀部拉向双侧髂前上棘加以固定,固定后患者休息2～3周,避免骶尾部的直接坐位,疼痛缓解后应用舒筋活血中药坐浴熏洗。少数患者日后可遗留顽固的尾痛症,可用醋酸泼尼龙25 mg,加透明质酸酶1 500 U及适量利多卡因行局部封闭,也可以行骶管封闭,每周1次,3～4次为1个疗程。

(二)手术疗法

病情严重者可以采取尾骨切除术。患者俯卧位,骶尾处的纵行或是"人"字形切口,注意显露骶尾韧带并切断,用骨膜剥离器剥离尾骨,用长钳持住,取出尾骨。术中注意保护肛门周围的括约肌和它的支配神经不受损伤。

四、合并症、并发症

尾骨骨折的主要合并症是直肠的损伤,往往有会阴部的坠胀感,肛门指诊可见到手套的血迹及饱满感,应采取直肠修补和造瘘,以防并发弥漫性腹膜炎,引起中毒性休克。

(董俊立)

第二节　骶尾关节脱位

骶尾关节由骶骨尖与尾骨底组成微动关节,其间有甚薄的椎间盘。骶尾关节前侧有前纵韧带,各附着于骶骨和尾骨盆面,骶骨后韧带为脊柱后纵韧带和棘上、棘间韧带及骶棘肌筋膜延续部分,位于两侧的骶尾韧带,相当于横突间韧带,骶尾角之间还有骨间韧带相连。

该关节通常有轻微的屈伸活动,其活动度取决于肛提肌的紧张与松弛,也有部分正常人也可由于骶尾关节骨性融合而不活动。临床上骶尾关节脱位常见于女性。单纯脱位较少,常合并骶尾交界处的骨折脱位。

一、病因、病理

骶尾关节脱位与直接暴力、产伤有密切关系。

(一)直接暴力

滑倒仰坐摔伤,尾骶部直接撞击坚硬的地面或硬物,引起骶尾关节脱位。如摔坐楼梯台阶边沿,椅凳角上,尾骨往往因受背侧暴力的作用和肛提肌、尾骨肌的收缩而向前脱位。如伴有侧向暴力时,可合并侧方脱位。有的暴力来自尾尖垂直方向,可发生后脱位或骨折脱位。

（二）产伤

胎儿大、育龄高、产程长，可引起骶尾关节脱位。胎儿过大、胎头径线大、过熟，颅骨较硬头不易变形，形成相对头盆不相称，兼有育龄高，韧带松弛退变，激素分泌异常，韧带松弛弹性变差，加之产程长，造成分娩时韧带撕裂，发生骶尾关节后脱位。

二、分类

按脱位的时间分为新鲜脱位和陈旧性脱位；按尾骨脱位的方向可分为前脱位、后脱位和侧方脱位，前脱位较多见。

三、诊断

患者有滑倒仰坐摔伤史和产伤史。患者骶尾部疼痛，不能坐位，常以半侧臀部坐在椅凳上，弯腰下蹲等活动受限，甚则疼痛。骶尾部局部软组织肿胀，皮下瘀血及压痛明显。骶尾交界区有台阶样感，或凹陷感。按压尾骨尖时，骶尾区有过度的伴有疼痛的异常活动。肛诊时前脱位可触及骶尾前侧有凸起，压痛。后脱位可触及尾骨向后凹陷，压痛。X 线侧位片可显示尾骨向前脱位，或向后脱位，或骨折脱位。正位片可能显示有侧向移位，但应除外变异。

四、治疗

（一）复位方法

1.肛内复位法

患者侧卧位屈膝屈髋，或胸膝位，在局部麻醉或不需麻醉下，术者戴手套，以示指或中指伸入肛门内，于骶尾前方触及高起的压痛区，施以向背后挤压力，与此同时，术者拇指抵于骶尾末端，作与中指或示指相对的推压力，使骶尾交界区变得光滑，且疼痛明显减轻或消失，即告复位。此法适用于骶尾关节前脱位。

2.肛外复位法

患者术前准备同肛内复位法，术者戴手套，用拇指在尾骨后凸的压痛区，向前挤压脱位的尾骨，此时可感到有向前的滑动感，复位即成功。此法适用于骶尾关节后脱位。

3.过伸复位法

患者俯卧于床，双膝关节并拢尽量屈曲，术者位于患者左侧，左手按于骶骨尖处向下压，右手臂托持膝部和小腿向上搬提同时用力使髋关节向后过伸，连续 3～5 次。体质肥重者，可让一助手站在远端，双手握住患者双踝向上提拉双下肢，术者用拇指或手掌小鱼际向下按压骶骨尖处，使髋关节向后过伸，连续 3～5 次。术后让患者站立，做下蹲站起动作，如疼痛缓解，复位成功。1 周后可用此方法再治疗 1 次。此法适用于骶尾关节前脱位，且不宜行肛内复位者。

（二）固定方法

复位后，可局部贴用膏药，并用宽胶布将两臀部靠拢贴牢，并嘱卧床休息 2～3 周。

（三）药物治疗

固定期间除局部贴用活血止痛膏外，在解除固定后，应用活血祛瘀中药熏洗或坐浴，如仍有疼痛，可配合局部封闭。

（四）其他疗法

对仍有移位但无症状，可不予以处理；如有顽固性尾痛症状，经保守治疗无效时，可考虑尾骨切除术。

（韩志华）

第三节　髋　臼　骨　折

髋臼由 3 块骨骼组成:髂骨在上,耻骨在前下,坐骨在后下,至青春期以后三骨的体部才融合为髋臼。从临床诊治的角度出发,Judet 和 Letournel 将髋臼视为包含于半盆前、后两个骨柱内的一个凹窝。前柱又称髂耻柱,由髂骨前半和耻骨组成,包括髋臼前唇、前壁和部分臼顶。后柱又称髂坐柱,由髂骨的坐骨切迹前下部分和坐骨组成,包括髋臼后唇、后壁和部分臼顶。

一、病因、病理

髋臼骨折多由间接暴力造成,因臀部肌肉丰富故直接暴力造成骨折少见。由于遭受暴力时股骨的位置不同,股骨头撞击髋臼的部位即有所不同,因而造成不同类型的髋臼骨折。当髋关节屈曲、内收位时受力,常伤及后柱,并可发生髋关节后脱位;若在外展、外旋位时受力,可造成前柱骨折和前脱位;若暴力沿股骨颈方向传递,即可造成涉及前后柱的横形或粉碎性骨折。严重移位的髋臼骨折,股骨头大部或全部突入骨盆壁内,出现股骨头中心脱位。传达暴力的髋臼骨折,髋臼的月状软骨面和股骨头软骨均有不同程度的损伤,重者股骨头亦可发生骨折。

二、诊断

(一)病史
确切的外伤史。

(二)体征
患侧臀部或大腿根部疼痛、肿胀及皮下青紫瘀斑,髋关节活动障碍。局部有压痛,有时可在伤处扪到骨折块或触及骨擦音。

(三)合并症
若合并有髋关节脱位,后脱位者在臀部可摸到脱出的股骨头,患肢呈黏膝状;前脱位者在大腿前侧可摸到脱出的股骨头,患肢呈不黏膝状;中心型脱位者,患肢呈短缩外展畸形。

(四)X 线或 CT 检查可明确诊断
为了正确评估髋臼骨折,检查时应摄不同体位的 X 线片,以便了解骨折的准确部位和移位情况。Letoumel对髋臼骨折在 Judet 3 个角度 X 线片上的表现进行分类。该方法包括摄患髋正位、髂骨斜位片(IOV)和闭孔斜位片(OOV),它们是诊断髋臼骨折和分类的依据。

正位片显示髂耻线为前柱内缘线,前柱骨折时此线中断;髂坐线为后柱的后外缘,后柱骨折时此线中断;后唇线为臼后壁的游离缘,臼后缘或后壁骨折时后唇线中断或缺如;前唇线为臼前壁的游离缘,前缘或前壁骨折时此线中断或缺如;臼顶和臼内壁的线状影表示其完整性,臼顶线中断为臼顶骨折,说明骨折累及负重区,臼底线中断为臼中心骨折泪滴线可用来判断髂坐线是否内移。为了显示前柱或后柱骨折,尚需摄骨盆 45°斜位片。①向患侧旋转 45°的髂骨斜位片:可清晰显示从坐骨切迹到坐骨结节的整个后柱,尤其是后柱的后外侧缘。因此,该片可以鉴别后柱和后壁骨折,如为后壁骨折,髂坐线尚完整,如为后柱骨折,则该线中断或错位。②向健侧旋转45°的闭孔斜位片:能清楚地显示自耻骨联合到髂前下棘的整个前柱,特别是前内缘和前唇。应当指出的是,骨折错位不一定在每张 X 线片上显示,只要有一张 X 线片显示骨折,诊断明确。髋关节正位、髂骨和闭孔位 X 线片虽可显示髋臼损伤的全貌,但有时难以显示复杂的情况。CT 可显示骨折线的位置、骨折块移位情况、髋臼骨折的范围、粉碎程度、股骨头和臼的弧线是否吻合以及股骨头、骨盆环和骶骨损伤,因此对于髋臼骨折的诊断和分类,CT 是 X 线片的重要补充。特别是对平片难以确定骨折类型和拟切开复位内固定治疗者,以及非手术治疗后髋臼与股骨头弧线呈非同心圆位置或髋关节不稳定者均应作 CT 检查。

三、治疗

髋臼骨折后关节软骨损伤,关节面凹凸不平,甚至失去弧度,致使股骨头与髋臼不相吻合。势必影响髋关节的活动。长期磨损则出现骨关节炎造成疼痛和功能障碍。因此,髋臼骨折的治疗原则与关节内骨折相同,即解剖复位、牢固固定和早期主动和被动活动。

(一)手法复位

手法复位适应于单纯的髋臼骨折。根据骨折的移位情况采取相应的复位手法。患者仰卧位,一助手双手按住骨盆,术者可将移位的骨折块向髋臼部位推挤,一面推挤,一面摇晃下肢使之复位,复位后采用皮牵引固定患肢 3～4 周。

(二)牵引疗法

牵引疗法适应于髋臼内壁骨折、骨折块较小的后壁骨折及髋关节中心性骨折脱位。或虽有骨折移位但大部分髋臼尤其是臼顶完整且与股骨头吻合,以及中度双柱骨折头臼吻合者。方法是:于股骨髁上或胫骨结节行患肢纵轴牵引,必要时(如严重粉碎,有移位和中心脱位的髋臼骨折,难以实现手术复位内固定者)在股骨大转子部加用侧方骨牵引,并使这两个方面牵引的合力与股骨颈方向一致。其纵轴牵引力量为7～15 kg,侧方牵引力量为 5～8 kg,1～2 天后摄 X 线片复查,酌情调整重量,并强调在维持牵引下早期活动髋关节。6～8 或 8～12 周后去牵引,扶双拐下地活动并逐渐负重,直至完全承重去拐行走。

(三)手术治疗

(1)对后壁骨折片大于 3.5 cm×1.5 cm 并且与髋臼分离达 5～10 mm 者行切开复位螺丝钉内固定术。

(2)移位明显的髋臼前柱骨折,采用改良式 Smith-Peterson 切口或经髂腹股沟切口,显露髋臼前柱,骨折复位后用钢板或自动加压钢板内固定。

(3)对髋臼后柱和后唇骨折采用后切口。其骨折复位后用钢板或自动加压钢板内固定,其远端螺丝钉应旋入坐骨结节。如有移位骨折片,需行骨片间固定时,可用拉力螺钉内固定。

(四)功能锻炼

对髋臼骨折应在维持牵引下早期活动髋关节,不仅可防止关节内粘连,而且可产生关节内的研磨动作,使关节重新塑形。

(张二栋)

第五章

下 肢 损 伤

第一节　股骨颈骨折

股骨颈骨折占股骨近端骨折的53％,其中无移位(包括嵌插性骨折)骨折占33％,有移位骨折占67％。股骨颈骨折存在的问题:①骨折不愈合。②股骨头缺血坏死。近年来由于内固定技术的进步,骨折不愈合率大大降低,但股骨头缺血坏死率仍无改善。

一、分型

股骨颈骨折分型可归纳为4类:①根据骨折的解剖部位;②根据骨折线的方向(Pauwels分型);③根据骨折移位的程度(Garden分型);④AO分型。

(一)解剖部位分型

将股骨颈骨折分为头下型、经颈型和基底型三型。骨折位置越接近股骨头,缺血坏死发生率越高。但各型的X线表现受投照角度影响很大,影响临床实际的准确评估。目前此类分型已很少应用。

(二)骨折线方向分型

Pauwels(1935)根据骨折线走行提出Pauwels分型(图5-1),认为Pauwels夹角度数越大,即骨折线越垂直,骨折端所受到的剪式应力越大,骨折越不稳定,不愈合率随之增加。

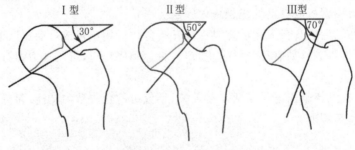

图5-1　Pauwels分型

但该分型存在两个问题:第一,投照X线时股骨颈与X线片必须平行,这在临床上难以做到。第二,Pauwels分型与股骨颈骨折不愈合及股骨头缺血坏死无明显对应关系。

(三)骨折移位程度分型

Garden分型是目前应用最广泛的股骨颈骨折分型,根据骨折移位程度分为Ⅰ~Ⅳ型(图5-2)。

Ⅰ型:不全骨折。Ⅱ型:完全骨折无移位。Ⅲ型:完全骨折有移位。Ⅳ型:完全骨折完全移位。Garden发现随着股骨颈骨折移位程度递增,不愈合率与股骨头缺血坏死率随之增加。

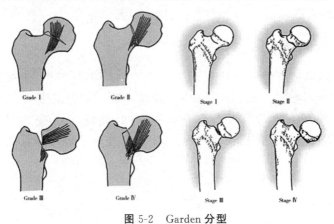

图 5-2　Garden 分型

(四)AO 分型

将股骨颈骨折归类为股骨近端骨折中的 B 型(图 5-3)。

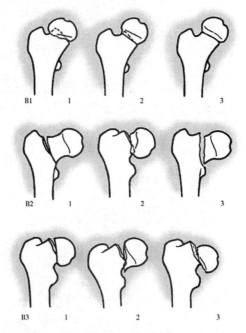

图 5-3　AO 分型

B1 型:头下型,轻度移位。1.嵌插,外翻≥15°;2.嵌插,外翻<15°;3.无嵌插

B2 型:经颈型。1.经颈部基底;2.颈中部,内收;3.颈中部,剪切

B3 型:头下型,移位。1.中度移位,内收外旋;2.中度移位,垂直外旋;3.明显移位

二、治疗

(一)复位

股骨颈骨折的复位:骨折的解剖复位是股骨颈骨折治疗的关键因素。直接影响骨折愈合及股骨头缺血坏死的发生。Moore指出,X线显示复位不满意者,实际上股骨颈骨折端接触面积只

有 1/2。由于骨折端接触面积减少,自股骨颈基底向近端生长的骨内血管减少或生长受阻,因而降低了股骨头颈血运。

复位的方法有闭合复位和切开复位。应尽可能采取闭合复位,只有在闭合复位失败,无法达到解剖复位时才考虑切开复位。

1.闭合复位

(1)McElvenny法:将患者置于牵引床上,对双下肢一同施行牵引;患肢外旋并加大牵引;助手将足把持住后与术者把持住膝部一同内旋;肢体内旋后将髋关节内收。McElvenny 认为解剖复位及外展复位均不稳定,主张使股骨颈骨折远端内侧骨皮质略内移,使其位于股骨头下方,以使其稳定性增加。因此提出在复位完成以后自大转子向内侧用力推骨折远端,至远端内移(图 5-4)。

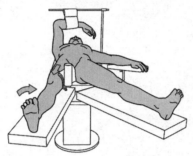

图 5-4　McElvenny 法

(2)Leadbetter 法:Leadbetter 采用髋关节屈曲位复位方法:首先,屈髋 90°后行轴向牵引,髋关节内旋并内收。然后轻轻将肢体置于床上,髋关节逐渐伸直。放松牵引,如肢体无外旋畸形即达到复位(图 5-5)。

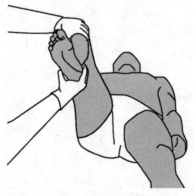

图 5-5　Leadbetter 法

2.复位的评价

X 线评价:闭合复位后,应用高质量的 X 线影像对复位的满意程度进行认定。Simon 和 Wyman 曾在股骨颈骨折闭合复位之后进行不同角度 X 线拍片,发现仅正侧位 X 线片显示解剖复位并未真正达到解剖复位。Lowell 提出:股骨头的凸面与股骨颈的凹面在正常解剖情况下可以连成一条 S 型曲线,一旦在 X 线正侧位任何位置上 S 型曲线不平滑甚至相切,都提示未达到解剖复位。

Garden 提出利用"对位指数"(后被称为 Garden Index)对股骨颈骨折复位进行评价。

Garden lndex 有两个角度数值：在正位 X 线片上，股骨颈内侧骨小梁束与股骨干内侧骨皮质延长线的夹角正常为 160°，在侧位 X 线片上股骨头中心线与股骨颈中心为一条直线，其夹角为 180°（图 5-6）。Garden 研究了大量病例后发现股骨颈骨折复位后，在正侧位 X 线片上 Garden lndex<155°病例组中，股骨头缺血坏死率近为 7%，而 Garden lndex>180°病例组中，股骨头缺血坏死率达 53.8%。Garden 认为，如果复位后 Garden lndex 在 155°~180°之内即可认为复位满意。

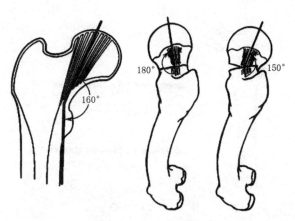

图 5-6　Garden **对位指数**

尽管有些学者认为外展位复位可以增加骨折端的稳定性，但目前大多数学者均提出应力求达到解剖复位。只有解剖复位，才可以最大限度地获得股骨头血运重建的可能性。

3.复位后的稳定性

股骨颈骨折复位后稳定与否很大程度上取决于股骨颈后外侧是否存在粉碎。如果后外侧粉碎则失于后外侧有效的骨性支撑，随后常发生复位失败以致骨折不愈合。因此，对于伴有后外侧粉碎的股骨颈骨折，可考虑一期植骨。

4.切开复位

一旦闭合复位失败，应该考虑切开复位，即直视下解剖复位。以往认为切开复位会进一步损害股骨头颈血运。近年来，许多学者都证实切开复位对血运影响不大。Banks 的结论甚至认为切开复位后不愈合率及股骨头缺血坏死率均有下降。其理由是，首先切开复位时关节囊切口很小，而解剖复位对血运恢复起到了良好的作用。切开复位可采用前侧切口或前外侧切口（Watson-Jones 切口）。有人提出，如存在股骨颈后外侧粉碎，则应选择后方切口以便同时植骨。但大多数学者认为后方切口有可能损害股骨颈后外侧残留的血运，故应尽量避免。

（二）内固定手术

应用于股骨颈骨折治疗的内固定物种类很多。内固定的原则是坚强固定和骨折端加压。但必须强调解剖复位在治疗中至关重要。各种内固定材料均有自身的特点和不足。医师应该对其技术问题及适应证非常熟悉以选择应用。

三翼钉作为治疗股骨颈骨折的代表性内固定物曾被应用多年，由于其本身存在许多问题而无法满足内固定原则的要求，在国际上早已弃用。目前经常应用的内固定材料可分为多针、螺钉、钩钉、滑动螺钉加侧方钢板等。

1.多针

多针固定股骨颈骨折为许多学者所提倡（图 5-7）。多针的种类很多，主要有 Moore，Knowles，Neufeld 等。多针固定的优点主要是可在局麻下经皮操作，从而减少出血、手术死亡及感染的危险。其缺点：①固定强度不足。②在老年骨质疏松的患者中，有在股骨转子下进针入点处造成骨折的报道。③存在固定针穿出股骨头的可能。多针固定总的牢固强度较弱，因此主要试用于年轻患者中无移位的股骨颈骨折（Garden Ⅰ、Ⅱ型）。

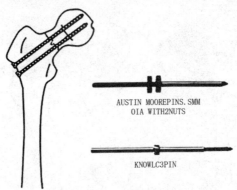

AUSTIN MOOREPINS. SMM
OIA WITH2NUTS

KNOWLC3PIN

图 5-7　多针固定

2.钩钉

Stromgqvist 及 Hansen 等人设计了一种钩钉治疗股骨颈骨折。该钉插入预先钻孔的孔道后在其顶端伸出一个小钩，可以有效地防止钉杆穿出股骨头及向外退出，手术操作简便，损伤小（图 5-8）。

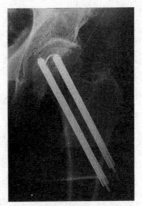

图 5-8　Hansen 钉

3.加压螺钉

多根加压螺钉固定股骨颈骨折是目前主要提倡的方法，其中常用的有 AO 中空加压螺钉、Asnis 钉等（图 5-9）。中空加压螺钉的优点有骨折端可获得良好的加压力；3 枚螺钉固定具有很高的强度及抗扭转能力；手术操作简便，手术创伤小等。由于骨折端获得加压及坚强固定，骨折愈合率提高。但对于严重粉碎性骨折，单纯螺钉固定的支持作用较差，有继发骨折移位及髋内翻的可能。

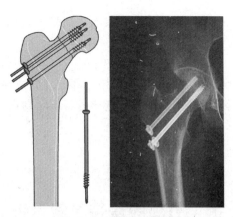

图 5-9　中空加压螺钉

4.滑动螺钉加侧方钢板

滑动螺钉加侧方钢板主要有 AO 的 DHS 及 Richards 钉(图 5-10)。其特点是对于股骨颈后外侧粉碎,骨折端缺乏复位后骨性支持者提供可靠的支持。其头钉可沿套管滑动,对于骨折端产生加压作用,许多学者指出,单独应用时抗扭转能力较差,因此常在头钉的上方再拧入一颗加压螺钉以防止旋转。

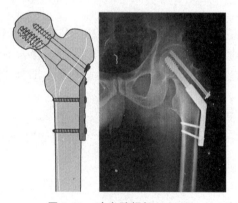

图 5-10　动力髋螺钉(DHS)

5.内固定物在股骨头中的位置

对于内固定物在股骨头中的合理位置存在较大的争议。Cleceland、Bailey、McElvenny 等人均主张在正侧位 X 线片上,内固定物都应位于股骨头中心。任何偏心位置的固定在打入时有可能造成股骨头旋转。另外股骨头中心为关节下,致密的骨质较多,有利于稳定固定。Fielding、Pugh、Hunter 等人则主张内固定物在 X 线片正位上偏下,侧位上略偏后置放,主要是为了避免髋关节内收,外旋时内固定物切割股骨头。Lindequist 等人认为远端内固定物应尽量靠近股骨颈内侧,以利用致密的股骨距来增加其稳定性。尽管存在争议,目前一致的看法是由于血运的原因,内固定物不应置于股骨头上方。关于内固定物进入股骨头的深度,应距离股骨头关节面大约5 mm 为宜。

(三)人工髋关节置换术

1.适应证

主要适用于 60 岁以上的陈旧性股骨颈骨折不愈合,内固定失败或恶性肿瘤、骨折移位明显不能得到满意复位和稳定内固定者,有精神疾病或精神损伤者及股骨头缺血性坏死等均可行人工髋关节置换术。

2.操作方法

全身麻醉或硬膜外阻滞麻醉。手术入路可采用髋部前外侧入路(S-P入路)、外侧入路、后外侧入路等,根据手术入路不同采用相应的体位。老年患者应时刻把保护生命放在第一位,要细心观察,防治合并症及并发症。

(张寿强)

第二节　股骨转子间骨折

股骨转子间骨折多发生于老年人。女性发生率为男性的3倍,老年患者致伤原因多为摔伤。而年轻患者致伤原因多为高能损伤,如交通伤、高处坠落伤等,需注意是否合并股骨头,股骨颈,髋臼骨盆,脊柱及胸腹部损伤。

一、损伤机制

多数患者的股骨转子间骨折为跌倒所致的低能量损伤,并主诉转子部受到直接撞击。由于患者多为老年人。其跌倒的原因与其原有疾病所引起的步态异常有关。如心脑疾病,视力听觉障碍,骨关节疾病等。此类患者中合并其他部位骨折的发生率为7%～15%。常见有腕部,脊柱,肱骨近端及肋骨骨折。

高能量所致的股骨转子间骨折较为少见,多为机动车伤和高处坠落伤,其骨折类型多为逆转子间骨折或转子下骨折。Barquet发现在此类患者中合并同侧股骨干骨折的发生率为15%。如不注意则容易漏诊。

二、放射学诊断

标准的正侧位X线片对于正确诊断尤为重要。正位X线片应包括双侧髋关节。对于患侧应施以轻度内旋牵引,以消除患肢外旋所造成的重叠影像,从而对于骨折线方向,小转子是否累及,骨折粉碎和移位的程度做出正确判断。标准侧位X线片可以显示后侧骨折块及其移位程度。健侧X线片可以帮助医师了解正常的股骨颈干角及骨质疏松情况,以便正确选择治疗方法。多数情况下普通X线足以诊断。极个别患者由于骨折无移位而X线显示阴性,但主诉髋部疼痛并体检高度怀疑时需行CT或MRI检查。

三、骨折稳定性评估

股骨近端所受的生理应力在负重时分解为:①垂直分力,使股骨转子间骨折后的股骨头颈发生内翻移位。②沿股骨颈轴线的分力,使骨折端获得加压(图5-11)。在骨折愈合之前,肢体负重时垂直分力由内固定材料所承载。骨折的稳定性的评估直接关系到骨折的复位,内固定材料的选择决定术后能否肢体负重。骨折的形态决定骨折的稳定性以及骨折复位后的稳定性。内侧弓(小转子)的完整性及外侧壁(大转子)是否累及直接影响骨折的稳定性。

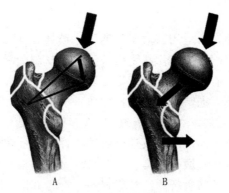

图 5-11 骨折所受应力
A.内翻应力;B.轴向应力

四、分型

近 50 年来文献报告关于股骨转子间骨折的分型超过 10 种。大致可分为:①基于骨折形态的描述(Evans;Ramadier;Decoulx;Lavarde 等)。②对于骨折稳定性的评估(Tronzo;Ender;Jensen 改良 Evans 分型;AO 等)。

(一)Evans 分型

Ⅰ型:无移位的 2 部分骨折。

Ⅱ型:移位的 2 部分骨折。

Ⅲ型:3 部分骨折,后外侧壁不完整(合并大转子骨折)。

Ⅳ型:3 部分骨折,内侧弓不完整(合并小转子骨折)。

Ⅴ型:4 部分骨折,后外侧壁,内侧弓均不完整(合并小转子骨折)。

R 型:逆转子间骨折。

其中 1,2 型为稳定型。其余均为不稳定型,大小转子的粉碎程度与复位后骨折的稳定性成反比。

(二)AO 分型

将股骨转子间骨折纳入其整体骨折分型系统中。归为 A 类骨折。A1 为简单骨折。A2 为粉碎性骨折。A3 为转子下骨折。每型中根据骨折形态又分为 3 个亚型。AO 分型便于进行统计学分析。

股骨转子间骨折稳定与否取决于两个因素:①内侧弓的完整性(小转子是否累及)。②后侧皮质的粉碎程度(大转子粉碎程度)。另外,逆转子间骨折非常不稳定。小转子骨折使内侧弓骨皮质缺损而失去力学支持,造成髋内翻。大转子骨折则进一步加重矢状面不稳定。其结果造成股骨头后倾。逆转子间骨折常发生骨折远端向内侧移位,复位不良则会造成内固定在股骨头中切割。骨折的不稳定是内固定失用(弯曲,断裂,切割)的因素之一。

五、治疗

股骨转子间骨折多见于老年人,保守治疗所带来的肢体制动和长期卧床使骨折并发症的发生难以避免。牵引治疗无法使骨折获得良好复位,骨折常常愈合于短缩,髋内翻的畸形状态,从而造成患者步态异常。因此,手术治疗,牢固固定是股骨转子间骨折的基本治疗原则。

(一)保守治疗

保守治疗只在某些情况下考虑应用。对于长期卧床肢体无法活动的患者,患有全身感染疾患的患者,手术切口部位皮肤损伤的患者,严重内科疾患无法耐受手术的患者,保守治疗更为安全。保守治疗根据患者治疗后有无可能下地行走可以归为两类方法。对于根本无法行走的患者无须牵引或短期皮牵引。止痛对症治疗。积极护理防止皮肤压疮。鼓励尽早坐起。对于有希望下地行走的患者,骨牵引8～12周。力求骨折复位。定期拍X线片,对复位和牵引重量酌情进行调整。去除牵引后尽快嘱患者功能练习及部分负重。骨折愈合满意后可行完全负重。

保守治疗并发症较多,如压疮、尿道感染、关节挛缩、肺炎以及血栓等。因此,近年来一致认为,如患者伤前能活动,股骨转子间骨折的治疗原则是骨折的坚强内固定及患者术后早期肢体活动。保守治疗只适于不能耐受麻醉及手术的患者(如近期心肌梗死患者),以及伤前不能活动且伤后无明显不适者。Horowitz报道在转子间骨折患者中,牵引治疗组死亡率达34.6%,而内固定组死亡率为17.5%。近年由于手术技术的提高,内固定材料的不断发展,手术并发症的发生大大减少。手术治疗股骨转子间骨折已成为首选方法。

(二)手术治疗

手术治疗的目的是使骨折得以良好复位,牢固固定,以允许患者术后早期肢体活动及部分负重。从而尽快恢复功能。

骨折能否获得牢固固定取决于以下因素:①骨骼质量;②骨折类型;③骨折复位质量;④内固定物的设计;⑤内固定物在骨骼中的置放位置。

(三)手术时机

Bottle等人的研究显示(2006),24小时以后手术患者死亡率明显增加。目前多数学者认为伤后48小时手术较为安全。在最初12～24小时内应该对于患者进行全面检查,对于异常情况予以积极纠正。其中包括血容量的补充,吸氧及原有疾患的相关药物治疗。与此同时,进行充分的术前计划和麻醉准备。

1.骨折复位

骨折的良好复位是下一步治疗的关键。如果复位不佳,不论选择哪种内固定材料都难以获得满意的固定。

对于稳定型骨折,轴向牵引,轻度外展内旋即可获得解剖复位。由于骨折端扣锁后完整的内侧弓可以提供稳定的力学支持,任何内固定物置入后均可得到牢固固定。

对于不稳定骨折,难以达到完全解剖复位。强行将大,小转子解剖复位使手术创伤增加,且解剖复位往往不易维持。目前多数学者主张对于不稳定骨折恢复股骨颈干的解剖关系即可,而无须追求完全解剖复位。

2.内固定材料

近年来治疗股骨转子间骨折的内固定材料不断发展更新,其中常用的标准内固定物可分为两类:①髓外固定(滑动加压螺钉加侧方钢板):Medoff Plate钉板,Richards钉板,DHS等。②髓内固定:Ender针,PFN,Gamma钉,PFN-A,Intertan,Asian IMHS,等。

(1)髓外固定材料。

1)滑动加压螺钉加侧方钢板固定:20世纪70年代,滑动加压螺钉加侧方钢板应用于股骨转子间骨折的治疗。其基本原理是将加压螺钉插入股骨头颈部以固定骨折近端,在其尾部套入一侧方钢板以固定骨折远端。由于滑动加压螺钉加侧方钢板系统固定后承受大部分负荷直至骨折愈合;固定后股骨颈干角自然恢复、骨折端特别是骨距部分可产生加压力、目前已成为股骨转子间骨折的常用标准固定方法。如发现大转子粉碎,可加以支持钢板或螺钉等以固定大转子。

2)头钉置放的合理位置:Baumgaertner 首先提出 TAD 值的概念。TAD 值是指正常解剖状态下股骨头颈中轴线在正侧位与股骨头关节面交点与头钉顶点的距离之和。Baumgaertner 等认为 TAD 值(头钉的尖顶距)是可以独立预测头钉切出的最重要因素(不稳定骨折,患者年龄也是头钉切出的预测因素)。他们分析了 198 例转子间骨折患者(其中 16 例头钉切出),发现 TAD 值≥27 mm,无头钉切出;TAD 值>45 mm,头钉切出率增加至 60%。他们建议,如术中导针置入后 TAD 值>25 mm,需考虑重新复位或改变导针位置。TAD 值的测量方法如图 5-12 所示。

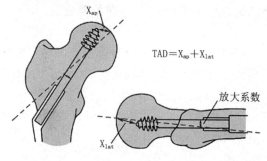

图 5-12　TAD 测量

有人主张头钉的位置位于股骨头颈中下 1/3(正位),偏后(侧位)。股骨头中下 1/3 偏后部位骨质较密,头钉置入后不易发生切割。Hartog 等人的尸体标本实验结果认为偏心位固定抗旋转力较差。主张以中心位固定为佳。

内上方固定应该避免。其原因:①股骨头内上方骨质薄弱,内固定难以牢固。切割发生率较高。②外侧骺动脉位于股骨头上方偏后,该动脉供应股骨头大部分血运。头钉内上方置放极易损伤外侧骺动脉而引起股骨头缺血坏死。

3)头钉进入的深度:应位于股骨头关节面下方 5~12 mm。此区域骨质致密,螺钉拧入后具有良好的把持作用。头钉进入的深度如果距离股骨头关节面 12 mm 以上则把持作用明显减弱,螺钉松动及切割的发生率增加。

(2)髓内固定:髓内固定可分为顺行髓内针和逆行髓内钉(弹性髓内针)两类。

1)弹性髓内针:Enders 等人首先报道应用 3 根较细而且更有弹性的髓内针治疗股骨转子间骨折,在股骨转子部可分别放置于压力、张力骨小梁处,提高了固定的稳定性,在 20 世纪70~80 年代得到广泛应用。其优点是:①手术时间短,创伤小,出血量少;②患者肢体功能恢复快;③感染率低;④骨折延缓愈合及不愈合率低。缺点有术后膝关节疼痛;髓内针脱出;髓内针穿出股骨头;术后外旋畸形愈合等。近年来,Enders 针在成人股骨转子间骨折的应用逐渐减少。仅用于小儿下肢骨干骨折。

2)顺行髓内针:顺行髓内针固定股骨转子间骨折在近年来有很大发展,主要有 Gamma 钉、PFN,PFN-A,Intertam,Asian IMHS 等。其特点是通过髓内针插入一螺栓至股骨头颈(Inter-locklng)。其优点:①有固定角度的螺栓可以维持复位后的股骨颈干角;②有效地防止旋转畸形;③骨折闭合复位,髓内固定使骨折端血运干扰减少,提高骨折愈合率;④中心位髓内固定,内固定物所受弯曲应力较钢板减少,内固定物断裂发生率降低。

Gamma 钉近端部分直径较大,固定牢固。生物力学结果发现固定之后股骨近端所受应力明显减少而股骨远端所受应力是增加的。因此,在靠近钉尾部的股骨远端常发生继发骨折。文献报道的发生率为 $1\%\sim8\%$。另外其头钉较为粗大,又只是单枚螺钉。抗旋转能力较差,螺钉在股骨头中切割的发生率较高。

一般认为髓内固定对于骨折端血运干扰小,手术创伤轻微。骨折愈合率高。但手术操作要求较高。固定之前骨折需获得良好复位。在某种情况下只有外展位才能获得复位而在此位置髓内针则无法打入。另外髓内针操作技术的学习曲线较长。目前普遍认为,对于稳定型股骨转子间骨折髓外固定即可。而对于不稳定型股骨转子间骨折,特别是反转子间骨折,由于髓内针属中心位固定而具有很好的抗弯能力,应视为首选。

(四)在股骨转子间骨折治疗中有几个问题特别需要注意

1.逆转子间骨折

由于该部位本身的力学不稳定性,髓内固定应为首选。并尽可能闭合复位以保留骨折端血供,以保证骨折愈合。如果只能采取髓外固定则应选择 DCS。DCS 对于骨折近端的支持固定可以防止骨折近端向外移位,而 DHS 对于骨折近端没有任何控制作用,股骨头颈的拉力螺钉又可以在套筒内滑动,股骨头颈所受到的轴向应力可以造成骨折近端向外侧移动从而使复位丢失,因此 DHS 在逆转子间骨折应该禁用。

2.外侧壁破裂,不稳定性增加

外侧壁是内固定材料把持的唯一部位,同时也是维持骨折固定后稳定性的重要因素。外侧壁的破裂,使得多数内固定材料(髓内固定,DHS)的近端失去骨性支持而又不存在任何固定,因而骨折端极不稳定。常见的移位有两种:①骨折近端向外侧移位。②骨折发生旋转移位(旋转性切割)。此时头钉并没有穿出股骨头,但在股骨头中的位置明显改变。旋转移位发生后,患者臀中肌肌力减弱因而出现臀肌步态。外侧壁破裂的原因:①原始破裂。②医源性损伤。对于原始存在外侧壁破裂的股骨转子间骨折应该在 DHS 基础上附加转子钢板固定,或采取股骨近端钢板固定,以加强外侧壁的支持。对于外侧壁薄弱存在潜在劈裂风险的股骨转子间骨折,Gotfried 设计并应用 PCCP 钢板,对于控制骨者近端的旋转移位非常有效。

3.股骨转子间骨折钢板固定

目前随着锁定钢板的普及应用,一些医师对于股骨转子间骨折采用锁定钢板固定。很多公司纷纷推出各种股骨近端锁定钢板。应该明确,钢板固定是偏心固定,抗弯曲应力强度较差,不适当的负重后钢板断裂率很高,不应作为常规固定方式。其适应证很严格:①外侧壁严重破裂。②某些翻修手术(如 DHS 失效后股骨头颈中部不适合置放常规头钉)。

4.髓内钉固定后隐性出血

髓内钉的固定曾被认为创伤较小。但临床发现对于软组织的创伤与髓外固定无异。近年来很多医师特别注意到髓内钉固定后隐性出血问题。患者术后明显大腿肿胀,有时伴有大片皮下淤血。血红蛋白明显降低。祝晓忠等在对于 PFNA 固定的股骨转子间骨折患者围术期的研究发现,围术期总出血量 $706\sim937$ mL,其中 80% 为隐性出血。Foss 等人的研究显示股骨转子间骨折髓外固定组平均出血量 547 mL 而髓内固定组平均出血量高达 1473 mL。因此老年股骨转子间骨折髓内固定后要密切观察患者血红蛋白,血细胞比容的变化,必要时积极输血纠正。

选择不同的内固定方法,除根据医师操作技术熟练程度、内置物供应情况及价格等因素以外,仅由原始骨折类型、骨折粉碎程度以及骨质疏松严重程度去综合分析,或可得出以下的意见:髓外固定适用于 AO 分类之 A1 和 A2-1 型稳定转子间骨折,如果患者骨折虽然稳定但有严重之

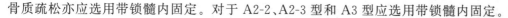

骨质疏松亦应选用带锁髓内固定。对于 A2-2、A2-3 型和 A3 型应选用带锁髓内固定。

5.外固定支架

外固定支架治疗股骨转子间骨折时有报道。其优点是手术操作简便,创伤轻微。缺点是术后活动不方便,近端针道感染率较高,膝关节活动受限。需严格进行针道护理。主要应用于严重多发创伤及老年体弱多病,无法耐受内固定手术的患者。

6.人工关节置换

人工关节置换术主要应用于严重粉碎股骨转子间骨折并伴有严重骨质疏松的患者,其目的在于减少卧床时间,早期下地部分或全部负重。由于股骨转子间骨折常累及股骨矩,使得人工关节置换后的稳定性降低,因此适应证的选择非常严格。

(王振涛)

第三节　股骨干骨折

股骨干骨折是发生于股骨小转子远侧 5 cm 以远至距股骨内收肌结节 5 cm 以内的骨折,占成人股骨骨折的 36.27%,主要见于 21～30 岁年轻男性和 31～40 女性。在 AO 分型中,A 型占70.26%,B 型占 18.17%,C 型占 11.57%。其中中段骨折最常见,开放性骨折少见,双侧股骨干骨折往往合并其他系统的损伤,死亡率高达 1.5%～5.6%,少数股骨干骨折会伴有内侧血管的损伤。

一、损伤机制

(一)直接暴力
高能量损伤,如车祸撞击,挤压,枪击等,常见于年轻患者,多导致横行或粉碎性骨折。

(二)间接暴力
(1)高能量损伤,杠杆作用、扭转作用,如高空坠落、疲劳行军等,常见于年轻患者。

(2)低能量损伤,病理性骨折,常见于老年患者。间接暴力多导致斜形或螺旋形骨折。

二、骨折分型

股骨干骨折常用的分型系统为 AO-OTA 分型系统,根据 AO-OTA 分型系统将股骨干骨折分为三型。A 型为简单骨折:A1 亚型为螺旋形骨折,A2 亚型为短斜形骨折,A3 亚型为横断骨折。B 型为楔形骨折,B1 亚型为螺旋形蝶形骨块;B2 亚型为斜行蝶形骨块;B3 亚型为粉碎的蝶形骨块。C 型为复杂骨折,C1 亚型为复杂螺旋形骨折;C2 亚型为节段性骨折;C3 亚型为复杂不规则形骨折。

三、治疗方法

(一)非手术治疗
牵引是治疗股骨干骨折历史悠久的方法,可分为皮牵引和骨牵引,皮牵引只在下肢损伤的急救和转运时应用。骨牵引在 1970 年以前是股骨干骨折最常用的治疗方法(图 5-13),现在则只作为骨折早期固定的临时方法,骨牵引有足够的力量作用于肢体使骨折获得复位,通常使用胫骨结节骨牵引或股骨髁上骨牵引,股骨髁上骨牵引比胫骨结节骨牵引能够对骨折端提供更为直接的纵向牵拉,但在骨折愈合后膝关节僵直的发生率较高。

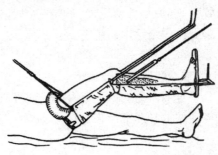

图 5-13 应用 Thomas 架进行骨牵引

虽然股骨干骨折的治疗已转移到手术治疗,但患者偶尔也必须采取牵引治疗,过去几十年在治疗开放和闭合损伤方面取得了成功,仍需要掌握这方面的知识。

(二)手术治疗

1.外固定架

由于外固定架的固定针经常把股四头肌与股骨干固定在一起,所形成的瘢痕能导致永久性的膝关节活动丧失,另外股骨干骨折外固定架固定针横穿髂胫束和股外侧肌的肌腹后针道感染率高达 50%,所以现在外固定架不能作为闭合股骨干骨折的常规治疗方法。外固定架可作为一种股骨干骨折临时固定。外固定架固定股骨干骨折最主要适应证常用于多发创伤,这种损伤由于合并其他损伤需要进行快速、稳定的固定;外固定架固定股骨干骨折还用于Ⅲ型开放性骨折。这些患者一旦情况改善,可将其更换为内固定(接骨板或髓内针),多数学者认为 2 周内更换为内固定是安全的。超过 2 周应在取出外固定架后全身应用抗生素和局部换药,2 周后再更换为内固定。

2.接骨板

切开复位接骨板内固定现在不再是治疗股骨干骨折的首选方法。其手术适应证包括髓腔极度狭窄的骨折;邻近骨折的骨干有畸形;股骨干骨折合并同侧股骨颈骨折;合并血管损伤需广泛暴露以修补血管的严重骨折;多发创伤不能搬动的患者等。

接骨板内固定的优点主要有直视下骨折切开复位可以获得解剖或近解剖复位;不会增加骨折以远部位损伤,如股骨颈骨折和髋臼骨折等;不需要特殊的设备和放射科人员。缺点一是固定所需要广泛剥离软组织、形成股四头肌瘢痕、大量失血。二是接骨板固定属偏心固定,力臂比髓内针长 1~2 cm,增加了内固定失效的危险。文献所报告的内固定的失效率是 5%~10%,股骨干骨折接骨板内固定的感染率高于保守治疗和闭合复位髓内针内固定,感染率是 0~11%。三是由于接骨板下骨皮质的血供受到损害或产生的应力遮挡效应,可造成接骨板取出后发生再骨折。

简单的骨折,最少也应该应用 10 孔的宽 4.5 的接骨版。对于粉碎性骨折,骨折端两侧至少有 5 枚螺丝钉的距离。过去推荐每侧至少 8 层皮质固定,现在接骨板的长度比螺丝钉的数目更重要。应用长接骨板和少的螺丝钉固定并没有增加手术的创伤,螺丝钉经皮固定接骨板。每侧 3 枚螺丝钉固定,生物力学最大化,1 枚在接骨板的末端,1 枚尽可能接近骨折端,1 枚在中间增加接骨板和骨的旋转稳定性。横断骨折可以预弯接骨板,通过加压孔加压骨折端。斜型骨折应用通过接骨板的拉力螺丝钉加压骨折端。对于粉碎性骨折采用接骨板固定时应用牵开器复位股骨干骨折以获得正常的力线和长度,不追求绝对的解剖复位,避免了一定要获得解剖复位而对骨折端软组织进行的广泛剥离,也不剥离骨折端,并使用桥接接骨板代替加压接骨板,骨痂由骨膜形成而不是一期愈合,缩短了愈合时间,明显改善了接骨板固定的临床疗效。

尽管接骨板有许多缺点,但只要正确选择其适应证,正确掌握放置接骨板的手术技术,也可取得优良的结果。

3.带锁髓内针

股骨干大致呈直管状结构,是进行髓内针固定的理想部位。髓内针有多个优点:第一,髓内针所受到的负荷小于接骨板,使得它不易发生疲劳折断;第二,骨痂受到的负荷是逐渐增加的,刺激了骨愈合和骨塑形;第三,通过髓内针固定可以避免由于接骨板固定所产生的应力遮挡效应而导致的骨皮质坏死。在理论和实践中,髓内针固定比其他形式的内固定和外固定还有许多优点。虽然进行闭合髓内针固定需要特殊的设备和放射技术人员,但是它容易插入,而且不需要接骨板固定时的所进行的广泛暴露和剥离。因为闭合髓内针技术没有破坏骨折端的血肿,也没有干扰对骨折愈合早期起关键作用的细胞和体液因子,所以闭合髓内针技术是股骨骨折的一种生物固定,较小的手术剥离和减少感染率。

(1)顺行带锁髓内针(髓内针从近端向远端插入):闭合复位顺行带锁髓内针固定是治疗股骨干骨折的金标准。愈合率可高达99%,而感染率和不愈合率很低(<1%)。顺行带锁髓内针几乎适合于所有股骨干骨折。闭合带锁髓内针的临床结果大部分取决于术前、术中仔细计划。包括髓内针的长度和直径:长度应在股骨残留骺线和髌骨上缘之间,直径不<10 mm;体位、复位方法和是否扩髓和锁钉的数目。精确的髓内针入点是非常关键的,开孔应在转子中线的后侧和大转子窝的转子突出的内侧。这样保证开孔将位于冠状面和矢状面股骨干髓腔轴线上。对于所有骨折进行常规静力锁定可以减少继发于没有认识到的粉碎性骨折的术后内固定失效。

(2)逆行髓内针(髓内针从远端向近端插入):逆行髓内针的主要优点是入点容易,骨折复位不影响其他部位的损伤。主要适应证有同侧股骨干骨折合并股骨颈骨折、髋臼骨折、胫骨骨折、髌骨骨折和胫骨平台骨折。相对适应证是多发创伤的患者,双侧股骨干骨折,肥胖患者和孕妇。对于多发骨折或多器官损伤的患者,平卧位对患者的稳定最好,逆行髓内针插入能够快速地完成,双侧股骨干骨折用逆行髓内针固定不用变换体位,血管损伤的患者需要修复血管,可以快速插入不锁定的髓内针有利于血管修复,肥胖的患者,顺行髓内针入点非常困难,而逆行髓内针较容易。

逆行髓内针的禁忌证是膝关节活动受限和低位髌骨,不能够合适插入髓内针,转子下骨折由于逆行髓内针对稳定性的担心,也不易选用逆行髓内针;开放骨折有潜在的感染的危险,导致膝关节感染,也不可以选择逆行髓内针。

(三)术后康复

1.指导活动

闭合髓内针术后,患者尽早能够忍受的肌肉和关节活动。指导患者股四头肌力量练习和渐渐负重,所有患者应尽早离床活动,对于多发创伤患者,即使仅仅坐起来也可减少肺部并发症。

2.特殊类型骨折的治疗

未合并其他部位骨折和软组织损伤的股骨中段简单的横断和短斜骨折,用闭合髓内针治疗容易。但是多数股骨干骨折的部位和类型复杂可能合并其他损伤,所以多数股骨干骨折治疗时需要在标准髓内针做一些改进,以下常见情况是股骨干骨折特殊治疗。

(1)粉碎性骨折:粉碎性骨折是高能量损伤的标志。粉碎性骨折常伴随大量失血或开放性骨折,发生全身并发症如脂肪栓塞综合征也高。静力锁定带锁髓内针已取代其他方法用于治疗粉碎性骨折。这些髓内针可达到远近端的髓腔,恢复股骨的轴线,没必要复位粉碎性骨折,骨折块自髓腔移位 2 cm,不影响骨折愈合,在此部位将形成丰富的骨痂。在系列 X 线片的研究中,在骨折愈合过程中移位的皮质骨块成角和移位逐渐减少。不建议用髓内针加钢丝捆绑骨折块这种方法,这种方法是引起骨折愈合慢或不愈合的主要原因。

(2)开放性股骨干骨折:股骨干开放性骨折通常是由高能量的损伤引起,还可能合并多个器官的损伤。股骨干开放性骨折过去几十年的临床研究表明积极的手术治疗更能取得明显效果。Ⅰ和Ⅱ型的开放性骨折髓腔没有肉眼污染最好急症用髓内针治疗。ⅢA 开放股骨干骨折如果清创在 8 小时内可行髓内针固定,如果存在清创延迟或ⅢB 损伤,可选择外固定架治疗。股骨干开放性骨折合并多发创伤的患者,应用外固定架固定治疗。对于动脉损伤需要修补的骨折(ⅢC)外固定架是最好的稳定,因为它能快速完成血管修复后再调整。肢体血供恢复后,外固定架可以换成接骨板或髓内针。ⅢC 开放性骨折合并多发损伤不稳定的患者,有截肢的相对适应证。

(3)股骨干骨折合并同侧髋部骨折:股骨干骨折合并同侧股骨颈骨折的发生率 1.5%～5%。股骨颈骨折通常为垂直剪切(PauwelⅢ)型,股骨颈骨折移位小和不粉碎。股骨干骨折时因不能用 X 线诊断整个股骨全长,股骨颈骨折常被延迟诊断,1/4 到 1/3 的股骨颈骨折初诊时被漏诊,股骨干骨折合并同侧隐性股骨颈骨折早期漏诊率更高,临床医师应通过对患者的受伤机制分析,应考虑隐性股骨颈骨折的可能,术前可用 CT 明确诊断,行股骨干骨折带锁髓内针时术中和术后密切注意股骨颈骨折存在,可以减少股骨颈骨折的延误诊断。

现在最常用的方法是用逆行髓内针固定股骨干骨折,股骨颈骨折用空心钉或 DHS 固定,还有接骨板加空心钉固定,顺行髓内针加空心钉固定股骨干合并股骨颈骨折,重建髓内针用一内固定物同时有效固定股骨近端和股骨干两骨折,后两项技术的主要并发症是对一些股骨颈骨折不能达到解剖复位。

(4)股骨干骨折合并同侧髋关节脱位:文献报道的这种损伤 50%的髋脱位在初诊时漏诊。髋脱位后平片股骨近端内收,所以对股骨干骨折进行常规骨盆 X 线片检查是避免漏诊的最好方法。股骨干骨折合并同侧髋关节脱位需急症复位髋脱位,以预防发生股骨头缺血坏死,股骨干用接骨板或髓内针进行固定。伤口关闭后闭合复位髋脱位。

(5)股骨干骨折合并同侧股骨髁间骨折:股骨干骨折合并股骨髁间骨折存在 2 种类型。一是股骨髁间骨折近端骨折线与股骨干骨折不连续;二股骨髁间骨折是股骨干骨折远端的延伸。这种损伤有多种方法治疗,包括两骨折切开复位一接骨板固定;两骨折切开复位分别用两接骨板固定;股骨髁间骨折切开复位,而在股骨干插入髓内针进行固定。带锁髓内针对这 2 处损伤可提供良好的固定,特别对股骨髁间骨折无移位者。

(6)髋关节置换术后股骨干骨折:髋关节置换术后股骨干骨折不常见,外伤后,应力集中在股骨假体末端引起骨折,这种骨折分为 3 型:Ⅰ型,螺旋骨折起于柄端的近端,骨折位置被假体末端维持。Ⅱ型,在假体末端的骨折。Ⅲ型,假体末端以下的骨折。治疗根据骨折类型和患者是否能耐受牵引和第 2 次手术,Ⅰ型骨折假体柄维持骨折稳定,骨牵引 6～8 周,这时患者有足够的骨痂也许保护性负重,通常需要带骨盆的股骨支具。Ⅱ型骨折可以保守治疗,也可以把以前的股骨柄换为长柄,Ⅲ型骨折可以保守治疗或切开复位加压接骨板内固定。如Ⅲ型骨折发生在股骨远1/3,可以用逆行髓内针治疗。

四、并发症

并发症的类型与严重程度和治疗骨折的方法有关。近年随着治疗的改进特别是闭合带锁髓内针出现并发症明显降低。

(一)神经损伤

在治疗股骨干骨折中引起神经损伤有以下几种形式:骨牵引治疗的患者小腿处于外旋状态,腓骨近端受到压迫,腓总神经有可能损伤,特别在熟睡和意识不清的患者容易发生。这种并发症通过调整牵引方向,在腓骨颈部位加用棉垫,鼓励患者自由活动牵引装置来避免。

术中神经损伤的原因:一是复位困难过度牵引,复位困难的原因是手术时间延迟,试图强行闭合复位,牵引的时间长、力量大,一般股骨干骨折 3 周后闭合复位困难,采取有限切开能够避免这种并发症。二是患者在手术床不适当的体位直接压迫。会阴神经和股神经会受到没有包裹的支柱的压迫。仔细包裹水平和垂直面的支柱可以防止这种损伤。

(二)血管损伤

强大的暴力才能导致股骨干骨折,但血管损伤并不常见。虽然穿动脉破裂常见,在骨折部位形成局部血肿,但股骨干骨折后股动脉损伤<2%,由于血管损伤发生率低往往被忽视。穿动脉破裂术后患者血压不稳定,股骨干局部肿胀可触及波动,应立即手术探查,结扎血管,清除血肿。

股动脉可以是完全或部分撕裂或栓塞和牵拉或痉挛。微小的撕裂可以引起晚期血管栓塞。虽然下肢通过穿动脉有丰富的侧支循环,股动脉栓塞不一定必然引起肢体坏死,但是血管损伤立即全面诊断和治疗对保肢非常重要。

(三)感染

股骨干骨折接骨板术后感染率约为 5%,闭合带锁髓内针感染率<1%。感染与骨折端广泛剥离、开放性骨折、污染的程度和清创不彻底有关。多数感染患者在大腿或臀部形成窦道流脓。患者在髓内针后数周或数月大腿有红肿热痛,应怀疑感染。平片可以看到骨膜反应和骨折部位密度增高的死骨,血液检查包括白细胞记数和血沉、C 反应蛋白对诊断不重要,对评价以后的治疗有一定帮助。

股骨感染需要手术治疗,如果内固定对骨折稳定坚强应保留,治疗包括彻底清除死骨和感染的软组织、伤口换药和合理应用抗生素。多数股骨干骨折即使存在感染也可在 4~6 个月愈合,骨折愈合到一定程度可取出髓内针,进行扩髓取出髓腔内感染的膜和骨。如果内固定对骨折不能提供稳定,需考虑其他几种方法。骨折稳定程度通过髓内针锁定或换大直径髓内针来增加。如果股骨干存在大范围死骨,取出髓内针后彻底清创,用外固定架或骨牵引固定,在骨缺损部位放置庆大霉素链珠。患者在伤口无渗出至少 3 个月后,开始植骨。

(四)迟延愈合和不愈合

骨折不愈合的定义和治疗还存在许多争议,迟延愈合指愈合长于骨折的愈合正常时间。股骨干骨折 6 个月未获得愈合即可诊断为迟延愈合。诊断不愈合最少在术后 6 个月结合临床和连续 3 次 X 线无进一步愈合的迹象诊断,多数骨不愈合的原因是骨折端血供不良、骨折端不稳定和感染和骨折端分离骨缺损和软组织嵌夹,骨折端血供不良主要原因是开放性骨折和手术操作中对骨折端软组织的广泛剥离,骨折端稳定不够主要是髓内针长度不够和继发的锁钉松动。另外既往有大量吸烟史,术后非甾体消炎药的应用和多发创伤也是骨折不愈合的因素。

有多种方法治疗骨折不愈合,包括动力化、交换大直径的髓内针、接骨板固定和植骨,或几种方法合并使用。动力化通过去除锁钉的方法治疗骨折不愈合,似乎是一种简单有吸引力的方法,但临床报告很失望,一项报告治疗骨折迟延愈合,在 4～12 个月动力化,一半以上的患者不愈合,需要其他治疗,问题严重的是一半患者肢体短缩 2 cm 以上,因此常规不推荐动力化。扩髓换大直径髓内针临床报告的区别很大,愈合率有的达 96%,有的只有 53%。效果不明确。有学者报告取出髓内针后采用间接复位的方法用接骨板固定加自体髂骨植骨的方法取得了明显的疗效。骨折端存在明显不稳定时,在髓内针加侧板稳定旋转不稳定,是一种简单有效经济的方法,报道愈合率可达 100%。

(五)畸形愈合

股骨干骨折畸形愈合在文献中被广泛讨论,短缩畸形愈合一般认为短缩>1 cm,但>2 cm 患者就可能产生症状。成角畸形通常定义为在矢状面(屈-伸)或冠状面(内-外翻)>5°的成角,髓内针固定总发生率在 7%～11%。髓内针固定预防成角畸形应在复位、扩髓、插入和锁钉时注意。正确的入点和保证导针居髓腔中央能够减少成角畸形的发生。如导针偏离中心,可以通过一种称为"挤压"(Poller)螺丝钉的技术矫正。严重的畸形愈合通过截骨矫正,再用带锁髓内针固定。旋转畸形<10°的患者无症状,超过 15°可能有明显的症状,表现在跑步和上楼梯有困难。术后发现超过 15°的旋转,应立即矫正。

(六)膝关节僵直

股骨干骨折后一定程度的膝关节僵直非常常见,僵直与骨折部位、治疗方法和合并的损伤有关。颅脑损伤和异位骨化都会影响膝关节活动,多数认为接骨板固定会使膝关节僵直。股骨干骨折在屈曲和伸直都受影响,一般表现为被动屈曲和主动伸直受限。屈曲受限主要是股四头肌瘢痕,特别是股内侧肌。积极主动的膝关节活动练习能够有效地预防。股骨干骨折固定后在开始 6～12 周无明显进展,需要考虑麻醉下活动,晚期行膝关节松解术。

(七)异位骨化

髓内针后臀肌部位的异位骨化的确切原因还不清楚。可能与肌肉损伤导致钙代谢紊乱有关,也可能与扩髓碎屑没有冲洗干净有关,但前瞻性研究,冲洗髓内针伤口并未减少异位骨化的发生。异位骨化临床上症状少,很少有异位骨化影响髋关节的活动报道,推荐在股骨干骨折获得愈合和异位骨化成熟后进行治疗,可同时进行髓内针取出和切除有症状的异位骨化,术后用小剂量的放射治疗或口服吡罗昔康。

(八)再骨折

股骨干骨折愈合后在原部位发生骨折非常少见,多数发生在接骨板取出后 2～3 个月,且多数发生在原螺丝钉钉孔的部位。预防再骨折:一是内固定物一定要在骨折塑形完成后取出,通常接骨板是术后 2～3 年,髓内针是术后 1 年;二是取出接骨板后,应逐渐负重,以使骨折部位受到刺激,改善骨痂质量。股骨干再骨折通常可采用闭合带锁髓内针治疗,一般能够获得愈合,患者可很快恢复完全负重。

(王振涛)

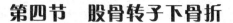

第四节 股骨转子下骨折

股骨转子下骨折是发生于股骨小转子及其远端 5 cm 之内的骨折,属于较为常见的骨折,占所有髋部骨折的 10%～30%。应当引起注意的是该区域多发生病理性骨折,据统计 17%～35% 的转子下骨折是病理骨折。转子下骨折不同于邻近的转子间骨折,该区域内骨不连的发生率较高,其中的原因如下:①股骨转子下区是应力集中区,骨折极不稳定。②股骨转子下区主要由皮质骨构成,血供相对转子间区域少,骨折的愈合能力相对弱。③多为高能量损伤,周围软组织损伤严重。④选用切开复位及剥离显露内侧骨折块过多破坏断端血运。

一、损伤机制

(一)高能量损伤
如机动车事故、高处坠落伤。

(二)低能量损伤
如老年性骨质疏松跌倒所致骨折,病理性骨折。

(三)股骨颈骨折空心钉内固定术后骨折
由于空心钉直径 6.5～7.3 mm,三枚螺钉削弱了股骨近端张力侧皮质的坚固性,容易造成股骨转子下区骨折,建议螺钉在股骨外侧皮质的位置不要超过股骨小转子水平。

二、分型

Seinsheimer 分型法较常用,根据大骨片的数量、骨折线的形状与位置,将骨折分为五种类型:Ⅰ型,无移位的骨折;Ⅱ型,两块骨折(A.横形骨折;B.螺旋形骨折,小转子与近侧断端相连;C.螺旋形骨折,小转子与远侧断端相连);Ⅲ型,3 块螺旋形骨折(A.小转子形成一单独骨片;B.股骨近端形成一单独的蝶形骨片,但不包括小转子);Ⅳ型,粉碎性骨折,四块以上骨片者;Ⅴ型,转子下-转子间骨折,任何转子下骨折伸展到大转子者。

三、治疗

(一)手术适应证
(1)除儿童和全身状况不允许麻醉及手术的患者,应当选择手术治疗。
(2)非手术治疗采取屈髋 90°的股骨髁上牵引。

(二)手术方案的选择和手术原则
股骨转子下骨折固定方法多样,根据不同的骨折类型选择合适的内固定物成为治疗效果的关键。

1.闭合复位髓内钉内固定
髓内钉是大转子区完整的 Seinsheimer 分型Ⅰ～Ⅳ型的股骨转子下骨折的首选固定方案。治疗中多采取长重建髓内钉,提供足够的把持力。

2.切开复位钢板螺钉内固定

动力髁螺钉(DCS)是 Seinsheimer 分型 V 型或者既往该部位骨折固定失败患者的首选方案,在术中应至少保证 2 根或以上的皮质骨螺钉进入股骨距,可防止内收和旋转畸形。动力髋螺钉(DHS)因为不能提供足够的防旋能力,不适合股骨转子下骨折的治疗。

(三)手术技术

股骨转子下骨折闭合复位髓内钉内固定术。

1.体位及术前准备

侧卧位于可透视手术床或平卧于牵引床。前者需在术前测量健侧肢体长度,术中需仔细避免旋转畸形。后者术中不必过度牵引患肢,避免牵引造成骨折块进一步的移位。由于患肢远端固定,采取各种复位技巧操作近端骨折块向远端复位。术中通过透视方便比较患肢和健侧肢体的长度,容易纠正患肢的成角畸形。

2.手术入路

同股骨转子间骨折闭合复位髓内钉内固定部分。

3.骨折复位与内固定

(1)侧卧位复位技巧:此方法难点在于控制旋转,应透视调整纠正旋转畸形。首先透视膝关节,调整双髁后侧连线重叠,此后膝关节维持位置不再变动,旋转 C 形臂 20°(或设计好的股骨颈前倾角),透视股骨近端,此时股骨颈和股骨干应在同一轴线上。

(2)平卧位复位技巧:患肢稍牵引,足极度内旋,以保持髌骨朝向正上方。近端对远端复位时,对于较小外展、屈曲移位,向内、向下压迫骨折近端,进行复位;近端外展畸形的骨折,可以用点状复位钳,沿大转子和股骨干方向临时固定;或者用一根顶棒自外向内顶推近端骨块复位。

对于远端向内移位的骨折,可以在远端使用骨钩,同时近端配合顶棒进行复位。

(3)进针点与进针方向:恰当的进针点是获得和维持复位的关键,在正位上,进针点为梨状窝偏外;在侧位上,进针点位于前 1/3 和中 1/3 交界水平。不恰当的进针点的位置和方向会导致骨折复位后的再次移位。

(4)开口与扩髓:仰卧位扩髓时,应注意使用套筒把持软钻的方向,保护外后侧皮质,避免偏向外后侧导致进针方向改变从而引起内翻。

(5)远端锁钉植入:无法使用导向器时,可应用"满圆"技术,在透视下锁钉远端螺钉。调整 C 形臂机的投照角度,使锁定孔成为正圆。保证钻头尖端在锁定圆孔中央,并使得钻头同锁定孔在同一轴线上,使钻的边缘正好套在锁定孔内,或者正好将其充满。

4.术后处理

理论上重建钉的设计允许术后即可负重。但临床中年龄较大、骨质疏松、粉碎性骨折不稳定的患者,可以适当延期负重。应早期行关节功能锻炼。

(四)经验与教训

(1)关于闭合复位髓内钉内固定的扩髓过程中的技术误区有:①偏心扩髓,可以导致一部分骨皮质的薄弱,从而影响愈合甚至导致疲劳骨折;②转速慢导致扩髓钻卡住,如果扩髓钻卡住,应由有经验的医师取出,因为扩髓钻头在髓腔内断裂是严重的并发症;③过度扩髓导致热坏死,对于股骨干中部髓腔狭窄的患者(9 mm 或以下),应当避免过度扩髓,否则可能导致髓腔内细胞的过热坏死;④脂肪栓塞,扩髓时应慢慢插入扩髓钻,并且在每次扩髓之间停留足够的时间,保证髓腔内压力回复正常。

（2）钢板螺钉固定理念：①对于简单的骨折可以采取加压钢板或者拉力螺钉在骨块间加压，获得绝对稳定；或者应用桥接钢板长板少钉的固定方法，获得相对稳定。②对于粉碎性骨折可以采取桥接钢板，近端、远端螺钉相距较远，获得相对稳定。

（3）注意对内侧骨块的血运保护。

（五）手术并发症及其防治

1.股骨转子下骨折术后内翻畸形

术中可以在正位透视中观察大转子顶点和股骨头中心的关系，二者在一条水平线上基本上颈干角在130°左右，如果大转子顶点明显高于股骨头中心，则提示存在内翻畸形；在获得良好的复位之前，不要开始扩髓，否则将难以重新复位和固定。

2.骨不连

对于转子下骨折，在进行有限切开髓内固定或髓外固定时，应注意避免破坏内侧血运导致内侧骨块坏死吸收从而引起吊臂样改变，造成骨不连和内固定失败。另外由于术中过度牵引导致骨折断端分离，应该在锁入远端静力锁钉前松开牵引，或者使用动力锁定；如果术后发现股骨近端与股骨干间隙过大，可以在术后6周将远端锁定螺钉动力化。

（王振涛）

第五节　股骨髁上骨折

发生在腓肠肌起点以上4 cm范围内的股骨骨折称为股骨髁上骨折。直接或间接暴力均可造成。膝关节强直而骨质疏松者，由于膝部杠杆作用增加，也易发生此骨折。

一、病因

本类骨折主要为强大的直接暴力所致，如汽车冲撞、压砸、重物打击和火器伤等。其次为间接暴力所致，如自高处落地、扭转性外力等。好发于20～40岁青壮年人。

直接暴力所致骨折多为粉碎性或短斜骨折，而横断骨折较少；间接暴力所致骨折，则以斜行或螺旋形骨折为多见。

二、分型

股骨髁上骨折可分为屈曲型和伸直型，而屈曲型较多见。屈曲型骨折的骨折线呈横形或短斜面形，骨折线从前下斜向后上，其远折端因受腓肠肌牵拉及关节囊紧缩，向后移位，有刺伤腘动静脉的可能。近折端向前下可刺伤髌上囊及前面的皮肤。伸直型骨折也分为横断及斜行两种，其斜面骨折线与屈曲型者相反，从后下至前上，远折端在前，近折端在后重叠移位。此种骨折患者，如腘窝有血肿和足背动脉减弱或消失，应考虑有腘动脉损伤。其损伤一旦发生，则腘窝部短时间进行性肿胀，张力极大，伤处质硬，小腿下1/3以下肢体发凉呈缺血状态，感觉缺失，足背动脉搏动消失。发现此种情况，应提高警惕，宜及早手术探查。如骨折线为横断者，远折端常合并小块粉碎性骨折，间接暴力则为长斜行或螺旋形骨折，儿童患者较多见。

三、临床表现与诊断

(一)外伤史

伤者常有明确的外伤史,直接打击或扭转性外力造成,而间接暴力多由高处跌地,足部或膝部着地所造成。

(二)肿痛

伤肢由于强大暴力,致使骨折周围软组织损伤亦很严重,故肢体肿胀明显剧烈疼痛。

(三)畸形

伤肢短缩,远折端向后旋转,成角畸形。即使畸形不明显,局部肿胀,压痛及功能障碍也很明显。

(四)失血与休克

股骨髁上骨折合并股骨下 1/3 骨折的出血量可达 1 000 mL 以上,如为开放性则出血量更大。刚入院的患者常有早期休克的表现,如精神紧张、面色苍白、口干、肢体发凉、血压轻度增高、脉搏稍快等。在转运过程中处理不当及疼痛,均可加重休克。

(五)腘动脉损伤

股骨髁上骨折及股骨干下 1/3 骨折,两者凡向后移位的骨折端均可能损伤腘动脉,腘窝部迅速肿胀,张力加大。若为腘动脉挫伤,血栓形成,则不一定有进行性肿胀。腘动脉损伤症状可有小腿前侧麻木和疼痛,其下 1/3 以下肢体发凉,感觉障碍,足趾及踝关节不能运动,足背动脉搏动消失。所有腘动脉损伤患者都有足背动脉搏动消失这一特点,因此在骨折复位后搏动仍不恢复者,即使患肢远端无发凉,苍白、发绀、感觉障碍等情况,亦应立即行腘血管探查术。若闭合复位后仍无足背动脉恢复者,是危险的信号。所以不应长时间保守观察,迟疑不决。如腘动脉血栓形成,产生症状有时较慢而不典型,开始足背动脉搏动减弱,最后消失,容易误诊,延误手术时机。

(六)合并伤

注意患者的全身检查,特别是致命的重要脏器损伤者,在休克时腹部外伤症状常不明显,必须随时观察,反复检查及腹腔穿刺,以免遗漏,对车祸、矿井下事故,常为多发性损伤,应注意检查。

(七)X 线摄片

对无休克的患者,首先拍 X 线片,以了解骨折的类型,便于立即做紧急处理。如有休克,需待缓解后,再做摄片。

四、鉴别诊断

(一)股骨下端急性骨髓炎

发病急骤、高热、寒战、脉快,大腿下端肿痛,关节功能障碍,早期局部穿刺可能有深部脓肿,发病后 7~10 天拍片,可见有骨质破坏,诊断便可确定。

(二)股骨下端病理骨折

股骨下端为好发骨肿瘤的部位,如骨巨细胞瘤、骨肉瘤等。患者有股骨下端慢性进行性肿胀史,伴有疼痛迁延时间较长,进行性加重,轻微的外伤可造成骨折,X 线片可明确诊断。

五、治疗

股骨髁上骨折治疗方法颇多,据骨折类型选择治疗方案如下。

(一)石膏及小夹板固定

适用于成人无移位的股骨髁上骨折及合并股骨干下 1/3 骨折的患者。儿童青枝型骨折,可行石膏固定或用四块夹板固定,先在股骨下端放好衬垫,再用 4 根布带绑扎固定夹板,一般固定 6～8 周后去除,练习活动,功能恢复满意。

1.优点

此法无手术痛苦及其并发症的可能,治疗费用低廉可在门诊治疗。

2.缺点

(1)仅适用于无移位骨折及裂纹或青枝型骨折。

(2)膝关节功能受限,需一定时间恢复。

(3)可出现压疮,甚则出现腓总神经损伤。

(二)骨牵引加超膝关节小夹板固定

此法适用于移位的髁上骨折。屈曲型在手法整复后,行髁上斯氏针骨牵引,膝屈至 100°的位置上,置于托马架或布朗架上,使腓肠肌松弛,达到复位,然后外加超膝关节小夹板固定。

伸直型可采用胫骨结节牵引,牵引姿势、位置同上。在牵引情况下,远折段向相反方向整复,即可复位。如牵引后仍不复位,可在硬膜外阻滞麻醉下行手法整复,勿使用暴力,注意腘血管的损伤,如骨折尖端刺在软组织内,可用撬拨法复位后,外加小夹板固定。屈膝牵引 4～6 周,牵引期内膝关节不断地进行功能练习,牵引解除后,仍用夹板或石膏托固定,直至骨折临床愈合。牵引复位时间在 1～7 天内,宜用床边 X 线机观察。

1.优点

此法优点在于经济、安全,愈合率高,配合早期功能锻炼,减少了并发症。

2.缺点

患者卧床时间较长,有时需反复床边透视、复位及调整夹板或压垫,虽不愈合者极少,但畸形愈合者常见。如有软组织嵌入骨折端,则不易愈合。横断骨折可见过度牵引而致骨折端分离,造成延迟愈合。开放性股骨髁上骨折合并腘动脉、腓总神经等损伤则不宜牵引,需行手术治疗,以免加重血管、神经的损伤。

(三)股骨髁上骨折撑开器固定

本法适用于股骨髁上骨折而无血管损伤者,并且远折段较短,不适宜内固定的患者。在硬膜外阻滞麻醉下,采用斯氏针,分别在股骨髁及股骨近折段各横穿一斯氏针,两针平行,在针的两侧各安装一个撑开器,然后在透视下手法整复,并调整撑开器的长度,待复位后,采用前后石膏托固定于屈膝位。如骨折处较稳定,可将撑开器转而为加压,使骨折处更为稳定牢固。固定 4～6 周后拔针,继续石膏固定,直至骨折临床愈合。若手法整复失败,可考虑切开复位,从股骨下端外侧纵切开,直至骨折端,避开腘血管,整复骨折后,仍在骨折的上、下段穿针,外用撑开器,缝合伤口。

1.优点

(1)因髁上骨折的远折段甚短,无法内固定,本法使用撑开器代替牵引,患者可较自由的在床上起坐活动,避免了牵引之苦,是个简单易行的方法。

(2)局部固定使膝关节能早期锻炼避免了关节僵直。

2.缺点

(1)此法为单平面固定,不能有效防止旋转,需要辅以外固定的夹板或石膏。

(2)可能发生针眼,关节腔感染。

(四)切开复位内固定

股骨髁上骨折的治疗主要有两个问题:一为骨折复位不良时,因其邻近膝关节,易发生膝内翻或外翻或过伸等畸形;二为膝上股四头肌与股骨间的滑动装置,易因骨折出血而粘连,使膝关节伸屈活动障碍,尤以选用前外侧切口放置内固定物、术后石膏固定者为严重,因此切开复位内固定的要求应当是选用后外侧切口;内固定物坚强并放置于股外侧,术后可不用外固定,尽早练习膝关节活动。

1.槽形角状钢板内固定

本法适用于各型移位骨折。

(1)方法:患者平卧位,大腿下 1/3 后外侧切口,其远端拐向胫骨结节的外侧。切开髂胫束,在股外侧肌后缘,股外侧肌间隔前方进入。将股外侧肌拉向前,显露股骨髁上骨折及其股骨外髁部,如需要可切开膝外侧扩张部及关节囊,根据标准 X 线片确定在外髁上与股骨干成直线的槽形角状钢板打入点。先用 4 mm 钻头钻孔,再用 1.5 cm×0.2 cm 薄平凿深入扩大,注意使凿进洞方向与膝关节面平行,将备好的槽形角状钢板的钉部沿骨孔扣入。然后将骨折复位,用骨折固定器固定骨折及钢板的侧部(长臂)。在骨折线远侧的钢板上拧入 1 或 2 枚长螺丝钉,在骨折近端拧入 3~5 枚螺丝钉,反复冲洗切口,逐层缝合,包扎。

(2)优点:角状钢板固定股骨髁上骨折或髁间骨折,与直加压钢板固定的生物力学完全不同。直钢板固定者,骨折移位的应力首先加于螺丝钉上,骨折两端的任何折弯力扭曲力,都使钢板上的螺丝钉向外脱出,钢板折弯,内固定失败,此已为临床多例证实。角状钢板则不然,一骨折远端的负重力扭曲折弯力,首先加于角状钢板的髁钉,再通过角部,传达到侧部。钢板将应力分散传递至多枚螺丝钉上,由于应力分散,而钢板及每一螺丝钉所承受的应力较小。股骨髁上骨折的变形,受肌肉牵拉易发生外弓及后弓。负载力及折弯力均使钢板角部的角度变小,使侧部更贴紧骨皮质,不会将螺丝拔出,因而固定牢固,不需外固定,满足了临床膝活动的需要。

(3)缺点:①操作技术要求高,要求钢板钉部与膝关节面平行,同时长臂也要在股骨干轴线上。否则,内固定失败。②角部为应力集中点易出现断裂。③安装不当或金属疲劳易出现膝内翻畸形。④不宜过早负重。

2.股骨下端内及外侧双钢板固定

(1)适应证:本法适用于股骨髁上骨折其远折段较长者,具体说远折段至少要有固定 2 枚螺丝的长度,才能应用。如远折段过短采用上述的撑开器固定法。

(2)麻醉与体位:麻醉方法同上,患者侧卧 45°位于手术台上伤肢下方置搁腿架,取股骨下端外侧切口时较为方便。若做股骨下端内侧切口,则需将大腿外旋,并调整手术台的倾斜度,暴露亦很清楚。如合并腘动脉损伤需做探查术,可将患者侧卧 45°的位置改变为 90°的侧卧位,如此腘窝便可充分暴露。

(3)手术方法:切口在股骨下端后外侧,同上方法做一纵向切口,长约 14 cm,待进入骨折端后,再做内侧切口,是从股骨内收肌结节处向上沿股内侧肌的后缘延长,约 12 cm 即可。

从外侧切口开始,切开阔筋膜,经股外侧肌与股二头肌之间进入骨折端,注意避开股骨后侧的腘血管,并妥加保护,防止误伤。内侧切口在股内侧肌后缘分离进入骨折端,骨膜勿过多的剥离。整复骨折后取 12 cm 以上的 6~8 孔普通接骨钢板两块,弯成弧形,或取两块髁部解剖钢板,使与股骨下端的弧度相适应,将钢板置于股骨下端的内、外侧,两侧钢板的最下一孔,相当于股骨髁部,由外向内横钻一孔,取 70~75 mm 的骨栓先行安装固定,然后检查双侧钢板弧度是否与股骨密贴,并加以调整。双侧钢板的最上孔不在同一平面上,因为外侧钢板较直,内侧钢板较弯,所以由外向内钻孔时略斜,即内侧稍低,最好以 40～45 mm 的短骨栓固定为牢固。其余钉孔,在内、外侧交替以螺丝钉固定。在钢板下端第 2 孔,因该处股骨较宽,故左右各以 1 枚螺丝钉固定,从而制止远折段的旋转移位。缝合两侧伤口不置引流。外加长腿前、后石膏托固定。手术后抬高患肢是必要的,将下肢以枕垫之或以布朗架垫之,有利于静脉回流。另一种情况术后不上石膏托,为对抗股部肌肉的拉力,可行小腿皮肤牵引 2～3 周后拆除,再以石膏管形固定。术后进行功能锻炼。

(4)优点:手术时钢板的上、下端采用骨栓固定较为牢固,不易松动滑脱,钻孔时方向一定要准确,两个骨栓上、下稍斜,但基本上是平行的。由于钢板在股骨下端的内、外两侧,不影响髌骨的滑动,固定合理,有利于骨折的愈合,最大限度减少伸膝装置的破坏,使关节功能恢复较好。

(5)缺点:①两侧切口创伤较大,钢板取出时亦较费事。②术后需外固定,可致膝关节功能障碍,需较长时间恢复。

六、康复指导

双钢板固定术后,从术后 10～14 天拆线后开始,先练习肌肉等长收缩,每小时活动 5 分钟,夜间停止。术后 8～10 周拆石膏,开始不负重练习膝关节活动,每天理疗、热水烫洗或热水浴,主动活动关节。待拍片及检查骨折已临床愈合时,再开始负重练习。骨折处尚未愈合前,做过多的关节活动是不相宜的,因关节活动障碍的患者做膝关节活动时,会增加股骨下端骨折段的杠杆力,从而影响骨折愈合。当然在固定比较牢固的患者,功能练习并无妨碍。

槽形角钢板术后不外固定,2 周后可逐渐练习膝关节活动。4 周扶双拐不负重下地活动。术后 8 周扶拐部分负重行走。12～14 周在无保护下负重。

七、预后

常遗留不同程度的膝关节功能障碍。骨折一般能按期愈合,但骨牵引治疗时骨折端若有软组织嵌入或严重粉碎性骨折骨缺损并软组织损伤时,骨折可出现不愈合。骨折并腘血管损伤时,应检查修复,特别注意血管的损伤,血栓形成时,可出现肢体远端小动脉的栓塞而坏死、截肢。

(王振涛)

第六节　股骨髁间骨折

股骨髁间骨折是股骨远端骨折中损伤最严重、治疗最困难的关节内骨折,常常是一种复合性损伤,对膝关节、髌股关节和伸膝装置有直接损害。往往因膝关节功能障碍或遗留各种并发症(如成角、缩短、感染、骨折不愈合、退行性骨关节炎等)而致病残。因此,Watson-Jones 声称,很少有比股骨下端骨折治疗更困难的损伤。Stewart 等亦言,股骨远端骨折将继续是外科医师的难题。由于治疗效果不满意,所以对骨折的处理有不少争论。

股骨髁部骨折对膝关节的影响有二:一为骨折错位关节面不平滑,可导致创伤性关节炎;二为内外髁不均衡致膝内翻或外翻,使下肢轴线失去正常。因此对其处理原则是解剖复位,牢固内固定,早期活动,防止关节粘连僵硬。

一、病因与发病机制

股骨髁部骨折多发生于男性和中老年人。骨折位于股骨下端干骺端松质骨区,常常由于直接暴力的撞击或间接暴力的坠伤所致。外力沿股骨干向下冲击,致使股骨髁部发生劈裂,加上扭转或直接打击而发生骨折多向移位:纵向重叠短缩,侧向分离倾斜,前后成角嵌插,冠状面劈裂移位等,造成了股骨髁面或髌面不平整和膝内外翻畸形。

(1)由于股骨下端周围肌肉力量不平衡,加上暴力的方向不同,容易发生骨折多向移位,尤其是腓肠肌的牵拉,骨折远端常向后移位。

(2)股骨髁间骨折为关节内骨折,对胫股关节、髌股关节、髌上囊、伸膝装置有直接损害。

(3)股骨下端为内外侧副韧带和交叉韧带的附着处,损伤严重时可合并这些韧带的损伤,后方腘窝内的重要血管神经有可能受到骨折刺伤或挤压。

根据骨折 X 线形态分为单髁骨折、髁间 T 形骨折和严重粉碎性骨折。

Seinsheimer's 分类法分为 4 型。

Ⅰ型:骨折无移位或骨折块移位不超过 2 mm。

Ⅱ型:单纯股骨远端干骺端骨折,未波及髁间窝或股骨髁。①双段骨折。②粉碎性骨折。

Ⅲ型:波及髁间凹的单髁或双髁移位骨折。①内髁移位骨折。②外髁移位骨折。③双髁自股骨干骺端分离。

Ⅳ型:骨折线通过股骨髁的关节面。①骨折线通过内髁(双段或粉碎性)。②骨折线通过外髁(双段或粉碎性)。③较复杂的粉碎性骨折。

二、临床表现

股骨髁部骨折是髁关节面以上 9 cm 内的干骺端骨折,包括髁间、髁上、单髁骨折和骨骺分离。临床表现常常有明显外伤史,膝关节和膝上肿胀,淤血青紫,功能障碍。有时合并膝关节韧带、半月板损伤。若有腘窝血肿和足背动脉搏动消失,末梢血运障碍时,要考虑腘窝部血管损伤。

三、诊断

(一)外伤史

患者都有明确的外伤史,如高处坠落、煤矿坠井事故;煤矿井下冒顶事故,汽车碾压等。伤者以青、壮年居多,男性多于女性。

(二)肿胀及关节积血

股骨下段骨折常为巨大的直接暴力所引起,股部肌肉严重挫伤,甚至挫碎,所以大腿下部肿胀明显,有时为健侧的 1 倍,皮下脂层与筋膜分离,皮下积血并含有脂肪颗粒,皮肤外表似乎完整,但极易坏死,有时软组织触之甚硬。由于髁部骨折致关节积血、腘窝部青紫,有时张力甚大。

(三)疼痛

此型骨折可有来自关节积血而胀痛,由于肌肉痉挛收缩,可使骨折段突然活动而发生剧烈疼痛。另外由于腘血管部巨大血肿压迫腘血管,产生伤肢远端缺血性疼痛。

(四)畸形

伤肢大多呈外旋位,外踝接触创面,股骨下端短缩、成角,根据暴力大小可发生不同移位。

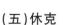

（五）休克

部分患者因失血量过多可发生休克，加之疼痛、转运等均可加重休克，一般股骨骨折局部血肿，出血量 1 000 mL 以上，如为多发伤失血量更大。但最重要的是休克的早期症状常被忽视，伤者精神紧张、轻度兴奋、面色苍白、口干、烦躁、脉快、血压轻度增高等。如不及时处理，将会导致休克或严重休克的发生。

（六）多发伤及合并伤

注意检查身体他处的损伤，尤以致命的内脏破裂及颅脑损伤等，需按缓急轻重分别处理。同时注意合并腘动脉及腓总神经损伤症状。借助 X 线片提供诊断、治疗依据。

四、治疗

股骨髁间骨折是关节内骨折，骨折常为多向移位不稳定。故在治疗时，应该做到良好的对位，可靠的固定和早期膝关节功能锻炼。股骨髁间骨折复位良好的标志：一是髁间关节面平整，上下错位和髁间分离＜2 mm；二是力线正，避免成角而致膝内外翻畸形。

（一）超膝关节夹板固定

本法适用于无移位或轻度移位的骨折。无菌操作下抽出关节内积血，加压包扎。2 周左右开始膝关节活动。

1.优点

本法不增加创伤，治疗费用低廉，可在门诊运用。

2.缺点

本法适应证窄、长时间固定可致膝关节僵硬，固定不当可出现压迫性溃疡或骨折移位。

（二）冰钳牵引

本法适用于股骨髁间严重的多向移位骨折。先在无菌操作下，抽出关节腔内积血，然后在内外髁中点行冰钳牵引。将小腿置于牵引架上，膝关节屈曲 45°位，使腓肠肌处于松弛状态，进行手法复位。在牵引下，术者用双手掌扣挤推拉股骨内外髁，使两髁骨折块复位，并同时端提挤按骨折远近端，矫正前后移位和成角。最后施行超膝夹板固定。

1.优点

本法适应证广泛，无手术痛苦，可在运动锻炼过程中磨造一个新的膝关节平面。

2.缺点

本法需长期卧床及艰苦的功能锻炼，骨折不能达解剖对位，需向患者及亲属解说清楚并让他们接受。

（三）切开复位内固定

1.单髁骨折

内髁或外髁单髁移位骨折，选用膝前内侧或外侧切口，前内侧切口经过髌内侧膝关节囊向下超过关节线。向上经股内侧肌外缘，以显露髁骨折线及髁间凹。外侧切口经髂胫束，远侧超过关节线。除显露髁前面骨折线与髁间凹外，在侧方应显露出髁的后面，清除关节内积血、碎骨片后，在骨折的髁上，拧入一斯氏针，作为杠杆以把持骨折块使其复位，观察髁前面及髁间凹，可以获得解剖复位。以 2 根克氏针插入将骨折髁与未骨折的髁暂时固定。选择适当长度 2 枚松质骨螺丝钉，自髁的侧面关节外部分向另一保拧紧固定，缝合关节。对单髁后部骨折，切口远端应向后转，显露骨折块后，直视下复位，自后向前或相反以松质骨螺丝钉固定。放置负压引流 2～3 天，术后以石膏托固定膝关节于伸直位 2 周,拆线后,进行膝关节伸屈活动练习,直至骨折愈合前,患肢不能负重。

2.髁间 Y 形或 T 形骨折

内固定的选择有几种:①以螺栓固定髁间,另以钢板固定髁上骨折。②将螺栓穿过钢板的下端螺孔固定髁间,钢板固定髁上。③用 90°左右角状钢板。其髁部固定髁间,侧部钉固定髁上,还可加用螺栓固定髁间骨折。

(1)切口:拟用角状钢板固定者多选外侧切口,以便近侧钢板放置在股骨干外侧,切口远端过关节线后向胫骨粗隆远端。将髌骨向内显露髁间及髁上骨折线,先将髁间骨折复位,以克氏针暂时固定,拧入 1 枚骨螺栓固定,然后行髁上骨折复位,在 Y 形骨折,很不稳定的粉碎性骨折亦然,先将角状钢板的螺钉打入髁部,加强髁间固定,再将其侧部(骨干部)与股骨干外侧固定,整复骨折拧入螺钉。

(2)术后处理:长腿石膏托固定屈膝 20°～30°位,2～4 周,骨折线较稳定并复位固定良好者,2 周可除去石膏;粉碎性骨折不稳定者,4 周除去石膏。在床上练习膝关节伸屈活动,骨折完全愈合前,不能负重。

(3)优点:角状钢板固定股髁上骨折或髁间骨折,与直加压钢板固定的生物力学完全不同。直钢板固定者,骨折移位的应力首先加于螺丝钉上,骨折两端的任何折弯力扭曲力,都使钢板上的螺丝钉向外脱出,钢板折弯,内固定失败,此已为临床病例证实。角状钢板则不然,骨折远端的负重力扭曲折弯力,首先加于角状钢板的髁钉,再通过角部,传达到侧部。钢板将应力分散传递至多枚螺丝钉上,由于应力分散,故钢板及每一螺丝钉所承受的应力较小。股骨髁上骨折的变形,受肌肉牵拉易发生外弓及后弓,负载力及折弯力均使钢板角部的角度变小,使侧部更贴紧骨皮质,不会将螺丝拔出,因而固定牢固,不需外固定。

(4)缺点:操作技术要求高,要求钢板钉部与膝关节面平行,同时长臂也要在股骨干轴线上;否则,内固定失败;角部为应力集中点,易出现断裂或金属疲劳;安装不容易,易出现膝内翻畸形;不宜过早负重。

3.股骨下段内、外侧双钢板双骨栓固定

(1)适应证:本法适用于股骨干下 1/3 粉碎性骨折合并髁间粉碎性骨折者;股骨髁上骨折其远折段较长者亦适用本法;上列骨折为开放性或合并腘血管及腓总神经损伤者。

(2)麻醉与体位:常用硬膜外神经阻滞麻醉,患者侧卧 45°于手术台上,伤肢下方置搁腿架,做大腿外侧下端切口时此卧位较为方便。若做大腿下端内侧切口时,需将大腿外旋,并调整手术台的倾斜度,显露亦可。如合并腘动脉损伤需做探查术,可将侧卧 45°改变为侧卧 90°的位置,在骨折固定后,便可进行腘窝探查术。

(3)手术方法:具体方法已于股骨髁上骨折双钢板固定法中叙述,唯一不同之处,即选择钢板时,以 8 孔普通接骨钢板中最长者为佳(14～16 cm),原因为适应股骨下 1/3 粉碎性骨折范围较广的需要,固定时双侧钢板尽量接近髁部,使最下一孔固定栓时,能同时对髁间骨折起压缩作用。在最上一孔栓固定后,其余各孔均需用螺丝钉固定,在同一平面的相对 2 孔,固定螺丝钉,互相偏斜,便可固定。这对股骨下 1/3 粉碎性骨折的固定是较为重要的。如有骨缺损,需取同侧髂骨植骨。

(4)优点:手术时钢板的上、下端采用栓固定较为牢固,不易松动滑脱,钻孔时方向一定要准确,两个栓上、下稍斜,但基本上是平行的。由于钢板在股骨下端的内、外两侧,不影响髌骨的滑

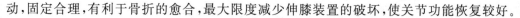

动,固定合理,有利于骨折的愈合,最大限度减少伸膝装置的破坏,使关节功能恢复较好。

(5)缺点:两侧切口创伤较大,钢板取出时亦较费事。螺栓固定两髁时,需注意松紧适应,过紧时骨折部骨质压缩关节不平,过松时,关节面对位不良,易于塌陷。

五、康复指导

冰钳牵引超膝关节夹板固定期间进行股四头肌锻炼和膝关节伸屈活动。6周后解除牵引,继续超膝夹板固定,开始不负重下地活动。至骨折临床愈合后,始可负重和拆除夹板。

很多病例骨折复位不佳,必然导致功能障碍。但有些病例手术固定后,对位对线尚称理想,仍然关节强直。其原因较为复杂,如固定时间过长,一般需8～12周的外固定,如愈合较迟或内固定欠佳,固定时间又需增加,必然影响关节功能。外伤或手术对伸膝装置的损伤切口太近大腿前侧,造成股四头肌粘连。感染亦可造成同样后果,表现关节、肌肉及软组织粘连、挛缩及运动障碍。髁间骨折有时出现髁状突骨折,关节软骨损伤,骨折线就在关节面上,修复的过程必然要产生关节粘连。有些病例经过多次手术;很多患者忽视早期功能锻炼等,都是影响膝关节功能的重要因素。

因此,在固定期内,重视早期功能练习,拆线后开始做股四头肌等长收缩运动,每小时运动5分钟,不固定关节主动活动,促进血液循环,拆除外固定后,行主动不负重练习膝关节屈伸活动,待X线片证实骨性愈合后,方能负重练习。6～12个月后可能达到生活自理的关节活动范围,在0～80°。一旦处理不当,骨折畸形愈合,关节而不平、增生等,终致膝关节强直而残废。

六、预后

骨折处因血运丰富,容易愈合,但因近关节及关节内骨折或治疗等破坏了伸膝装置,关节面不平等因素,可出现创伤性关节炎,膝关节僵硬、强直、骨化性肌炎,畸形愈合等。

(王振涛)

第七节 膝关节韧带损伤

膝关节的完整主要靠侧副韧带、膝关节交叉韧带及周围肌肉的协同作用。侧副韧带包括内侧副韧带和外侧副韧带,交叉韧带包括前交叉韧带和后交叉韧带。

一、前交叉韧带损伤

前交叉韧带(ACL)最早被Galen所提及,距今已1600多年。前交叉韧带断裂是一种非常常见而又严重的伤病,多与运动有关。对于普通人群ACL亦同等重要,伤后同样的膝关节不稳和随之继发关节软骨、半月板损伤,导致关节退变和骨关节病的早期发生,严重影响膝关节运动功能和生活质量,治疗不当严重者会出现膝关节病废。

(一)损伤机制与病理

1.损伤机制

ACL损伤多发生在一些膝关节异常活动的负荷中。它们常发生于落地、剪切动作及急转急停中。前交叉韧带损伤可分为部分断裂和全断裂。

(1)膝关节内翻伤或外翻伤:损伤时可伴有膝关节的内外旋转,以外翻、外旋伤最多见。

(2)膝关节过伸损伤:过伸可单独损伤前交叉韧带,但经常是先撕裂关节囊、后交叉韧带、再撕裂前交叉韧带。足球运动中的"踢漏脚",或膝前被撞引起膝关节突然过伸是最常见的受伤动作。

(3)膝关节屈曲位支撑伤:大腿前面被撞,股骨髁向后错位,或胫骨后面被撞向前错位。

2.病理

关于前交叉韧带断裂的部位,上下两端断裂及下端撕脱骨折较多见。青少年由于骨质发育未成熟,止点骨骺的强度弱于韧带,故下止点撕脱骨折发生率高。

(二)诊断及分型

1.病史

(1)急性损伤:ACL断裂都有急性膝关节损伤史,并可根据受伤动作初加判断。受伤当时患者常有组织撕裂感,随即产生疼痛及关节不稳,不能完成正在进行的动作和走动。

(2)陈旧损伤:ACL断裂6周以上属陈旧性损伤。陈旧性前交叉韧带断裂,典型的症状是关节不稳,有关节错动感,不能跑跳,不敢急转急停,关节反复扭伤。

2.体征

(1)Lachman试验:患者平卧,膝屈15°～30°位,检查者两手分别握住股骨下段与胫骨上段,然后用力使两髁上下错动。两侧对比,如果出现异常活动即属阳性。

(2)前抽屉试验:患者平卧,屈膝90°,检查者双手握住胫骨上段向前拉,双侧对比,如有异常错动即属阳性。

(三)辅助检查

(1)KT 1 000或KT 2 000:即关节应力试验测量计,是相对客观的指标,可以用来评价慢性不稳定性关节的稳定程度。

(2)X线检查:单纯X线平片与应力位X线检查。

(3)MRI:对诊断ACL断裂非常有价值。MRI具有极高的敏感性和特异性,故被认为是前交叉韧带损伤后影像学检查的"金标准"。

(四)治疗

(1)前交叉韧带部分断裂:通常情况下制动固定即可。

(2)急性前交叉韧带完全断裂:由于前交叉韧带自愈能力差,目前对于ACL完全断裂的患者一旦发现,多主张手术治疗。除非前交叉韧带与止点部分的骨块一起撕脱,目前已不主张一期缝合,而是多主张行早期重建。近年来,随着关节镜的开展和应用,关节镜下重建前交叉韧带已经成为主要的治疗手段。

(3)陈旧性前交叉韧带断裂:目前主要的方法就是通过手术重建ACL恢复关节的稳定性。

1)关节外手术:通过紧缩膝内侧和外侧控制关节不稳活动的次级结构(如关节囊、副韧带)达到稳定关节的作用。这些手术可对膝关节功能有一定的改善,但效果不佳,创伤较大,目前应用的较少。

2)关节内手术:即通过移植物来重建前交叉韧带,是目前最主要最被广泛应用的方法,临床效果也得到了广泛的肯定,已基本成为ACL重建的标准治疗手段。

3)移植物的种类:移植物的种类多种多样,大致分为3种。①自体材料:如骨-髌腱-骨复合物、髂胫束、半腱肌和股薄肌腱等。②同种异体移植物:如异体骨-髌腱-骨复合物、异体腘绳肌腱,异体胫前肌腱,异体跟腱骨复合物、阔筋膜等。③人工材料:目前人工材料也在临床得到了应用,但因其易磨损,并有可能造成异物反应引发滑膜炎,而使最终效果不尽理想,故应用范围不广。

4)移植物的固定:如带有骨块的移植物可用下列方法有效固定。①界面螺钉固定;②克氏针或螺钉横穿骨道和骨栓固定;③粗的不可吸收缝线系住螺钉、钉栓或纽扣。

如软组织移植物常用以下方法固定:①带袢钢板;②软组织界面螺钉;③门形钉或螺钉。

5)ACL 双束重建术:近年来有人提出了解剖双束重建前交叉韧带即前内束和后外束的方法,认为其可更好的恢复关节的生理功能,并且在临床上也取得了一些早期的较好的疗效,但更长期的和更客观的对比研究还有待进一步进行。

(五)并发症

1.感染

前交叉韧带重建术由于有移植物和内固定材料的存在,故术后有发生感染的风险。

2.神经血管损伤

比较少见,但取自体腘绳肌腱移植物时供体区容易发生隐神经的损伤而造成体表感觉异常。

3.术后韧带松弛或再断裂

ACL 重建后再次断裂或韧带功能丧失,原因多种多样,往往需要行翻修术再次重建 ACL。

4.术后骨道增宽

可能与骨道位置,手术操作,术后滑膜炎等生物和机械多因素有关。

5.膝前痛和跪地痛

多见于取自体骨-髌腱-骨复合体的患者,故对于一些需要经常跪地的患者通常不建议行骨-髌腱-骨复合体作为移植物。

6.术后关节粘连

与术前关节的功能和术后康复过程有关。

二、后交叉韧带损伤

后交叉韧带是膝关节内主要的稳定结构之一,对于膝关节的稳定性和功能起着非常重要的作用。后交叉韧带损伤后可造成膝关节后向不稳,产生临床症状,而影响日常生活、工作及运动。

(一)损伤机制

后交叉韧带损伤的损伤机制分为以下 4 种。

1.胫前伤

屈膝位胫骨近端前方受到由前向后的暴力,使胫骨突然后移,造成韧带的损伤或断裂。

2.过屈伤

高处坠落着地时膝关节过度屈曲,在股骨上形成后移力,造成韧带拉长并断裂,也可被股骨髁间窝和胫骨后侧平台的撞击所截断。

3.过伸伤

膝关节极度过伸,可造成后交叉韧带断裂或止点撕脱、后关节囊撕裂及胫骨平台和股骨髁前部的骨挫伤。

4.内外翻及旋转伤

内外翻加旋转暴力除导致后交叉韧带断裂外,常合并侧副韧带、后外侧结构及前交叉韧带断裂,引起多方向不稳。

(二)诊断

1.病史

急性伤就诊时多数诉伤时有响声,伴疼痛、活动受限等症状。陈旧伤的症状多集中于骨关节病症状,还有不稳及错动感,尤以下楼重,快速转向能力下降等。

2.查体

(1)一般检查:常可发现胫前挫伤、瘀斑及划伤,腘窝部可有肿胀及压痛,应注意检查足背动脉搏动及腓总神经。

(2)特殊检查:包括后抽屉试验、Lachman 试验、胫骨结节塌陷和股四头肌收缩试验。

3.影像学检查

(1)X 线检查:可以除外胫骨撕脱骨折及合并膝关节其他部位的骨折。

(2)MRI:对诊断急性后交叉韧带损伤非常有效,陈旧损伤显示为韧带的延长或过度弯曲呈 U 形。

4.关节松弛度测量计(KT-1 000 或 KT 2 000)

在外力作用下,测量胫骨后移双侧对比超过 3 mm 即可诊断后交叉韧带损伤。

5.分度

按损伤程度可分为单纯及联合伤(表 5-1)

表 5-1　后交叉韧带损伤的分度

类型 *	定义	松弛度	胫骨平台
Ⅰ	PCL 拉长	<5 mm	股骨髁前方 5~10 mm
Ⅱ	PCL 撕裂、MF 正常	5~9 mm	股骨髁前方 0~5 mm
Ⅲ	PCL 撕裂、MF 撕裂	>10 mm	与股骨髁平行
ⅣA	PCL 及后外损伤	>12 mm	股骨髁后方>2 mm
ⅣB	PCL 及后内损伤	>12 mm	股骨髁后方>2 mm
ⅣC	PCL 及 ACL 损伤	>15 mm	股骨髁后方>5 mm

* Ⅰ、Ⅱ、Ⅲ度为单纯损伤,Ⅳ度为联合伤。

ACL=前交叉韧带;PCL=后交叉韧带;MF=半月板股骨韧带。

(三)治疗

后交叉韧带断裂后的治疗方法主要取决于损伤程度。

1.保守治疗

Ⅰ~Ⅱ度损伤保守治疗无须固定,保护下负重,早期活动度练习、股四头肌肌力训练和本体感觉训练,一般 4~6 周。如果仍有症状和不稳,则需手术。

2.手术治疗

手术指征存在争议。联合伤是手术治疗的明确指征,手术时间应掌握在 10 天至 2 周之间。胫骨止点撕脱骨折则应急症行复位、螺钉或钢丝张力带内固定术。股骨止点撕脱也可以采用止点重建的方法。

(1)后交叉韧带加强术:此方法是在修补后交叉韧带同时加用双股可吸收 PDS 带或缝线等韧带加强装置(LAD)分担部分后交叉韧带前外束和后内束的负荷,起到加固作用,使损伤的后交叉韧带更好地愈合,防止它在愈合过程中被拉长,不过这种方法在后交叉韧带断裂的治疗中还处在早期试用阶段,最终效果尚不明确。

(2)后交叉韧带重建:①移植物的选择,后交叉韧带重建使用的移植物与前交叉韧带基本相同。②单束单骨道重建方法,单束重建技术的主要目的是重建后交叉韧带的前外束。股骨与胫骨骨道分别为单骨道。③双束双骨道重建方法,双束重建技术的目的是重建前外束和后内束,使重建的韧带在屈伸过程中的各个角度都起到限制胫骨后移的功能,较单束技术更有希望恢复正常的韧带性能。④胫骨嵌入技术,后交叉韧带重建后松弛的一个原因是膝关节屈曲过程中,移植物在股骨骨道和胫骨平台后缘的折角为锐角,称为"killer turn",此处应力集中,易造成移植物磨损而失去原先强度,导致后向松弛。为解决这个问题有人提出了胫骨嵌入技术,即后路切开,后交叉韧带胫骨止点处做一骨床,将骨-髌腱-骨远端骨块嵌入骨床,螺钉固定,近端固定于股骨骨道。

(四)并发症

(1)感染:可能主要与后交叉韧带周围血运比较丰富有关。

(2)神经血管损伤:由于后交叉韧带胫骨骨道出口接近腘动脉,故在胫骨骨道钻取时有损伤腘血管的危险,操作时需要注意并应用挡板保护。

(3)术后韧带松弛或再断裂:主要与胫骨本身的重力对移植物有一个向后方向的应力,特别是在改建塑性过程中这种应力有可能会造成后交叉韧带移植物的松弛。

(4)术后功能障碍。

三、内侧副韧带损伤

膝关节内侧结构分为 3 层。第 1 层是深筋膜层,第 2 层是内侧副韧带,第 3 层结构由内侧关节囊及其增厚部组成。内侧副韧带是主要对抗膝外翻的结构,其次为前后交叉韧带。这些结构在外翻应力作用下都可能损伤,与损伤时关节的体位和暴力大小有关。

(一)损伤机制和病理

最常见的损伤机制是膝外侧受到直接撞击,导致膝外翻,引起内侧结构损伤。需要注意的是内侧副韧带的浅层和深层是可以在不同部位同时断裂的。

(二)诊断与分度

1.病史

患者有膝关节外翻受伤史,伤时可感到内侧有响声、撕裂感、内侧松动感,伴剧烈疼痛。

2.查体

由股骨内上髁至胫骨近端内侧沿韧带走行检查压痛,压痛最明显的部位就是损伤部位。有时可以触及韧带断端。可出现侧压实验阳性。

3.影像学检查

(1)X 线检查:常规 X 线对内侧副韧带断裂的诊断意义有限,主要在于除外其他合并损伤。

(2)MRI:磁共振检查可以显示韧带周围水肿、韧带组织内的水肿和韧带的连续性中断。

4.损伤分度

主要为应力位 X 线片分度。

(1)Ⅰ度:内侧间隙宽度 0～5 mm。

(2)Ⅱ度:内侧间隙宽度 6～10 mm。

(3)Ⅲ度:内侧间隙宽度 11～15 mm。

(4)Ⅳ度:内侧间隙宽度 16～20 mm。

(三)治疗

对于单纯内侧副韧带损伤现在越来越倾向于保守治疗和早期康复训练,必要时可行手术治疗。

1.保守治疗

急性伤后需停止运动,抬高患肢。用弹力绷带或棉花夹板固定,再应用膝关节活动夹板固定3～4周,防止膝关节外翻。早期即可在可承受范围内负重,拄拐行走,进行屈伸活动度练习和股四头肌力量训练。

2.手术治疗

(1)急性期内侧副韧带断裂:手术主要是缝合断裂的断端,注意解剖层次,止点部位的损伤需要将断端缝合或固定在骨质上,有时候需要应用带线铆钉。

(2)陈旧内侧副韧带断裂且有关节不稳者可行韧带重建术,可以将松弛韧带的上或下止点向上或向下拉紧后重建止点,或用自体或异体肌腱重建韧带。

(四)并发症

单纯的内侧副韧带手术在关节外完成,创伤较小,并发症不多。切口有损伤隐神经分支的可能。由于创伤较大,如果不注意关节活动度锻炼康复的话,比较容易发生关节粘连,影响正常的关节功能。

四、外侧副韧带损伤

外侧副韧带损伤主要是由内翻旋转应力造成的,膝内侧的暴力作用于膝部或小腿内翻位倒地摔伤,常可引起膝外侧副韧带损伤,多见于腓骨小头止点处的撕裂。

(一)诊断

1.病史

患者有膝关节急性内翻旋转损伤病史。伤后外侧疼痛、肿胀。如果出现垂足、下肢感觉障碍,应考虑到腓总神经损伤的可能。

2.查体

(1)侧压试验:试验应在伸直位和屈膝 30°位检查,与健侧对比。①Ⅰ度损伤:外侧无明显松弛,只有疼痛感;②Ⅱ度损伤:外侧松弛但有抵抗感;③Ⅲ度损伤:外侧松弛无抵抗感。

(2)外侧间隙开口感:Ⅱ度和Ⅲ度的外侧副韧带损伤均有外侧间隙开口感。

(3)外侧副韧带张力:屈膝内收内旋位(盘腿)检查外侧副韧带张力,正常为索条状硬韧感,如有损伤则张力较健侧下降,如完全断裂则不能触及韧带张力。

3.影像学检查

(1)X线:X线检查可以发现腓骨头的撕脱骨折。内翻应力位摄片可以观察外侧间隙的宽度,如果大于健侧则提示外侧副韧带损伤。

(2)MRI:可以显示外侧副韧带的形态。韧带损伤可见水肿和出血的高信号。

4.鉴别诊断

(1)后外结构损伤:损伤史类似,伤后有外侧肿痛,也可以有外侧不稳症状。

(2)后交叉韧带损伤:严重的外侧副韧带损伤经常合并后交叉韧带损伤。此时后抽屉和 Lachman 试验均为阳性。

(二)治疗

1.保守治疗

对于外侧副韧带部分损伤可以采用保守治疗。治疗包括夹板固定 3 周后逐渐活动度练习,关节周围肌肉力量训练等。

2.手术治疗

(1)急性断裂:外侧副韧带完全断裂均需手术治疗。如果断裂发生在上止点或下止点,断端距离止点不超过 3~5 mm,可以进行止点重建。如果实质部断裂可以采用直接缝合,但因张力不足,常需用周围组织加强。

(2)陈旧断裂:可以采用部分股二头肌腱、髂胫束、自体肌腱或异体肌腱移植重建。

(3)合并损伤:如果合并有交叉韧带损伤需同时处理。如果有腓总神经损伤,术中应探查其完整性,多为拉长变细,无须处理,断裂者则应行缝合。

(三)并发症

外侧副韧带邻近腓总神经,手术操作时需要对局部解剖熟悉,小心操作避免误损伤。

(王振涛)

第八节　半月板损伤

半月板损伤是膝关节最常见的运动损伤之一,伤后会引起关节的疼痛、肿胀、交锁及活动受限,严重影响正常生活和运动。男女发病率之比约为 2.5∶1。

一、损伤机制与病理

(一)解剖特点

内侧半月板呈 C 形,与内侧副韧带深层(关节囊韧带)和半膜肌相连,又借半月板髌骨韧带与髌骨相连,因而活动度小,易于损伤。外侧半月板呈 O 形,与胫骨平台结合并不紧密,体部与后角交界处又有腘肌腱裂孔,因而外侧半月板活动度相对较大,较内侧半月板不易损伤。

(二)损伤机制

基于半月板的解剖特点,通常的损伤机制是在膝负重时屈伸旋转扭伤造成。一方面半月板随股骨髁旋转移动,一方面又因膝关节伸屈而随胫骨移动,造成半月板的不一致运动,即所谓膝关节半月板的"矛盾运动",引起半月板撕裂而产生症状。膝过伸伤也可以造成半月板前角的挤压造成损伤。

(三)损伤病理

通常半月板损伤分为创伤型和退变型。创伤型指是直接由创伤性暴力造成半月板的损伤,退变性半月板损伤常继发于半月板退变、关节不稳后半月板长期磨损及退行性骨关节病。

二、诊断与分型

(一)诊断

1.病史

仔细询问病史和查体可以确诊 75% 的半月板撕裂。急性损伤因疼痛、肿胀无法检查,因此很难通过临床检查来确诊,需通过辅助检查来诊断。

2.查体

(1)关节活动度:一般无限制,如有交锁则活动度明显受限。

(2)浮髌试验和积液诱发试验:是检查关节积液的实验,可以阳性。

(3)股四头肌萎缩:应用皮尺测量双侧髌上 10 cm 处的股四头肌周径。一般有萎缩,以内侧头为主。

(4)关节隙凸和压痛:损伤侧关节隙可有突出感,为半月板损伤后不稳突出所致,有明显压痛。突出特别明显的应考虑到半月板囊肿的可能。

(5)麦氏征(McMurray 试验):将小腿内外旋同时做屈伸动作,如出现关节隙疼痛和弹响视为阳性。此检查敏感性不高,约 60%,因此阴性并不意味着没有半月板撕裂存在。

(6)摇摆试验:屈膝 30° 左右,一手握小腿,一手拇指按压关节隙,做内外翻摇摆动作,如果感到半月板进出或痛响者为阳性,提示半月板损伤后松动。

(7)过伸和过屈痛:半月板前角或后角损伤在过伸或过屈时会产生挤压疼痛。

所有体征的敏感性和特异性都不高,因此需要检查者从病史到查体综合判断。

3.影像学检查

(1)关节造影:向关节内注射碘油造影剂,如果半月板有撕裂则可显示撕裂的形态和部位。准确率约 85%,因属于有创检查故目前应用较少。

(2)MRI:可以有效诊断半月板损伤,诊断准确率为 90%。半月板在磁共振上显示的异常信号分为 3 度:Ⅰ度,半月板内点状信号;Ⅱ度,半月板内线状信号,不达上下关节面和边缘;Ⅲ度,半月板内线状信号,达关节面或边缘。Ⅲ度信号提示半月板撕裂。

(二)分型

通常根据半月板损伤的形态分为纵裂、水平裂、斜裂、放射状撕裂(横裂)、瓣状裂、复合裂等 6 种。

1.纵裂

纵裂指半月板裂口沿纵轴走行,可为部分撕裂或全层撕裂。较大的纵裂致使半月板如桶柄样分离,嵌于股骨髁和胫骨平台间,称为桶柄样撕裂。

2.水平裂

水平裂为半月板裂,分上下两层,类似鱼口,又可称为"鱼口状撕裂"。

3.斜裂

斜裂均为全层撕裂,裂口由游离缘斜行走向边缘,在前角称为前斜裂,在后角称为后斜裂。

4.放射状裂

放射状裂与斜裂类似,其走行由游离缘垂直走向滑膜缘,即横裂、部分撕裂和全层撕裂均可能出现。

5.瓣状裂

瓣状裂指损伤处半月板残端如片状悬挂于半月板上,可继发于水平裂。

6.复合裂

复合裂指半月板同时出现上述几种损伤类型,表明损伤较严重。

三、治疗

半月板由于其特殊的解剖状态自愈能力较低,但由于半月板对关节软骨重要的保护作用,目前的治疗原则也是尽可能地保留半月板。

(一)非手术治疗

一般稳定型半月板纵裂,裂口<10 mm,或者非全层撕裂(<50%)多无症状,可以保守治疗。症状明显者则更应尽早手术治疗。

(二)手术治疗

1.半月板修补

对于红区或红白区>10 mm 的纵裂和达红区的横裂,半月板没有变性或形态异常,并且关节稳定,可以采用半月板修补手术,手术可以切开或者在关节镜下完成。

2.半月板部分切除

适用于未达红区的横裂、斜裂、水平裂、瓣状裂、半月板变性和不可修补的纵裂。原则是尽量保留正常的半月板组织。

3.半月板全切除

半月板损伤或变性范围广、严重,半月板严重的复合裂确实无法保留半月板组织时,需进行全切手术。

4.半月板移植

目前,公认的半月板移植的适应证包括年龄不超过 50 岁;半月板全切或次全切除后患侧有疼痛等不适;关节间隙狭窄不超过 3 mm;镜下评估关节软骨损伤最好不超过 OuterbridgeⅡ度;关节稳定或者同时恢复关节的稳定性;力线良好或同时纠正力线。移植的半月板包括人工半月板(胶原半月板,CMI)、组织工程半月板、同种异体半月板等。

(三)盘状半月板损伤的治疗

盘状半月板是半月板的特殊解剖学变异,外侧多于内侧,盘状半月板由于损伤后往往伴有层裂或复合裂而失去修补甚至成型的机会,因而切除的情况比较多。

(四)半月板囊肿的治疗

半月板囊肿常发生于 20～30 岁男性,外侧较内侧更容易发生。发病原因尚存争议,临床表现为疼痛和局部肿物。查体可以发现关节隙肿物,质地硬韧,有压痛,随关节伸直而明显,屈曲而消失。半月板囊肿的主要治疗方法是手术。

四、并发症

(一)血管损伤

关节积血通常由于半月板切除损伤了半月板周围的滋养血管或入口部位浅层血管出血造成,一般均可自愈。

（二）神经损伤

关节镜常规前内侧入路有损伤隐神经髌下支的可能，会造成局部神经感觉障碍。因此当出现神经损伤时除去止血带麻痹或局部水肿压迫外还应考虑是否有在修补半月板时结扎或损伤神经的可能，此时可手术探查。

（三）半月板不愈合

由于半月板血运较差，不易愈合，故半月板缝合后有一定的不愈合率，需要再次手术处理。

（王振涛）

第九节 髌骨骨折

髌骨骨折约占全身骨折的 1%，是相对常见的损伤。

一、损伤机制

引起髌骨骨折的原因可以分为直接暴力和间接暴力。需要强调，很多情况下髌骨骨折的产生是直接暴力、股四头肌收缩和关节塌陷共同作用的结果，难以分析损伤的确切机制。

二、分型

髌骨骨折按骨折线形状可以分为三大主要类型（图 5-14）

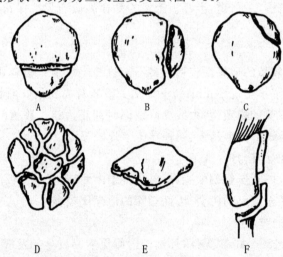

图 5-14　髌骨骨折的分型
A.横行骨折；B.垂直骨折；C.边缘骨折；D.粉碎性骨折；E.骨软骨骨折；F.袖套状撕脱骨折

（一）横行骨折

该型占所有髌骨骨折的 50%～80%，多累及髌骨中下 1/3。有时累及髌骨上下极，此时极部骨块可有不同程度的粉碎性骨折。

（二）垂直骨折

该型多累及髌骨中外 1/3，如果仅有髌骨内侧缘或外侧缘受累，不累及关节面，称为边缘骨折。垂直骨折较少有移位。

(三)粉碎性骨折

该型通常合并移位,无移位者称为星状骨折或放射状骨折。

另外有两种特殊类型的骨折:骨软骨骨折多见于髌骨半脱位或脱位后,髌骨关节面与股骨髁撞击引起骨软骨损伤。另外,在骨骼未发育成熟的儿童或青少年可能发生髌骨袖套状撕脱,远端骨折块带有大片关节软骨。

三、临床表现

多见于 20～50 岁人群,男女比例约为 2∶1,双侧髌骨骨折罕见。临床表现为肿胀、疼痛和活动障碍,查体可有局部压痛、肿胀、皮下淤血,出血较多可有血肿形成,并有伸膝受限。

高能损伤引起的髌骨骨折往往同时伴有同侧的股骨干、股骨远端、胫骨近端骨折或髋关节后脱位,此时容易漏诊和误诊,应注意相应的症状及体格检查。

四、影像学检查

(一)X 线片

X 线片是诊断髌骨骨折的主要方法,主要有正侧位、斜位及切线位。侧位片对于横行骨折和粉碎性骨折的显示较满意,而且可以提供髌骨的全貌以及骨折块移位和关节面损伤程度的信息。切线位或称轴位,最常用的是 Merchant 法(图 5-15):患者仰卧位,屈膝 45°,膝关节略抬高,保持股骨和台面平行,X 线方向与桌面成 30°斜向下投射。

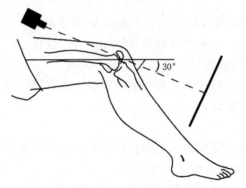

图 5-15 Merchant 法髌骨 X 线检查示意

X 线片上的髌骨骨折不愈合有时需要与二分髌骨相鉴别。

侧位片评估髌骨位置的较可靠方法为 Insall 指数,即髌骨长度和髌腱长度之比,正常值 >1.0,<1.0 提示高位髌骨或髌韧带断裂(图 5-16)。

(二)CT

CT 扫描能够发现 X 线片无法判断的隐匿性骨折和不完全骨折,并能从多个断面显示骨折的细节,适用于评估合并股骨远端或胫骨近段骨折的多发骨折和复杂骨折,同时可以清楚显示骨折不愈合、畸形愈合和髌股关节排列的异常。

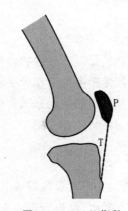

图 5-16 Insall 指数

髌骨长度(P)与髌腱长度(T)之比

(三)骨扫描

髌骨的应力骨折常在骨质疏松的老年人于轻微创伤后发生。锝标记的磷酸盐复合物进行骨扫描对于诊断应力骨折很有价值,表现为相应区域出现"热区"。

五、治疗

髌骨骨折的治疗原则是尽可能保留髌骨,尽量恢复关节面的完整,修复损伤的髌骨支持带,保证伸膝装置的连续性,早期进行功能锻炼。

(一)非手术治疗

非手术治疗适用于无移位或移位距离<3 mm,且关节面台阶<2 mm,伸膝装置完整的病例。早期为减轻局部组织肿胀,可采取冰敷和弹性绷带加压包扎。

非手术治疗采用管型石膏或前后长腿石膏在伸直位固定4~6周。应早期行直腿抬高运动,以维持一定的股四头肌力量,一般可以带石膏部分负重。当X线片上出现骨折愈合和稳定的证据后,可以逐渐增加主动的功能练习。

(二)手术治疗

手术治疗的指征为:骨折块移位≥3 mm或关节面不连续、台阶≥2 mm;粉碎性骨折合并关节面移位;开放骨折;骨软骨骨折移位至关节腔。

手术技术主要包括内固定,髌骨部分切除术,全髌骨切除术3种类型。

1.内固定(ORIF)

髌骨骨折内固定方法较多。AO/ASIF推荐的张力带固定技术适于治疗髌骨的横行骨折。改良的张力带固定技术有多种,一种常用的方法采用2枚2 mm克氏针纵向平行穿过髌骨,可以防止骨折块的旋转和移位,进一步增加了固定的稳定性(图5-17)。也可以采用3.5 mm空心钉代替克氏针,钢丝穿过空心钉并在髌骨前方形成横"8"字张力带加强,或采用纵向张力带分别固定,也可以达到良好的骨折固定(图5-18)。注意避免空心钉的螺纹穿出对侧皮质,否则容易导致钢丝断裂。Lotke和Ecker使用另一种改良的张力带技术,将钢丝直接穿过髌骨的纵行钻孔,并在髌骨前方进行"8"字捆扎达到张力带固定。

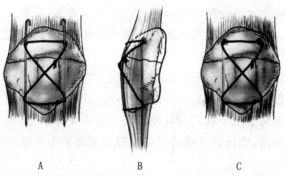

A　　　　　B　　　　　C

图 5-17　改良张力带固定技术，克氏针可防止骨折块旋转移位

A.2 枚克氏针纵向平行穿过髌骨，钢丝在髌骨前方成"8"字加强；B.克氏针
尖端的弯钩压入髌骨内；C.将克氏针另一端多余的部分剪断

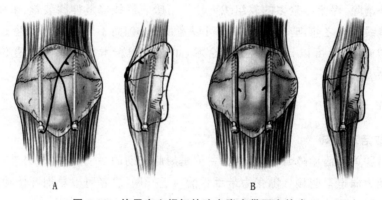

A　　　　　　　　　　　　B

图 5-18　使用空心螺钉的改良张力带固定技术

A.空心钉固定，并用前方"8"字张力带加强；B.采用纵向张力带分别固定

　　对于骨质良好的简单横行骨折或移位的垂直骨折，采用 2 根松质骨拉力螺钉也可以实现固定要求。当髌骨中间部分粉碎性骨折较重，不能采用上述方法固定时，可去除中间碎骨，剩余两端骨折块用螺丝钉固定（图 5-19）。

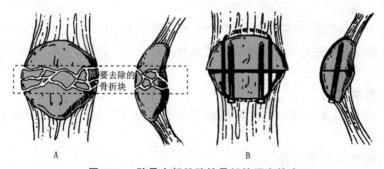

A　　　　　　　　　　　　B

图 5-19　髌骨中部粉碎性骨折的固定技术

A.将粉碎的骨折块去除，骨折端修理平整；B.所示复位，用螺丝钉加钢丝环扎固定

　　随着新技术的发展和新材料的应用，目前已经有许多新的内固定方式应用于临床并取得了良好的近期和远期效果，如形状记忆骑缝钉、聚髌器等。镍钛聚髌器固定遵循了髌骨、髌股关节的解剖学及生物力学特点，利用其形状恢复力和由弧差产生的回弹力，组成了多维的以纵向为主

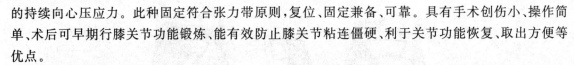

的持续向心压应力。此种固定符合张力带原则,复位、固定兼备、可靠。具有手术创伤小、操作简单、术后可早期行膝关节功能锻炼、能有效防止膝关节粘连僵硬、利于关节功能恢复、取出方便等优点。

2.髌骨部分切除

如果髌骨粉碎性骨折而无法对所有骨折块进行稳定固定,则考虑进行髌骨部分切除和伸膝装置修补术。这种情况多见于上下极的粉碎性骨折。切除粉碎部分,通过剩余髌骨纵行钻孔,作为肌腱或髌韧带缝合的通道,将髌韧带或股四头肌腱与保留的骨块缝合固定,然后对髌骨支持带进行重叠修复。

3.全髌骨切除

当骨折粉碎严重、无法保留主要的与股骨关节的连续性骨折块时,可行全髌骨切除术。虽然手术技术简单,术后制动时间缩短,但远期疗效并不满意,并发症较多,在行全髌骨切除时,将碎骨片仔细解剖并清除,保留尽量多的软组织。用不可吸收缝线修复伸膝装置,采用直接缝合或重叠缝合。术中缝线收紧之前,应保证膝关节可以弯曲到 90°而不对吻合口产生过分张力。如果没有足够的肌腱或韧带,可以行倒 V 字缝合术,填充缺损。术后膝关节伸直位石膏制动 3～6 周,并逐渐开始康复训练。

六、并发症

(一)膝关节活动障碍

髌骨骨折后膝关节活动障碍较为常见,主要是屈膝末期的活动度减低,另外行全髌骨切除术的患者伸膝末期力弱也很明显。随张力带手术的广泛开展,患者可以早期开始功能锻炼,因此骨折愈合后一般可以达到功能性的活动范围。

(二)感染

术后发生的感染需根据固定的稳定性和骨块血运情况进行处理。若固定牢固,血运良好,可行清创冲洗、放置引流,静脉应用足量抗生素。如果感染持续且有死骨形成,须将死骨完全清除,并行修补成形术,术后严格制动。

(三)内固定失败

可由内固定方式不合适、内固定不牢固、严重粉碎性骨折、不合适的负重运动及制动时间不足所致。轻微的移位可以通过延长制动时间促进骨折愈合,如移位过大或导致伸膝装置受损,则需要再次手术处理。

(四)创伤性骨关节炎

为髌骨骨折的远期并发症,常伴明显的髌股关节疼痛。治疗主要是非甾体消炎药及理疗。

(五)骨折延迟愈合及不愈合

如果诊断骨折延迟愈合,需要一段时间的制动和观察。如果骨折仍未愈合,且患者不能耐受不愈合所致的功能受限,则需要再次手术重新固定。

(六)缺血性坏死

髌骨骨折术后的缺血性坏死少见,X 线表现为坏死骨端密度增高。治疗无特殊,一般采取随诊观察,数年后可能出现再血管化。

（七）内固定物刺激

保留内固定物所致的疼痛与软组织受到金属尖端的刺激有关。如有必要可将内固定物取出，但必须在骨折完全愈合、膝关节活动度恢复的基础上进行。年轻人骨质坚硬，松质骨螺钉在骨质内数年后常难以取出。

（王振涛）

第十节　胫骨平台骨折

胫骨平台骨折是常见的膝关节骨折，发生率占全部骨折的 1%。

胫骨是主要负重骨，负重量占 85%，胫骨平台组成关节面，内侧平台稍大，在矢状和冠状面凹陷，外侧平台小，在上述两个平面凸起。内侧髁较强壮，因此外侧平台骨折多见，内侧平台骨折往往由较大的暴力引起，多合并软组织损伤，如外侧副韧带、腓总神经及腘动静脉等。

一、损伤机制

胫骨平台承受剧烈的内翻或外翻应力，同时承受轴向压力，这种损伤机制中，内外侧平台都会产生最常见的劈裂骨折、压缩骨折或劈裂压缩骨折。外力大小及方向、年龄、骨质量及膝关节屈曲程度决定骨折程度。

三、骨折分型

（一）AO 分型

根据 AO（骨折内固定研究学会）分型（图 5-20），胫骨平台骨折应属于 41B 和 41C 型。

1.B 型为部分关节内骨折

B1：单纯劈裂；B2：单纯压缩；B3：劈裂压缩。

2.C 型为完全关节内骨折

C1：关节面及干骺端简单骨折；C2：关节面简单骨折，干骺端粉碎性骨折；C3：关节面和干骺端骨折均粉碎性骨折。

（二）Schatzker 分型

Schatzker 分型（图 5-21）在北美地区被广泛接受并使用，在我国也是临床工作中普遍使用的分型方法。

Ⅰ型：外侧平台劈裂骨折。

Ⅱ型：外侧平台劈裂压缩骨折。

Ⅲ型：外侧平台压缩骨折。

Ⅳ型：内侧平台骨折。

Ⅴ型：双侧平台骨折。

Ⅵ型：平台骨折累及干骺端。

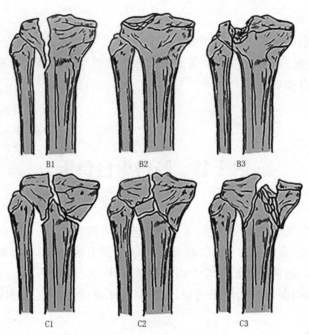

图 5-20　AO 分型

B 型为部分关节内骨折。B1 单纯劈裂,B2 单纯压缩,B3 劈裂压缩。C 型
为完全关节内骨折。C1 关节面及干骺端简单骨折,C2 关节面简单骨折,
干骺端粉碎性骨折,C3 关节面和干骺端骨折均粉碎性骨折

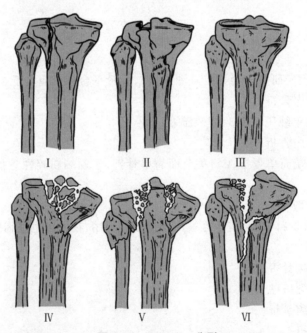

图 5-21　Schatzker 分型

Ⅰ型:外侧平台劈裂骨折;Ⅱ型:外侧平台劈裂压缩骨折;Ⅲ型:外侧平台压缩骨
折;Ⅳ型:内侧平台骨折;Ⅴ型:双侧平台骨折;Ⅵ型:平台骨折累及干骺端

四、诊断

胫骨平台骨折发生后,膝关节肿胀、疼痛、活动受限,直接暴力可造成局部软组织损伤或开放损伤,肿胀严重还须除外筋膜间室综合征,最后要检查膝关节韧带完整性。正侧位 X 线片是必需的,CT 三维重建可显示关节面的损伤情况。MRI 可显示半月板和韧带的损伤情况。血管造影可显示腘动静脉的损伤情况。

五、治疗

依据现代的治疗观点,每个骨折病例都存在独特的病理解剖特点,个体化的有效治疗非常重要,每一种治疗方式都有其优点与局限性,在计划治疗方案时必须予以考虑。

(一)保守治疗

适用于无移位或轻微移位的骨折,特别是合并严重骨质疏松或其他疾患的患者,保守治疗的目的不是解剖复位骨折,而是恢复力线及膝关节活动,轻度的内外翻是可以接受的。固定可采取石膏、支具或夹板固定,骨折稳定可早期被动活动,但不能负重。

(二)手术治疗

适应证包括:①骨折移位关节面不平整到一定程度则需要矫正,移位程度仍有争论,台阶＞3 mm 可引起局部接触压力增加;②关节不稳定(伸膝位内外翻＞10°);③合并侧副韧带撕脱或断裂;④前交叉韧带撕脱骨折,骨折块足够大则固定,骨折块小或被膜下撕裂则延迟重建;⑤开放骨折合并血管损伤。

(三)手术概述

1.手术切口的选择

选择适宜的切口,良好显露手术操作区域,对于高质量手术至关重要。对于 Schatzker Ⅰ、Ⅱ、Ⅲ型骨折外侧切口一般可以满足显露固定需要,而 Schatzker Ⅳ、Ⅴ、Ⅵ型骨折常需要辅助内侧切口,单纯前正中入路对于显露平台的外后角不够满意。最常需用的是前外侧切口,可以充分显露外侧平台,通过适当向后推开,可显露平台的外后角,暴露平台时切开连在半月板上的冠状韧带,向上翻起半月板,显露塌陷的关节面。

2.关节面无创性解剖复位

可利用内外髁骨折裂缝,用窄骨刀撬起塌陷的关节面;或将骨皮质掀开后,直视下用嵌入器自下向上托起关节面。若平台边缘部分尚好,可采取"开窗"法,由开窗处以嵌入器向上顶起塌陷的关节面。缺损可采用自体髂骨植骨、异体骨或人工骨填充,复位时可采用克氏针在关节面下临时固定,复位过程中可采用 C 形臂机透视观察复位情况,恢复正常的胫股关节对合关系,注意内外侧关节间隙等宽,恢复关节面高度时可适当"超高",即"宁过勿欠"。近端拉力螺钉应平行于平台的关节面,通过植骨块或在植骨块的下方,拉力螺钉的松紧度应适可而止,过度加压会导致平台变窄,关节面向上拱起影响正常的应力分布。

3.有效的内固定

部分 Schatzker Ⅰ、Ⅱ、Ⅲ型骨折可采用单纯螺钉固定,但大多数胫骨平台骨折需要采用接骨板类固定器材。常用的接骨板有:L 形、T 形以及当前较新的内固定器材——LISS 等。基本要求是接骨板须塑形良好,与骨干良好贴合,达到稳定固定的目的(图 5-22、图 5-23)。

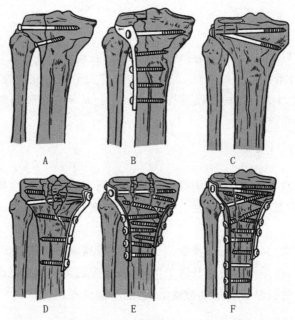

图 5-22　Schatzker Ⅰ～Ⅵ型胫骨平台骨折固定方式示意

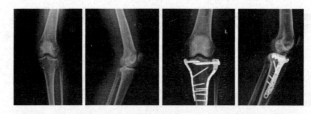

图 5-23　Schatzker Ⅴ型胫骨平台骨折切开复位内固定

4.处理并存的韧带、半月板损伤

内、外侧副韧带损伤必须一期修复,可直接缝合修补,要注意缝合松紧度,避免破坏膝关节动力平衡,防止发生关节不稳。关节囊损伤应一期仔细修补。半月板损伤比较常见的是周缘损伤和"桶柄样"裂,术中应尽可能行修补或修整术,尽量避免行全切术。

六、并发症

(一)膝关节僵硬

常见,与创伤、手术、术后固定有关。

(二)感染

与软组织损伤有关,经过严重损伤的软组织切开固定继发感染概率增加。

(三)筋膜间室综合征

少见,但后果严重,早期发现及时处理。

(四)畸形愈合

Ⅵ型常见。

(五)创伤性骨关节炎

由关节面不平整及关节软骨损伤造成。

（六）神经血管损伤

见于高能损伤。

（七）缺血坏死

骨块坏死可成为关节游离体。

（王振涛）

第十一节 胫腓骨干骨折

胫腓骨干骨折约占全身骨折的 6.6%，发病高峰为 10～20 岁，开放骨折约占 1/4。其中以胫腓骨干双骨折最为多见，胫骨干单骨折次之，腓骨干单骨折最少见。胫骨的营养动脉，由胫骨干上 1/3 的后外侧穿入，在致密骨内下行一段距离后进入髓腔。胫骨干中段以下发生骨折，营养动脉易发生损伤。往往造成下骨折段血液供应不良，发生迟缓愈合或不愈合。胫骨上端有股四头肌及内侧腘绳肌附着，此二肌有使近侧骨折段向前向内移位的倾向。小腿的肌肉主要在胫骨的后面及外面，伤后肿胀消退后，易引起骨折移位。腘动脉在进入比目鱼肌的腱弓后，分为胫前与胫后动脉，此二动脉贴近胫骨下行，胫骨上端骨折移位时易损伤此血管，引起缺血性挛缩。胫骨内侧面，仅有皮肤覆盖，故骨折断端易刺破皮肤形成穿破性骨折。由于小腿解剖及生理特点，如处理不当，则可能出现伤口感染、筋膜间室综合征、骨折延迟愈合或不愈合等并发症，而遗留严重的后遗症。

一、病因、病理

（一）病因

直接暴力或间接暴力均可造成胫腓骨干骨折。

1.直接暴力

常常是交通事故或工农业外伤等所致。暴力多由外侧或前外侧而来，骨折多是横断、短斜面、蝶形、多段、粉碎。胫腓骨两骨折线都在同一水平，软组织损伤较严重。因整个胫骨的前内侧面位于小腿的皮下，易造成开放性骨折。

2.间接暴力

常是生活或运动中因扭伤、摔伤所致。骨折多为斜形或螺旋形。双骨折时，腓骨的骨折线较胫骨为高，软组织损伤轻，开放性骨折则多为移位的骨折尖端自里而外穿出，故污染较轻。

（二）病理

骨折移位趋势既和外力有关，也和肌肉收缩有关。由于直接外力致伤时，外力方向多来自外侧，而扭转的间接暴力也多为身体内旋，小腿相对外旋，而小腿肌肉又在胫骨的外后侧，因此，胫腓骨双骨折的移位趋势多为向前内成角，或远骨折段外旋。而胫骨干单独骨折则往往出现向外成角移位。

二、分类

通常最能指导临床治疗的分类是分为稳定型与不稳定型两种。一般地说，横断、短斜骨折属于稳定型；粉碎、长斜、螺旋骨折属于不稳定型。这种分类必须根据每个病例的不同特点，不能一概而论。ElliS、Eeissman、Nicoll 等人按照创伤的严重程度，将胫腓骨骨折分为 3 度。

（一）Ⅰ度

骨折无粉碎骨片或仅有极小的粉碎骨片。骨折移位程度小于骨干横截面的 1/5。软组织损伤轻，无开放性创口或仅有微小的开放伤口。

（二）Ⅱ度

骨折的粉碎性骨片较小。骨折移位程度在骨干横截面的 1/5～2/5。软组织有中等程度损伤。开放性伤口小，污染轻。

（三）Ⅲ度

骨折呈严重粉碎，完全移位。软组织损伤严重，开放性伤口较大，甚至有皮肤缺损，污染严重。

损伤的严重程度直接关系到预后，据统计轻度损伤者，正常愈合的病例占 90％以上，而重度损伤正常愈合率低于 70％。

三、临床表现与诊断

闭合性骨折伤后患肢疼痛、肿胀、畸形，小腿的负重功能丧失，可有骨擦音和异常活动。损伤严重者，在小腿前、外、后侧筋膜间隔区单独或同时出现感觉异常、疼痛、肿胀、压痛、肌肉牵拉性疼痛、张力性水疱、皮温和颜色的变化、肌力和血运变化等，即属小腿筋膜间隔综合征的表现。X 线片可明确骨折类型、部位及移位程度。

四、治疗

治疗的目的是恢复小腿的长度和负重功能。因此，应重点处理胫骨骨折。对骨折端的成角畸形与旋转移位，应予完全纠正，避免影响膝踝关节的负重功能和发生关节劳损。除儿童病例不太强调恢复患肢与对侧等长外，成人应注意恢复患肢与对侧的长度及生理弧度。胫腓骨干骨折一般分为开放骨折和闭合骨折，稳定性骨折和不稳定性骨折。凡有严重早期合并症，如休克、筋膜间室综合征、血管损伤者，应主要处理合并症。骨折仅做临时性固定，待合并症好转时，再重点处理骨折。移位的稳定性骨折，可用夹板或石膏固定；有移位的稳定性骨折复位，后用夹板或石膏固定。

不稳定性骨折可用手法复位，夹板固定配合跟骨牵引。

（一）闭合性胫腓骨骨折的治疗

胫腓骨闭合性骨折可分为稳定型与不稳定型。有些骨折伴有邻近组织、血管神经的损伤。治疗时要根据骨折的类型特点，是否伴有其他并发症及其程度等具体情况，择优选用不同的方法。其基本目的是恢复小腿长度、对线和持重功能。治疗方法有闭合复位外固定、牵引、切开复位内固定 3 种。

1.闭合复位外固定

（1）手法整复：骨折后治疗越早，越易复位，效果也越好。应尽可能在伤后 2～3 小时内肿胀尚未明显时进行复位且容易成功。必要时可配合镇痛、麻醉、肌肉松弛剂，以利达到完全整复的目的。当骨折后肢体明显肿胀时，不宜强行复位。可给予暂时性制动，促进血液循环，减少组织渗出加肿胀消退，待肿胀消退后再行整复固定。复位手法包括牵引、端提、分骨挤按、摇摆等，然

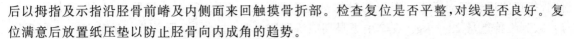

后以拇指及示指沿胫骨前嵴及内侧面来回触摸骨折部。检查复位是否平整,对线是否良好。复位满意后放置纸压垫以防止胫骨向内成角的趋势。

(2)小夹板固定:适用于胫腓骨中下段的稳定型骨折或易复位骨折,如横断、短斜和长斜骨折尤其以胫骨中段的横断或短斜骨折更为适宜。中 1/3 段骨折、夹板上方应达腘窝下 2 cm,下达内外踝上缘,以不影响膝关节屈曲活动为宜。下 1/3 段骨折,夹板上达腘窝下 2 cm,下抵跟骨结节上缘,两侧作超踝夹板固定。使用夹板时必须要注意加垫位置、方向,必须注意夹板松紧度,密切观察足部血运,疼痛与肿胀情况,必要时松解夹板,避免发生局部压疮及肢体坏死等严重并发症。本法以夹板固定为特点,以手法复位和功能锻炼为主,体现了"动静结合、筋骨并重、内外兼治、医患结合"的骨折治疗原则。通过夹板、压垫压力和布带约束力,肌肉活动产生的内在动力,间断性增强压垫的效应力,固定力得到增强,反复推挤移位的骨折端,残余畸形得以纠正,保护整复后骨折不再移位。沿小腿纵轴进行肌肉舒缩,可使断端之间产生生理性应力刺激,促进了骨折愈合。

(3)石膏外固定:石膏外固定在治疗胫腓骨骨折的应用上比较广泛。适用于比较稳定的骨折或经过一段时间牵引治疗后的骨折以及辅助患者进行功能锻炼(功能石膏)等情况。最常用的是长腿管型石膏固定。一般是在有垫的情况下进行的,打石膏要注意三点应力关系。固定期间要保持石膏完整,若有松动及时更换。因为肢体肿胀消退后易因空隙增大而致骨折再移位。在牵引治疗的基础上,肿胀消退后也可改用无衬垫石膏固定,保持与肢体之间的塑形。长腿石膏一般需固定 6～8 周后拆除。这种石膏固定,易引起膝、踝关节僵硬、下肢肌肉萎缩,较长时间固定还有能引起骨质吸收、萎缩的缺点。有学者提出小腿功能石膏,也称髌韧带负重装置(PTB)。即在胫腓骨骨折复位后,打一个起自髌上韧带,下至足趾的膝下石膏,在胫骨髁部、髌骨及髌腱部很好地塑形。可早期重行走,由小腿软组织与石膏间相互拮抗力量得以均衡地维持,膝关节自由活动不会引起骨端移位。这种石膏可避免长腿石膏因超膝关节固定引起的缺点。早期负重,也利于促进骨折愈合。有人主张在胫腓骨骨折临床愈合后,改用这种石膏协助功能锻炼,有学者认为骨折临床愈合后,若要进行外固定,又要解放膝、踝关节,采用小腿内外侧石膏夹板更为实用且操作简便。从这种意义上说,小腿内外侧石膏夹板也属于一种功能石膏。石膏固定期间发现骨折在石膏中成角移位,宜先采用楔形矫正法予以矫正,不必更换石膏。发生在胫腓骨中下 1/3 交界处以下的稳定型骨折,也可采用小腿"U"形石膏固定,操作方便利于活动及功能锻炼。骨骼穿针牵引配合石膏外固定,近年来逐渐被改良的各类骨骼穿针外固定支架或加压器所替代。

(4)骨骼穿针外固定器与功能位支架:最早由 Malgaigen 应用,逐步发展至今。适用于各种类型的胫腓骨骨折,尤其是有伤口、创面及软组织损伤严重、感染的病例。Hoffman 外固定支架、Rockwood 功能支架、伊力扎诺夫外固定支架;外固定器功能支架操作简便,调节灵活,固定可靠。伤肢能早期负重,功能锻炼,促进骨折愈合。这种治疗方法正逐渐被更多的人所接受并采用。其缺点是自动纠正侧方移位的能力差,骨骼穿针的同时,肌肉组织也被钢针相对固定而限制舒缩,引起不同程度的肌萎缩。此外,还有继发针孔感染的可能。

2.牵引

持续性牵引是骨折整复、固定的重要手段,有些不稳定的闭合性骨折,如斜形、螺旋、粉碎性骨折,闭合性复位不能达到要求时,或肢体肿胀严重,不适于整复时,可行一段时间牵引治疗,以达到骨折复位、对线的目的。治疗小腿骨折的牵引通常是骨牵引。牵引针可打于胫骨下端或跟骨之上,以跟骨牵引更为常用。跟骨牵引进针点是在内踝尖部与足跟下缘连线的中点,由内向外。内侧针孔应比外侧针孔略高 0.5～1 cm,使牵引的小腿远端轻度内翻,以恢复其生理弧度,

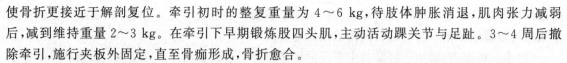

使骨折更接近于解剖复位。牵引初时的整复重量为 4～6 kg,待肢体肿胀消退,肌肉张力减弱后,减到维持重量 2～3 kg。在牵引下早期锻炼股四头肌,主动活动踝关节与足趾。3～4 周后撤除牵引,施行夹板外固定,直至骨痂形成,骨折愈合。

3.切开复位内固定

非手术疗法对多数闭合性胫腓骨骨折都能达到满意的治疗效果。但切开复位内固定对保守疗法难以成功的胫腓骨骨折更不失为一种好方法。必须明确:手术内固定虽可防止成角和短缩,但骨折愈合速度并不加快,手术本身将冒感染、皮肤坏死等危险,应慎重施行,必须严格掌握适应证,在严格的无菌操作下手术。闭合性胫腓骨骨折有以下情况时适于手术治疗:①骨折合并血管、神经损伤需探查血管神经者,可同时行内固定;②无法复位的胫腓骨骨折,如有软组织嵌入;③胫骨多段骨折者;④肢体多发骨折为避免相互牵制和影响者;⑤胫腓骨骨折合并膝关节、踝关节损伤者。

(1)髓内针内固定:适用于胫骨多段骨折,现有用梅花形髓内针。髓内针的长短、粗细要与胫骨长度和髓腔相适宜。方法是:在胫骨结节内侧做一小的纵向切口,用粗钻头(9 mm 或9.5 mm)向胫骨下后方钻孔,然后改变钻入方向使之与髓腔保持一致。将髓内针向下插入骨洞,沿髓腔缓缓打入。复位骨折端,使髓内针通过骨折线,针尖达到胫骨远端干骺端。术后可给石膏托固定,2～4 周后可扶拐杖逐渐负重。髓内针应在骨坚强愈合后拔除。有一种称为 Ender 钉的多根弧形髓内钉。自 1969 年 Ender 应用于临床。多用于股骨上端骨折,也可用于胫骨骨折。骨折复位后,在 X 线监视下,将不锈钢钉 3～4 枚自胫骨结节向下插入,沿髓腔通过骨折线到胫骨下端,钉端呈扇形或餐叉样摊开。其优点是操作简便,失血少,很少感染。缺点是有时骨折复位不理想,钉子远端未散开,固定不稳,控制旋转能力差。近年正流行一种既能控制骨折后短缩、旋转,又可进行闭合穿钉的交锁髓内钉。它除了可用于股骨骨折外,还可用于胫骨骨折。交锁髓内钉使手术趋向微创。新近由于一种新型的"远端锁钉机械瞄准系统"的出现,大大减少了术中使用 X 线机的次数。交锁髓内钉分为实心和空心两型,实心型直径较细,又称为不扩髓钉,而空心型髓内钉较粗,髓腔要求扩大。

(2)螺丝钉内固定:单纯螺丝钉内固定适用于胫腓骨的螺旋型或长斜型骨折,尤其是接近干骨端处的骨折。用 1～2 枚螺丝钉直接固定于复位后的骨折部。螺丝钉钻入的方向要与骨干的纵轴垂直,不可垂直于骨折线,否则会因骨折端的剪力而使骨折再移位。单纯螺丝钉内固定后,应辅以石膏固定 4～6 周。

(3)钢板螺丝钉内固定:为切开复位内固定中较常用的方法。适用于胫骨的斜形、横形、螺旋形等骨折,闭合复位不满意者,骨延迟愈合或骨不连者,骨折伴有血管、神经损伤需手术探查处理的病例。钢板有普通型和加压固定型。近年来有用钛合金材料制成,材质牢固,体轻,生物反应小。螺丝钉选用皮质骨螺丝钉。使用何种钢板应依据骨折的类型、程度等具体情况来选择。手术须在严格无菌条件下进行:取小腿前外侧骨折部为中心,稍向外侧凸做弧形切口,进入后应尽少剥离骨膜,尽可能减少周围组织损伤。清除断端组织,注意打通髓腔。复位时依胫骨骨嵴作为标志使其成为一条直线。如需植骨,可取自体松质(如髂骨)骨端周围植骨。置入钢板,以螺丝钉固定。选用加压钢板时应注意加压孔的位置和方向。从力学角度看,钢板应置于骨干的张力侧。胫骨前面位于皮下,后面肌组织、血管神经多,难以显露且损伤机会多。所以,钢板大多置于前外侧。应用普通钢板,手术应给予下肢石膏托固定 4～6 周。加压钢板固定术后一般无须石膏外固定。骨折稳固愈合后负重行走。

4.功能锻炼

固定当天可做股四头肌收缩锻炼和踝关节屈伸活动。跟骨牵引者,还可以用健腿和两手支持体重抬起臀部。稳定性骨折第 2 周开始练习抬腿及膝关节活动,第 3 周开始扶双拐不负重锻炼。不稳定性骨折则在解除牵引后仍需在床上锻炼 1 周后,才可扶拐不负重锻炼,直至临床愈合,再解除外固定。

(二)开放性胫腓骨骨折的治疗

胫腓骨的开放性骨折是长骨干中发生开放性骨折最常见的部位。这是由其特殊的解剖、生理特点所决定的。整个胫骨的前内侧面位于皮下,外伤形成开放性骨折后,易发生污染、皮肤缺损、软组织损伤等,给治疗带来很大困难。若处理不当,很容易造成皮肤坏死、骨外露、感染、骨缺损、骨折迟缓愈合或不愈合甚至截肢的严重后果。因而,对开放性胫腓骨骨折的治疗必须加以重视和很好掌握。诊断开放性胫腓骨骨折多无困难。有胫腓骨骨折合并局部皮肤与软组织破损,骨折端与外界相通,即可诊断。有些情况下,通过皮肤创口可直视胫骨的骨折端。病史、体检已能确诊的开放性胫腓骨骨折,也必须摄 X 线片,以了解骨破坏的程度。

1.开放性胫腓骨骨折软组织损伤程度与损伤性质的关系

皮肤、软组织损伤程度是开放性胫腓骨骨折治疗的关键问题之一。损伤程度直接决定皮肤、软组织的损伤类型,因此,必须详细了解致伤外力的性质。

(1)间接外力:多产生斜形、螺旋形骨折,皮肤软组织的伤口为骨折端刺破,形成自内向外的开放性骨折。故具有伤口小,软组织损伤挫灭轻,无污染或仅有轻度污染,软组织与骨折易于愈合等特点。

(2)直接外力:常造成粉碎性骨折,皮肤软组织损伤严重,多见于以下几种情况。①硬器伤:由金属物品的撞击致伤,一般创口较小,出血少,有时有多处伤口,骨折多为横形、斜形或螺旋形,伤口污染相对较轻;②碾轧、捻挫伤:由车轮,机械齿轮挤压所致,损伤多为多段粉碎性骨折,形成开放创口,皮肤、软组织严重挫灭,甚至缺损。骨组织与皮肤及软组织分离;③火器伤:枪伤往往造成贯通伤,皮肤伤口入口小,出口大,伤口周围有不同程度烧伤。骨折多为粉碎性,常伴有骨缺损,有时可伴有血管、神经损伤。爆炸伤常造成严重的粉碎性骨折,骨块遗失、缺损,皮肤、软组织大面积损伤且程度严重,血管、神经损伤或裸露,创口污染严重,可能有各种异物在骨与软组织内存留。

2.开放性胫腓骨骨折的分类

(1)根据软组织损伤的轻重可分为 3 度。①Ⅰ度:皮肤被自内向外的骨折端刺破,伤口<2 cm。②Ⅱ度:皮肤被刺破或压碎,软组织有中等程度损伤,伤口>2 cm。③Ⅲ度:广泛的皮肤、软组织严重损伤及缺损,常伴有血管、神经损伤。

(2)开放性胫腓骨骨折的预后不仅与皮肤软组织损伤程度有关,亦与骨折程度有密切关系,骨折损伤程度不同其愈合能力差别很大。根据骨折损伤的程度可分为 3 度。①Ⅰ度:胫腓骨双骨折为横形、斜形、螺旋形并有轻度移位。②Ⅱ度:胫腓骨双骨折,其中胫骨为粉碎性并有明显移位或多段粉碎性骨折。③Ⅲ度:胫腓骨双骨折,胫骨严重粉碎性骨折形成骨质缺损。

3.开放性胫腓骨骨折的治疗

(1)全身治疗:发生开放性胫腓骨骨折常伴有创伤后的全身反应或其他部位的合并损伤,因而,全身治疗是必不可少的主要治疗环节,其中包括止血、止痛、抗休克。开放性胫腓骨骨折伤口有活动性出血,应及时止血。但对较大的出血伴有肢体远端血运障碍者,其出血点不易轻易结扎,可使用局部压迫止血,同时积极准备手术探查修复损伤血管。如患者处于休克状态应及时输血、输液、抗休克治疗,适当应用止痛剂减少疼痛刺激,有利于休克的治疗。

1)应用抗生素预防感染:开放性胫腓骨骨折伤口往往被污染,细菌在伤口内一般经过6～8小时后形成感染。患者入院后即应行伤口污染物或分泌物的细菌培养或涂片检查,根据结果选用敏感抗生素。在未获得培养结果之前,应选用抗球菌和抗革兰阴性杆菌的联合抗生素。

2)特异性感染的防治:开放性骨折如遇伤口较深者,则有利于厌氧菌的生长繁殖,故应常规使用破伤风抗毒素血清1 500 U试敏后肌内注射,如试敏阳性则应脱敏注射。若发现感染伤口有气体溢出,肢体肿胀严重,触之有捻发音,组织坏死等情况,应考虑到气性坏疽的可能,可使用气性坏疽抗毒素血清,同时予以必要的隔离处理。

(2)局部治疗:彻底清创,适当固定骨折,闭合伤口,使开放性骨折转为闭合性骨折,是开放性骨折总的治疗原则。

1)彻底清创:良好的清创本身就是防止感染的重要手段。骨折发生后,在患者全身状况允许的条件下,应尽早施行清创术,以改善伤口组织条件,减少细菌数量。清创的首要原则是必须正确判断软组织的存活能力。对有些软组织失活较大的患者,不可为图能一期闭合伤口而简单清创,这样反而会带来更大的不良后果。

2)骨折的固定:治疗开放性胫腓骨骨折,同样有内固定和外固定两种固定方法。对于是否使用内固定目前仍有争论,有学者主张使用内固定,而固定趋向单纯化。针对某些病例的具体情况,伤口条件,在彻底清创的基础上,可视具体情况而定。内固定的基本适应证是:多段骨折;合并有血管、神经损伤需手术探查者;其他固定方法难以使骨折复位固定者。内固定常用的方法有单纯螺丝钉内固定,髓内钉内固定,钢板螺丝钉内固定。

治疗开放性胫腓骨骨折,外固定也必不可少,可根据具体情况进行选择。石膏外固定可作为内固定后的补充。单纯石膏外固定仅适用于Ⅰ度骨折且稳定者,伤口处开窗换药。对于有些损伤严重、创面较大,难以固定的开放性骨折,可首先行胫骨下端或跟骨结节牵引,使骨折在较长时间持续施力的条件下得到满意复位,同时利于创口换药,待创口闭合或缩小,骨折部纤维连结后,辅以石膏外固定。

外固定架在治疗胫腓骨开放性骨折上有良好的疗效。在十分严重的开放性骨折,软组织广泛挫伤甚至缺损,粉碎性骨折等情况时,更具有实用价值,往往是临床上唯一的选择,常用的有Bastini单边半干面外固定架,双臂外固定架,依里扎诺夫环形外固定架等。外固定架本身具有复位和固定作用,且穿针孔远离伤口,不易引起感染,减少骨折端植入金属异物,利于骨折愈合,同时又便于创面、伤口的处理。

3)闭合伤口:皮肤及软组织Ⅰ度损伤者,在彻底清创后可直接一期闭合伤口。缝合时必须注意,决不可因追求闭合而清创不彻底或勉强缝合,导致张力过大,将得到适得其反的结果。严重的火器伤、有较多无法取出的异物存留、就诊时间较晚、污染重或有明确感染等情况时,可暂时清创,以无菌敷料包扎,不宜一期闭合伤口。皮肤与软组织Ⅱ度损伤者,清创后皮肤软组织常有缺损,可采用筋膜蒂皮瓣、血管蒂皮瓣一期闭合伤口;或采用肌肉蒂肌瓣转移,同时植皮一期闭合伤口;或暂时先以肌瓣覆盖裸露的骨折部位,使骨折端不与外界相通,然后二期植皮闭合软组织创面。

骨折部裸露必须以健康软组织覆盖,针对不同部位的皮肤软组织缺损,可采用肌肉成形术的方法覆盖创面。小腿上1/3皮肤软组织缺损,取腘窝正中切口至小腿中段,将腓肠肌内侧头切开转至小腿上端皮肤及软组织缺损区。小腿中、下1/3段皮肤软组织缺损,取小腿内侧中下段胫骨内缘纵向切口,分离比目鱼肌,切断腱膜翻转修复小腿中段内侧软组织缺损。向下分离出屈趾长肌、拇外展肌,覆盖小腿下 1/3 皮肤缺损。

四、并发症

胫腓骨骨折有许多并发症,其中常见的有软组织损伤、感染、血管神经损伤、骨筋膜室综合征、骨延迟愈合或不愈合、骨髓炎、失用性骨萎缩、创伤性关节炎、关节僵硬强直等。可以通过预防及正确处理尽量减少这些并发症,直接关系到患者肢体功能的恢复情况。

(一)血管损伤

胫腓骨上 1/3 段骨折时易并发重要血管损伤。腘动脉向下延续为胫后动脉,同时分出胫前动脉穿过骨间膜上缘进入小腿前方。此处骨折块移位,腘动脉较固定不能避开,易在分叉处受损。骨间膜的撕裂、局部肿胀等原因,也能导致胫前动脉的裂伤、受压、痉挛。开放性骨折合并血管扭伤较易确定,闭合性骨折轻度损害缺血不易判明。有些因骨折压迫,血管痉挛引起的缺血症状,可于骨折复位,痉挛解除后消失。对于闭合性损伤,若出现小腿与足部皮肤苍白、皮温降低、脉搏消失、伤肢感觉与运动功能障碍等表现,说明动脉供血中断现象已很明显,应行手术探查血管。

(二)神经损伤

胫腓骨骨折本身不易引起神经损伤。但也有些胫腓骨上端骨折,骨折端移位较大时可能伤及腓总神经。临床上较多的腓总神经损伤是来自软组织肿胀及外固定物对神经的压迫,因此,在使用外固定时,必须注意腓骨小头的位置,应加以保护。发生神经损伤后,应立刻解除压迫,可暂行观察待神经功能恢复。多数患者可得到满意恢复或完全恢复的效果。少数患者伤后 3～4 个月仍无感觉、无运动功能恢复的迹象,应行神经探查术。

(三)骨筋膜室综合征

胫腓骨骨折中尤其以闭合性骨折而软组织有明显的挫伤者易出现骨筋膜室综合征。也有因外固定过紧而引起。小腿由胫骨、腓骨、骨间膜、肌间隔、深筋膜分隔成四个骨筋膜室,分别为前间隔室、外侧间隔室、后侧深间隔室和后侧浅间隔室。小腿骨折后最易引起小腿前筋膜室综合征。前骨筋膜室位于小腿前外侧,内有胫前肌、拇长伸肌、趾长伸肌、第三腓骨肌、腓总神经和胫前动脉、静脉。当发生胫前骨筋膜室综合征时,小腿前外侧发硬,压痛明显,被动伸屈拇趾时疼痛加剧。早期可出现第 1,2 趾蹼间感觉减退,继而发生胫前肌、拇长伸肌、趾长伸肌麻痹。足背动脉早期尚可触到,后期消失。

早期发现应解除外固定,抬高患肢。静脉滴注 20％甘露醇,以改善微循环,减轻水肿。中药用桃红四物汤加泽泻、猪苓、茯苓、车前子、连翘等以活血利湿消肿。并严密观察病情。如病情继续发展加重,应彻底切开深筋膜给筋膜间室减压。如肿胀的组织膨出切口,肌肉张力仍未解除时,可行肌膜切开减压,如发现肌肉组织已坏死,应一并切除,以减少毒素吸收。切口先不缝合,先用无菌凡士林纱布包扎,待肿胀消退后延期缝创口。

(四)延迟愈合与不愈合

延迟愈合是胫腓骨骨折常见的并发症,发生率在 1％～17％,一般成人胫腓骨骨折经过 5～6 个月的治疗后,在骨折局部仍有肿胀、压痛、纵轴叩击痛、异常活动、负重行走骨折处仍疼痛。X 线片显示骨折端未连接,无明显骨痂形成,但骨折端无硬化现象,骨髓腔仍通者,即属于延迟愈合。

造成骨折延迟愈合的因素很多。常见的因素:胫骨骨折多在下 1/3 处血供不良;因过度牵引造成骨折断分离 0.3 cm 以上;多次手法复位,骨折对线对位仍不良者,内外固定不确实,骨折局部有异常活动出现;年老体弱,缺乏功能锻炼造成骨质疏松,功能性失用;周围组织感染;骨折端有软组织嵌插。

骨折延迟愈合,应针对病因进行正确的治疗,消除妨碍骨折愈合的因素,为骨折愈合创造良好条件,配合内外用药,骨折能够愈合的。骨折端有分离者,要去除牵引,在内外固定可靠的情况下,每天用拳叩击患肢足跟,使骨折端嵌插或紧密接触;并鼓励患者扶双拐下地练习患肢负重行走。骨折不愈合是指骨折愈合的功能停止,骨折端已形成假关节。X线片显示骨折断端有明显硬化,骨髓腔封闭,骨质疏松,骨折端分离,虽有骨痂存在,但无骨连接。临床体征有局部压痛,负重痛,异常活动。

造成骨折不愈合的病因主要是内因。骨折过多地粉碎,甚至有骨缺损。骨折严重移位,对位不良,断端有软组织嵌入或血供受阻;开放性骨折合并感染。外因是对骨折处理不当,牵引过度或内固定时造成骨折端分离,手术时骨膜广泛剥离,或伴有神经血管的损伤。内外固定不恰当亦可造成不愈合。骨折愈合功能已停止的不愈合,应及时的采取有效的手术治疗。如有感染伤口,需在伤口愈合后 2~4 个月才能手术。术中要切除骨折断端之间纤维瘢痕组织及硬化的骨质,凿通髓腔,使骨折端成为新鲜骨折。矫正畸形,正确复位,坚强固定。植骨要松质骨和坚质骨并用。骨缺损多的,可选用同侧腓骨带肌蒂移位胫腓融合。术后采取适合的外固定。鼓励患者作踝膝关节功能锻炼。配合补肾接骨的中药内服,有助于骨折早日愈合。

(五)骨折畸形愈合

胫骨骨折的畸形容易发现,也便于及时纠正,发生率比较低。但也有因粉碎性骨折,软组织损伤严重者易并发畸形愈合,若早期发现应及时处理。在胫骨骨折复位后成角超过 5°者,旋转超过 5°短缩超过 2 cm 者,都应进行矫正。矫正治疗可根据骨折畸形的轻重、部位及愈合的坚固程度,可采取手法折骨、手术截骨、重新切开复位内固定加植骨术等方法。

手法折骨治疗方法适应于骨折虽已愈合,但还不坚固,可用手法将骨折处重新折断,把陈旧性的骨折,变为新鲜骨折,然后按新鲜骨折处理。手法折骨时不可用暴力,用力稳妥不可造成新的不必要的损伤。若骨折已超过 3 个月者,骨折部位已有骨性愈合,不能用手法折断者,可通过手术方法,将骨性愈合凿开,将骨髓腔打通。如骨干周围新生骨痂不多者,应植入松质骨,按新鲜骨折处理。

(六)失用性骨萎缩

绝大多数发生骨萎缩的患者为长期固定、卧床、不能持重者,其病因主要为缺乏应力刺激,骨质吸收、脱钙所致 X 线上表现为骨质大面积疏松,以近折端为重。较轻的骨萎缩患者可通过增加持重功能锻炼得以恢复或改变,严重的骨萎缩患者则需植骨,术后配合积极的持重功能锻炼。

(七)创伤性关节炎

膝、踝关节均可发生,多见于踝关节,且多继发于胫骨远端骨折。主要原因为骨折后复位不精确,固定不确实,以致膝、踝关节的运动轴面不平行。久之使关节功能紊乱,引起疼痛。预防创伤性关节炎最好的方法是确保骨折的良好复位。

(王振涛)

第十二节　踝关节骨折

踝关节骨折是最常见的关节内骨折,它包括单踝骨折、双踝骨折、三踝骨折等。多为闭合性骨折,开放骨折亦不少见。

踝关节由胫骨和腓骨的下端与距骨构成。胫骨下端略呈四方形,其端面有向上凸的关节面,与距骨体的上关节面相接触。其内侧有向下呈锥体状的内踝,与距骨体内侧关节面相接触。内踝后面有一浅沟,胫骨后肌和趾长屈肌的肌腱由此通过。内踝远端有两个骨性突起,即前丘和后丘。胫骨下端的前后缘呈唇状突出,分别称为前踝和后踝。胫骨远端外侧有一凹陷,称为腓骨切迹,与腓骨远端相接触。在胫骨的腓骨切迹下缘处有一小关节面,与腓骨外踝形成关节,其关节腔是踝关节腔向上延伸的一部分。腓骨下端的突出部分称为外踝。外踝与腓骨干有 $10°\sim15°$ 的外翻角。外踝后有腓骨长短肌肌腱通过。外踝比内踝窄但较长,其尖端比内踝尖端低,且位于内踝后方。胫腓两骨干间由骨间膜连接为一体,下端的骨间膜特别增厚形成胫腓骨间韧带。在外踝与胫骨之间,前方有外踝前韧带,后方有外踝后韧带和胫腓横韧带。这些韧带使胫腓骨远端牢固地连接在一起,并将胫骨下端的关节面与内、外、前、后踝的关节面构成踝穴。踝穴的前部稍宽于后部,下部稍宽于上部。踝穴与距骨体上面的关节面构成关节。距骨体前端较后端稍宽,下部较顶部宽,与踝穴形态一致,故距骨在踝穴内较稳定。由于结构上的这些特点,踝关节在跖屈时,距骨较窄的后部进入踝穴,距骨在踝穴内可有轻微运动;踝关节背伸时,距骨较宽的前部进入踝穴,使踝关节无侧向运动,较为稳定。踝关节背伸,距骨较宽的前部进入踝穴时,外踝又稍向外分开,踝穴较跖屈时约增宽,这种伸缩主要依靠胫腓骨下端的韧带的紧张与松弛。这种弹性同时又使距骨两侧关节面与内外踝的关节面紧密相贴,因此,踝背伸位受伤时,多造成骨折。正是这些特点,当下坡或下阶梯时,踝关节在跖屈位中,故易发生踝部韧带损伤。胫距关节承受身体重量,其中腓骨承受较少,但若腓骨变短或旋转移位,使腓骨对距骨的支撑力减弱,可导致关节退行性变。

踝关节的关节囊的前后较松弛,韧带较薄弱,便于踝关节的背伸和跖屈活动。关节囊的内外两侧紧张,且有韧带和肌肉加强。踝关节在正常活动时,踝关节两侧的关节囊和韧带能有力地控制踝关节的稳定。

踝关节周围缺乏肌肉和其他软组织遮盖,仅有若干肌腱包围。这些肌腱和跗骨间关节的活动,可以缓冲暴力对踝关节的冲击,从而减少踝关节损伤的机会。

一、分型

踝关节骨折的分型主要有:①Ashhurst 分型,按照外力的性质分型,分内收、外展、外旋、垂直压缩 4 型;②AO 分型,也称为 Danis-Weber 分型,根据腓骨骨折高度、下胫腓联合及胫距关系分型;③Lauge-Hansen 分型,根据损伤机制分型。下面主要介绍 Lauge-Hansen 分型。

20 世纪 40 年代,丹麦医师 Lauge-Hansen 根据损伤时足和踝关节所处的位置、骨与关节的移位情况以及造成移位的外力作用为依据,对踝关节骨折进行分型。此分型基本上阐明了踝关节骨折的受伤机制,同时强调了韧带损伤的情况。分型的目的是指导诊断和治疗,有利于复位和评估骨与韧带损伤情况。

(一)解剖

旋后:足跖屈内翻位,内侧缘抬高外侧缘降低。

旋前:足背伸外翻位,外侧缘抬高内侧缘降低。

内收时距骨上关节面转向外,下关节面转向内。

外展是距骨上关节面转向内,下关节面转向外。

内收和外展运动是距骨在踝关节内沿其自身纵轴上的旋转。

内、外旋转指距骨相对于胫骨的活动,是距骨发生在水平面方向的活动。距骨头向内称内旋,距骨头向外称外旋。

(二)Lauge-Hansen 分型

每类分型的前半部指受伤时足的位置,后半部则指外力的方向。阐明了踝部骨折脱位的整个过程及损伤程度,表达了韧带损伤与骨折的关系。95%以上的 X 线片都能按此分型。分型内容主要包括旋后-内收型、旋后-外旋型、旋前-外展型、旋前-外旋型、垂直压缩型。旋后型先损伤外侧结构最后内侧,旋前型则先损伤内侧结构最后外侧。

1.旋后-内收型

足在损伤时呈内翻位,距骨内翻,外踝先受到牵拉,造成外踝或外侧韧带损伤,外力继续作用则内踝受到挤压,造成近似垂直的内踝骨折。

Ⅰ度:外踝撕脱性骨折,或踝关节外侧韧带断裂。外踝骨折线多低于胫距关节平面,多为横断骨折或外踝顶端的撕脱骨折。当韧带损伤时,内翻应力位片可出现距骨倾斜,前抽屉试验阳性。

Ⅱ度:Ⅰ度加内踝骨折。骨折线位于踝关节内侧间隙和水平间隙交界处,即踝穴的内上角。骨折线呈斜形斜向内上方,或垂直向上,常合并踝穴内上角关节下方骨质压缩,或软骨面损伤(图 5-24)。

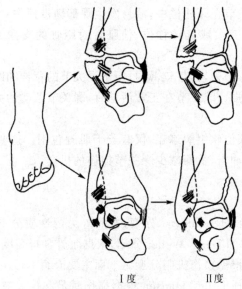

Ⅰ度　　　　　Ⅱ度

图 5-24　旋后-内收型骨折Ⅰ～Ⅱ度

2.旋后-外旋型

足受伤时处于内翻位(旋后位),距骨受到外旋外力,或小腿内侧距骨受到相对外旋外力。距骨在踝穴内以内侧为轴,向外后方旋转,冲击外踝向后移位。造成距腓前韧带损伤、腓骨骨折、距腓后韧带或后踝损伤、内踝骨折。旋后-外旋型是最常见的类型,约占关节骨折脱位半数以上。

Ⅰ度:下胫腓前韧带断裂或胫骨前结节撕脱性骨折(Tillaux 骨折或 Chaput 骨折)。

Ⅱ度:Ⅰ度加外踝在下胫腓联合水平的冠状面斜形骨折,骨折线自前下方斜向后上方,侧方更明显,有的位置稍高。骨折远端借助外侧韧带仍与距骨相连。

Ⅲ度:Ⅱ度加后踝骨折。若下胫腓仍保持完整,后踝多为撕脱骨折,骨折块较小。但如合并距骨向后上方的外力时,则后踝骨块较大,外踝骨折线较高。可发生下胫腓分离。

Ⅳ度:Ⅲ度加内踝骨折或三角韧带断裂(图 5-25)。由于三角韧带牵拉和旋转的距骨后内部分撞击,造成了内侧结构损伤,下胫腓分离。当内踝骨块较小而距骨外移明显时要想到三角韧带深层断裂。

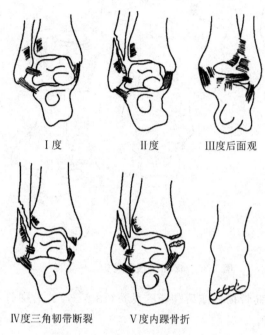

Ⅰ度　　　　　Ⅱ度　　　　　Ⅲ度后面观

Ⅳ度三角韧带断裂　　　　　Ⅴ度内踝骨折

图 5-25　旋后-外旋型骨折Ⅰ～Ⅳ度

3.旋前-外展型

足在受伤时处于旋前位,距骨在踝穴内受到强力外展的外力,造成内踝撕脱骨折或韧带断裂、下胫腓韧带不全或全部损伤、腓骨骨折。

Ⅰ度:内踝骨折或三角韧带断裂。骨折块多为踝关间隙以下横行撕脱骨折。

Ⅱ度:Ⅰ度伴下胫腓韧带损伤。可单纯损伤下胫腓前或后韧带,造成下胫腓联合不全损伤;或下胫腓全部韧带断裂而出现下胫腓分离。

Ⅲ度:Ⅱ度伴腓骨骨折(图 5-26)。腓骨骨折呈短斜形或蝶形,蝶形骨片常位于腓骨外侧。侧位表现为横形骨折。下胫腓有无分离根据下胫腓韧带损伤和腓骨骨折高度而定。

4.旋前-外旋型

受伤时足处于旋前位,当距骨受到外旋外力时,距骨以外侧为轴向前外侧旋转移位。造成内踝撕脱骨折或三角韧带断裂、下胫腓前韧带损伤、腓骨骨折、下胫腓后韧带损伤或后踝骨折。

Ⅰ度:内踝骨折或三角韧带断裂。内踝骨折线呈斜形,在矢状面自前上斜至后下,踝关节侧位片尤为清晰。

Ⅱ度:Ⅰ度伴下胫腓前韧带损伤。若下胫腓前韧带完整,也可造成下胫腓前韧带在胫骨结节附着处的骨折。

Ⅲ度:Ⅱ度伴外踝骨折。外踝骨折位于下胫腓联合近侧,螺旋形,骨折线由前上至后下,并向前成角,骨折位置较高。下胫腓分离。

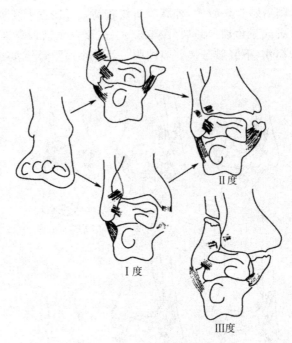

图 5-26　旋前-外展型骨折Ⅰ～Ⅲ度

Ⅳ度：Ⅲ度伴下胫腓后韧带损伤或后踝撕脱骨折（图 5-27）。后踝骨块多超过胫骨下端负重关节面的 1/4。下胫腓分离。

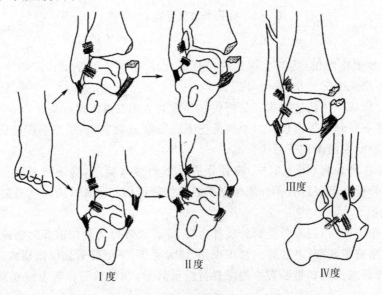

图 5-27　旋前-外旋型骨折Ⅰ～Ⅳ度

5.垂直压缩型

单纯垂直压缩外力引起的骨折,依受伤时踝及足所处位置不同分为背伸型、跖屈型、垂直型（Pilon 骨折）

复合外力引起的垂直压缩骨折,分为垂直-外旋型、垂直-内收型、垂直-外展型。

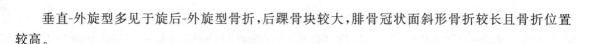

垂直-外旋型多见于旋后-外旋型骨折,后踝骨块较大,腓骨冠状面斜形骨折较长且骨折位置较高。

(三)Lauge-Hansen 分型的优点

(1)按损伤机制分类,对手法复位及固定具有指导意义。

(2)按损伤机制推理,可以发现隐形的损伤-韧带损伤。

(3)对于术后复位不良查找原因有一定的指导意义。

(四)由 X 线片判断骨折类型

1.外踝

外踝是判断分型的要点,根据骨折的走形和骨折位置的高低进行判断和分型。

(1)旋后-内收型:下胫腓以下的撕脱骨折或横断骨折。

(2)旋后-外旋型:下胫腓平面的冠状面骨折,骨折线由前下到后上,一部分可高于下胫腓。

(3)旋前-外展型:下胫腓平面上 1 cm 左右短斜形或蝶形骨块,蝶形骨片常位于腓骨外侧,侧位片骨折为横行。

(4)旋前-外旋型:下胫腓上 6～10 cm 螺旋形骨折,骨折线由前上至后下,并轻度向前成角。

2.后踝

除了旋后-内收型以外都可存在后踝撕脱骨折,骨折块因为撕脱造成,一般均较小。当后踝骨折块较大时,一般考虑合并踝关节的垂直外力造成。

(五)特殊命名的踝关节骨折

(1)Maisonneuve 骨折:旋前外旋Ⅲ度,腓骨近端骨折。

(2)Cotton 骨折:三踝骨折。

(3)Bosworth 骨折:踝关节骨折脱位。

(4)Volkmann 骨块:后踝骨折。

(5)Dupuytren 骨折:踝关节骨折合并下胫腓分离。

(6)Le Fort-Wagstaffe 骨折:下胫腓前韧带或距腓前韧带在腓骨附着点的撕脱骨折,是外踝前缘的纵行骨折。

(7)Pott 骨折:踝部骨折同时伴有踝部内翻畸形的骨折。

(8)Chaput 骨折(或 Tillaux 骨折)。

二、诊断

患者多有在走路时不慎扭伤踝部,自高处落下跌伤踝部,或重物打击踝部的病史。伤后觉踝部剧烈疼痛,不能行走,严重者有患部的翻转畸形。踝部迅速肿胀,踝部正侧位 X 线片常能显示骨折的有无。在踝部骨折的诊断中,在确定骨折存在的同时,还应判断造成损伤的原因。因为不同的损伤,在 X 线片上有时可有相同的骨折征象,但其复位和固定方法则完全不同。因此,在诊断踝部骨折时,必须仔细研究踝关节正侧位 X 线片,详细询问患者受伤历史,仔细检查,以确定损伤的原因和骨折发生机制,从而正确地拟定整复和固定的方法。

三、治疗

在决定踝关节损伤的治疗前,需要做仔细地临床检查,详尽诊察整个下肢。注意畸形、肿胀异常区域及其程度;压痛部位及 X 线所显示的区域是否吻合。如果在明显肿胀及压痛部位处

X线未显示骨折,应疑及该处肿胀有韧带损伤存在。进一步的应力位摄片,有助于解决疑团。在胫骨或腓骨单独骨折的病例,尤其是螺旋型骨折,若仔细检查,可在 $17\%\sim33\%$ 的病例中检出踝关节损伤。例如单独腓骨干螺旋型骨折,一定伴有胫腓下联合的韧带损伤,至少有胫腓下联合前韧带损伤。

(一)踝关节骨折脱位的初步处理

踝关节骨折脱位后,如果全身情况允许,应尽早治疗,以便及时复位。但因故暂不能立即手术者,要做初步闭合复位,不然严重移位的骨片压迫皮肤,产生水疱,甚至皮肤坏死,继发感染而影响手术。

(二)踝关节骨折脱位的治疗目的

在于恢复踝关节的功能,避免后期发生创伤性骨关节炎。这就要求良好的骨折复位,促进韧带愈合。

Riedo 等证明,外踝向外移位 2 mm,距骨亦随之向外移位 $1\sim2$ mm,且伴距骨外旋 $1°\sim2°$,胫距关节接触面减少 51%。Ramsey 指出距骨向外移位 1 mm,胫距关节接触面减少 42%。这是因为在胫骨远侧关节面的中央有嵴状隆起,而距骨滑车中央有相应之凹槽,如骨折后得到解剖复位,则嵴与槽会相吻合。而当距骨向外移位时,两者关节面不平行,导致接触面减少,关节面的负荷不均匀,造成踝关节后期损伤性关节炎。

(三)治疗方法的选择

治疗措施应是最简单、损伤最小,且能维持复位的方法。大部分踝关节骨折脱位是轻度的,闭合复位石膏固定即可达到满意的治疗结果。当然严重的骨折移位,需要手术切开复位治疗,一般Ⅰ度、Ⅱ度损伤,保守治疗和手术内固定的治疗结果是相同的。而Ⅲ度和Ⅳ度骨折脱位,切开复位治疗的结果优于闭合复位。

(四)治疗方法

具体治疗方法应根据其损伤类型及损伤程度而定。

(1)闭合复位:Ⅰ度、Ⅱ度骨折,应首先采用闭合复位石膏固定,多数病例结果相当满意。闭合复位有肯定的优点,即简单方便。但在严重的踝关节损伤时,闭合复位常失败。

在做闭合复位时应注意以下几点:①损伤后应尽早复位,争取在损伤后几小时内实施。②骨折的内外踝借助韧带与距骨相连,故距骨移位的纠正,即可间接纠正内外踝移位。如果需采用较大外力才能保持复位者,应考虑关节内或骨折面之间有软组织嵌入。③固定后石膏要很好的塑形。④伴关节面损伤的踝关节骨折,如胫骨关节面骨折,应避免早期负重。胫腓下联合固定者,也应避免负重。⑤复位固定后要定期随访。伤后 2 周左右,肢体肿胀消退,要及时更换石膏,防止骨折再移位。

(2)手术复位:Ⅲ度、Ⅳ度骨折,经闭合复位后距骨仍移位者,应手术切开复位内固定。

手术治疗踝关节骨折的优点如下:①一般均可以达到解剖复位,有利于踝关节的功能恢复。②减少石膏固定的范围和时间,如果内固定非常坚强,可省去外固定,以利早期功能操练,缩短康复时间,防止关节僵硬,防止骨质疏松,防止肌肉萎缩。③能有效地维持复位后的位置,免除不稳定骨折的反复闭合复位及更换石膏。反复的复位可能加重关节软骨的损伤,加重关节周围的软组织损伤。④避免非生理位置固定患足,有内固定的踝关节,可用石膏固定关节于功能位。而闭合复位的踝关节往往要根据骨折移位的情况固定在非功能位,如过度的内翻或外翻,这样可能会加重关节软骨的损伤,同时牵拉关节周围的软组织。⑤可以在手术时去除关节内或骨片间的软组织。要求在内固定前后探查关节面,清除关节内碎片或软骨片。内踝骨折移位常常有骨膜嵌顿,内踝三角韧带断裂后有断端卷入距骨和内踝之间,妨碍距骨的复位。

手术治疗的缺点:手术治疗踝关节骨折脱位虽有不少优点,但不可避免的存在着缺点,常见的手术并发症有感染、皮肤坏死、内固定松动等,而且金属内固定常常需要再次手术取出,也存在着内固定断裂的可能性,因此要严格掌握手术指征,一般踝关节骨折脱位时,出现如下情况需手术治疗:①闭合复位后距骨及外踝向外移位超过 2 mm。②闭合复位后距骨与内踝的间隙超过 3~4 mm。③胫骨后唇骨折片超过关节面 1/4~1/3,闭合复位后关节面不平整,距骨向后脱位。

(3)对于开放性踝关节骨折,要严格遵照清创的原则,对皮肤的裂口如污染不严重,尽可能保留踝关节周围软组织,在可能的情况下,不要任意扩大其皮肤的裂口。伤口彻底清创后按照踝关节骨折的类型决定其复位固定方法,尽可能选用简单有效地内固定,应行经皮克氏针内固定或解剖钢板螺丝钉固定。如关闭伤口有困难时,应行推移皮瓣覆盖之。

(五)陈旧性踝关节骨折与脱位

踝关节骨折脱位,超过 3 周,属于陈旧性损伤。因此时已失去了闭合复位的最佳时间,手术切开复位是唯一可行的途径。

1.手术复位固定术

(1)手术指征:踝关节骨折或骨折脱位超过 3 周,关节软骨无明显破坏者。均可行切开复位固定术。

(2)手术方法:根据骨折、脱位的不同情况,可选择以下术式。

1)双踝骨折:可采用内侧和外侧切口,分离骨折线及切除骨断端间的瘢痕组织,同时需清除踝关节内的瘢痕组织。此时即能直视下复位。首先固定外踝,距骨及内踝移位也往往随之纠正。外踝及内踝分别用螺丝钉固定,当然也可用张力带钢丝固定。

2)陈旧性三踝骨折:关键在于恢复胫腓联合的解剖关系,外踝亦必须尽力解剖复位。对伴有胫骨后唇骨折者,宜采取后外侧手术入路。此切口特别适宜用于胫骨后唇的后外部分骨折。如伴内踝骨折,另做不同的切口。术中暴露内踝、胫骨后唇骨片及外踝骨片后,切除各骨折断间及胫腓下联合间瘢痕组织,清楚地显示胫骨之腓骨切迹。切除距骨体与胫骨下关节面间的瘢痕,以便恢复容纳距骨体的踝穴。在新鲜三踝骨折中,首先固定胫骨后唇骨折。在陈旧性损伤,胫骨后唇骨片,借胫腓后韧带与外踝相连,外踝未复位前,胫骨后唇无从复位。先将外踝置于胫骨之腓骨切迹内,用钢板螺丝钉先固定腓骨,由于腓骨受周围挛缩软组织的牵拉,此时胫腓下联合必须仍分离。因此用螺丝钉固定胫腓下联合成为陈旧性踝关节脱位手术中的重要步骤。用两枚螺丝钉固定胫腓下联合,再复位固定胫骨后唇就比较容易。胫骨后唇骨片与距骨间存在瘢痕,妨碍骨片复位,常需将瘢痕切除。

3)外翻外旋型陈旧性损伤:内侧为内踝骨折或三角韧带断裂,外侧为腓骨中下 1/3 骨折,胫腓下联合分离,腓骨骨折线以下骨间膜破裂,经内侧和外侧入路,在内侧暴露内踝骨折,外侧暴露腓骨干及胫腓联合。切除骨端和瘢痕,显露胫骨远端的腓骨切迹,然后将腓骨用钢板螺钉固定,胫腓下联合亦用螺丝钉固定,即将外踝及腓骨远端固定于胫骨之腓骨切迹内。此时距骨及内踝已复位,内踝可用螺丝钉固定。固定内踝时,踝关节置于 90°位,固定胫腓下联合时,踝背屈 20°位,防止下联合狭窄及踝穴缩小。若内踝无骨折,而踝关节内侧间隙增宽>3 mm,则在做钢板螺丝钉固定腓骨及胫腓下联合前,要先切除内踝与距骨关节面间的瘢痕,不然距骨难以复位。同时探查三角韧带深层。如发现三角韧带断裂,应先缝合三角韧带,但陈旧性损伤病例,其三角韧带的断端常挛缩,通常不能直接修补,需要用胫后肌腱替代。

4)内踝及外踝骨折畸形愈合:视畸形不同,可行外踝楔形截骨,纠正外踝与距骨向外脱位,用两枚克氏针暂行固定胫骨和腓骨。切除距骨与内踝间瘢痕、酌情内踝截骨,同时修补三角韧带。然后固定内踝及外踝。如果胫腓下联合不稳定,则螺丝钉经外踝穿过胫腓下联合至胫骨,以固定胫腓联合。

5)内踝骨折不连接:如果内踝假关节伴有疼痛和压痛,则需手术治疗。在伴有外踝骨折时,则应先固定外踝。如果内踝骨折骨片较大,可以修整两骨面,去除硬化骨,螺丝钉固定即可。植骨有利于内踝的愈合。考虑到内踝部位皮肤及软组织紧张,植骨片绝对不应置于骨折之表面,而用骨栓植入骨皮质深面。

2.踝关节融合术

陈旧性踝关节骨折或骨折脱位,胫骨关节面破坏严重,或骨折脱位久远已有创伤性关节炎,行走疼痛,甚至不能负重而严重影响患者的工作、生活时,应考虑行踝关节融合术。较常应用的融合方法有以下几种。

(1)腓骨截骨融合术:采用经腓骨切口,切除胫骨及距骨软骨,切除胫骨外侧皮质骨及距骨外侧面,切除腓骨远端之内侧面,然后切取腓骨置于踝关节外侧,胫腓骨间两枚螺丝钉固定,外踝与距骨用一枚螺丝钉固定。

(2)腓骨截骨加压融合术:位于胫腓下联合前纵向切口,切开皮下组织及深筋膜,游离腓浅神经的外侧支。切断并结扎腓动脉穿支。距外踝尖端 6 cm 处切断腓骨。游离腓骨软组织附着,自近侧向远侧,腓骨远端内侧皮质及外踝关节面切除,切除胫骨远端关节面,切除距骨之关节面,用粗纹螺丝钉固定胫距关节。然后切除距骨外侧关节面及胫骨的腓骨切迹,远端腓骨复位后用螺丝钉固定胫腓骨,另一枚螺丝钉固定外踝及距骨,此融合术方法简便,融合接触面广,骨片间有一定压力,有利于骨愈合。

(3)前滑槽植骨踝关节融合术:采用踝关节前路,暴露关节囊,进入踝关节。自胫骨远端前面,截取 2 cm×6 cm 长方形骨片,切除胫距骨间软骨,同时纠正踝关节畸形,用粗克氏钢针或斯氏钉暂时固定踝关节,然后于距骨颈及体部位开槽,以接纳胫骨骨片。将胫骨片下端插入距骨槽内,近端骨片嵌于胫骨槽内。骨片于胫骨和距骨分别用螺丝钉固定。自胫骨槽内取松质骨,填塞在踝关节前间隙,缝合伤口,石膏固定。

3.踝关节成形术

(1)手术指征:在适用于行踝关节融合的病例中,若踝关节周围韧带完整,距骨无缺血性坏死,也无明显的内翻或外翻畸形者,可考虑行人工踝关节置换术。

(2)禁忌证:近年来,人工踝关节置换逐步被人们接受。但应严格掌握其适应证,以下情况应视为禁忌:①踝关节损伤性关节炎伴韧带损伤,距骨有 20°以上内外翻畸形,解剖结构破坏,近期感染等;②类风湿踝关节炎,经长期激素治疗,明显骨破坏;③踝关节融合失败者;④距骨无菌性坏死。

四、踝关节不同类型骨折的治疗

(一)旋后-内收型

旋后-内收型踝关节损伤占踝关节损伤中的 10%～20%,其中 80%是Ⅰ度损伤,20%是Ⅱ度损伤。

1.非手术疗法

(1)闭合整复:对于Ⅰ度损伤,基本上都可采用手法闭合整复,石膏或小夹板外固定的方法来治疗。对于Ⅱ度损伤,除踝穴内上角压缩比较明显的患者外,大部分患者也可通过闭合复位外固定,达到较理想的治疗效果,一般很少需要手术治疗。

1)闭合整复方法:在坐骨神经阻滞麻醉下进行。患者平卧位,膝关节屈曲90°,使腓肠肌松弛,一助手握住患足小腿近端,另一助手站于患足远端,一手握足跟,一手握前足,在踝关节内翻轻度跖屈位缓缓用力进行对抗牵引,以纠正重叠移位,若牵引力量过猛,能加重外侧韧带损伤,术者用拇指分别自骨折端向上、下轻轻推挤内、外两踝,以解脱嵌入骨折端的韧带或骨膜,尤其是内踝在中部发生撕脱性骨折后,内侧韧带往往嵌入骨折线之间,阻碍骨折复位,影响骨折愈合。因内翻骨折多有内旋畸形,牵引患足的助手将足外旋,并同时改变牵引方向,将患足由内翻位牵引改为外翻位牵引。术者一手置踝关节外侧稍上方,一手置内踝及下方用力外翻以推内踝向外。将踝关节同时背伸至90°外翻位进行外固定。

2)固定方法:①若整复前踝关节肿胀不明显,整复后可用短腿管形石膏将足踝固定于90°外翻外旋位,2周后肿胀消退,石膏空隙较大时,可以拆除石膏,减轻外翻程度,将踝关节再次石膏外固定。至6周后去石膏摄片复查,若踝关节内上角无明显压缩性骨折,即可部分负重进行功能锻炼。若外踝为撕脱性骨折或单纯外侧韧带损伤,也可用外翻位U形石膏进行固定4～6周。如果整复前局部肿胀严重,出现张力性水疱或踝关节周围有外伤,整复后也可暂时用前后石膏托固定踝关节于90°外翻位,待肿胀消退或伤口愈合后更换管形石膏。②踝关节夹板外固定:常用的踝关节夹板主要是内、外翻夹板。内、外翻夹板由柳木制成,1套共4块,分前、后、内、外侧板。前侧板上至小腿中上段,下至距骨头部位,前侧板的下端塑成45°向前弯曲,避免压迫踝关节前方。后侧板上至小腿中上段,下至跟骨结节水平,后侧板的下端塑成符合小腿后侧下段至跟骨结节部肢体的弧度,应用时可托起足跟。内、外侧板稍宽,固定以后可以控制足的内、外旋转活动,上至小腿中上段,下超足3 cm,其下1/3塑成向内或向外的弧度,以适应内外翻固定时的需要,下端两角上方1 cm处,距边1.5 cm处,钻成直径0.5 cm的小孔,备穿小带子用。夹板的厚度均为0.5 cm,单面内衬0.5 cm厚的海绵,外面布裹,4块板皆上宽下窄,临床应用时,因肢体长度不一,共设计有5种型号的夹板。具体应用方法:整复以后,为避免压迫骨突部位,固定前于内外踝的上下置纸压垫,将踝关节置于90°外翻位,先放内侧板,再放外侧板及后侧板,最后置放前侧板,先绑扎踝关节以上的3根布带,最后经足底将内外侧夹板下端的小带子交叉打结。

夹板外固定的优点是:可以随时调节松紧度,以免局部压迫或固定过松;可以随时透视摄片,透视时若骨折部位有偏差还可及时纠正;重量轻,整复固定后患者可持拐不负重活动。

(2)经皮穿针外固定:对于旋后-内收型Ⅱ度骨折,内外踝骨折后均有移位,手法闭合整复后骨折块不稳定者,也可采用经皮穿针交叉的固定方法。其操作过程应借助X光机在透视下进行。麻醉、体位同上,先进行踝关节周围消毒、铺巾,然后闭合手法整复,骨折复位后,助手固定踝关节并维持骨折复位,术者持电钻,从外踝尖前侧进针向后上方穿入,跨越骨折线至后上方皮质为佳,再从外踝尖后侧向前上穿针,以防折块旋转。术毕将针尾折弯,包扎针眼。一般情况下外踝固定后内踝无需再固定。有时内踝折块不稳定而外侧仅为外侧韧带损伤,也可用同样方法固定内踝,固定内踝时穿针方向应朝向外上方。术毕前后石膏托固定于90°外翻位,6周后摄片骨折达临床愈合即可拔除钢针去掉外固定,进行功能锻炼。本法临床应用比较简单,但不适合于折端粉碎者。外踝穿针时应注意,正常外踝轴线与腓骨干的纵轴相交成向内10°～15°。钢针顺髓腔内固定时,容易使外踝内翻,而影响踝穴的宽度。

2.手术疗法

对于部分旋后-内收型Ⅱ度骨折,闭合复位不满意,应采用手术切开复位内固定。另外典型的旋后-内收型内踝骨折,由于距骨撞击所导致,踝穴内侧角常发生粉碎性骨折,手术时需摘除关节内碎骨块,以免将来形成关节内游离体而影响踝关节的活动。显露外踝的手术切口:起于外踝尖,沿其外侧骨嵴向上,至其所需要的长度,依次切开皮肤、皮下组织及筋膜层,即可显露出骨折端。显露内踝的切口:以内踝折端为中心做纵切口,切开皮肤、皮下,注意保护大隐静脉及其前属支,切开骨膜,即可显露出内踝骨折端,将内踝骨折块向远端翻转,即可显露出内侧关节腔,将足踝外翻,扩大关节间隙,进入关节内侧的碎骨块被取出后,然后进行复位内固定,具体方法如下。

(1)外踝骨折内固定方法。

1)克氏针交叉固定:对于外踝横断型骨折,复位后用巾钳维持折端稳定后,先从皮外穿入直径为 0.2 cm 克氏针 2 枚,分别从前下和后下斜向后上和前上,跨越骨折线进行交叉内固定,针尖以恰好穿过对侧骨皮质为宜,关闭切口后将针尾折弯,以防滑入。

2)"8"字张力带钢丝固定:旋后-内收型骨折,外踝通常为横形骨折,最适宜于用钢丝张力带固定。具体方法:显露骨折端后,先在骨折线近侧 1 cm 处,由前向后钻孔,然后将外踝复位,平行穿入两枚克氏针,克氏针自外踝尖端经骨折线进入腓骨髓腔内。用钢丝穿过骨折线近端钻孔,钢丝两端在外踝外侧,跨越骨折线并交叉,再绕过外踝尖端两枚克氏针针尾,然后在外踝后面,两钢丝端扭紧固定,克氏针针尾折弯,缝合切口。

3)髓内穿针固定:髓内穿针是固定腓骨骨折的常用方法,适合于多种骨折类型。主要是维持骨折对线,但不能克服旋转及短缩。常用三角针、骨圆针或螺丝钉做髓内固定,除螺丝钉外均可采用逆行穿针或顺行穿针两种方法。髓内穿针固定过程中应注意保持外踝向外有 $10°\sim15°$ 的倾斜,以免固定后踝穴变窄,影响踝关节的背伸功能。

4)螺丝钉固定:螺丝钉固定是治疗腓骨长斜形或螺旋形骨折的常用方法,对于外踝横断形骨折可采用纵向螺丝钉贯穿固定。具体方法:骨折复位后从外踝尖端的前外侧向后内方向钻孔,跨越骨折线后由腓骨近端后内侧穿出,采用长 5~6 cm 的螺丝钉自外踝尖拧入,螺丝钉末端固定于腓骨的皮质骨上,使骨折端产生一定的压力,但是这样固定以后骨折端的抗旋转作用较小,术后还需依靠外固定维持一段时间。

5)钢板螺丝钉固定:钢板螺丝钉内固定多用于腓骨干骨折,现在解剖型钢板(腓骨 1/3 管状钢板、外踝钢板)的发明使钢板可以运用于各种类型的腓骨骨折,包括粉碎性骨折、外踝骨折。对于下胫腓联合及外踝部位固定的螺丝钉,选择时一定要长短合适,螺丝钉过长可使下胫腓联合之间持续存在一种分离的外力,固定外踝的螺丝钉过长,可以穿透内侧关节面,影响踝关节的活动,同时外踝部位宜用松质骨螺丝钉进行固定。具体固定方法,同长管状骨的钢板螺丝钉固定术。

(2)内踝骨折固定方法。

1)克氏针交叉内固定:克氏针交叉内固定是治疗内踝骨折的常用方法,将内踝复位后用巾钳夹持远折端,维持骨折对位,然后用直径为 0.2 cm 的克氏针,针尖经皮穿入,若内踝为横断型骨折,用克氏钻从内踝尖上 0.3 cm 处,于内踝后内侧进针,针尖朝向前外上,经骨折线穿入胫骨内,再于内踝的前内侧进针,针尖朝向后外上,跨越骨折线以后穿入骨折端近侧内,两克氏针在折端附近形成交叉,折端稳定后于皮外将针尾折弯。对于旋后-内收型内踝垂直骨折,克氏针固定时无需从内踝尖进针,可以从胫距关节平面以上,内踝的内侧进针,进针方向较平,两克氏针平行固定也可。本方法的优点是方法简单,骨折愈合后可直接拔出克氏针,不需要再次手术切开取内固定。但内固定的钢针直径不宜太粗,否则容易导致远端骨折块的碎裂。

2)螺丝钉内固定:螺丝钉内固定治疗内踝骨折,适于内踝的横断、垂直及斜形骨折,但各种骨折的螺丝钉固定方向并不完全一致。若内踝骨折块较大,且骨折线垂直向上,可用2枚松质骨螺丝钉,平行贯穿固定,也可以交叉固定,有人建议将螺丝钉穿透对侧骨皮质,使折端产生较大的加压力量,螺丝钉的进入点可在胫距关节平面以上内踝的内侧。若内踝为斜行骨折,两枚螺丝钉可以经内踝尖向外上,跨越骨折线进行固定,螺丝钉可以平行,也可以交叉,但应注意防止骨折块向近侧移位,也有人采用一枚螺丝钉垂直于骨折面,固定到对侧皮质,另一枚螺丝钉在内踝尖端斜行向上进行固定。如果内踝折块较小且为横断时,常采用经内踝尖端朝外上用一枚螺丝钉进行贯穿固定,但其固定后防止旋转的作用较小,同时用螺丝钉固定时要注意,用力过猛过快时,容易使远折端碎裂,给固定造成困难。

3)"8"字张力带钢丝固定:主要适用于内踝横断型撕脱骨折,不适宜用于旋后-内收型内踝的斜形或垂直形骨折。具体方法同外踝张力带钢丝的固定方法。

4)钢板螺丝钉固定:比较适于内踝的长斜或垂直形骨折,对内踝的横断骨折较少采用。应用时多采用胫骨内侧有限接触钢板,应注意不要让远侧螺丝钉进入关节内,影响关节的活动。手术治疗的关键是复位内固定,但也不能忽视必要的外固定,内固定手术完毕后可用短腿前后石膏托固定踝关节于中立位2周,拆线后改为短腿管形石膏外固定,6周后拆除石膏,摄X线片检查骨折愈合情况。对于旋后-内收型骨折,内、外踝均需手术内固定时,一般采用显露内侧关节后,先检查踝穴的内上角及关节内有无碎骨块,若有碎骨块应将其清除,然后复位并内固定内踝,最后再复位固定外踝,因旋后-内收型骨折,距骨向内移位,内踝复位并固定以后,可以防止距骨内移,胫距关节才能达到解剖复位。这与常规内外踝骨折时先复位固定外踝,然后复位固定内踝是有区别的。

3.功能锻炼

踝关节骨折复位固定后,即应加强未固定关节膝和足趾的伸屈活动,以利肢体血循环和消肿,复位固定2～3周后即应扶拐下床活动,虽不能负重,但有利于患者全身情况恢复和减轻精神负担。去固定后应加强踝关节各项自主活动功能锻炼和按摩活筋疗法。

(二)旋后-外旋型

旋后-外旋型骨折在踝关节损伤中最为常见,占40%～70%。

1.治疗原则

(1)Ⅰ度损伤的治疗:对于单纯下胫腓联合前韧带损伤,一般采用中立位石膏外固定4周即可,如果断裂韧带不完全愈合,也不会影响踝关节功能,但如有滑膜挤入韧带的破损处,形成滑膜疝,则会产生疼痛,需将滑膜疝切除才能缓解。若有撕裂韧带断端嵌入下胫腓联合,则产生持续性疼痛和肿胀,也需手术修补或切除。如果发现韧带附着点撕脱骨折,为避免产生具有疼痛的骨不连接,主张手术固定。多数人主张下胫腓前韧带的断裂,只需保守治疗。

(2)Ⅱ度损伤的治疗:Ⅱ度损伤占踝关节旋后-外旋型损伤的1/3。外踝的骨折线一般起于胫距关节间隙水平,向后上方延伸。骨折通常无移位,有时仅在侧位X线片中才能显示出来,X线片及临床常易漏诊。Ⅱ度损伤比较稳定,仅需简单地固定即可,常采用行走石膏或夹板中立位固定4～6周。

(3)Ⅲ度损伤的治疗:Ⅲ度损伤占踝关节旋后-外旋型损伤的1/4,与Ⅱ度损伤明显不同。伤后症状比较明显,周围组织有压痛,特别是伴有下胫腓联合后面的压痛。骨折后外踝向后向外向近侧移位。应积极予以治疗,可采用闭合手法整复透视下经皮穿针固定,也可手术切开复位。

(4)Ⅳ度损伤的治疗:Ⅳ度损伤占踝关节旋后-外旋型损伤的 40%,其主要特征是伴有踝关节内侧结构的损伤,其中内踝骨折占 4/5,而三角韧带断裂占 1/5。其治疗方法有手法闭合整复及手术切开复位两种。三角韧带损伤的诊断:在踝关节旋后-外旋型Ⅳ度骨折中,可伴有三角韧带的断裂,但因伤后踝关节往往会自动复位,X 线往往显示类似Ⅲ度或Ⅱ度旋后-外旋型损伤的类型。临床检查时若发现踝关节内侧肿胀,应想到三角韧带断裂的可能。踝关节内侧结构损伤后的肿胀,具有非常特殊的特征,可见到内踝部位明显肿胀,而其下方跟骨部位呈凹陷状。因而显得内踝处更肿胀,这是因为跟骨部位内侧皮质有纤维将皮肤连于跟骨内面,阻碍该处肿胀。临床怀疑有三角韧带断裂时,可在应力下摄片以帮助诊断,若在应力下摄片,显示距骨与内踝之间隙超过 3～4 mm,提示有三角韧带浅层及深层断裂。内踝骨折伴三角韧带断裂是旋后-外旋型Ⅳ度损伤中的特殊类型,一般内踝骨折,很少有三角韧带断裂,但个别患者既有内踝骨折,又有三角韧带断裂。临床中个别旋后-外旋型Ⅳ度骨折的患者,内外踝骨折虽经切开复位内固定以后,术中摄片检查仍显示距骨与内踝间的间隙明显增宽,距骨仍有向外移位,探查内侧间隙发现有三角韧带深层断裂。仔细分析术前 X 线片可以发现,内踝骨折块较小,骨折线低于胫距关节水平间隙,骨折块主要是内踝的前丘部。所以附着于前丘部的三角韧带浅层是完整的。若内踝前丘部骨折后,距骨明显向外移位,就说明附着于内踝后丘部的三角韧带深层断裂。手术过程中仅固定内踝前丘部骨折块而不修补断裂的三角韧带深层,距骨必然仍有向外移位。有人曾采用新鲜的截肢标本做如下实验,先切断下胫腓所有韧带及内踝前丘部,然后应力摄片,仅见距骨倾斜而无距骨外移,当进一步切断三角韧带深层时,应力摄片除距骨倾斜外,伴有距骨向外移位。因此临床中遇到内踝前丘部骨折伴距骨向外移位的病例,手术固定内踝前丘部时,应注意检查三角韧带深层是否断裂。三角韧带深层解剖部位较深而偏后,且有胫后肌腱覆盖。手术时需切开胫后肌腱腱鞘,牵开胫后肌腱,才能发现三角韧带深层的断裂部位。

2.治疗方法

(1)非手术疗法。

1)闭合手法整复:对于旋后-外旋型Ⅰ度、Ⅱ度损伤,一般无需手法整复,仅行短腿管形石膏外固定踝关节于中立位 4～6 周即可,手法整复主要是对Ⅲ度、Ⅳ度骨折,整复的时间应于伤后越早越好。

整复方法:在坐骨神经阻滞麻醉下进行。患者平卧位,屈膝 90°,两助手分别牵拉小腿及患足,在足内翻外旋位轻度跖屈缓缓用力进行牵引,以解脱骨折端的嵌插,恢复腓骨的长度,然后将踝关节改为中立位牵引,术者将胫骨下端向后压,同时提足跟部向前,纠正因后踝骨折造成的距骨向后脱位;助手内旋患足纠正外旋畸形,同时牵引患足用力外翻,并维持外翻位牵引,术者用拇指推腓骨远折端向下向前使其复位,推挤后踝折块向下;再于内侧内踝的折端向上、下推挤,防止折端软组织嵌入,然后推内踝折块向内后复位。有时内踝折块较小复位较困难。若内侧三角韧带断裂后嵌入内侧间隙,也会影响距骨及外踝复位。当后踝骨折块较大时,不能以推前足背伸使向后脱位的距骨复位,由于后踝折块较大,又由于跟腱牵拉,后踝部位失去支点,单纯背伸前足时不能达到后踝骨折的复位,反可能使距骨向后上方脱位,而应自跟骨后侧向前推拉足部,并同时将胫骨下端向后方推移,始可达到后踝骨折的复位。手法使骨折复位后,于踝关节背伸 90°足部内旋位进行固定。

固定方法:①小夹板外固定,闭合手法整复完毕后,可采用超踝夹板于踝关节中立位进行固定。超踝夹板的内外侧板于内、外踝处有一向侧方凸出的弧度,以适应踝关节生理弧度的需要,其长度超出足底 4 cm。固定时后侧板一定要托起足跟,防止距骨向后再移位。②石膏外固定,骨折复位后,将前足内旋,踝关节于背伸 90°位进行石膏外固定;若后踝折块较小,可用 U 形石膏外固定,若后踝折块较大,可行短腿前后石膏托或短腿管形石膏外固定,以控制足部跖屈,防止后踝折块重新移位。

2)经皮穿针固定:仅适合于内踝骨折块较大者。因为旋后-外旋型损伤外踝骨折为长斜形或螺旋形,闭合穿针比较困难;后踝骨折若折块较小不需要穿针固定,折块较大时也可采用经皮穿针固定,其穿针方向可以平行也可以交叉,但因后踝折块部位较深,穿针过程中又需要持续维持骨折对位,相对比较麻烦。内踝骨折的具体穿针方法,同旋后-内收型内踝经皮穿针法。穿针后仍需要外固定来维持骨折对位。

(2)手术疗法:手术切开复位内固定是治疗旋后-外旋型损伤的常用方法,但手术过程中是先固定外踝还是先固定内踝,各家意见不一。

20 世纪 70 年代以前,大多数骨科医师主张手术过程中应先处理内踝及三角韧带,随后处理外踝,认为内踝复位固定后,外踝也随之完全复位。临床实际并非如此,当内侧结构稳定以后,外踝复位非常困难,且踝关节仍不稳定,因为在旋后-外旋型损伤中,外踝损伤在前,内踝损伤在后,所以在治疗时应先修复外侧损伤,然后处理内踝骨折或三角韧带损伤。

当然在外踝固定前,内踝骨折端应同时暴露,清除嵌入的软组织及关节内碎骨块。将外踝解剖复位牢固地固定以后,内踝也往往随之复位,然后固定内踝。对于三角韧带断裂的治疗,有些人认为闭合复位后三角韧带不必修补。若闭合复位后内踝与距骨间隙增宽,常表示有断裂韧带的断端嵌入关节间隙内,需要手术切开修复。如果外踝骨折需要切开复位内固定,术中应同时探查和修补内侧的三角韧带。

双踝骨折在做内固定或修复前,应先暴露内外侧损伤组织,不能一侧手术完成后再暴露另一侧。如内踝为近基底部骨折,术中注意探查关节内有无碎骨块,清除折端嵌夹的软组织。如果合并有三角韧带深层断裂,需要手术修补,为了手术方便及显露清楚,应先将缝线穿过三角韧带深层的两断端,暂不打结,等外踝骨折复位固定以后,距骨也已复位,再将三角韧带深层的缝线进行打结。在旋后-外旋型损伤中,如下胫腓联合韧带未完全断裂,腓骨近端与胫骨之间有骨间韧带及骨间膜相连,固定重建腓骨的连续性以后,胫腓骨即恢复正常的解剖关系,不必要常规固定下胫腓联合。若因术中广泛剥离腓骨的近端导致下胫腓联合明显不稳定,或有些患者系腓骨高位骨折,伴有下胫腓联合损伤;在腓骨骨折固定以后,用巾钳夹住外踝向外牵拉,外踝若有过度移动,表示下胫腓联合仍有分离,且不稳定,需要贯穿下胫腓联合进行固定。

在旋后-外旋型Ⅲ度损伤中,后踝骨折多数表现为胫骨后唇撕脱骨折。后踝骨折块与距骨仅有关节囊相连,而腓骨与后踝骨折块有下胫腓后韧带牢固的联结,外踝骨折良好的复位,后踝折块也随之自动复位。如果后踝折块大于胫骨下端负重关节面的 1/4～1/3 时,闭合手法整复不成功者,则必须切开复位内固定,手术时应先固定后踝骨折,再复位固定外踝。

1)腓骨骨折固定方法。

螺丝钉内固定:单纯用螺丝钉固定长管状骨的适应证是,骨折线的长度应是骨直径的 2 倍。旋后-外旋型损伤外踝骨折系冠状面斜行骨折,可用松质骨螺丝钉在前后方向上加压固定。具体方法是:按手术常规显露外踝骨折部位,骨折解剖复位以后,用巾钳维持折端稳定,然后用螺丝钉固定折端,使骨折断端之间产生压力,一般用两枚松质骨螺丝钉加压固定。固定时螺丝钉与骨折面垂直,可以产生最大的骨折内压力。如果要用一枚螺丝钉固定,螺丝钉的方向应在垂直骨折面与垂直长轴的两个方向之间。

钢板螺丝钉内固定:是目前最常用的内固定方法。手术常规显露腓骨下端骨折部位以后,将骨折解剖复位,用外踝解剖钢板螺丝钉固定,下端螺丝钉应注意,不可过长,以免穿入下胫腓联合关节内及距骨与外踝的关节内,术后影响踝关节的伸屈活动。

钢丝环扎固定:手术显露骨折断端并复位以后,钢丝在骨膜外穿过,于骨折线的范围将腓骨扎紧,可用2~3根钢丝进行环扎固定。这种固定方法的固定强度大于螺丝钉固定,且手术时少剥离骨膜及周围软组织,钢丝环扎和髓内针固定还可同时联合应用。钢丝环扎的适应证是骨折线的长度是骨横径的2倍时才能应用。

以上固定方法,主要适用于腓骨远端的长斜形或螺旋形骨折,另外还有髓内穿针等方法,此处不再具体叙述。

2)内踝骨折固定方法。

松质骨螺丝钉固定:按手术常规显露骨折端及内踝尖部,在三角韧带浅层垂直切开一小块骨膜,清除骨折断端间软组织及关节内小碎骨块,直视下将骨折复位,用巾钳暂时固定,然后自内踝尖向骨折端钻孔,近端骨质较松,钻孔不必太深,螺丝钉也不必穿过胫骨对侧皮质。但若是胫骨骨质疏松时,应固定到对侧皮质。为了使断端间产生压力,可选用松质骨螺丝钉进行加压固定。为了防止固定后内踝旋转,也可用两枚螺丝钉平行固定,若是骨折块较小,不能容纳2枚螺丝钉,则可用一枚松质骨螺丝钉,另一枚用较细的螺丝钉或克氏针进行固定,但螺丝钉不可加压过大,否则将造成远折端碎裂。在采用螺丝钉固定内踝过程中,应将踝关节置于90°位,如果踝关节在跖屈位,使距骨体狭窄部位进入踝穴内,则内踝可能会向关节内移位,固定以后将影响踝关节背伸功能。

"8"字张力带钢丝固定:"8"字张力带钢丝固定的适应证是,内踝骨折块较小或骨折部位骨质疏松,难以用螺丝钉加压固定者。具体方法是,按手术常规显露骨折部位,在距离骨折线近侧1 cm的胫骨上由前向后钻孔,然后将骨折复位,用两根平行克氏针贯穿骨折端固定;将钢丝穿过近端所钻骨孔,两端在内踝表面交叉,然后绕过内踝尖端克氏针的深面,将两端钢丝扭紧,使骨折端产生压力,有利于骨折的愈合。最后将内踝尖部克氏针针尾折弯。

3)后踝骨折固定方法:固定外踝前先暴露和固定后踝。切口起于外踝尖平面,向上在外踝处做一8 cm的纵切口。切开皮肤、皮下组织及筋膜后,向两侧牵开,显露腓骨长短肌腱和外踝折端,然后用骨膜剥离器在外踝骨膜下作钝性剥离,将外踝远端翻向后外侧,保留踝关节外侧韧带,再用骨膜剥离器在胫骨下缘骨膜下作钝性剥离,显露胫骨远端后缘后踝骨折块。显露出后踝骨折块以后,推足跟向前,并背伸踝关节,将后踝骨折块向下推送使其复位,在维持骨折复位的同时,于骨折块的中上和中下部各拧入一枚松质骨螺丝钉加压固定,防止折块的旋转及移位。也有采用两枚克氏针进行平行或交叉固定,针尾留于皮外折弯,为了取钉方便,可从胫骨远端前侧打入螺丝钉,也可考虑使用可吸收螺丝钉固定,避免二次创伤。

旋后-外旋型骨折手术复位内固定后,可采用前后石膏托固定于踝关节背伸90°位,足稍内旋,2周后拆线更换短腿管形石膏,6~8周后去石膏,摄X线片了解骨折愈合情况。

3.功能锻炼

踝关节骨折复位固定后,即应加强未固定关节膝和足趾的伸屈活动,以利肢体血循环和消

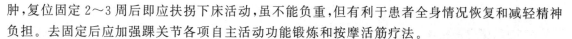

肿,复位固定2～3周后即应扶拐下床活动,虽不能负重,但有利于患者全身情况恢复和减轻精神负担。去固定后应加强踝关节各项自主活动功能锻炼和按摩活筋疗法。

(三)旋前-外展型

旋前-外展型踝关节损伤占所有踝关节损伤的5%～21%。

1.非手术治疗

旋前-外展型骨折,大多数都可以通过闭合手法整复外固定,获得满意的治疗结果,一般很少需要手术治疗。

(1)闭合手法整复。

1)整复方法:旋前-外展型损伤,主要是由外翻外力所造成,骨折移位不多,闭合手法整复相对容易。具体方法:麻醉生效后,患者仰卧,屈膝后上、下对抗牵引,先外翻位缓缓用力进行牵引,然后踝关节内翻,术者用两拇指推外踝向内,余指在内侧扳胫骨下段向外,以矫正侧方移位。若合并胫骨下端前结节撕脱性骨折时,术者用拇指在胫骨前缘外侧下胫腓联合处,用力反复向下方推挤,并用力扣挤下胫腓联合,使其复位,于踝关节背伸90°内翻位进行外固定。

2)外固定方法:①小夹板外固定,采用踝关节内翻夹板进行固定,效果一般较好,具体方法见旋后-内收型骨折一节;②石膏外固定,可采用U形石膏内翻位固定,也可采用短腿管形石膏固定。外固定的时间一般为6周。

(2)经皮穿针:旋前-外展型损伤,大多数腓骨骨折因位置稍高,且外侧有一三角形骨块,一般较少采用经皮穿针的方法进行固定。后踝骨折因折块较小,一般外踝复位时后踝也随之复位,且比较稳定,很少需要穿针固定。此型损伤的内踝骨折,因骨折块较大且为横断型,比较适合应用经皮撬拨穿针固定。其操作过程应借助X光机在透视下进行。麻醉、体位同上,先进行踝关节周围消毒、铺巾,然后闭合手法整复,骨折复位后,助手固定踝关节并维持骨折复位,术者持电钻,从外踝尖进针顺骨髓腔进入,跨越骨折线至腓骨近端,术毕将针尾折弯,包扎针眼。用同样方法固定内踝,固定内踝时穿针方向应朝向内上方。术毕前后石膏托固定于90°中立位,6周后摄片骨折达临床愈合即可拔除钢针去掉外固定,进行功能锻炼。本法临床应用比较简单,但不适合于折端粉碎者。外踝穿针时应注意,正常外踝轴线与腓骨干的纵轴相交成向内10°～15°角。

2.手术治疗

(1)腓骨骨折固定方法。

1)钢板螺丝钉固定:旋前-外展型损伤,因外踝骨折线多为短斜形或外侧有一碎骨块,多可采用1/3管状钢板螺丝钉进行固定。

2)螺丝钉固定:若外踝骨折线在胫距关节间隙近侧1cm处,且近折端韧带损伤不严重而比较稳定,若有小碎骨折块也很少分离,复位后可采用螺丝钉固定。螺丝钉固定的位置,应在胫距关节间隙水平,从腓骨外侧皮质进钉,螺丝钉方向应向上倾斜25°,斜穿下胫腓联合,直达胫骨内侧皮质,将腓骨正确固定于腓切迹内,稳定断端以利愈合。因这种固定方法能够限制下胫腓联合的生理活动,应于外踝骨折愈合后尽早去除螺丝钉。

3)"8"字张力带钢丝固定:适合于外踝骨折线在胫距关节间隙水平,具体方法:显露骨折端后,先在骨折线近侧1cm处,由前向后钻孔,然后将外踝复位,平行穿入两枚克氏针,克氏针自外踝尖端经骨折线进入腓骨髓腔内。用钢丝穿过骨折线近端钻孔,钢丝两端在外踝外侧,跨越骨折线并交叉,再绕过外踝尖端两枚克氏针针尾,然后在外踝后面,两钢丝端扭紧固定,克氏针针尾折弯,缝合切口。

(2)内踝骨折固定方法:旋前-外展型损伤,因内踝骨折线为横断形,可采用多种固定方法,如螺丝钉贯穿、张力带钢丝、克氏针交叉、钢板螺丝钉固定等,具体各种固定方法及注意事项可参考"旋后-内收型"部分。此型损伤伴有后踝撕脱骨折,骨折块一般很小,不波及胫骨下端负重关节面,不影响踝关节的稳定性,基本上不需要手术复位内固定。

旋前-外展型骨折手术以后,应将踝关节置于背伸 90°位进行石膏外固定,若合并有三角韧带损伤,应将踝关节置于背伸 90°内翻位进行外固定。一般术后先用前后石膏托外固定,这样便于换药及拆线,2 周拆线后改为短腿管形石膏外固定。术后石膏外固定的时间是 6~8 周。

3.功能锻炼

踝关节骨折复位固定后,即应加强未固定关节膝和足趾的伸屈活动,以利肢体血循环和消肿,复位固定 2~3 周后即应扶拐下床活动,虽不能负重,但有利于患者全身情况恢复和减轻精神负担。去固定后应加强踝关节各项自主活动功能锻炼和按摩活筋疗法。

(四)旋前-外旋型

1.非手术疗法

(1)闭合手法整复:对于旋前-外旋型Ⅰ度、Ⅱ度损伤,一般均可通过闭合手法整复,夹板或石膏外固定,而达到较好的治疗效果,大多数Ⅲ度损伤也可采用闭合手法复位,达到预期治疗目的。Ⅳ度损伤因后踝折块较大,闭合手法复位相对困难。

1)闭合整复方法:坐骨神经、股神经阻滞麻醉,患者仰卧位,屈膝 90°,两助手分别握患肢小腿及患足,先外翻跖屈位进行牵引,分离骨折面,缓解折端嵌夹软组织,恢复腓骨长度和胫骨后唇向近侧的移位,然后背伸踝关节,托足跟牵拉前足向前牵引,压胫骨远端向后,纠正距骨向后的半脱位,纠正外踝和后踝的向后移位;内旋患足,纠正距骨和腓骨的外旋,用手掌内外扣挤,使分离的下胫腓联合复位,同时推内踝向后以纠正内踝前移,最后将踝关节内翻,防止距骨向外移位及倾斜,于踝关节内翻背伸 90°位进行固定。

2)固定方法:①石膏外固定,旋前-外旋型损伤腓骨的短斜形骨折比长斜形骨折容易复位,复位后也相对容易维持。旋前-外旋型Ⅳ度损伤因伴随广泛的软组织损伤,具有潜在的不稳定性,因而闭合复位后不能维持骨折块的位置,为了防止石膏固定后小腿的旋转,并确保复位后的良好位置,石膏应超过膝关节固定,3 周后折端相对稳定,可更换小腿石膏。也有整复后用 U 型石膏固定踝关节于内翻内旋背伸 90°。②小夹板外固定,闭合手法整复成功后,用踝关节内翻夹板进行固定,固定后应经常检查固定夹板的布带是否松弛,因旋前-外旋型Ⅲ度、Ⅳ度损伤极不稳定,若夹板固定过松,容易使骨折块重新移位,另外应注意避免夹板固定后患足外旋。

(2)经皮穿针固定:旋前-外旋型Ⅲ度、Ⅳ度损伤,闭合手法整复后若不稳定,临床中可采用闭合穿针。腓骨因骨折位置偏上,穿针时可以外踝尖进针,顺髓腔贯穿骨折端进行固定,靠外固定控制其旋转。内踝骨折复位困难,骨折断端之间有软组织嵌夹而分离较远者,可行经皮撬拨复位,克氏针交叉固定,一般固定后折端较稳定。后踝折块较大且完整时,也可采用经皮撬拨复位,撬拨时应注意,因后踝折块向上移位,撬拨钢针不容易进入骨折端向下推移后踝折块,可用一稍粗的钢针经皮外直接穿入后踝折块内,然后向下推送钢针,通过力量的传导,使后踝折块向下复位,此钢针可不必拔出,直接进入胫骨远端进行固定,最后再穿入 1 枚细克氏针与前一钢针平行进行固定,防止折块旋转。针尾折弯,前后石膏托固定。

2.手术治疗

旋前-外旋型Ⅲ度、Ⅳ度损伤中的一部分患者,因周围组织损伤严重,手法整复后折块很不稳定,或手法复位不能成功;内侧三角韧带断裂后嵌入距骨与内踝之间,影响距骨复位者;均需要行切开复位内固定术。手术时应同时显露内、外侧结构,内踝骨折可先清除嵌夹在折端的软组织,如三角韧带断裂,应将缝线贯穿两断端暂不打结,待外侧固定以后再拉紧内侧缝线打结。

(1)腓骨骨折的固定:腓骨骨折的治疗是治疗踝部旋前-外旋型骨折的关键。

1)髓内穿针固定:主要适用于腓骨短斜形骨折。有逆行穿针和顺行穿针两种方法。逆行穿针方法简单,但应注意保持外踝的生理外翻角度,以免影响踝关节功能。顺行穿针时因外踝有向外15°的生理外翻角,应先在外踝外侧钻一成15°的通道,将固定腓骨的钢针远端折弯成15°的弧度,然后插入腓骨远端,至钢针尖触及腓骨对侧皮质后,旋转钢针避开对侧皮质,继续插入,直至跨过骨折端,针尾折弯。

2)螺丝钉固定:对于腓骨长斜形骨折或螺旋形骨折,骨折线长度是腓骨直径的2倍或2倍以上时,可用2~3枚螺丝钉跨越骨折线进行固定。

3)钢丝环扎固定:适用于腓骨长斜形或螺旋形骨折。环扎固定时至少要用两根钢丝,分别环扎骨折线的远近端,才能起到稳定作用。

4)钢板螺丝钉固定:适用于腓骨的长斜形、短斜形或螺旋形骨折,钢板固定时多置放于腓骨的外侧,要求螺丝钉固定一定要在骨折线的两端,避免进入骨折端,影响骨折愈合。

(2)内踝骨折的固定:旋前-外旋型损伤内踝骨折切开复位内固定的方法,同旋后-外旋型骨折内踝骨折的固定方法,骨折块较大时使用松质骨螺丝钉固定或双钢针交叉固定;折块较小或骨折块骨质疏松时,用"8"字张力带钢丝固定。内侧三角韧带断裂,断端嵌入内踝与距骨的关节间隙内时,常常影响距骨复位,手术时应注意探查踝关节内侧间隙,三角韧带需要手术修补,为了手术方便及显露清楚,应先将缝线穿过三角韧带深层的两断端,或于骨性止点处钻孔,暂不打结,等外踝骨折复位固定以后,距骨也已复位,再将三角韧带深层的缝线进行打结。最后缝合三角韧带前浅层。

(3)后踝骨折的固定:旋前-外旋型Ⅳ度损伤中常合并有后踝骨折,其后踝骨折一部分是由于下胫腓后韧带的牵拉所造成的撕脱性骨折,多数是因距骨直接撞击后踝形成骨折,后踝骨折块多半超过胫骨下端负重关节面的1/4,是造成踝关节不稳定的直接因素。对于后踝骨折的治疗应以手术复位内固定为主,固定外踝前先复位固定后踝。第一,切口及显露:起于外踝尖平面,向上在外踝处做一8 cm的纵切口。切开皮肤、皮下组织及筋膜后,向两侧牵开,显露腓骨长短肌腱和外踝折端,然后用骨膜剥离器在外踝骨膜下作钝性剥离,将外踝远端翻向后外侧,保留踝关节外侧韧带,再用骨膜剥离器在胫骨下缘骨膜下作钝性剥离,显露胫骨远端后缘后踝骨折块。第二,复位及固定:显露出后踝骨折块以后,推足跟向前,并背伸踝关节,将后踝骨折块向下推送使其复位,在维持骨折复位的同时,于骨折块的中上和中下部各拧入1枚松质骨螺丝钉加压固定,防止折块的旋转及移位。也有采用两枚克氏针进行平行或交叉固定,针尾留于皮外折弯,为了取钉方便,可从胫骨远端前侧打入螺丝钉,也可考虑使用可吸收螺丝钉固定,避免二次创伤。复位内固定后,可采用前后石膏托固定于踝关节背伸90°位,足稍内旋,2周后拆线更换短腿管形石膏,6~8周后去石膏,摄X线片了解骨折愈合情况。

(4)下胫腓联合分离的治疗:在旋前-外旋型骨折中,腓骨骨折多发生在腓骨的中、下1/3处,常合并下胫腓联合分离,治疗时若腓骨骨折和内踝骨折能够解剖复位和牢固内固定,大多数下胫腓分离能够自行恢复到正常的解剖位置,不需要单独内固定下胫腓联合,在Ⅲ度损伤中,下胫腓后韧带和部分骨间韧带未完全损伤,腓骨及内踝复位固定后,下胫腓联合即可复位,且能保持稳定性,下胫腓联合韧带和骨间韧带即可自行修复,不需要特殊处理;但在腓骨骨折固定及下胫腓联合复位以后,一定要在直视下向外牵拉外踝,检查下胫腓联合是否稳定。当腓骨骨折发生在腓骨中段以上时,因维持下胫腓稳定的下胫腓前、后韧带、骨间韧带及骨间膜广泛损伤,腓骨骨折即使牢固地固定以后,下胫腓联合仍可能不稳定。在Ⅳ度损伤中,下胫腓联合韧带完全撕裂,腓骨骨折固定以后,有时下胫腓联合仍存在着明显活动,可以用普通螺丝钉横行贯穿腓骨及下胫腓联合,固定于胫骨上,待骨折愈合及韧带修复后应尽早去除内固定的螺丝钉,以免因下胫腓联合固定时间长而影响踝关节背伸功能。

旋前-外旋型骨折术后,应将踝关节置于背伸90°位,足稍内旋进行外固定,若合并有三角韧带损伤,应将踝关节置于背伸90°内翻位进行外固定。一般术后先用前后石膏托外固定,可以方便换药及拆线,2周后改为短腿管形石膏外固定。对于腓骨中、上段骨折,石膏固定时应超过膝关节。术后外固定的时间是6～8周,即达到骨折临床愈合。

3.功能锻炼

踝关节骨折复位固定后,即应加强未固定关节膝和足趾的伸屈活动,以利肢体血循环和消肿,复位固定2～3周后即应扶拐下床活动,虽不能负重,但有利于患者全身情况恢复和减轻精神负担。去固定后应加强踝关节各项自主活动功能锻炼和按摩活筋疗法。

(五)垂直压缩型

胫骨远端的爆炸骨折,又称Pilon骨折,是1911年由Destot首先提出。Pilon骨折是当前临床上较难处理的骨折,若伴有软组织损伤更加重了治疗的难度。治疗上分为保守与手术治疗两类,应按损伤后皮肤条件,骨折范围和其他部位损伤,选择不同的治疗方法。

1.保守治疗

只适合骨折无移位或不能承受手术的患者。

(1)闭合复位后石膏固定:其缺点为不能保持复位后的长度,以及不能早期操练关节活动。

(2)经皮穿针并石膏固定:具体操作方法是患者在神经阻滞麻醉或腰麻下进行,患者仰卧整复床上,常规准备完毕,透视下手法将骨折尽可能复位,用多枚克氏针经皮穿针固定,穿针后用石膏固定。

(3)骨骼牵引(即跟骨牵引):作为治疗方法之一,适用于胫骨中央关节面未受到挤压,通过跟骨牵引可以改善和恢复踝关节的力线与骨折块的排列,有利于关节功能的恢复。一般牵引6～8周。其优点为踝关节可以早期活动,方法简便,对于开放骨折便于换药。缺点为不能起床活动,关节面复位不全。对于伴有广泛软组织损伤,手术必须延期的患者,可以先行牵引,仅作为过渡性治疗,待条件改善后二期手术。

2.手术治疗

手术治疗要达到以下4个目的:①恢复胫骨下关节面;②修复维持胫骨内侧的支持;③修复骨缺损;④维持腓骨的长度与稳定。

(1)有限切开复位内固定:优点为软组织剥离范围小,骨折间接复位;可以结合骨片间螺丝钉固定,避免使用厚的钢板;皮肤坏死机会减少,感染减少;可以一期闭合伤口;在粉碎性骨折可不用钢板固定。

(2)切开复位内固定:对低能量的Pilon骨折可以获得良好的效果,方法如下:首先将腓骨骨折复位,用钢板螺丝钉固定,以保持肢体长度有利于关节面复位,保持伤肢轴线;再将胫骨远端骨折复位,干骺端缺损,植骨填充;骨干用胫骨远端外侧"L"钢板螺丝钉固定。

（3）采用有限内固定结合外固定：常用为 Hybrid 外固定法，其治疗 Pilon 骨折固定按"生物学原则"，强调保护软组织，有限剥离以及间接复位。治疗中应注意以下方面：①恢复肢体长度，利用外固定器在胫骨与跟骨的反向牵引，腓骨钢板固定，或两者都用；②再造干骺端的方法，包括关节面的大干骺端骨块切开复位内固定，植骨填充缺损；③干骺至骨干中和固定，可用钢板固定胫骨远端，或内固定结合外固定。

3.功能锻炼

踝关节骨折复位固定后，即应加强未固定关节膝和足趾的伸屈活动，以利肢体血循环和消肿，复位固定 2～3 周后即应扶拐下床活动，虽不能负重，但有利于患者全身情况恢复和减轻精神负担。去固定后应加强踝关节各项自主活动功能锻炼和按摩活筋疗法。

（张寿强）

第十三节　踝关节脱位

胫、腓、距三骨构成了踝关节，距骨被内、外、后三踝包围，由韧带牢固固定在踝穴中。内侧的三角韧带起于内踝下端，呈扇形展开，附着于跟骨、距骨、舟骨等处，主要功能是防止足过度外翻。由于三角韧带坚强有力，常可因足过度外翻，牵拉内踝造成内踝撕脱性骨折。外侧韧带起于外踝尖端，止于距骨和跟骨，分前、中、后三束，主要功能是防止足过度内翻。此韧带较薄弱，当足过度内翻时，常可导致此韧带损伤或断裂，亦可导致外踝撕脱性骨折。下胫腓韧带紧密联系胫腓骨下端之间，把距骨牢固地控制在踝穴之中，此韧带常在足极度外翻时断裂，造成下胫腓联合分离，使踝距变宽，失去生理稳定性。

根据是否有创口与外界相通，常可分为闭合性脱位和开放性脱位。闭合性脱位根据脱位的方向不同，可分为踝关节内侧脱位、外侧脱位、前脱位、后脱位。

一般以内侧脱位较为常见，其次为外侧脱位和开放性脱位，后脱位少见，前脱位则极罕见。单纯脱位极为少见，多合并骨折如内、外踝和胫骨前唇或后踝骨折。

一、病因、病理

（一）内侧脱位

内侧脱位多由间接暴力引起，如扭伤等，常见自高处跌下，足的内侧先着地，或走凹凸不平道路，或平地滑跌，使足过度外翻、外旋致伤，常合内、外踝骨折。

（二）外侧脱位

外侧脱位多由间接暴力引起，如扭伤等，常见自高处跌下，足的外侧先着地，或行走凹凸不平道路，或平地滑跌，使足过度内翻、内旋而致伤，常合内、外踝骨折。其机制与内侧脱位相反。

（三）前脱位

前脱位间接由直接暴力引起，如自高处跌下，足跟后部先着地，身体自前倾而致胫骨下端向后错位，形成前脱位。或由于推跟骨向前，胫腓骨向后的对挤暴力，可致踝关节前脱位。

（四）后脱位

后脱位足尖或前足着地，由后方推挤胫腓骨下端向前。或由高处坠下，前足着地，身体向后倾倒,胫腓骨下端向前翘起,而致后脱位,常合并后踝骨折。

(五)开放性脱位

开放性脱位多由压砸、挤压、坠落和扭绞等外伤所致。其开放性伤口多表现为自内向外,即骨折的近端或脱位之近侧骨端自内穿出皮肤而形成开放性创口,其伤口多污染重,感染率相对增高。

二、诊断

(一)临床表现及X线检查

1.内侧脱位

伤踝关节肿胀、疼痛、瘀斑,甚者起水疱,踝关节功能丧失,足呈外翻、内旋,内踝不高突,局部皮肤紧张,外踝下凹陷,明显畸形。常合并内、外踝骨折或下胫腓韧带撕裂。X线检查可见距骨及其以下向内侧脱出,常合并内、外踝骨折。

2.外侧脱位

伤踝关节肿胀甚者起水疱、疼痛、瘀斑,踝关节功能丧失,足呈内翻、内旋,外踝下高突,内踝下空虚,明显畸形,局部皮肤紧张。若合并内、外踝骨折则肿胀、疼痛更甚,伴下胫腓韧带撕裂,则下胫腓联合分离。X线检查可见距骨及其以下向外侧脱出,常合并内、外踝骨折,下胫腓韧带撕裂者,则见胫腓间隙增宽。

3.前脱位

伤踝关节肿胀、疼痛,踝关节功能障碍,足呈极度背伸,不能跖屈,跟腱两侧有胫腓骨远端的骨性突起,跟骨向前移,跟腱紧张,常合并胫骨前唇骨折。X线检查可见距骨及其以下向前脱出,或合并胫骨前唇骨折。

4.后脱位

伤踝关节肿胀、疼痛,踝关节功能障碍,足跖屈,跟骨后突,跟腱前方空虚,踝关节前方可触及突出的胫骨下端,而其下方空虚,常伴后踝骨折。X线检查可见距骨及其以下向后脱出,或合并后踝骨折。

5.开放性脱位

踝关节肿胀、疼痛,踝关节功能障碍,局部有渗血,伤口多位于踝关节内侧,一般为横形创口,严重者骨端外露,伤口下缘的皮肤常嵌于内踝下方,呈内翻内旋,外踝下高突,内踝下面空虚。X线检查可提示移位的方向及是否合并骨折。

(二)诊断

根据外伤史,典型的临床表现,X线检查即可确诊。

三、治疗

(一)外治法

1.手法复位

(1)内侧脱位:患者取患侧卧位,膝关节半屈曲,一助手固定患肢小腿部,将小腿抬起。术者一手持足跗部,一手持足跟,顺势用力牵引,并加大畸形,然后用两手拇指按压内踝下骨突起部向外,其余指握足,在维持牵引的情况下,使足极度内翻、背伸,即可复位。

(2)外侧脱位:患者取健侧卧位,患肢在上,膝关节屈曲,一助手固定患肢小腿部,将小腿抬起。术者一手持足跗部,一手持足跟,顺势用力牵引,并加大畸形,然后用两手拇指按压外踝下方突起部向内,其余指握足,在维持牵引的情况下,使足极度外翻,即可复位。

(3)前脱位:患者仰卧位,膝关节屈曲,一助手双手固定患肢小腿部,将小腿抬起。术者一手握踝上,一手持足跖部,顺势用力牵引,持踝上之手提胫腓骨下端向前,握足跖的手使足跖屈,向后推按即可复位。

(4)后脱位:患者仰卧位,膝关节屈曲,一助手双手固定患肢小腿部,将小腿抬起。一助手一手持足跖部,一手持足跟部,两手用力牵引,加大畸形。术者用力按压胫腓骨下端向后,同时牵足的助手在牵引的情况下,先向前下提牵,再转向前提,并略背伸,即可复位。

2.固定

(1)内侧脱位:超踝塑形夹板加垫,将踝关节固定在内翻位。单纯性脱位固定3周,合并骨折固定5周。

(2)外侧脱位:超踝塑形夹板加垫,将踝关节固定在外翻位。单纯性脱位固定3周,合并骨折固定5周。

(3)前脱位:石膏托固定踝关节于稍跖屈中立位3~4周。

(4)后脱位:石膏托固定踝关节于背伸中立位4~6周。

(二)内治法

对于开放性脱位在治疗上应着重于防止感染及稳定骨折脱位,使关节得以早期进行功能锻炼。伤后6~8小时内,宜彻底清创,常规肌内注射破伤风抗毒素1 500 U,复位后对合并骨折进行内固定,争取一期缝合闭合伤口。为早期开始关节功能活动创造条件,缩短了患肢功能恢复时间。

(杨　伟)

第十四节　距 骨 骨 折

临床上距骨骨折并不多见,约占所有骨折1%,其中近20%~25%为开放骨折。但由于其特殊的解剖特点,开放伤发生率高,治疗上极具挑战性。距骨无肌肉或肌腱附着,表面60%以上为关节软骨,供血十分有限。距骨骨折治疗不当,易发生畸形愈合与缺血性坏死及踝关节、距下关节的创伤性关节炎。

一、新鲜闭合距骨骨折

(一)损伤机制及分型

1.损伤机制

距骨头骨折通常由通过足舟骨施加于距骨头的轴向暴力导致。骨折多为压缩性,并伴有足舟骨和距骨头关节面的明显挤压。距骨颈骨折又称为"飞行员距骨骨折",主要强调这种损伤的机制由足受到背屈暴力所致。随暴力进展,距跟骨间韧带及距下关节韧带复合体可断裂,最终导致距骨体从距下关节及胫距关节的半脱位或脱位。

2.分型

根据距骨骨折发生的部位可将其分为距骨头、距骨颈、距骨体骨折。目前常用距骨颈骨折分型为 Hawkins 分型(图 5-28)系统。① Ⅰ 型:无移位的距骨颈骨折,骨坏死率<10％;② Ⅱ 型:合并距下关节的脱位或半脱位,骨坏死率约 40％;③ Ⅲ 型:合并踝关节和距下关节的脱位,骨坏死率约 90％。Canale 和 Kelly 在此基础上提出了 Ⅳ 型:除距骨体从踝关节和距下关节中脱出外,还伴有距舟关节半脱位,骨坏死率几乎 100％。

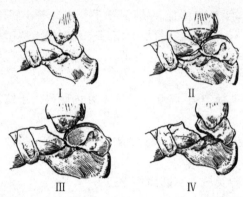

图 5-28　距骨颈骨折 Hawkins 分型

Ⅰ 型:骨折无分离;Ⅱ 型:骨折分离,伴距下关节脱位;Ⅲ 型:骨折移位,伴距下和胫距关节脱位;Ⅳ 型:骨折移位,伴距舟关节骨折

Sneppen 等将距骨体骨折分为 6 型:Ⅰ 型,距骨滑车的压缩骨折;Ⅱ 型,冠状面的剪切力骨折;Ⅲ 型,矢状面的剪切力骨折;Ⅳ 型,距骨后突骨折;Ⅴ 型,距骨外侧突骨折;Ⅵ 型,距骨体粉碎性骨折,踝关节和距下关节严重失稳。

AO/OTA 对距骨骨折的分型较为全面,但比较复杂,临床应用困难。其他的特殊分类有距骨滑车骨软骨骨折的 Berndt-Harty 分类:Ⅰ 型,软骨下骨质压缩;Ⅱ 型,骨软骨部分骨折,骨软骨碎片部分分离;Ⅲ 型,骨软骨完全骨折,骨软骨碎片完全分离,无移位;Ⅳ 型,骨软骨完全骨折,骨软骨碎片完全分离,移位或翻转。

(二)距骨头骨折

距骨头骨折发生率较低,在距骨骨折中所占比例不足 10％,常与距骨颈、距骨体或足部其他部位骨折同时存在。距骨头因有充分的血供,发生坏死的概率相对较低。

1.临床表现与检查

患者多有坠落伤史,但距骨头骨折的临床表现可以很轻,常可漏诊。高度怀疑距骨骨折时,X 线片检查通常可明确诊断。如常规 X 线片很难发现骨折,需行 CT 检查(图 5-29)。距骨头骨折的骨折块通常位于距骨头的内侧或背内侧,距舟关节常向背内侧脱位。

2.治疗

治疗原则在于复位移位的距骨头骨折块,恢复足弓排列和长度,维持距舟关节完整和稳定。如骨折没有移位或为累及关节面程度较小的压缩骨折,则采用短腿石膏固定。如骨折移位,骨折块较大,伴有距舟关节不稳定,需行切开复位内固定。手术入路采用距舟关节前内侧切口,主要适用于距骨头粉碎、冠状面、内侧剪切力骨折。小的粉碎性骨折块可以去除,较大的骨折块需要复位。严重的距骨头压缩骨折偶尔需要植骨,以避免关节面塌陷造成关节间不匹配,在植骨后可用微型接骨板支撑固定。重建内侧柱的长度和排列至关重要,严重的粉碎性骨折无法取得牢固内固定时,可考虑给予跨关节内固定或外固定器固定。

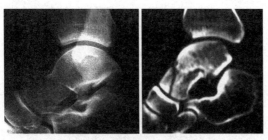

图 5-29 距骨头骨折的 X 线片及 CT 表现

(三)距骨颈骨折

距骨颈骨折在年轻的成年男性中更常见,男女比例约为 3:1。距骨颈骨折约占距骨骨折的 50%,16%~44% 为开放性,20% 合并内踝骨折。

1.临床表现与检查

患者多有高处坠落伤或发生车祸。查体可见后足和中足明显肿胀。根据骨折的严重程度及伴发的距下关节和踝关节的半脱位或脱位情况,患足可呈现不同程度的畸形。

常规的足踝前后位、侧位和斜位 X 线片检查有助于诊断。Canale 和 Kelly 描述了一种特殊的距骨颈斜位片(踝关节最大跖屈位,足旋前 15°,球管投射方向指向头侧并与水平面成 75° 角),可对距骨颈的成角和短缩及骨折移位情况进行最好的评估。CT 对术前评估距骨骨折方式、粉碎程度、跗骨窦内游离骨片等情况有价值。MRI 在紧急情况下很少有必要,但是在后期骨坏死的评定中有用。

2.治疗

(1)Ⅰ型骨折:最好拍摄 Canale 距骨颈斜位片,排除移位或旋转不良。无移位的距骨颈骨折可通过石膏固定。将足固定于跖屈或中立位仍有争议,跖屈位踝关节更稳定,但可能会导致踝关节周围韧带及小腿后方肌肉挛缩,诱发马蹄足的发生。治疗期间需定期随访,确保骨折在治疗期间没有移位。对于年轻患者或希望早期活动的患者,也可在透视下行经皮螺钉固定术。

(2)Ⅱ型骨折:目前多数学者主张对所有Ⅱ型骨折进行切复内固定术。选择入路时要考虑到骨折粉碎程度和部位,常推荐前内侧入路。前外侧入路在趾长伸肌和第三腓骨肌之间,可暴露距骨颈外侧。一旦骨折复位,临时用克氏针固定。可以选择拉力螺钉,但是如果距骨颈粉碎,使用拉力螺钉会因骨折处压缩而造成距骨颈短缩或排列不良。如果距骨颈内侧存在较大的塌陷缺损往往需要植骨支撑。后外侧入路可以较好地暴露距骨后突。通常后外侧入路与前内侧或前外侧入路联合应用。如果闭合能完成解剖复位,那也可以采用一个单独的后侧入路,采用后-前螺钉固定骨折(图 5-30)。相比较于由前向后置入螺钉,后-前螺钉有较好的力学机制。

(3)Ⅲ型骨折:以距骨体从踝关节和距下关节中移位为特征,对治疗提出了挑战。要求紧急切开复位以减少距骨体移位造成的血管神经束和内侧皮肤的挤压,并使骨坏死的发生率降至最低。这种损伤很多并发内侧踝关节骨折。如果踝关节完整,常常需要内踝截骨以便对距骨体进行复位。必须注意三角韧带周围的软组织结构和距骨的内侧面,因为这里有可能保留了距骨的唯一血供。在距骨内可以放置经皮钉,撬拨距骨体恢复其解剖位置。骨折稳定后可按照Ⅱ型骨折进行相关处理,对于严重粉碎的距骨颈骨折可采用微型接骨板固定。

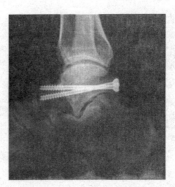

图 5-30　螺钉后-前位固定距骨颈骨折

(4)Ⅳ型骨折:Ⅳ型骨折的治疗方式同Ⅲ型骨折,需紧急切开复位内固定。距骨体和距骨头需复位和牢固固定。然后评估距舟关节的稳定性,如果距舟关节不稳定,需考虑固定距舟关节。这种损伤的重要性在于都有可能发生距骨头和距骨体的坏死。如同Ⅲ型骨折,紧急处理至关重要。

(四)距骨体骨折

距骨体骨折占距骨骨折的 13%～23%,较距骨颈骨折少见。因为距骨体骨折涉及踝关节和距下关节后方,需要对关节面进行准确重建。

1.临床表现与检查

距骨体骨折的临床评估同距骨颈骨折。普通 X 线片经常低估了关节损伤的程度/范围。CT 对于判定骨折分型、粉碎程度和关节累及范围是必要的。对于距骨骨软骨骨折常需要 MRI 来评估。

2.治疗

(1)距骨软骨骨折:Ⅰ型损伤使用分担负重的踝部支架,并限制活动 6 周,或直到症状消失。对于Ⅱ型损伤,用短腿石膏保护 6 周,看骨折是否愈合。Ⅲ型损伤的处理要看具体损伤部位。外侧损伤要立即使用关节镜清理和刮除,直至软骨下骨。如果有较大的软骨下的骨和关节软骨可予重新附着。可以钻孔,使用螺钉、可吸收钉进行固定。急性Ⅳ型损伤,在理想的病例中,骨软骨片可以重新附着。在晚期病例有慢性锁定情况时须进行去除和钻孔治疗。

(2)距骨体的剪切骨折:距骨体的剪切力骨折相对常见,在距骨骨折中所占比例13%～20%。距骨体骨折多采用联合手术入路,内侧入路和沿腓骨前缘的外侧入路。每个入路都应显露踝关节和距下关节。若需要充分的显露和复位固定时可进行内踝或外踝截骨。内踝截骨术中保持三角韧带的完整,保存距骨的血供,术后关节稳定性好,对关节功能影响小;内踝截骨处为非负重区,截骨块复位固定也较为容易;该入路可完整显露距骨的内侧面,充分了解距骨内侧的畸形情况及踝关节和距下关节的受损情况,操作方便。

(3)距骨后突骨折:距骨后突骨折并不多见。通常为跖屈损伤。普通 X 线片显示骨片从后结节处脱离,表面粗糙不规则。CT 扫描能够帮助判断其解剖特性。如果骨折没有移位,跖屈 5°用短腿石膏固定4～6 周。如果保守治疗失败,推荐手术去除骨折块。大的移位骨块都附着有强大的韧带,故对于这样的骨折最好采用切开复位内固定。关于手术入路,可以选择后外侧手术入路或后内侧入路。骨折复位后常使用细的螺钉固定,以免妨碍踝关节和距下关节的活动。

(4)距骨外侧突骨折:距骨外侧突骨折更多见于滑雪事故,这种骨折被称为"滑雪板骨折"。

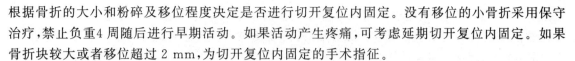

根据骨折的大小和粉碎及移位程度决定是否进行切开复位内固定。没有移位的小骨折采用保守治疗，禁止负重4周随后进行早期活动。如果活动产生疼痛，可考虑延期切开复位内固定。如果骨折块较大或者移位超过 2 mm，为切开复位内固定的手术指征。

（五）距骨骨折并发症及处理

距骨无肌肉附着，故血供较差。当其发生骨折时，若不及时进行合理有效的治疗，容易发生距骨缺血性坏死、骨折畸形愈合或不愈合及踝关节、距下关节的创伤性关节炎等。

1.距骨缺血性坏死

按骨坏死量分为少量坏死（骨软骨缺损）、部分坏死和完全坏死。对于部分坏死患者，手术治疗主要包括软骨碎片清理、微骨折及软骨下钻孔，内固定术，骨软骨移植，自体成软骨细胞移植术等。重建坏死骨组织血运，从而治疗距骨缺血性坏死。若距骨大部分坏死，外形发生改变，患者疼痛剧烈，难以负重行走时，应行关节融合术。应根据受累关节面采用不同的融合，主要包括距骨切除术、胫跟关节、距下关节、距舟关节、胫距跟关节融合术等。

2.距骨骨折畸形愈合及不愈合

相关内容详见陈旧性距骨骨折部分。对于距骨骨折不愈合患者，可采用重新切开复位植骨内固定治疗。最重要的原则还是改善局部血液循环，植骨选择建议以自体骨为首选，可取自体髂骨或胫骨结节开槽取松质骨。

3.创伤性关节炎

距骨骨折会引起踝关节和距下关节的创伤性关节炎。早期症状不严重时可行保守治疗，如理疗、固定、支具、消炎镇痛及营养软骨的药物来对症治疗，延缓创伤性关节炎的恶化。而创伤性关节炎的中晚期关节退变严重，行走时疼痛，严重影响生活质量时，常需手术治疗。

二、陈旧性距骨骨折

由于距骨解剖及血供的特殊性，骨折后若治疗不当易发生畸形愈合和不愈合，导致陈旧性距骨骨折。

（一）分型

2003 年 Zwipp 等提出了距骨创伤后畸形愈合和不愈合的分类标准。Ⅰ型，距骨骨折畸形愈合或伴有关节脱位；Ⅱ型，距骨骨折不愈合伴关节脱位；Ⅲ型，在Ⅰ或Ⅱ型的基础上出现部分距骨缺血性坏死；Ⅳ型，在Ⅰ或Ⅱ的基础上出现整个距骨缺血性坏死；Ⅴ型，在Ⅰ或Ⅱ的基础上出现有菌性距骨缺血性坏死。

（二）临床表现与检查

首先患者存在距骨骨折病史，应通过临床检查评估患者的疼痛部位，特别是负重及行走时的疼痛部位；同时评估患者的踝关节屈伸活动度和距下关节的内、外翻活动度。多数患者存在关节僵硬和活动度受限。

影像学评估包括常规的足踝前后位、侧位和斜位 X 线片检查有助于诊断。足负重正侧位 X 线片有助于对下肢力线进行评估。距骨颈斜位片可对距骨颈的成角和短缩及骨折移位情况进行评估。CT 对术前评估距骨骨折方式、畸形愈合状态，特别是对距骨周围关节的骨关节炎程度可以进行评估和判断。MRI 在距骨坏死的评定中有用。

（三）手术治疗指征及原则

对于年轻、治疗积极且骨、软骨条件好的Ⅰ、Ⅱ、Ⅲ型畸形患者可行二次截骨矫形、解剖复位内固定术。若Ⅰ、Ⅱ、Ⅲ型畸形患者患有严重创伤后关节炎或系统性疾病时应行关节融合术。Ⅳ型患者可行死骨切除、自体骨移植加胫距跟关节融合术。Ⅴ型患者应对感染组织彻底清创、距骨大部摘除术,但应尽量保留距骨头及距舟关节的功能。当长时间的畸形愈合,后足活动功能丧失时,应重塑后足的力学并融合相应的关节,关节融合术详见后面距骨缺血性坏死和创伤性关节炎的治疗。

(四)功能预后

对于截骨矫形的患者,越接近解剖复位,手术的成功率越高,且术中对软组织的微创和保护也十分重要。对于距骨骨折后的畸形愈合或不愈合应尽早行截骨矫形治疗,畸形愈合或不愈合的延迟治疗是继发创伤性关节炎的重要影响因素。临床研究指出,畸形愈合者在原来骨折面进行截骨,将假关节切除直至露出有活力的新骨,并用自体髂骨填充植骨;部分距骨缺血性坏死的患者行软骨下钻孔。同时松解踝关节、距下关节及粘连的肌腱,矫正跗骨窦的畸形,可获得骨性愈合及较为满意的功能预后。因此若后足关节软骨条件较好时,应尽力恢复距骨的长度及位置。二次解剖复位内固定能够纠正畸形、减轻疼痛、保存关节的功能,但重要的是选择病例时首先考虑骨、关节软骨及软组织的质量,另外还要根据关节的活动范围,患者的要求等决定手术方案。对于距骨畸形愈合或不愈合并伴有严重关节炎时,可根据病情将截骨矫形内固定和关节融合术联合应用。

三、开放性距骨骨折

全部距骨骨折中,近20%～25%为开放骨折。开放性距骨骨折多伴有严重的软组织挫裂伤,而且距骨本身无单独的血供,故骨折后易发生骨折延迟愈合或不愈合、距骨缺血性坏死、感染等并发症。距骨开放性骨折常有骨折碎块游离脱出于体外而受到污染,对于这些既失去血供又被污染的离体骨折块,处理比较棘手。

(一)治疗原则

开放性距骨脱位治疗的首要目的是避免感染和闭合伤口。关节内感染或深部感染不但影响骨折和伤口的愈合,更增加了距骨坏死和创伤性关节炎的风险。其次是早期复位距骨骨折脱位,对于早期复位是否能改善已脱位距骨的血供目前尚存争议,但可以减少对局部软组织的进一步损伤。另外,对于是否一期手术或复位后临时固定,二期手术治疗需要根据患者的具体损伤情况,诊疗机构的条件和医疗水平,以及医师的临床经验。

(二)一期治疗

对于一期可以处理的患者。首先是完善评估患者的损伤情况,实现早期复位,在充分清创的条件下实现早期覆盖,在局部条件允许的情况下实现早期骨折解剖复位内固定。

初期治疗十分重要,恰当的清创是得到良好预后的重要因素。急诊应常规彻底反复冲洗,必要时可使用抗生素溶液,在冲洗时要有一定的压力,最好使用脉冲式冲洗,冲洗液总量应不小于10 L。冲洗后行彻底清创,包括去除剥落的碎骨块,对于可能对局部软组织存在压力的骨块进行复位。同时,静脉滴注抗生素预防感染。尽量早期闭合伤口,对于不能一期闭合的伤口充分引流和覆盖,临床观察发现 VSD 负压引流的效果较好,可以避免伤口积血和软组织张力过大。对于局部条件允许的患者可采取一期内固定手术,但临床应用已较少,因为早期很难对软组织损伤程度进行准确的评估。因为要彻底清创,去除污染的骨折碎片及剥脱的软骨块,加重了骨折间隙的骨缺损,为避免感染,无法进行一期植骨,因此可能造成骨折复位不良、骨折延迟愈合。

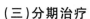

(三)分期治疗

目前临床上对于开放距骨骨折脱位多采用分期治疗。首先急诊彻底清创,实现软组织覆盖;复位脱位的距骨周围脱位,减少对周围组织的进一步损伤和对距骨血供的进一步破坏;同时对距骨骨折脱位采用临时固定。通过临床观察与评估,判断伤口愈合情况、是否存在感染及感染控制情况、局部软组织条件等,必要时进行多次 VSD 负压吸引,局部植皮、皮瓣等进行充分的软组织覆盖。对于长期存在软组织问题的患者,仍需要在大体复位骨折脱位的基础上,积极处理软组织问题,即使可能存在骨折畸形愈合或其他问题。在软组织情况稳定后,对骨折进行手术治疗。

对于手术切口的选择,足部的皮肤及距骨周围的软组织覆盖比较薄,伤口愈合能力较身体其他部位差,距骨骨折手术切口的选择主要取决于骨折发生部位,既要有利于骨折的复位和固定、尽可能保留距骨周围的血供,也要考虑开放创面的闭合或开放处理。

(王振涛)

第十五节 跟骨骨折

跟骨骨折约占全身骨折的 2%,占跗骨骨折的 60%;其中双侧骨折约占 2%,开放性骨折占2%~15%。

跟骨骨折最常见的损伤机制是直接暴力,如高处坠落伤。其他病因还包括机动车事故、小腿三头肌突然剧烈收缩等。多数成人跟骨骨折见于 25~50 岁之间,并与工作有关。男性的发病率约是女性的 5 倍。

由于多数跟骨骨折是高处坠落所致,所以全面的体格检查尤为重要。大约 10% 的患者伴有脊柱损伤,其中 L_1 最易受累。其他合并四肢损伤约占 26%,包括踝关节、股骨及腕关节等。

一、实用解剖

跟骨是人体最大的一块跗骨,构成足纵弓后侧部分支撑体重,并为小腿肌肉提供杠杆支点。跟骨外表酷似不规则长方体,共有 6 个表面和 4 个关节面。跟骨周围软组织厚度不一,其中包被着众多血管、神经、肌腱等组织。

(一)跟骨上表面

上表面可以分为前、中、后 3 部分。后部是关节外部分,与中部交界处是跟骨的最高点。中部是宽大的距下关节后关节面,呈向外凸出的椭圆形,具有单独的关节腔,承载距骨体。前部是凹陷的前、中关节面。中关节面位于载距突上,前关节面位于跟骨前突上。前、中关节面可以相互独立或是融为一体。跟骨沟位于中、后关节面之间,并与距骨沟共同组成跗骨窦。

(二)跟骨下表面

下表面呈三角形,尖部在前、基底在后,向背侧成 30°斜向走行。其后缘是跟骨结节,分为较大的内侧突和较小的外侧突两部分。跖筋膜和足内在肌的第 1 层小肌肉起于此处。靠近前中部分是跟骨前结节,有跟骰足底韧带附着。跟骨下方是一层特化的间室状脂肪结缔组织,能够吸收行走冲击力。

（三）跟骨外表面

外表面较为平滑，有 2 个骨性突起。其上有腓骨支持带附着，并构成腓骨长短肌腱滑膜鞘。两者之间形成腓骨肌腱沟容纳腓骨长肌腱。在骨突后方有跟腓韧带附着。粉碎跟骨骨折时，这些肌腱和韧带常常会移位而造成撞击。

（四）跟骨内表面

内表面呈不规则四边形，其上有一较大突起，称为载距突，在其上方是跟骨中关节面，下表面是宽大的屈趾长肌腱沟。体表标志位于内踝尖下方大约 2.5 cm 处。在载距突上附着有三角韧带的距跟束、跟舟韧带的上内束和足底方肌，构成了跗管的内侧壁。

（五）跟骨前表面

前表面即跟骰关节面，水平面上凸起，垂直面上凹陷，呈马鞍状。

（六）跟骨后表面

后表面呈卵圆形，其下方 2/3 部分是跟腱止点。其中比目鱼肌纤维止于内侧，腓肠肌纤维止于外侧。在跟腱止点上方，跟骨后上缘与跟腱之间是跟骨后滑囊。

（七）软组织结构

跟骨内侧面覆盖着致密的筋膜脂肪层、踇趾外展肌和足底方肌内侧头，浅筋膜与支持带覆盖跟腱内缘与胫后肌之间的间隙，组成踝管的顶部，其前方为胫骨与内踝，踝管底是为跟骨内侧壁。胫后神经跟骨支分出 2 个分支支配足及足跟内侧的感觉，跟骨内侧入路时容易损伤。神经血管束后方是屈趾长肌腱，前方是屈趾长肌腱，最前方是胫后肌腱。三角韧带位于肌腱神经血管束深层。跟骨外侧有腓肠神经位于腓骨肌腱后方，体表标志位于外踝尖上 10 cm 跟腱外缘，它在第 5 跖骨基底处分为 2 个终末支。

（八）跟骨血液供应

跟骨血供较为丰富，10％来自跗骨窦动脉，45％来自跟骨内侧动脉，45％来自跟骨外侧动脉。内侧血供来自 2～3 根动脉，通常都是胫后动脉或足底外侧动脉的分支，从载距突下方穿入跟骨内。外侧血供常常来自胫后动脉的跟骨外侧支，但偶尔会来自腓动脉。跗骨窦动脉来自胫前动脉的跗外侧支和外踝支。由于跟骨为松质骨而且血供丰富，所以临床上跟骨缺血性坏死并不多见。

（九）影像学解剖

跟骨内骨小梁的走行反映了跟骨所受到的压力和张力。张力骨小梁放射自下方皮质骨，压力骨小梁汇聚在一起支撑前后关节面。Soeur 和 Remy 将后关节面下骨小梁的浓聚部分称为跟骨丘部。跟骨侧位片上有 2 个重要的夹角，一个是结节关节角（Böhler 角），另一个是交叉角（Gissane 角）（图 5-31）。

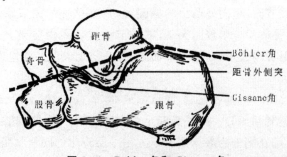

图 5-31　Böhler 角和 Gissane 角

Böhler 角由 2 条线相交而成,后关节面最高点到跟骨结节最高点的连线,以及后关节面最高点到跟骨前突的最高点连线,两者所成锐角在 25°～40°。Gissane 角由后关节面与跟骨沟至前突的连线组成,在 120°～145°。Gissane 角由后关节面软骨下骨及前中关节面软骨下骨构成,骨折时往往变大。跟骨轴位片只能显示部分后关节面,为了完整观察后关节面,需要拍摄不同角度的 Bröden 位片(图 5-32)。

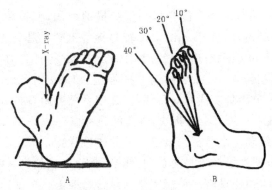

图 5-32　Bröden 位摄片方法

二、损伤机制

扭转暴力多造成跟骨关节外骨折,如跟骨前突、载距突和内侧突骨折。跟骨结节骨折多由肌肉牵拉暴力所致。直接暴力可以导致跟骨任何位置的骨折。

轴向应力是导致跟骨关节内骨折的主要原因。距骨纵轴位于跟骨轴内侧,两者成25°～30°角;当受到偏心位垂直轴向暴力时,距骨外侧突像楔子一样插入跟骨内,使距下关节外翻。并将跟骨剪切为内外两部分,形成初级骨折线。如果受伤时足处于外翻位,则骨折线偏外,反之则偏内。内侧骨折块由于有坚韧的跟距内侧韧带及骨间韧带,所以常维持在原位;外侧半骨块由于缺乏类似的韧带连接而向侧移位并旋转。如果暴力继续作用,将产生次级骨折线,根据次级骨折线的走行,Essex-Lopresti 将其分为舌型骨折和关节塌陷骨折两类。如果暴力持续,在前方会形成骨折线穿经跟骰关节。还有一些特殊的损伤机制,如分歧韧带牵拉造成的跟骨前突骨折;跟腱牵拉造成的跟骨结节撕脱骨折,在此不一一赘述。

三、跟骨骨折分类

文献报道的跟骨骨折分类超过 20 种。多数是根据距下关节面受累情况与否而分为关节内骨折和关节外骨折两大类。跟骨关节外骨折相对简单,大致分为跟骨结节骨折、跟骨前突以及其他非关节面骨折,约占所有跟骨骨折的 25%～30%。跟骨关节内骨折占所有跟骨骨折的70%～75%,其表现形式千差万别,因此要将其满意分类较为困难。

好的骨折分类能够提供与损伤机制、治疗预后之间的关系。目前所使用的分类方法使我们对跟骨骨折的理解及其治疗都有了更进一步的认识。但还没有一种分类法能够对所有跟骨骨折和软组织损伤进行分类。Essex-Lopresti 分类和 Rowe 分类是临床上最为常用的两种 X 线分类;Sanders 分类是最常用的 CT 分类。

(一)Essex-Lopresti 分类

1952 年,Essex-Lopresti 提出了将跟骨骨折分为关节内骨折和关节外骨折的概念,并将关节内骨折分为舌型和关节塌陷型两大类。该分类相对简单易于使用,得到了广泛应用。Rowe 在 1963 年设计了一种分类方法,其中包括有关节内和关节外骨折。

在 Essex-Lopresti 分类中,两种骨折的初级骨折线基本一致,次级骨折线的位置和骨折块的形状是决定分类的基础。

(二)Sanders 分类

CT 在跟骨距下关节后关节面垂直位和水平位扫描的使用,使得跟骨关节内骨折的分型和治疗进入了一个新时期。Crosby 和 Fitzgibbons 较早地在 CT 的基础上对跟骨骨折进行分类,他们根据后关节面的损伤形式将关节内骨折分为 3 种类型,并将各类型与远期预后相结合。

Soeur 和 Remy 经研究提出了后关节面的三柱理论。1993 年,Sanders 在这一理论的基础上,根据跟骨距下关节后关节面骨折线和骨折块数,将跟骨关节内骨折分为 4 型:Ⅰ型,无移位骨折(≤2 mm);Ⅱ型,有 1 条骨折线 2 个骨折块,骨折明显移位(≥2 mm);Ⅲ型,有 2 条骨折线 3 个骨折块;Ⅳ型,有 3 条骨折线和 4 个骨折块及以上的粉碎性骨折。

原则上讲,一种好的分型系统应当是简单的,能指导治疗,能预见到结果,可以作为比较不同治疗方法的基础。上述方法中还没有一种能完全满足这些要求。在临床应用中,Essex-Lopresti 分型简单,但不能很好地指导治疗和预见结果。相比之下,Sanders 分型比较全面而简单,对不同的骨折类型能够指导治疗及预后。而 Zwipp 分型是描述复杂跟骨骨折的最好方法。

四、临床表现与诊断

诊断跟骨骨折有赖于详细的病史询问、体格检查及必要而全面的放射学检查。患者都有明显的外伤史,通常为高处坠落伤,偶见于交通伤或爆炸伤。体格检查多有足跟部肿胀、压痛或叩痛,踝关节和距下关节活动受限,足跟不能着地,足跟增宽和内外翻畸形以及足弓塌陷等。检查时需注意是否合并有足筋膜间隔综合征,如若存在应及时手术减张。

在跟骨骨折的影像学诊断方面,需要包括 X 线片足正侧位片,跟骨轴位片,踝关节正位片;以及双足距下关节后关节面垂直位及水平位 CT。

足侧位片可以发现绝大多数跟骨骨折,诸如关节外的跟骨结节骨折、跟骨体骨折、跟骨前突骨折及内侧突骨折等。关节内跟骨骨折通常都有跟骨高度的丢失,如果全部后关节面与载距突分离,在侧位片上表现为 Böhler 角变小和 Gissane 角变大。如果仅仅是外侧半关节面塌陷,则在侧位片上 Böhler 角是正常的,而跟骨后关节面下方骨质密度增高,经常可以在跟骨体中找到旋转了 90°的关节面骨块,另外从侧位片上可以区分骨折是舌型或是关节塌陷型。足正位片能显示跟骰关节受累情况和跟骨外侧壁膨出。跟骨轴位片能显示跟骨增宽,后关节面骨折块,载距突骨折及成角畸形的结节骨块。跟骨轴位片所显示的是跟骨后关节面的前 1/3,要想看见后 2/3 还需进一步拍摄多角度 Bröden 位片。踝关节正位片除了能显示可能存在的踝关节骨折外,还能发现因跟骨外侧壁增宽而造成的跟腓间距减小。

跟骨 CT 扫描可以清楚地判断跟骨骨折的部位及移位程度,有助于骨折分型和手术治疗。检查时,患者取平卧位,屈髋屈膝足底置于台上,调整扫描平面与后关节面垂直;之后伸膝伸髋,调整扫描平面与后关节面平行,均以 3 mm 间距扫描。冠状位 CT 片可以清楚地看到后关节面、载距突、足跟外形以及屈趾长肌腱和腓骨肌腱的位置。水平位 CT 片应注意观察跟骰关节、跟骨的外侧壁、载距突及后关节面的前下部。

五、治疗

大多数跟骨关节外骨折都可以采取非手术治疗,加压包扎并免负重6～8周。移位明显的跟骨结节骨折应予切开复位内固定。当关节外骨折Böhler角<10°,跟骨明显增宽时,可以辅以穿针牵引手法复位。跟骨关节外骨折的预后大多很好。

跟骨关节内骨折的治疗方法很多,可以分为非手术治疗和手术治疗。

非手术治疗包括:①原位石膏固定;②手法整复＋石膏固定;③功能疗法。近年来跟骨关节内骨折的非手术治疗更倾向于不用石膏的功能治疗。

手术治疗包括:①撬拨复位＋石膏固定;②撬拨复位＋多枚克氏针固定;③有限切开复位内固定;④切开复位内固定。

(一)非手术治疗

1.非手术治疗指征

大多数跟骨关节外骨折(移位显著的跟骨结节骨折除外),后关节面骨折移位<2 mm,有严重心血管疾病和糖尿病无法麻醉手术,不适合进行关节重建包括不能行走的老人以及半身不遂者,不能与医师配合者(比如吸毒者),都可以采用非手术治疗。另外对于有生命危险的多发创伤患者和不能进行有限切开手术的患者,也应选择非手术治疗。

2.非手术治疗方式

非手术治疗目前多采用现代功能治疗。早期治疗包括伤后抬高患肢,休息,应用冰袋和使用非甾体抗炎药,患足加压包扎。小腿使用软夹板维持踝关节中立位。伤后尽早开始踝关节功能练习。伤后1周左右换弹力包扎,开始内外翻练习以及足内在肌和外在肌的等长收缩。待疼痛和水肿完全消除以后,开始挂拐下地,患肢部分负重15 kg。患者须穿着特殊定做的气垫鞋。后足畸形严重患者应使用矫形鞋。

(二)手术治疗

1.手术治疗指征

所有开放性跟骨骨折;所有Sanders Ⅱ型和Ⅲ型骨折患者,估计软组织条件不会增加发生合并症的风险,患者可以配合术后康复治疗的,都是手术治疗的指征。

2.手术时机及方法

闭合骨折后早期治疗方法同非手术治疗。待水肿消退、皮肤皱褶出现后(伤后7～14天)手术,合并症发生率较低。

目前对于开放性跟骨骨折的治疗尚无统一规范。普遍认为早期治疗需要静脉内抗生素治疗、早期多次清创、尽早皮肤覆盖。旨在完成软组织覆盖和预防感染,良好的软组织愈合是降低感染率和改善骨折治疗结果的前提。对于二期有望经外侧切口手术者,在软组织肿胀消退后(在10～14天),骨折早期愈合开始前(伤后21天),经外侧广泛L形切口行骨折切开复位接骨板内固定术。对于软组织损伤严重,难以在伤后3周内接受骨折固定手术者,一期治疗以处理软组织为重点,多次清创减少感染的发生,同时经伤口结合手法复位骨折,多枚克氏针固定恢复并维持跟骨外形,二期如症状严重再行截骨术、距下关节融合术等。

(1)闭合复位多针内固定(撬拨复位):适用于舌型骨折和Sanders Ⅳ型这种严重粉碎的关节面骨折,术中注意距下关节对合、Böhler角以及跟骨宽度。手术的关键是注意选择跟骨结节入针点,在透视下撬拨复位,多根1.5 mm直径克氏针穿经或不经距下关节固定,术后无须石膏固定,术后 6 周拔除克氏针。

(2)有限切开复位内固定术:适用于关节塌陷型骨折或 Sanders Ⅱ 型骨折,多发创伤,软组织条件差,开放骨折,有足筋膜间隔综合征或者骨折移位较小的患者。作跟骨外侧小切口,显露复位后关节面,Schanz 针或斯氏针打入跟骨结节牵引复位跟骨力线,然后复位后关节面并用 1～2 枚 3.5 mm 直径螺钉固定,外侧横形接骨板桥接固定跟骨前后骨折块。对于持续不稳定骨折,可以辅以克氏针固定距下关节。此方法的优点是在跟骨关节内骨折不具备应用切开复位内固定术条件的情况下,最大限度地恢复跟骨力线以及后关节面的对合关系,同时将手术合并症的发生率降到最小。

(3)切开复位内固定术(ORIF):对于 Sanders Ⅱ、Ⅲ 型骨折,软组织条件好,患者依从性良好的病例,采取切开复位内固定治疗。目前切开复位手术通常采取 Regazzoni 和 Benirschke 提出的延长外侧 L 形入路。此入路的优势在于:①显露方便;②利于复位;③避免了内侧入路的危险。垂直切口位于腓骨后缘及跟腱之间,水平切口位于外踝与足底之间,在足底与外踝中点偏下作弧形延伸止于第 5 跖骨基底。注意锐性剥离,掀起全层皮瓣,细克氏针打入距骨及外踝牵开皮瓣,显露距下关节。复位后多以解剖形状接骨板固定骨折。注意减少软组织的牵拉和损伤,能降低术后切口合并症发生率。为了便于切口愈合,术后可以短期石膏外固定。

3.术后处理

术后第 2 天去除敷料,开始冰敷治疗。术后第 3 或 4 天牢固固定者可拄拐下地,患足部分负重 15 kg 直到第 6 周。术后 10～12 周,根据患者承受能力可以完全负重。穿戴有软垫和高帮的鞋有助于负重。其优势在于关节活动度更好。对于不能配合及严重粉碎性骨折患者,有必要石膏固定。植骨患者部分负重应延长到 3 个月。康复练习包括等长收缩练习,协同练习,神经肌肉及筋膜组织的本体感受练习和步态控制。手法治疗距下关节以及相邻关节对于增加总的活动度是很重要的。对于距下关节和跟骰关节克氏针固定的患者,术后第 6 周去除克氏针,此后加强负重练习至术后 3 个月允许完全负重。

六、并发症

(一)非手术治疗并发症

包括足跟增宽,腓骨肌腱卡压综合征,距下关节及跟骰关节创伤性关节炎,腓肠神经炎,创伤后平足,创伤后足内翻和创伤后肢体短缩及跟腱短缩等。

(二)手术并发症

1.感染

一旦发生感染,必须反复清创。浅表感染时可以保留内植物,处理创面新鲜后游离组织移植覆盖创面,静脉输液抗感染至 6 周。对于深部感染和骨髓炎,则需清除感染组织、坏死骨及内植物。反复清创并使用敏感抗生素 6 周控制感染;注意残存跟骨皮质的保留,二期重建。

2.腓骨肌腱撞击综合征

如果术后跟骨仍宽,跟腓间隙减小,腓骨肌腱将被卡压而产生症状。腓骨肌腱鞘内注入麻醉药有助于明确诊断。腓骨肌腱造影可以显示肌腱撞击及卡压的情况。

3.腓肠神经炎

腓肠神经与腓骨肌腱走行相似,所以在使用标准 Kocher 入路时,有可能被牵拉、碾挫甚至切断。如果发生了有症状性神经瘤,可以考虑近端切除的方法。外侧 L 形切口术后此并发症发生率低。

4.距下关节炎

距下关节炎多见于关节面复位不良时。通常先进行非手术治疗,如调整运动方式、穿戴特殊鞋具、抗炎治疗。如果这些方法未能奏效,可以通过距下关节内注射来改善局部的疼痛,甚至关节融合。

5.软组织问题

影响跟骨术后切口愈合的因素有:①BMI 指数;②创伤至手术时间;③全层缝合;④吸烟史;⑤骨折严重程度。

如果手术时伤口无法闭合,可以采取延迟游离组织移植闭合。伤口裂开常见于切口拐角处,应换药口服抗生素治疗,多数可愈合;如果仍不愈合,则应尽快采用游离组织移植覆盖以避免发生骨髓炎。

(张寿强)

第十六节 前 足 损 伤

前足损伤主要包括足部常见的趾骨骨折、跖骨骨折,还包括少见的跖趾关节脱位。尽管前足的骨折多发,但绝大多数这类骨折愈合后没有显著的功能影响,所以有关其发生率、治疗策略以及不同治疗方法的预后的信息相对较少。也有部分未加治疗的患者出现严重的功能障碍和症状。因此,医师必须能判断出容易出现并发症的骨折,并进行适当的治疗,包括手术治疗。趾骨和跖骨骨折的诊断与治疗与身体其他部分骨折的基本原则是一样的。

前足损伤另一个需要关注的是合并的软组织损伤。挤压伤、坠落伤以及其他高能量损伤,常常会造成广泛的、严重的软组织损伤或缺如,通常出现这种情况,应当采用与开放性骨折一样的原则对骨和软组织进行适当的治疗。由于多种因素,主要是重力和位于肢体远端的这一特点,前足损伤的持续水肿很常见,即便是骨折得到稳定的愈合,长期的水肿仍然会导致活动受限、慢性疼痛,甚至穿鞋困难。因此,对于前足骨折,早期控制肿胀是非常重要的。

一、跖、趾骨骨折

(一)跖骨骨折

跖骨骨折临床常见,有跖骨干骨折、第 5 跖骨基底骨折、跖骨颈骨折、疲劳骨折。多因重物打击足背、碾压及足内翻扭伤引起。跖骨是足部结构和功能的重要组成部分,跖骨由 5 个长骨构成,粗大的第 1 跖骨与足内侧的楔骨、足舟骨和距骨构成足的柱状结构,可以传导行走时的重力。第 2~5 跖骨构成足的片状部,有保持行走时足的平衡和稳定作用,完整的足弓在跑跳或行走时可吸收震荡并保护足以上的关节及防止内脏损伤。在人体站立时,第 1 跖骨承受的重量比其他跖骨大 2 倍。骨折可分为横断型、斜面型及粉碎型。

1.损伤机制

直接外力(挤压力)常导致 2、3、4 跖骨骨折,而且它们常以多发骨折的形式存在。第 5 跖骨骨折常由间接的扭力造成(如足的内翻外力)。

2.临床表现及诊断

骨折后足背肿胀明显,皮下有瘀斑,有局限性压痛及骨擦音等。由于交通事故常导致全身的多发骨折,因而跖骨的骨折容易漏诊。因此,如果足部有疼痛、肿胀或畸形,应仔细检查,以防漏诊。X线片应包括足的正位、侧位及斜位片。

3.治疗方式

无移位的跖骨干或跖骨颈骨折,可用支具或短腿石膏管型固定,并开始早期负重。特别要注意的是,对第1跖骨骨折,需要矫正跖侧和背侧的移位,如果第1跖骨有短缩,则第2跖骨也会发生畸形,因此,第1跖骨的长度必须恢复,并防止跖骨头抬高。手术方法可行闭合复位,经皮穿针,将第1跖骨固定在第2跖骨上;也可经背内侧切口,行跖骨的切开复位内固定。内固定可用克氏针,也可用微型接骨板。累及第1跖趾关节的骨折,要通过闭合或开放的方法将骨折解剖复位。如果跖趾关节为粉碎性骨折,可行一期融合。其余的跖骨骨折如果能闭合复位,可行经皮髓内穿针固定,或直接固定到附近的跖骨上。

另一类往往需要外科手术治疗的是跖骨头颈部骨折,跖骨头骨折可造成跖趾关节不稳定。如果闭合复位成功,可用绷带将受伤的足趾和附近的足趾固定在一起。如果骨折有移位或不稳定,应经背侧切口行切开复位,将关节囊纵向切开,注意保护神经血管束。将克氏针逆行穿过跖骨头,并从足的跖侧面穿出,在骨折复位后,将克氏针再穿入跖骨干,并通过克氏针或小接骨板固定,也可用小的 Herber 钉固定。跖骨颈骨折后要看跖骨头是否会发生向跖侧或背侧的移位。如果移位不纠正,可引起跖侧和背侧疼痛。术后先用石膏托固定,去掉石膏以后,再用矫形鞋垫支撑足底。

(二)趾骨骨折

趾骨骨折居足部骨折的第2位。趾骨共14块,形状和排列与指骨相似,但都较短小。分为近节、中节(踇)趾无中节及远节趾骨。趾骨之间为关节囊及韧带连接。因为处于足的前端,因此也是最容易受伤的部位。

1.损伤机制

较常见的是由于直接暴力所造成,多因重物打击足背、碾压、足内翻扭伤或误踢硬物引起。前者多为粉碎性或纵裂骨折,踢撞硬物致伤多发生横行或斜行骨折。常合并皮肤与趾甲损伤,开放骨折多见。也有些骨折是由积累性劳损所造成。

2.临床表现及诊断

趾骨表浅,伤后诊断不困难。有外伤史,骨折发生后常在局部出现疼痛、压痛、肿胀、瘀血、畸形、活动受限及纵向叩击痛、异常活动等。一般多可据此做出诊断。X线片可显示骨折部位与移位程度。当然,如果骨折损伤了血管、神经等,则会出现相应的表现。临床上需注意骨折的发生是属于单纯性骨折,还是由于患者本身原有疾病所导致的病理性骨折。在患者原有疾病而导致骨骼异常的情况下,轻微的力量便可造成骨折,在这种情况下发生较为频繁,需严格地观察和诊断。儿童足趾受伤需与正常骨骺相区别。

3.治疗方式

(1)保守治疗:绝大多数趾骨骨折可以保守治疗。通常无移位的趾骨骨折不需特别治疗,休息2～3周即可行走。有移位的单个趾骨骨折行手法复位,将邻趾与伤趾用胶布一起固定,可早期行走。多发趾骨骨折在复位后,用超过足趾远端的石膏托板固定2～3周即可进行功能训练。在趾骨和跖骨骨折的治疗中,特别注意纠正旋转畸形及跖侧成角畸形,避免足趾因轴线改变而出现功能障碍。必要时可在麻醉下复位。

（2）手术治疗：开放骨折需要急诊手术处理，清创时可同时处理骨折。如果姆趾骨折累及趾间关节或跖趾关节，或者严重粉碎、不稳定的第 1 趾骨近节骨折，仍然需要手术治疗，粉碎性的需要接骨板治疗（图 5-33）。术后先用行走石膏管型固定 4～6 周，然后再穿术后专用鞋 4～6 周。

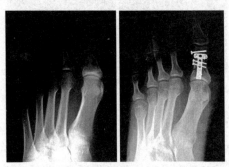

图 5-33 微型接骨板治疗第一近节趾骨骨折

（三）第 5 跖骨基底骨折

第 5 跖骨基底骨折是最常见的跖骨骨折，目前还没有统一的治疗方法。第 5 跖骨的近端分成 3 个区域：Ⅰ区是第 5 跖骨的结节区，包括腓骨短肌的止点和跖侧筋膜的跟跖韧带支的止点，该区域内的骨折常延伸进入跖骰关节；Ⅱ区位于第 5 跖骨结节的远端，骨折可延伸至第 4、5 跖骨之间的关节，该区域内有较坚强的背侧和跖侧跖骨间韧带；Ⅲ区起于韧带的远端，向远侧延伸1.5 cm，直至跖骨干。第 5 跖骨的动脉支从跖骨中 1/3 的内侧进入跖骨，并分成一个短的近侧支和一个长的远侧支。在跖骨的两端有很多小的干骺端血管。如果第 5 跖骨的近端骨干发生骨折，会使骨内血管的近侧支断裂，从而影响近侧端的血液供应。第 5 跖骨的结节可从周围的软组织获得骨外的血液供应。

1.损伤机制

第 5 跖骨骨折多数是扭伤导致，内翻应力是主要损伤机制。Jones 报道了他自己由于跳舞而导致的第 5 跖骨（Ⅱ区）骨折，他还报道过Ⅲ区的第 5 跖骨骨折。目前认为Ⅲ区的骨折大部分为应力骨折。第 5 跖骨的结节向近侧和外侧延伸，其大小各不相同，腓骨短肌止于第 5 跖骨基底的背外侧。足内翻时，腓骨短肌可导致第 5 跖骨基底的撕脱骨折。

2.临床表现及诊断

诊断较为容易，骨折后第 5 跖骨基底区肿胀明显，皮下有瘀斑，有局限性压痛及骨擦音等。斜位 X 线片最有临床意义，能帮助了解骨折片的大小、移位的程度和关节面受损的情况。骨折需要与籽骨鉴别。

3.治疗方式

大部分患者只需对症治疗，可行石膏或支具固定，并适当负重。Ⅱ区骨折愈合时间较长，症状完全消失需几个月的时间。可在透视引导下，应用经皮空心螺钉进行骨片间加压，有利于骨折愈合（图 5-34）。Ⅲ区骨折如果移位比较明显，患者又需要早期恢复活动（如运动员或职员），可行手术治疗，这是一个相对的手术适应证。手术切开复位后，可选择克氏针或接骨板固定。有学者报道，Ⅲ区骨折如果不进行固定，延迟愈合的发生率为 38%，骨不连接的发生率为 14%。虽然用螺钉加压，对骨不连接的患者仍要行植骨。另外，如骨折端被打开，也要进行植骨。

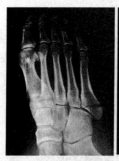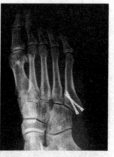

图 5-34　空心钉治疗第五跖骨基底骨折

二、跖趾、趾间关节骨折与脱位

(一)跖趾、趾间关节骨折

跖趾、趾间关节骨折多由直接暴力或高处坠落伤所致,单纯的关节内骨折比较少见,常与跖骨头及趾骨骨折并存,诊断并不困难。治疗原则上以保持关节完整性,恢复关节功能,可采用石膏或足部支具外固定治疗,对关节内骨折移位显著复位困难者,可采用手术切开复位克氏针固定治疗。

(二)跖趾关节脱位

跖趾关节脱位多发生于高处坠落及足踢重物时,第 1 跖趾关节为主要的负重关节,且人们习惯用踇趾踢重物,故第 1 跖趾关节发生脱位者较为多见,伤后踇趾向背侧移位,因踇长屈肌腱的作用,踇趾末节呈屈曲状。

1.诊断

因其位置浅在,伤后局部疼痛、肿胀、畸形及功能障碍,诊断较易。

2.治疗

以手法复位为主,手法复位可在麻醉下进行,复位后石膏短靴固定 4 周;对陈旧性脱位,采用切开复位交叉克氏针固定和石膏外固定,如已经发生骨性关节炎,影响生活者,可采用跖趾关节融合或行人工跖趾关节置换术治疗。

(三)趾间关节脱位

临床上较少见,多因碰撞硬物或开放性损伤所致,以踇趾及小趾多见,诊断较易。但需拍 X 线片以除外骨折。

治疗原则:对闭合性损伤,局麻下牵引复位,夹板外固定或采用邻趾固定的方式,对不稳定者可采用克氏针固定治疗。对开放性损伤,在清创的同时给予复位固定治疗。

三、第 1 跖骨头籽骨骨折

在第 1 跖骨头的跖面有两个籽骨,被踇短屈肌腱的内外侧膜包裹,两个籽骨的背侧面有光滑的软骨面与跖骨头跖面形成关节、行走负重时,体重直接经跖骨头、籽骨传至地面,第 1 跖骨头为负重面,籽骨起分散力点作用。

(一)病因

籽骨骨折较为少见,可因重物直接砸落在第 1 跖骨头上或高处坠落,籽骨在第 1 跖骨头跖侧及地面间被挤压引起骨折。胫侧发生率高于腓侧。

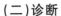

（二）诊断

伤后第 1 跖骨头跖侧面肿胀,疼痛,踇趾背伸时可出现或加重疼痛,行走时疼痛加重,局部压痛显著,X 线检查可帮助诊断,但需与双分或三分籽骨相鉴别。

（三）治疗

以休息不负重为主。对骨折无移位者采用夹板或足部支具制动治疗,如骨折移位,采用手法复位,如复位后不稳定,应采用克氏针固定。对陈旧性骨折,因负重疼痛、影响功能与患者的工作、生活时,可行籽骨切除治疗。

（宋龙强）

第十七节　跖跗关节脱位

跖跗关节常被称为 Lisfranc 关节,该部位的损伤又称为 Lisfranc 损伤。Lisfranc 关节是中足一复杂结构,它在步行时完成重力由中足向前足的传导,并在步态各期中支持体重。因此,一旦该部位受到损伤结构破坏就会严重影响步行。早期正确诊断和处理尤为重要,否则易遗留病残。

一、损伤机制

跖跗关节脱位和骨折脱位的发生机制很复杂。由直接外力致伤者的病史较可靠,损伤机制也较清楚,而由间接外力致伤的了解则较少。在尸体标本上所做的实验虽有助于对损伤机制的了解,但与实际情况并非完全相符。下述的损伤机制是较为通用及合理的。

（一）直接外力

多为重物坠落砸伤及车轮碾轧所致。由于外力作用方式不同,导致不同的骨折、脱位类型。并常合并开放伤口及严重的软组织捻挫伤,重者甚至可影响前足或足趾的存留。

（二）间接外力

致伤者大多有一定形式的骨关节损伤。跖骨骨折及跖跗关节的表现都显示产生这一损伤的两种机制。

1.前足外展损伤

当后足固定,前足受强力外展应力时其作用点位于第 2 跖骨基底内侧。外展应力如不能引起第 2 跖骨基底或骨干骨折,则整个跖跗关节仍可保持完整。在外展应力持续作用并增大时,即可导致第 2 跖骨基底骨折,随之即发生第 2~5 跖骨的外侧脱位。因此,第 2 跖骨骨折是外展损伤的病理基础,同时还可发生其他不同部位及类型骨折,但多数是跖骨颈或基底部斜形骨折。

2.足跖屈损伤

当距小腿关节及前足强力跖屈时,如芭蕾舞演员用足尖站立的姿势。此时胫骨、跗骨及跖骨处在一条直线上,因中足及后足有强有力韧带及肌腱保护,而跖跗关节的背侧在结构上是薄弱区,其骨性的稳定作用主要是由第 1、2 跖骨来提供,此时如沿纵轴施以压缩外力,就可导致跖跗关节脱位(图 5-35)。从高处坠落时,如足尖先着地就可产生典型的跖屈损伤,其他如交通事故,驾车人急刹车时足也可受到沿足纵轴挤压应力而致伤。

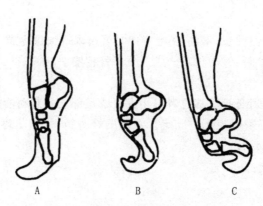

图 5-35　足踝极度跖屈所致跖跗关节脱位
A.轻度脱位;B.中度脱位;C.重度脱位

二、分类

现临床较常使用的分类方法较好地包括了常见的损伤类型,对治疗的选择有一定的指导意义。但未考虑软组织损伤,对判断预后意义不大。根据跖跗关节损伤后的 X 线表现将其分为 3 型(图 5-36)。

(一)A 型

同向型脱位,即 5 个跖骨同时向一个方向脱位。通常向背外侧脱位,常伴有第 2 跖骨基底或骰骨骨折。

(二)B 型

单纯型脱位是仅有一个或几个跖骨脱位,常为前足旋转应力引起。B 型可再分为两亚型:B1 型,单纯第 1 跖骨脱位;B2 型,外侧数个跖骨脱位并常向背外侧脱位。

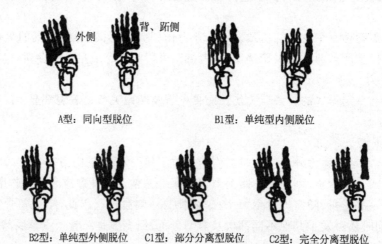

A型:同向型脱位　　　　B1型:单纯型内侧脱位

B2型:单纯型外侧脱位　　C1型:部分分离型脱位　　C2型:完全分离型脱位

图 5-36　Lisfranc 损伤分类

(三)C 型

分离型脱位,即第 1 跖骨与其他 4 个跖骨向相反方向移位。外力沿足纵轴传导,但作用点常在第 1～2 趾之间,造成第 1 跖骨向内移位,其余跖骨向背外侧移位。第 1 跖骨脱位部位可在第 1 跖跗关节或者第 1 楔骨及舟骨的内侧部一同向内移位。根据波及外侧跖骨多少,可再分为:C1

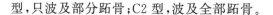

型,只波及部分跗骨;C2 型,波及全部跗骨。

三、诊断

Lisfranc 损伤后,有明显移位时,较易做出诊断。但当无明显移位时或脱位后自行复位者,有时易漏诊。此时,可做应力试验以帮助诊断,即后足固定,前足外展、旋前,或前足跖屈、背伸,可引起中足部疼痛加重。还应注意检查足趾血循环情况及其他合并损伤。

(一)中足部正常 X 线表现

(1)在正位 X 线平片上,可见第 2 跖骨内缘和中间楔骨内缘连续成一条直线,第 1、2 跖骨基底间隙和内、中楔间隙相等。

(2)在 30°斜位上,可见第 4 跖骨内缘和骰骨内缘连续成一条直线。第 3 跖骨内缘和外侧楔骨内缘成一条直线。第 2、3 跖骨基底间隙和内、中楔间隙相等。

(3)在侧位像上,跖骨不超过相对应楔骨背侧。这些正常关系如果破坏,应怀疑有 Lisfranc 关节损伤。

(二)中足部异常 X 线表现

(1)第 1、2 跖骨基底间隙或 2、3 跖骨基底间隙增宽。

(2)第 2 跖骨基底或内侧楔骨撕脱骨折。

(3)第 2 跖骨基底剪力骨折,骨折近端留于原位。

(4)内侧楔骨、舟骨和骰骨压缩或剪力骨折。

出现上述表现时,有一定诊断意义。

(三)特殊体位的 X 线检查

当常规 X 线检查正常时,如果需要还应拍摄负重位、应力位 X 线平片甚至 CT 检查,以发现隐匿的损伤。如在负重位足侧位上,内侧楔骨应在第 5 跖骨背侧,如果相反,表明足纵弓塌陷、扁平,可能有 Lisfranc 关节损伤。

四、治疗

在治疗 Lisfranc 损伤时,如果要想得到功能好而又无痛的足,治疗的关键是解剖复位。新鲜损伤时,如有可能应在伤后 24 小时内复位,如果足肿胀严重,可等待 7～10 天后再行复位。

(一)闭合复位

如伤后时间较短,肿胀不重及软组织张力不大时,可先试行闭合复位。麻醉后,牵引前足,并向前内及跖侧推压脱位的跖骨基底部位,经透视或摄片证实复位后,用小腿石膏固定。在足背及足外侧缘应仔细塑形加压。1 周后需更换石膏,其后如有松动应再次更换石膏以维持复位的稳定,石膏可在 8～10 周后去除。但很多医师反对用石膏固定,认为石膏不易维持复位的稳定,导致再移位,影响治疗效果。达到解剖复位后,先用克氏针经皮交叉固定或空心螺钉经皮固定,再用石膏固定 6～8 周。跖跗关节脱位,闭合复位后经皮穿入钢针固定后可拔出克氏针。如果复位后不稳定松手后即刻脱位,则更应该用克氏针固定或空心螺钉固定。

(二)开放复位

当手法复位失败,就应切开复位。无论何种复位,至少应达到第 1、2 跖骨基底间隙和内、中楔骨间隙在 2 mm 以内,跖跗骨轴线不应超过 15°,跖骨在跖及背侧无移位。但对功能要求高者,应尽可能达到解剖复位(图 5-37)。

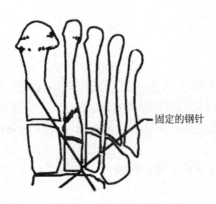

图 5-37　Lisfranc 治疗方法

1.内固定物的选择

一般认为,第 1、2、3 跖跗关节可用螺钉固定,第 4、5 跖跗关节因活动性较大,用克氏针固定。

2.具体手术方法

作足背第 1、2 跖骨基底间纵形切口,注意保护神经血管束,显露第 1、2 跖跗关节及内、中楔骨间隙,检查有无关节不稳定,清除血肿及骨软骨碎块,如果需要,可在第 4、5 跖骨基底背侧另作一纵形切口。复位脱位的第 1 跖跗关节及内侧楔骨和第 2 跖骨基底,并暂时用复位钳固定,透视位置满意后,根据骨折、脱位情况,用 3.5 mm 直径皮质骨螺钉分别固定各关节。一般第 2 跖骨复位后,外侧其他跖骨也随之复位,第 4、5 跖骨基底一般用克氏针固定(图 5-38),石膏固定8～12 周。如果固定稳定,术后 2 周可开始功能锻炼,4～6 周后部分负重,6 周后完全负重。术后6～8 周可拔去克氏针,术后 3～4 个月可取出螺钉。

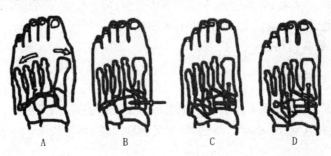

图 5-38　Lisfranc 治疗方法

A.显露第 1、2 跖跗关节及内、中楔骨间隙;B.复位钳固定第 1 跖跗关节及第 2 跖骨基底;C.用皮质骨螺钉分别固定各关节;D.克氏针固定第 4、5 跖骨基底

(三)软组织损伤的处理

在足部压砸或碾轧伤时,软组织损伤多很严重,且多合并有开放伤口,也有足骨筋膜室综合征的可能。严重者可影响到足是否能存留。如无开放伤口,捻挫的皮肤常发生坏死,在这种情况下应以处理软组织损伤为主,如减张切开或游离植皮,在确实可能保存肢体的情况下,可同时处理跖跗关节的损伤,如复位及钢针固定。

(四)陈旧性损伤的处理

晚至 6 周的陈旧性损伤,如条件许可,仍可切开复位、内固定,取得较好疗效。但更晚的损伤多遗留明显的外翻平足畸形,足内侧有明显的骨性突起,前足僵硬并伴有疼痛。由于足底软组织挛缩及骨关节本身的改变,再行复位已不可能。为减轻疼痛及足内侧骨性突起的压迫及摩擦,可考虑采取以下措施。

1.跖跗关节融合术

陈旧损伤时,如跖跗关节仍处在脱位状态下,在行走过程中跖跗关节就可引起疼痛。行跖跗关节融合术是消除疼痛的重要措施。可在足背内外侧分别作两个纵切口,充分显露跖跗关节,清除其间的瘢痕组织及切除关节软骨,对合相应的骨结构,即 1、2 和 3 跖骨和相应楔骨对合,4、5 跖骨与骰骨对合,用克氏针或螺钉固定,术后用石膏制动 3 个月。跖跗关节融合后,足弓的生理性改变受到极大限制,从而就失去了在人体行走过程中,足所发挥的"弹性跳板"作用,这是在融合术后仍可能有疼痛的原因之一。此外,由于技术操作方面的原因,跖跗关节的融合可能由于融合范围不够而使其他未融合关节仍处于脱位及纤维粘连状态下,这也是术后仍有疼痛的原因。

2.足内侧骨性突起切除术

在 5 个跖骨向外侧脱位后,足弓则变平,内侧楔骨突出于足内侧缘及跖侧,致使在穿鞋时引起局部压迫及疼痛,将第 1 楔骨内侧突出部及舟骨内侧半切除(图 5-39),可部分解除局部压迫症状,但不能解除全足症状,严重者仍需行跖跗关节融合术。

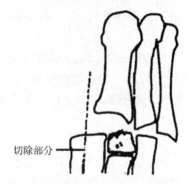

切除部分

图 5-39　陈旧性跖跗关节脱位切除部分突出的第 1 楔骨及舟状骨

3.足弓垫的应用

跖跗关节脱位后可引起外翻平足畸形,脱位后的跖骨基底如果在矢状面上还存在跖及背侧活动,则可用足弓垫置于足底以恢复正常足弓高度,以减轻足的疼痛症状,如仍有症状,可行跖跗关节融合术。

（宋龙强）

第十八节　足跟再造

一、适应证

足跟是足的重要组成部分,如果没有足跟整个足就不能正常发挥作用。一般来说,失去足跟的患者都是再造足跟的适应证。但要求再造足跟与正常足跟完全一样是不切实际的。因此,征求患者自己及家属的意见也是很有必要的。严格的来讲,足跟再造的适应证如下。

(一)缺损不超过足跟范围

全足跟缺损应用小腿外侧复合瓣移植方法完全可行,如果超出这一范围,如连同小腿远侧及前足部分均有缺损,修复就有困难,因为小腿外侧皮瓣所取最大宽度也只能达到前、后中线,如果再造足跟时不能全面封闭创面,势必会给术后处理造成许多困难。

(二)距骨完整、健康

或者虽有轻度感染但经清创能彻底清除病灶,腓骨可顺利插入并融合。

(三)小腿外侧皮肤条件好

小腿外侧皮肤应当是很少或者没有瘢痕,如果小腿外侧中 1/3 布满瘢痕,术后负重时易发生溃疡,这种皮肤要作为替代耐压、持重的足跟皮肤是不可能的。

(四)腓肠外侧皮神经完整

为了使再造足跟有良好的感觉功能,再造时一定要修复感觉神经。小腿外侧感觉为腓肠外侧皮神经支配,皮瓣区的腓肠外侧皮神经要能切取一定长度。另外,受区足背内侧皮神经或腓肠神经也需完整,以便能顺利与腓肠外侧皮神经吻合。

(五)血管条件要好

由于腓动脉变异有一定比例,术前要仔细检查,多普勒超声探测应作为常规检查,必要时应做下肢血管造影检查。

另外,要求患者全身健康状况要好,没有糖尿病或下肢静脉炎等疾病。术者要有一定显微外科经验,具有小腿腓骨皮瓣切取操作的经验,特别是做逆行移植,需要向远侧游离腓血管,位置较深。但是,只要严格遵循显微外科手术操作原则,认真完成好每一个手术步骤,手术就会获得成功。

二、皮瓣设计

首先根据血管走行,用超声多普勒探测腓动脉及其皮穿支的部位,用亚甲蓝标记。或标记出腓骨头至外踝两点间的连线,此为腓动脉的走行线,即皮瓣的轴心线,其中皮支穿出点约在腓骨头下 9 cm 和 15 cm 处。此点超声多普勒可以探测出并加以标记。以这些分布点为中心设计皮瓣。

(一)腓骨长度

包括双排腓骨再造足跟所需的长度,插入洞穴所占的长度及腓骨对折时中间所需截除的约 2.5 cm。为保持踝关节稳定性,腓骨远侧至少要保留 5 cm 长度。

(二)皮瓣大小

包括包裹足跟、瘢痕切除后的缺损大小及皮瓣切取后 20% 左右的回缩。

(三)软组织切取范围

应包括充填残腔以及恢复足跟部软组织厚度和形态所需的总量。

(四)腓动、静脉血管蒂长度

应保证修复后没有张力。

(五)腓肠神经外侧支长度

应满足移植后近侧断端能与足背内侧皮神经顺利吻合。

三、手术方法

(一)受区准备

足跟缺损者一般都遗留有创面或皮肤的挛缩瘢痕,彻底清除病灶及挛缩的瘢痕组织是重建足跟的先决条件。手术一般在气囊止血带下进行,创面应彻底清创,同时应切除坏死的肌腱与骨骼,目的是使移植物能充分充填残腔。对创面基底部凹陷要修整并敞开。按足弓的要求,在创面基底部的距骨或跟骨残端上凿两个洞穴,以供植骨用。在足背内侧解剖出足背内侧皮神经分支。反复冲洗创面,彻底止血,并以健足为准,测出包括骨骼、皮肤、皮下组织等缺损的大小范围。

(二)小腿外侧组织复合瓣的切取

1.皮瓣切取

先沿皮瓣的后缘标记切开皮肤,直达深筋膜与肌膜之间,在深筋膜下向前游离皮瓣,在比目鱼肌与腓骨所形成的外侧间隙附近,要仔细注意由肌间隙或比目鱼肌穿出的皮支,选择较粗的1~2条皮支或肌皮支作为皮瓣的轴心点,校正或重新设计皮瓣的远近及前后缘,以保证皮瓣的血供切开皮瓣四周,并在深筋膜下向皮支或肌皮支附近解剖分离皮瓣,沿皮支顺外侧肌间隙进行分离。如果较粗的皮支血管来自姆长屈肌、比目鱼肌的肌皮支,在向深部解剖分离时应保留0.5~1 cm肌袖于血管周围,以免损伤皮支血管。

2.游离胫前间隙

沿前方的腓骨肌与后方的比目鱼肌之间的肌间隙锐性分离,直达腓骨。在切口近侧,沿腓总神经旁组织间隙内插入蚊式钳,挑起腓骨长肌,切断它在腓骨头上的附着部,然后向前向内拉开,即完全显露绕过腓骨颈斜向前下方的腓总神经。游离腓总神经并向远侧分离,直到分为腓浅神经和腓深神经的部位。游离时,用一根橡皮条保护腓总神经并将它轻轻牵向前方。术者用左手握住小腿,用姆指向前内推开腓骨肌及腓浅神经,同时右手用刀紧靠腓骨切断腓骨肌在腓骨上的附着部,在腓骨上留下一薄层肌袖。这样边推边切,由近及远,直到切口远端。再从近侧开始,沿腓深神经(它位于胫前血管的外侧),靠近腓骨切断趾长伸肌和姆长伸肌在腓骨前面的附着部,从而进入胫前间隙。

3.分离切取部分比目鱼肌及姆长屈肌

在腓骨后方的浅层,从腓骨头部和上1/3部切断比目鱼肌的附着部。根据充填残腔的大小,切取部分比目鱼肌和腓肠肌。将切断的比目鱼肌牵向后方,即到达位于深层的姆长屈肌。在切断姆长屈肌时,要稍远离腓骨,让肌袖保留在腓骨上,因为腓血管和腓骨的滋养血管就包含在靠近腓骨的肌肉之中。

4.截断腓骨

截断腓骨有利于血管的解剖和分离。分别在远侧和近侧预定截骨的部位,十字切开腓骨骨膜,做骨膜下剥离,宽度以能接纳骨膜剥离器为宜。在腓骨前、后各插入一把骨膜剥离器,两者在腓骨的内后方相遇。用这两把骨膜剥离器隔开保护周围的软组织,用钢丝锯或摆锯锯断腓骨。

5.游离腓血管

用巾钳夹住截取的腓骨两端,将其向外牵开,拉紧骨间膜,在腓骨上的附着部纵行切开骨间膜及胫骨后肌,将切断的肌肉连同骨间膜一起用拉钩牵向内侧,这样边切边拉,自远而近,逐层解剖,直到显露胫后血管神经束及腓血管为止,从腓血管自胫后血管分叉处开始,直视下分离腓血管与胫后血管神经束之间的结缔组织。这样游离后的腓血管及部分姆长屈肌的肌袖就很好地保留在腓骨上。以腓血管为蒂,向前内翻开腓骨,直视下纵行切开剩下的姆长屈肌,完成腓骨的游离。操作时注意仔细保护腓血管。

6.取下小腿外侧复合组织瓣

在切断近端腓血管之前,放松止血带,仔细检查皮、肌瓣、腓骨髓腔和肌袖的出血情况,确定游离的腓骨是否具有良好的血运。肌袖与髓腔及皮缘有鲜血渗出是血供正常的标志。最后,靠近胫后血管,分别结扎、切断腓动脉及其伴行静脉。为了防止近端结扎线脱落,结扎前应仔细分离血管,尽量少带结缔组织。结扎、切断后将整个复合组织瓣掀起。如果血管长度不够,可自近端继续向远端分离,腓动脉越至远端,位置越深,多在胫骨与腓骨之间,整个分离血管过程都在比较狭窄的腓骨与胫骨间隙进行,且腓动脉有多个分支,切断结扎的操作都必须准确、仔细、轻柔。

(三)对折腓骨的整修

为了增加移植腓骨的强度及负重接触面积,切取的腓骨必须进行整修。整修包括3个步骤:首先要把截取的腓骨自中央截除2.5 cm,这是手术中非常关键的一步。为了保护好腓动脉对骨膜供血的连续性,应在腓骨外侧面切开骨膜,然后小心地用骨膜剥离器剥开一周,用摆锯锯断中央1 cm一段,从断端向两端用小咬骨钳在骨膜下咬至所需长度。在操作中,骨骼一定要用可克钳妥善固定后再截骨,操作中不能撕脱骨膜,也不能损伤腓动、静脉及分支,然后对折腓骨使之平行。要保证血管没有张力,如果发现张力太大,可继续增加截骨长度,直到满意为止。第二步修整负重端断面,用咬骨钳和骨锉把其锉成钝圆。以增加负重时骨端与地面接触面积。第三步修整插入端,插入端可以连骨膜一同插入,要根据预置好的洞穴深度重新修整骨瓣长度,一般应尽量加深洞穴,使插入深度增加,反复测量洞穴的深度与直径,然后一次插入,避免反复,防止损伤骨膜。无论哪一步骨骼修整都要保护好骨膜,以保证骨骼有良好的血供,因为在足跟再造中手术大部分是在感染创面上进行的,要保证骨移植成功,必须具备两个条件:一是清创要彻底;二是移植骨骼一定要有良好的血供。

(四)移植腓骨的定位与固定

正常人跟结角30°~40°,双排腓骨移植的角度应与之相当,以重建良好的足弓。移植的双排腓骨必须平行,否则在负重时偏高的一根就不能分担负重。由于腓骨插入洞穴后,皮瓣闭合创面时的牵拉有时不能保证两根腓骨完全平行排列,因此手术中需要用经髓腔的克氏针固定两根腓骨,一般选择直径2.5 mm的克氏针,摸准腓骨外侧断端,经此穿刺到达腓骨髓腔,再继续向深处钻入,一般超过插入腓骨端1.5~2.0 cm。针尾留4.0 cm一段作为观察调整骨移植角度及是否平行的标志。术后下肢支架,并用橡皮筋与固定克氏针连接,根据两根腓骨平行和倾斜角度的需要调整松紧度,直至骨骼愈合为止。

(五)再造足跟感觉功能的重建

足跟底面和侧面感觉的恢复,对足跟功能恢复十分重要。在组织瓣切取中已切取相应长度的腓肠外侧皮神经,逆行转位后,神经断端转位在外侧与最邻近的足背内侧皮神经吻合。该神经在足背侧与断端一般有一段距离,为了能顺利地与复合瓣皮神经吻合,需要从足背内侧做一切口,然后向远侧游离一段,用丝线测量其长度并与复合皮瓣已游离腓肠外侧皮神经试行吻合。吻合对位一定要准确、平整,如吻合后没有张力,表明长度均匀,即可切断。如两断端不是在伤口或切口内,而是在切口和伤口之间,可在对合处切一小口,然后把两神经断端从小口中引出,吻合后退回到皮下,再缝合皮肤切口。如果内侧皮肤条件不好,或足背内侧皮神经已毁损,也可用腓肠神经,腓肠神经在小腿外侧向远侧游离长度有限,遇此情况,在游离切取皮瓣腓肠外侧皮神经时所留长度要足够,实在不够长可行神经移植。

(六)静脉危象的处理

足跟再造动脉供血情况通过术前血管减影一般可以判断,但静脉回流情况判断起来则比较困难。静脉回流不足的主要表现为皮瓣张力增高,肤色偏暗,特别是腓静脉怒张。遇到上述情况,可将腓静脉从血管蒂中解剖出来,因腓静脉通常有两根,解剖分离时应解剖较粗的一根,上血管夹后,可间断放血,减轻皮瓣压力。作为补救措施,应把腓静脉与大隐静脉吻合,尽管大隐静脉有多种类型,但一般在足内侧均可找到。从足背内侧游离解剖出大隐静脉,其长度要在转位后,顺利与腓静脉吻合且没有张力。大隐静脉远端与腓静脉近端血管口径相差不是太大,一般是腓静脉粗,但管壁薄。吻合时可将大隐静脉稍做扩张,然后做端-端吻合。复合组织瓣刚游离时这种静脉回流不足多不明显,由于转位移植后血管蒂受到牵拉,再加上转位点形成一定角度方才发生。因此,在做静脉血管吻合前,要认真仔细地检查血管旋转点是否扭曲,周围软组织有无形成束带,血管通道中是否有组织压迫,这些因素全部去除后,再考虑做静脉血管吻合。

(七)移植肌肉组织的安排与固定

小腿外侧复合皮瓣转位后,应仔细止血,要把携带的肌肉及筋膜层安排好,一是要把肌肉层铺盖在移植腓骨的断端,使该部软组织厚度,包括皮肤在内达到 1 cm 以上,这对于负重、减轻震荡与防止再造足跟皮肤溃疡非常重要。如果在克氏针穿针前安排得不够妥当,此时要重新安排,必要时拔出克氏针重新固定。二是要充填好残腔,要将肌肉组织紧贴骨骼创面,因为肌肉组织抗感染力最强,在感染创面上作足跟再造,这一步也同样关键。如果充填肌肉回缩,可用细丝线将肌肉组织与周围软组织固定几针。三是足跟塑形,尽管再造足跟时用了两根腓骨,但实际上要比正常跟骨细得多,周围没有软组织充填,其外形不会像足跟。希望达到再造的足跟既有功能,且外形又逼真的目的,主要依靠移植腓骨周围软组织去充填,充填过程从某种意义讲是个塑形过程。如果软组织尚有富余,在上述 3 个步骤完成后可以修去,修剪时一定要进一步止血。

(八)创面闭合

1.受区创面闭合

骨骼、肌肉、筋膜移植安排好后缝合皮肤闭合创面,一般来说皮瓣的左右侧长度如按要求设计,缝合时应没有困难,但一定要注意血管蒂有无张力,一般在皮瓣远端留成一个小三角形,如一个把,皮瓣转位后这个把即落在血管蒂部,以保证血管蒂没有张力。在闭合上下侧有时会遇到问题:因小腿外侧皮瓣的宽度前后一般不超过中线,移植后由于软组织肿胀显得宽度不够。再造足跟的近侧要穿鞋,要耐摩擦,应该完整修复,足跟底部负重面更不可缺少。弓形结构顶端一般不负重,可用游离植皮来消灭创面,在创面完全关闭时皮下应置引流管,行负压引流。

2.供区创面闭合

仔细止血后逐层缝合关闭创面,将腓总神经置于原来位置,修复手术中切断的腓骨长肌起始部,避免压迫腓总神经,缝合腓骨肌与比目鱼肌肌膜,消灭残腔。皮瓣切取在 7 cm 以内可直接缝合,如果不能直接缝合可在大腿取相应的中厚皮片。为保证植皮平整,并有一定压力,所植皮片不宜太大。如果肌肉切断创面有一些渗血,就在打包固定的近侧及远侧皮肤缝合的皮下放置引流条,以防术后发生血肿,影响皮肤成活。

(九)术后功能训练

一般情况下术后 2 周切口愈合就可以拆线,做一些理疗,促进侧支循环建立,以消除肿胀,术后2~3 个月 X 线证实移植骨骼愈合后,可持拐下地活动,伤足可穿软底鞋轻轻接触地面,但不宜负重。而后逐渐增加接触地面的时间和频度,并辅以理疗,并经常观察足底负重时的情况,如果发现有皮肤磨破征象,比如红肿、起疱,则应立刻停止负重,待完全愈合后再开始进行锻炼。因足底感觉一般术后 2 个月才开始恢复,故早期知觉很差,此时皮肤磨破征象不能依靠自身感觉,而主要是靠眼睛观察。术后 6 个月后方可完全弃拐负重行走。术后 6 个月以内下地负重者均有磨破足跟部皮肤的可能,至 6 个月足跟部所有移植组织神经营养改善,骨骼完全愈合,经过前期持拐训练,皮肤耐磨能力也有所改善,此时方可穿软底鞋行走。在整个术后功能训练中,密切观察十分有必要。如果待足底形成溃疡再去治疗,即使创面愈合,也是瘢痕组织,其负重耐磨能力变差,要恢复正常也需要一个相当长的周期,甚至会影响到再造足跟的最终结果。

8~9 个月后当感觉用再造足跟行走无特殊不适感,伤口瘢痕也基本软化时,即可放心活动。由于再造足跟因皮肤无垂直固定纤维,行走时有打滑现象,在早期最好选择合脚的鞋类如运动鞋等。

(陈虎林)

第十九节　前足缺损再造

前足在行走与负重中也起着重要作用。据测量,人体直立时,前足着力分布约占体重的 37%,而在足跟离地时,体重几乎都落到前足。按照解剖结构可将足分为跟部、顶部和前部,跗骨以远称为前部,即前足。前足缺损再造是按照足的功能要求,通过组织移植方法,把前足缺损从结构上修复完善,从而使伤者能够行走负重。由于前足占据了足的大半范围,前足再造有重要意义。

一、肩胛复合瓣修复前足内侧缺损

第 1 与第 5 跖骨及跟骨是足三点支撑力学结构的基石,也是组成足纵弓和横弓的基石,如果失去三点中任何一点,足弓结构就被破坏,足的平衡也就被打破,人类的负重行走就会受到重大影响。对前足来讲,无论是内侧或是外侧部分缺损,应妥善修复。前足部分缺损主要指包括皮肤、骨骼等在内的复合组织缺损,肩胛部复合瓣是其中较为理想的修复方式。

(一)适应证
一般适应于以下情况。

(1)皮肤面积缺损较大,而骨骼缺损较小的前足缺损,肩胛部能提供的皮瓣面积较大,完全可以满足修复要求,但提供的骨量有限,基本就是肩胛骨外侧缘条状骨块,且长度也不能超过 12 cm,如果骨骼修复的范围过大,则无法应用。

(2)不用骨皮瓣修复重建前足骨桁架结构足功能会受到严重影响者。

(3)如果创面感染能够控制,移植骨能植入到健康的骨骼中或创面经彻底清创能植入相对健康的骨骼之中。

(4)受区血管条件要好,特别是胫前动脉和大隐静脉在吻合口附近没有损伤。因为胫后动脉到前足已分为足底内侧动脉和足底外侧动脉,不仅血管口径较细,而且位置较深,吻合起来比较困难。

(5)此手术一般多选用全麻,要求患者全身情况较好,特别是胸腹部没有严重影响手术安全的疾病。

(二)皮瓣设计
原则要按照足的生物力学要求,尽可能恢复足结构的完整,从而最大限度恢复足的功能。具体有下述 5 条。

(1)要彻底清除病灶,切除失去功能的瘢痕组织。

(2)前足基底均为骨性组织,皮瓣移植肿胀时退缩余地小,因此皮瓣宽度要足够大。

(3)骨移植时,近端要争取插入跗骨或距骨骨质内,加快愈合,并建立相对稳定的骨支架,因此骨瓣的长度不宜太短。

(4)血管蒂要足够长,保证吻合后没有张力,特别是对于足背皮肤条件不好者,更要注意。在肩部皮瓣设计时应在血管蒂处带一个舌瓣,以保证血管吻合后有一个宽松健康的血管隧道。

(5)肩胛部皮瓣血循环较好,皮瓣形状可自由截取,为保证修复后平整,应于术前或术中对受区形状进行仔细测量。

(三)手术方法

1.切取肩胛复合组织瓣

一般采用梭形切口,分两步进行,第 1 步显露血管蒂,由腋后皱襞向肩胛冈联线中点做一 6 cm 切口;第 2 步,待血管蒂解剖出来后,由上述切口两端向肩胛骨下角做两弧形切口,使皮瓣呈梭形。

(1)先在切口中分离三边孔。三边孔由肱三头肌长头与大、小圆肌组成,用血管钳稍加钝性分离,在孔内即可看到旋肩胛动脉。如看不到搏动,用示指向关节盂下 3～4 cm 处肩胛骨外侧缘抵压即可触到旋肩胛动脉深支的搏动。然后钝性分离,即可显露旋肩胛动脉及其 2 条伴行静脉。此血管束在三边孔顶分为深、浅 2 支,慎勿损伤。旋肩胛动脉除深、浅 2 支大的分支外,沿途还发出 2 或 3 支细小肌支,应仔细予以结扎,以免破裂出血。

(2)血管蒂游离后,做一梭形切口。由肩胛骨外侧缘将小圆肌切断,向下分离大圆肌,用手指将肩胛骨外侧缘由胸壁掀起。在肩关节盂下约 1 cm 肩胛骨外侧缘内 2～3 cm 处用钻头钻一小孔,送入线锯,向肩胛骨外侧方向锯开肩胛骨外侧缘。下端用同法锯开。此时,术者左手将肩胛骨外侧边缘同皮瓣抓在拇指与其他手指之间,将另一侧的软组织连同部分肌肉切开直到肩胛骨,用骨剪或线剪可很容易地将肩胛骨由两个骨孔之间剪开。

(3)待受区准备就绪后,即可断蒂。断蒂前应再次检查骨皮瓣血供情况。断蒂部位一般由胸背动脉分支处结扎切断。如果需要较长的血管蒂,可先将胸背动、静脉结扎切断,然后由肩胛下动、静脉起始部结扎切断。

2.骨骼固定

骨骼固定方法有两种情况:①距骨头或趾骨还存在,骨瓣为嵌入移植;②远端足趾跖骨均已丧失,移植的肩胛骨无法嵌入,只能将近端插入近侧跗骨或距骨,为插入移植。

(1)嵌入移植:在缺损近端的跗骨或距骨的所需部位凿一个与移植骨直径相当的骨洞,将远端跖骨或趾骨断端制成粗糙面,仔细核对移植骨所需长度,用一枚 2 mm 克氏针自近向远穿过肩胛骨边缘骨嵴部,因为此处骨髓腔不是圆腔,穿针时一定要把握好方向,穿出远端 1～2 cm,再经跖骨或趾骨髓腔从跖底或趾尖穿出,调换克氏针骨钻的固定端,将肩胛骨骨条近端插入骨洞,克氏针再向近推进 3～4 cm,固定可靠,即可吻合血管、缝合皮瓣。

(2)插入移植:前足缺损远端没有距骨,也没有趾骨,远端无法做骨骼对端固定,为保证骨移植重建足弓的稳定性,也为了在重建一个稳定的纵弓的同时重建一个稳定的横弓,因此,在肩胛骨骨瓣切取时不仅需切取外侧缘,肩胛骨下角也应同时取下,并将骨瓣修整成 L 形。移植时,近侧跗骨打洞和经髓固定与嵌入移植法基本相同。在远端要将邻近的距骨头制成粗糙面,按照前足横弓的弧度将肩胛骨通过克氏针固定到邻侧的跖骨头上。如果仅缺第 1 跖骨,所需肩胛骨下角的宽度应窄些,如果缺 2～3 根跖骨,所需肩胛骨下角则相对要宽些。

3.血管吻合

骨骼固定牢固后,即可行血管吻合,一般用肩胛下动脉或旋肩胛动脉与足背动脉吻合,以 9-0 尼龙线间断缝合,同样将肩胛下静脉或旋肩胛静脉与大隐静脉吻合。因为足背动脉伴行静脉外径太细,而大隐静脉与肩胛下静脉外径相当。

4.足底感觉功能重建

用肩胛部皮瓣重建足底的感觉功能比较困难,因为该部皮肤不是单一感觉神经支配的,不可能通过缝合皮瓣来重建再造前足的感觉功能。作为补救办法,把胸背神经与足背的感觉神经吻合,实践证明吻合后,局部皮肤可恢复一些保护性触觉,特别是皮肤失神经营养状况有所缓解。在足底负重点用感觉神经植入的方法从实验到临床都证明是有意义的,手术时从足背切口取一段皮神经与趾神经吻合后,植入相当于第 1 或第 5 跖骨头负重区。如果移植至足部的皮瓣很小,可不做神经植入,四周的皮肤感觉神经以及创面基底部的感觉神经可以延伸到皮瓣,从而恢复移植皮瓣的感觉功能。

5.创面闭合

血管神经修复后,即可闭合创面,皮下置引流条,并小腿石膏托固定。

(四)主要优点缺点

1.优点

(1)皮瓣面积大,可以修复前足任何范围的皮肤缺损。

(2)血管蒂长,易与足背动脉及大隐静脉吻合。

(3)皮肤质地较好,血供充分。

(4)肩胛骨外侧缘较厚,硬度适中,可同时截取肩胛角,同时修复足的纵弓和横弓。

(5)旋肩胛血管解剖位置恒定。

2.缺点

(1)没有可供吻合的皮肤感觉神经,足底感觉功能恢复较差。

(2)复合瓣切取后,进行移植修复时需要变换体位。

二、小腿外侧复合瓣修复前足内侧缺损

前足外侧第 5 跖骨也是足三点支撑的基石之一。前足外侧缺损也可以用肩胛部复合瓣重建,但如果缺损不仅包括第 5 跖骨,骰骨乃至部分距骨,肩胛复合瓣的长度就满足不了修复需要,此时髂骨瓣长度也不够,小腿外侧复合瓣是唯一的选择。

(一)适应证

(1)前足外侧缺损:如果系足内侧缺损用小腿外侧皮瓣带血管蒂转移则较为困难。

(2)小腿外侧上段皮肤健康:可以直接切取复合组织瓣,并向下游离出相当长的血管蒂以便逆行转位修复前足缺损。

(3)如果前侧缺损合并感染,病灶相对稳定,周围皮肤软组织无红肿等急性感染现象,可对病灶实施彻底清创者。

(二)皮瓣设计

设计原则如下。

（1）彻底清除病灶并切除失去功能的瘢痕组织。

（2）要携带腓肠外侧神经以重建足的感觉功能。

（3）腓血管蒂要够长，皮瓣要尽量靠近上方。

（4）血管蒂隧道应设计在内踝后，隧道要相对宽松。为保证血管蒂不受压，在皮瓣远端应设计一个三角瓣以扩充隧道。

（5）腓骨远侧断端逆转插入跗骨或距骨应足够深，以求可靠的稳定性。

（6）术前应仔细探测腓动脉皮支的穿出点，并以这些点为中心设计皮瓣。

（7）要同时携带部分比目鱼肌及踇长屈肌以填补残腔，修复足底的厚度，以尽可能恢复足部外形。

（三）手术方法

基本操作如下。

1.切取皮瓣

同本节足跟再造的小腿外侧复合瓣的切取。

2.骨骼固定

同肩胛骨固定一样也可分为嵌入固定和插入固定。固定方法与注意事项也相同，唯一不同的是肩胛骨有其下角可利用，可顺利与邻近距骨建立骨性连接。而腓骨远端要与邻近距骨形成骨性连接，如果只缺第5跖骨，可把第4跖骨远端制成粗糙面，用一枚螺钉将之与第4跖骨头固定在一起即可。如果缺两根跖骨则需要在移植腓骨与第3跖骨间移植一骨块，再用一枚螺钉将移植腓骨与所植骨块一起固定到第3跖骨头上，以重建足的横弓和纵弓。有时也可不做骨性融合，而是分离解剖出一段趾长伸肌腱，在移植腓骨远端钻一骨孔，将趾长伸肌腱通过骨孔环绕到第4跖骨颈部并绕过第4跖骨颈内侧再与趾长伸肌腱编织缝合，实践证明该法也取得了良好效果。

3.感觉功能重建

小腿外侧复合瓣切取时须携带腓肠外侧皮神经，复合瓣转位移植后可将腓肠外侧神经与足背中间或足背内侧神经缝合。因皮瓣的切取位于偏小腿上方，腓肠神经切取长度有限，常常不能直接与足背神经缝合，因此缝合时需游离一段神经作桥，这样手术较麻烦。将趾神经从远端游离出来与腓肠外侧神经吻合，两断端距离较接近，吻合较为容易。因趾神经两侧有重叠交叉支配，切取后对足趾感觉影响不大。

（四）注意事项

（1）连同腓骨头切取时要保护好腓总神经。

（2）腓骨下 1/4 参与踝关节组成，不能切除，否则将影响踝关节的稳定，久之可造成创伤性关节炎。如果切取腓骨超过全长 1/4，宜在踝关节上胫腓骨之间行植骨融合。但腓骨远端所留长度不得少于 8 cm。

（3）静脉回流不足时，可将腓静脉与大隐静脉吻合。

（4）术中要保护好腓动脉穿支，防止皮瓣和腓骨分离。

（5）腓骨作嵌入移植时，如果邻侧距骨头缺损，腓骨经髓固定后稳定性不好，应加做距骨横韧带重建术。

（五）主要优缺点

1.优点

（1）切取范围大，最大范围达 39 cm×10 cm。

(2)除腓骨下 1/4 不能切取外,其余腓骨均可作移植材料。

(3)小腿外侧皮肤质地较好,厚度适宜,移植后不会太臃肿。

(4)腓骨坚硬,术后下地负重不会被压缩变形。

(5)可以携带腓肠外侧皮神经,重建前足感觉功能。

(6)可以携带比目鱼肌和踇长屈肌填充残腔,恢复比较饱满的外形。特别是在合并感染或骨髓炎时,其有较强抗感染能力。

2.缺点

腓骨在前足只能作单根移植,在有多根跖骨缺损时无法同时修复。有时静脉回流不足,尚需另外补充重建静脉回流通道。

三、带血管蒂皮瓣组合髂骨瓣修复前足缺损

前足部分缺损选用何种方法,主要取决于前足骨骼缺损情况。一般情况下前足缺 1 根跖骨用腓骨或肩胛骨附加相关的皮瓣修复即可;缺 2 根跖骨可利用肩胛骨外侧缘及肩胛骨下角,以重建足的纵弓和横弓;缺 3 根跖骨时,肩胛骨达不到要求,只有利用髂骨才够宽,但髂部皮下脂肪厚,又无法携带皮神经重建感觉,特别是肥胖的患者不能应用。在此情况下可采用组合瓣来修复前足缺损,用带血管的小腿内侧或踝前皮瓣组合带血管髂骨瓣将逆转的胫后动、静脉或胫前动静脉残端与供应髂骨的旋髂深动、静脉吻合,以重建移植髂骨的血液循环。

(一)适应证

(1)前足缺损长度不超过 10 cm,宽度不超过 3 根跖骨者。

(2)利用胫前胫后任何一条动脉后不会对肢体造成血供危象者。

(3)小腿及踝内侧皮肤没有受损伤,可供皮瓣移植者。

(4)患者肥胖,髂腹部皮下脂肪厚,修复后足外形不好者。

(5)前足开放伤,病灶基本稳定者。

(二)皮瓣设计

皮瓣设计的原则如下。

(1)胫后动、静脉或胫前动静脉血管蒂要够长,逆转后保证没有张力。

(2)皮瓣面积足够大,大隐静脉应尽量包含在皮瓣内。

(3)皮瓣的血管蒂隧道要够宽,沿途没有受压情况。

(4)皮瓣神经蒂应够长,逆转后能顺利与足部皮神经吻合。

(5)髂骨瓣以旋髂深动脉为供应血管,髂骨瓣要够长够宽,嵌入跗骨的长度净达 1 cm。

(6)选用同侧髂骨,利用髂峰代替第 1 跖骨,利用髂峰的弧度重建足纵弓,利用髂翼的弧形重建足横弓,利用髂肌恢复足底的厚度,并把供应髂骨的旋髂深动、静脉蒂置于远侧以便与逆转的胫后动、静脉吻合。

(三)手术方法

操作原则如下。

1.联合组织瓣的设计

仔细测量前足骨骼及皮肤缺损范围,根据骨骼缺损范围在同侧髂骨取带旋髂深血管的髂骨瓣。根据前足皮肤缺损范围和所需胫前或胫后血管的血管蒂长度,在小腿设计相应大小和形状的带蒂岛状皮瓣,并标出切取神经的切口。

2.切取髂骨瓣

髂嵴中部做切口,沿髂嵴弧度切至髂前上棘,继续向前沿腹股沟韧带切至股动脉搏动处。在腹股沟韧带上方显露髂外动脉,在其发出的腹壁下动脉对侧找到旋髂深动脉,沿血管束向髂骨方向分离,切断结扎沿途分支及腹壁肌肉的各分支。在髂前上棘附近仔细分离出股外侧皮神经,保留好附着在髂嵴及髂窝的肌肉,髂骨外侧的肌肉予以剥离,按照设计大小用骨刀切取髂骨。

3.切取小腿内侧皮瓣

按手术设计先从皮瓣后侧切开皮肤,至深筋膜深面,腓肠肌及比目鱼肌表面向前分离,在小腿下段至肌间隔处可见血管神经束。将胫神经从血管束分离出来,继续向上分离,显露出所需长度的胫血管。切开皮瓣前缘,沿深筋膜下向后分离至肌间隔处,结扎血管至肌肉的分支。在切口上端沿大隐静脉行走方向分离出隐神经,用血管夹阻断胫后动脉、静脉,观察远端胫后动脉搏动情况和皮瓣皮缘出血情况,如皮瓣血供可靠,可切断并结扎胫后动脉,提起皮瓣向远端直至血管蒂所需的长度。踝前逆行皮瓣切取见前述。

4.固定骨骼

在跗骨上凿出骨槽,其大小正好容纳髂嵴及髂翼。用一枚2 mm克氏针从髂嵴远端穿入,垂直从髂骨表面穿出,将髂嵴及髂翼插入骨槽,克氏针钻入跗骨中固定。髂骨的倾斜度相当于足纵弓弧度。在髂翼的前下角钻孔,邻近的距骨头制成粗糙面,用趾长伸肌腱穿过骨孔,将之捆绑在距骨颈,如果检查发现固定不可靠,可从髂骨表面再向跗骨打一克氏针追加固定。

5.吻合血管

按照设计先予以定位皮瓣,缝合数针。将胫前或胫后血管蒂与旋髂深血管蒂行端-端吻合,吻合后观察肌袖出血情况。

6.神经吻合

将隐神经与足背内侧皮神经对端吻合,或将足背皮神经与趾底神经吻合,缝合口避免有张力。

(四)注意事项

(1)在切断结扎胫后动脉近端时,远端结扎要靠近末端。尽量不用血管夹,因用血管夹在皮瓣分离、转位过程常易脱落引起出血且易引起血管壁损伤。

(2)髂嵴及髂翼用克氏针固定不可靠时,也可用长螺钉代替。

(3)在髂嵴内侧应携带1 cm肌袖,特别是髂前上棘附近是重建距骨头的负重点,其底面应有肌肉组织铺垫以恢复足底的厚度,抗磨耐压。

(4)利用踝前皮瓣组合髂骨瓣再造前足因切取皮瓣范围较大且涉及踝关节,为保证踝关节活动功能不受大的影响,需要小腿内侧胫后动脉分枝皮瓣修复踝部供区缺损,小腿内侧供区可直接缝合或用游离皮片覆盖。

(五)主要优缺点

1.优点

(1)小腿内侧皮瓣或踝前皮瓣逆行移植操作简便,血供可靠,成功率高,安全系数大。

(2)髂骨瓣宽,血供好,皮瓣质地好,可重建足底感觉功能,比较符合前足的修复要求。

(3)以小腿内侧或踝前皮瓣和髂骨瓣作修复材料,可满足多根距骨缺损前足修复的需要。

(4)利用胫前胫后动、静脉残端重建髂骨血供,不增加创伤而又使移植髂骨重建血液循环。

2.缺点

(1)手术涉及 3 个部位,整个手术相对比较复杂。

(2)髂骨主要为骨松质,坚硬程度不如腓骨,早期下地负重活动应避免暴力。

(3)髂骨切取长度有限。

(陈虎林)

第二十节　断　足　再　植

一、断足再植的适应证

(一)年龄

断足的伤者大多为生产劳动中的青壮年,对足的外形及其功能要求较高,应力争再植。处在发育期的少年儿童适应性及塑造性较强,再植后肌腱、神经及骨骼能获得良好的功能恢复,应积极力争再植,以免遗留终身残疾。大于 60 岁的老年人,特别是伴有老年性疾病,身体功能减退,不能耐受长时间手术,术后不能耐受较长时间卧床与制动及不适应术后抗凝等药物治疗的,应放弃再植手术。

(二)全身情况

断足常由较大暴力所致,往往并发创伤性休克及其他重要脏器损伤。在诊断、处理时,既要注意局部情况,更要有全局观点,以挽救生命为前提,首先处理休克或重要脏器损伤,断足可暂行冷藏保存,待伤者全身情况许可后再行再植手术。如单纯的断足,无其他合并损伤、局部条件较好的,应尽快进行再植手术。对一些创伤重、全身情况一时难以纠正者,应放弃断足再植,切不可贸然进行再植手术,否则可能导致全身病情进一步恶化,甚至死亡,根本谈不上断足的成活及恢复功能。

(三)再植的时限与环境温度

再植时限是指从足离断丧失血运到重新建立血运的时间。时限是再植手术所要考虑的重要影响因素之一,同时应把环境温度等影响因素考虑在内。但目前还没有一个绝对的再植时间限度,应根据具体情况,将各种影响因素综合起来考虑,作出正确的判断。过去曾有人提出"超过 6 小时以上就不能再植"的观点,经临床实践证明是错误的。有许多超过了 6 小时仍获得再植成功的病例。对经过低温保存的断足,再植的时限可以适当放宽。常温下缺血时间过长,组织已发生较明显的变性、坏死的肢体,强行再植可以危及生命,应视为禁忌。

(四)断足的局部伤情

再植的目的是为了恢复肢体的功能,绝非单纯为了存活,因此要求断离肢体必须有一定的完整性。对于较整齐的各个平面的切割性断足均为再植的适应证。如果组成肢体功能的重要组织如神经、血管、骨骼、肌肉等已经毁损,再植的足虽能保证成活,但接上的足不能发挥应有的功能,而是成为一个累赘,就不能再植。凡爆炸碾压伤,足破碎失去原有的形状,组织结果已完全破坏,显然是再植的禁忌证。有的断足有部分皮肤缺损不能用植皮修复时可采用远处的游离皮瓣移植修复再植。如果两断端破坏严重,清创时需要去除较多组织,再植后肢体过短,则失去了外形和

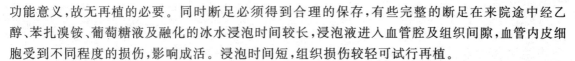

功能意义,故无再植的必要。同时断足必须得到合理的保存,有些完整的断足在来院途中经乙醇、苯扎溴铵、葡萄糖液及融化的冰水浸泡时间较长,浸泡液进入血管腔及组织间隙,血管内皮细胞受到不同程度的损伤,影响成活。浸泡时间短,组织损伤较轻可试行再植。

(五)技术条件

从事断足再植的手术医师需要经过专门训练,应具备丰富的专业知识和熟练的操作技巧,同时医院需有必备的手术设备条件。否则应迅速送到有条件的医院,避免或减少因技术等医源性原因造成的再植失败或再植成活后足无功能恢复等问题。

二、足踝离断再植

(一)足踝部离断再植手术方法

1.清创原则

做好细致准确和彻底的清创术是预防感染和保证手术成功的关键因素之一。清创要求较一般外伤更为严格,彻底的清创可以降低或消除肢体再植术后的炎症反应,从而提高再植肢体的成活率。彻底清创与保留肢体长度是矛盾统一的。为了保留肢体,就必须彻底清创,否则一旦发生感染,将危及肢体的成活,甚至危及生命。但也不应过多地去除可成活的组织,过度地缩短肢体,将影响功能,乃至丧失再植的意义。其具体清创过程如下。

(1)刷洗:用无菌毛刷蘸肥皂乳,分别刷洗离体足和伤肢3遍,每遍刷洗3~5分钟,然后用生理盐水冲洗干净,擦干。

(2)浸泡:将伤肢和离体足浸泡在0.1%苯扎溴铵液中5分钟,浸泡同时将创面污物、异物及血块去除。如创面污染严重者用3%过氧化氢溶液冲洗2遍,然后换0.1%苯扎溴铵液再浸泡5分钟。

(3)消毒:一般选择碘酒、乙醇或碘伏消毒,按先远端后近端的顺序消毒皮肤,然后铺无菌手术巾及手术单。

(4)创面清创。①皮肤:按一般原则洗净皮肤及伤口。环形切除皮缘,去除多少应根据伤情,撕脱或挫伤的皮肤应完全切除。②肌肉、肌腱:严重损伤的肌肉应予切除。肌腱较坚韧,多数为表面污染,切除要慎重,一般只切除断端末端。对不需缝合的肌腱如指浅屈肌腱,应多切除一些,以预防术后粘连。③神经:修复神经是恢复肢体功能的重要环节。不可轻易切除神经组织,以免影响对端吻合。神经一般也是表面污染,洗净后暂不切除伤部,待缝合时再决定去除多少。对挫伤未断的神经,慎勿切断,观察恢复或二期处理。④血管:在断肢的平面,根据解剖,找出拟吻合的动、静脉,只剪除污染较重部分,待吻合血管时再做进一步清创,用小动脉夹夹住断裂端或细线结扎、止血并作为标志。

2.断肢灌注

清创后再对断离肢体进行灌注。用肝素生理盐水,其效用如下。

(1)冲出代谢产物及小血管中的凝血块,有利于提高血管吻合效果和减少中毒现象。

(2)扩大痉挛关闭的小血管和毛细血管网,恢复毛细血管的虹吸作用。

(3)可以判断断肢血管网的流通情况。断肢血管正常时,灌注后凹陷的指(趾)腹很快饱满,静脉断端有回流液体。如断肢血管网受损,则灌注液体很快自断肢断面流出或不能注入。注意灌注压力要适当。

3.再植过程

原则上包括如下步骤。

(1)骨骼固定:骨骼内固定恢复骨支架,是软组织修复的基础。肢体离断后,软组织有一定回缩,加上清创中必须切除挫灭的组织,故骨骼相对较长,骨骼去除多少,主要考虑血管、神经的长度,应在吻合后无张力,肌肉、肌腱需要一定的张力,以及皮肤覆盖情况。在进行内固定前决定出骨骼缩短的合适长度。缩短过多,不仅影响负重和行走,而且妨碍安装假肢,但在发育期小儿例外,根据缩短情况以后可行骨骼阻滞或肢体延长术来矫正两侧下肢的不等长。经踝关节的离断,而关节软组织相对完好时,则不能短缩,因为关节没有破坏,能保留关节功能。通常这种关节离断都有关节面的严重损伤,关节功能不可能恢复,可考虑做关节融合。骨的固定原则:简便迅速,牢靠稳定。胫骨下段离断,可将两骨端咬成阶梯形,用1~2枚螺丝钉贯通固定,近关节处可用髓内钉经足底固定,或采用钢针交叉固定以及外固定架固定。

(2)肌肉及肌腱修复:肌肉及肌腱早期修复有利于功能恢复,足踝部的离断,应尽可能地一期修复跟腱与胫骨前后肌与踇长伸肌、趾长伸肌,有利于踝关节的稳定,使足在行走中有足够的推进力,肌肉及肌腱的修复根据离断不同部位决定。肌腹离断一般用丝线作褥式缝合;肌腱与肌腹交界处离断应先将远端肌腱缝合1~2针在肌腹中,然后再把肌腹包裹在肌腱上,用间断褥式方法缝合数针;肌腱断裂一般用5-0尼龙线在张力下采用横8字或Kessler缝合,肌腱对合后可在间断加针缝合,以充分对合、增加缝合强度和消灭粗糙面。

(3)血管修复:恢复血液循环是断肢再植中的重要环节,精细的血管吻合是再植手术成功的关键,应认真细致的吻合血管。缝合前先于手术野铺以清洁湿润纱布,以便放置针线等,以发现及防止纱布纤维脱落带入血管腔。将血管周围的软组织牵开,以显露两端对应、直径相等的血管。吻合血管前先修复血管深部及周围的软组织,减少血管的张力,并使之与骨骼隔离,同时消除血管周围的无效腔,形成良好的血管床。

1)吻合血管的顺序:一般是先吻合静脉,再吻合动脉,同时开放血管夹恢复血供。这样可以保持手术野清晰,减少渗血。当断足时间较长时,为了尽快得到血液供应,也可以先吻合动脉,开放血管夹,在动脉供血的情况下,再吻合静脉。在此情况下,必须备足全血,以免失血过多引起休克。

2)血管吻合比例:①动脉与静脉的比例,由于动脉腔内压力高,血流快,数量少;静脉的压力低,血流慢,数量多,且有淋巴系统与体液循环,因而保持了肢体的循环平衡。当足离断,血管的侧支循环被破坏,淋巴循环中断,故应尽可能多吻合静脉,保证动、静脉比例在1:2以上。②浅静脉与深静脉的比例,肢体静脉有许多瓣膜使血回流保持一定的方向。在踝以下,回流方向由深入浅,踝以上则由浅入深,而且浅静脉的口径比深静脉口径粗得多,所以,在踝平面离断时,主要是吻合浅静脉,如单纯吻合深静脉,血液的回流就会受到限制。因此,应尽可能地多吻合浅静脉,以保证静脉的回流。

3)血管的清创:在吻合血管前,必须认真地检查血管损伤情况,进一步进行清创。足离断多为钝器伤,血管损伤的范围往往较广,需剖开组织,充分游离血管,将损伤的血管彻底切除,直至正常,才能保证吻合后的血管通畅。血管是否损伤应从以下几点进行观察:正常血管外观呈粉红色,圆滑而有弹性。如血管呈暗红色,失去圆滑,显得松软者,表示血管有损伤;血管断口处冲洗后内膜无血凝块附着,内膜光滑、完整、呈白色,管腔内无絮状物漂浮,证明血管内膜无损伤;断裂的血管常有回缩,如血管呈缎带状松弛弯曲,说明血管系牵拉性损伤,多有较长段的内膜损伤;动脉断口用肝素灌洗时无阻力,冲洗液呈正常循环回流,开始为血性液体,以后呈澄清液,说明血管是通畅的。如果冲洗时有阻力,则说明远侧动脉、毛细血管床或静脉有损伤或阻塞,应找出原因及部位做相应处理。

4)血管吻合法：目前血管修复的方法有缝合法和非缝合法两类。缝合法分为连续缝合法、间断缝合法和套叠缝合法，其中间断缝合法最常用，可用于不同口径的血管，缝合时可达准确对合，不易引起狭窄，血管通畅率高，非缝合方法为齿环吻合、激光焊接及黏合法等，各有利弊，未能广泛应用于临床。

5)血管缺损的处理：断足常因挤压、挫裂伤引起，经清创后血管常有不同程度的缺损，往往进行骨清创缩短后，血管仍不能直接吻合者，可采用以下方法。①血管移位吻合：适用于踝关节与血管不在一个平面断裂者。如胫后动脉缺损不能直接缝合，而胫前动脉在较低位断裂，可取胫前动脉近端移位与胫后动脉远断端吻合。②自体静脉移植：静脉移植为血管缺损修复常用的方法，也是最理想的血管移植材料。取材方便，受区需要多长血管，就取多长的静脉，需要多大口径的血管，就取多大口径的静脉，常用的有大隐静脉、小隐静脉、头静脉、足或手背静脉。切取前必须检查静脉是否健康，凡有急、慢性炎症，曲张及位于瘢痕内的静脉不宜取用。③自体动脉移植：自体动脉移植后手术成功率高，抗感染力强，并能保持移植血管的滋养血管，从而减少移植后的退行性变化。离断的足有几条口径相当的动脉，因条件不能各自吻合时，可根据缺损的长度切取一段对足血供影响小而无损伤的动脉，移植修复一条主要的动脉，以保证这一条主要动脉的供血通畅。④神经修复：早期正确地修复神经及其分支是再植足功能恢复的基础，因此应尽量地一期修复。早期修复神经，解剖层次清楚，神经的形态和位置容易辨别，对一定的神经缺损可通过适当的游离、神经移位和缩短骨骼等方法达到对端缝合。对于足踝的再植，一般要求一期修复：腓浅神经、腓深神经、胫神经、隐神经。目前临床上有两种缝合法，即神经外膜缝合法和神经束膜缝合法。前者常用，但不论采用哪种缝合方法，要在显微镜下采用显微外科技术，切除损伤神经，达到准确对位，在无张力下缝合。⑤创面的闭合：断足再植必须早期创面闭合，不仅有助于成活，预防感染，减少瘢痕，还为后期恢复足的功能创造良好的条件。缝合时注意皮肤的张力，切勿过紧压迫静脉，影响静脉血流，对环形的皮肤创面做个斜行小切口，与原伤口呈60°～70°角，将皮肤与皮下组织掀起。作Z字形缝合。足部多为不整齐的伤口，缝合后不存在环形瘢痕压迫，可直接缝合。对于存在大块皮肤挫灭或缺损的创面可利用转移皮瓣、游离皮瓣移植或植皮等方法进行修复。⑥外固定方法选择：外固定主要目的是将再植足维持在稳定的位置，防止不适宜的活动刺激血管痉挛，影响血供。踝部离断再植应用后侧长腿石膏托将踝关节固定在90°，膝关节屈曲15°，并抬高患肢。

(二)再植术后处理及并发症的防治

1.再植足的保温与镇痛

术后患者安置在安静的房间，室温要保持在25 ℃左右，局部应用持续烤灯照射，避免寒冷刺激、疼痛、机械刺激及体位变动等可引起血管痉挛因素，可针对其原因给镇痛剂，加强制动。小儿易躁动不安，以亚冬眠或适当镇痛使其安静入睡。

2.禁止吸烟

香烟中有尼古丁烟碱，主动或被动吸入后可导致血管痉挛，即使吻合的血管已经愈合仍会发生痉挛导致足坏死。故禁止患者及室内人员吸烟。

3.密切观察全身情况

术后预防发生休克、中毒反应和急性肾衰竭，要注意体温、脉搏、呼吸、血压、尿量及神志变化。断足再植后发生休克多见两种情况：一种是受伤后出血多，血容量尚未补足；另一种是踝以上创伤重,缺血时间长或严重感染,毒素吸收所致中毒性休克。一旦发现就必须及时补充血容量、电解质,纠正休克及酸碱平衡。注意体位:一般将患肢保持在高于心脏平面,以利静脉回流,避免和减少患足肿胀。

4.密切观察患足血循环

定时检查了解再植足颜色、温度、张力、毛细血管充盈反应,动脉搏动及趾端小切口出血情况,必要时用多普勒检查患足动脉通畅情况。

5.解痉与抗凝药物应用

引起血管痉挛或血栓形成原因是多方面的,关键在于预防。常规注射罂粟碱 30 mg,妥拉唑啉 25 mg,每 6 小时 1 次;低分子右旋糖酐 500 mL,2 次/天;口服阿司匹林 0.1 g,3 次/天。如血管反复痉挛通血不良,可及时应用肝素 100 mg,1 次/天,连用 3 天。

6.伤口感染与出血处理

术后应预防性使用抗菌药,及时换药并不断清除坏死组织。出血原因多为术中止血不彻底,遗留小血管未结扎,吻合口漏血或伤口感染及过量应用抗凝剂造成,如不及时发现处理也可造成足坏死,甚至威胁到生命。可临时立即加压包扎或用止血带止血,或迅速送手术室探查处理血管。

（陈虎林）

第六章

脊柱疾病

第一节 椎间盘突出症

椎间盘突出症是临床上较为常见的脊柱疾病之一。主要是因为椎间盘各组成部分,尤其是髓核,发生不同程度的退行性病变后,在外界因素的作用下,椎间盘的纤维环破裂,髓核组织从破裂处突入椎管内,从而导致相邻的组织,如脊神经根和脊髓等受到刺激或压迫,产生颈、肩、腰腿痛,麻木等一系列临床症状。按发病部位分为颈椎间盘突出症、胸椎间盘突出症、腰椎间盘突出症。

一、颈椎间盘突出症

(一)概述

颈椎间盘突出症是椎间盘退变的一种病理过程,退变一开始就预示该节段稳定程度减弱。在外力作用下使纤维环破裂,导致突出的髓核之间引起颈髓受压,从而产生一系列临床症状。

(二)病因与病理

当颈椎间盘退变时,后侧纤维环部分损伤或断裂,在轻微外力下使颈椎过伸或过屈运动,前者致近侧椎骨向后移位,后者致近侧椎骨向前移位,使椎间盘纤维环突然承受较大的牵张力,导致其完全断裂,髓核组织从纤维环破裂处经后纵韧带突入椎管,压迫脊髓和神经根而产生相应症状和体征。

(三)临床表现

1.中央突出型

(1)症状:患者可出现不同程度的四肢无力,且下肢重于上肢,表现为步态不稳。严重时可出现四肢不完全性或完全性瘫痪,以及大小便功能障碍,表现为尿潴留和排便困难。

(2)体征:肢体肌张力增高,腱反射亢进,髌阵挛、踝阵挛,以及病理征可出现阳性;下肢肌力可有不同限度的下降;本体感觉受累,然而痛觉和温度觉很少丧失(表6-1)。

表 6-1 中央突出型颈椎间盘突出症的主要体征

椎间隙	受压神经	麻木区	疼痛区	肌力减退	腱反射
$C_{2\sim3}$	C_3	颈后部,尤其乳突周围	颈后部及乳突周围	无明显肌力减退	无改变

椎间隙	受压神经	麻木区	疼痛区	肌力减退	腱反射
$C_{3\sim4}$	C_4	颈后部	颈后部,沿肩胛提肌放射	无明显肌力减退	无改变
$C_{4\sim5}$	C_5	三角肌区	颈部侧方至肩部	三角肌	无改变
$C_{5\sim6}$	C_6	前臂桡侧和拇指	肩及肩胛内侧	肱二头肌,拇指及示指屈伸肌	肱二头肌反射改变或消失
$C_{6\sim7}$	C_7	示指,中指	肩内侧,胸大肌	肱三头肌	肱三头肌反射改变
$C_7\sim T_1$	C_8	前臂尺侧,环指,小指	上肢内侧,手掌尺侧,环指,小指	握力减退	反射正常

2.侧方突出型

(1)症状:患者后颈部疼痛,僵硬,活动受限,疼痛可放射至肩部或枕部;一侧上肢有疼痛和麻木感,但很少双侧同时发生;肌力改变不明显。在发作间歇期,患者可以毫无症状。

(2)体征:患者头颈部常处于僵直位,活动受限;病变节段相应椎旁压痛、叩痛。

(四)辅助检查

1.影像学检查

(1)X线检查:应拍摄颈椎正侧位片、双斜位片。读片时观察骨质情况,有无增生、畸形和陈旧骨折,颈椎序列是否正常,椎管是否狭窄,有无颈椎不稳定、半脱位等。颈椎退变多不严重,可有颈前屈消失或出现后凸,相应节段间盘高度可能下降。

(2)CT检查:根据临床表现及X线检查结果,可以选择颈椎数个节段进行CT扫描,CT扫描可以清楚地显示椎间盘突出的类型、骨赘形成与否,是否合并后纵韧带骨化和黄韧带骨化,小关节突的增生肥大程度,以及椎管形态的改变。

(3)MRI检查:对颈椎间盘突出症的诊断具有重要价值,其准确率明显高于CT检查。MRI检查可直接显示颈椎间盘突出的部位、类型,以及颈髓和神经根的受损程度。在MRI片上可直接观察到椎间盘向后突入椎管内,椎间盘突出成分与残余髓核的信号强度基本一致。中央型突出者,在MRI上可见椎间盘从后方中央部位呈团块状突出,压迫颈髓前方,受压颈髓弯曲变扁及向后移位,并且受压部位的颈髓信号异常;侧方型突出者,在MRI上椎间盘从后外侧呈块状或碎片状突出,压迫颈髓前外侧,受压颈髓信号改变,神经根向后外侧移位或消失。

2.特殊试验

(1)臂丛牵拉试验:一手扶持颈部做对抗,另一手将患肢外展,反向牵拉,若有患侧上肢放射痛或麻木则为阳性。

(2)压颈试验:即椎间孔挤压试验,患者头略后仰或偏向患侧,用手向下压迫头部,患侧上肢出现放射痛为阳性。

(五)诊断

颈椎间盘突出症通过典型的临床表现和影像学检查,诊断即可确立。

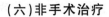

(六)非手术治疗

依据患者的临床症状、体征和影像学表现等决定治疗方案。对于神经根压迫症状为主者,先采取非手术治疗,包括适当卧床休息、颈部牵引、颈围保护、理疗或药物治疗等。若非手术治疗无效,疼痛加重,甚至出现肌肉瘫痪等症状时,再行手术治疗。

1.颈部牵引

牵引可促进神经肌肉组织水肿和炎症吸收,改善和恢复颈椎的生理曲度,降低椎间盘内压,有利于恢复并重建颈椎生物力学的平衡。

患者可采取坐位或卧位,用四头带牵引。重量从轻到重,一般开始为 1.5～2.0 kg,以后逐渐增至 4.0～5.0 kg,每次牵引 1～2 小时,每天 2 次,2 周为 1 个疗程。在牵引过程中如有不良或不适反应,应暂停牵引。牵引疗法主要适用于侧方型颈椎间盘突出症,中央型颈椎间盘突出症患者也可选用。在牵引过程中,切忌使头颈过度前屈,此种体位有可能引起后突的髓核对脊髓前中央动脉加重压迫而使病情恶化,如有不良或不适反应,则应暂停牵引。

2.颈围保护

用一般简易的颈围保护可限制颈部过度活动,增加颈部的支撑作用和减轻椎间隙内压力。在颈部牵引后症状缓解者或者颈椎手术后,应用颈围保护,有利于病情恢复。

3.理疗和按摩

理疗方法中蜡疗和氢离子透入疗法较好,对轻型患者可选择应用;按摩疗法对一部分患者有效,如操作不当或病理改变特殊,反而会加重症状,甚至引起瘫痪,因此按摩疗法应慎用。

4.药物治疗

患者可适当应用抗炎镇痛药和活血化瘀中药,对缓解病情有一定作用。抗炎镇痛药物,如双氯芬酸钠等;中药如复方丹参,患者可以服用,症状明显者也可选择静脉滴注。

(七)手术治疗

1.ACDF

ACDF 能够在直视下有效解除病变节段椎间盘对后方脊髓和神经的压迫,减压后采用自体骨、异体骨等进行融合。对 ACDF 术中植骨融合方式的回顾性研究显示,使用钛网能够有效避免供区并发症,并获得较高的植骨融合率,但需进一步优化钛网结构以避免椎体塌陷的风险。ACDF 的相关并发症主要有邻近节段的退行性改变、植骨不融合、颈部僵硬、吞咽困难和假关节形成等,术后邻近节段退变率达 35.2%,并认为高龄和术前节段性脊柱前凸是术后邻近节段退变的危险因素。ACDF 的手术操作具体如下。

(1)确定手术节段:颈前路暴露完成后,使用定位针置入椎间隙上方或下方的椎体后透视来定位手术节段。不建议用定位针穿刺椎间盘来定位手术节段,因为穿刺会导致椎间盘医源性损伤从而加速退变。

(2)放置牵开器:确定手术节段后,由内向外钝性分离两侧颈长肌至钩突水平,使用双极电凝止血,分离头尾至邻近椎体中部。将自动牵开器或拉钩的叶片放在颈长肌深部,并进行撑开。对于多节段手术,每完成一个椎间盘切除,取出牵开器重新安放。

(3)椎间隙减压:充分暴露椎体和椎间盘后,咬骨钳咬除椎体前方骨赘。在拟切除的椎间盘上下椎体中线处植入 Caspar 螺钉。Caspar 撑开器轻微撑开椎间隙。尖刀片切开椎间盘,刮匙刮除椎间盘。椎板咬骨钳或高速磨钻去除头侧椎体前方唇样部分,可为后方结构的暴露和操作提供更好的视野。完全去除椎间盘及软骨终板,高速磨钻或 1～2 mm 椎板咬骨钳去除椎体后方骨赘，暴露后纵韧带。高速磨钻对钩突内侧进行打磨，小刮匙或 $1\sim2$ mm 椎板咬骨钳咬除残余骨赘，紧贴钩突进入椎间孔，进行椎间孔减压。

（4）去除或切开后纵韧带：识别后纵韧带间裂缝，神经探钩从裂缝进入，分离后纵韧带和硬膜囊间隙。使用 $1\sim2$ mm 椎板咬骨钳沿椎间隙上下边缘从中间向两侧咬除后纵韧带。如后纵韧带增厚或椎板咬骨钳咬除困难，可使用带槽的神经探钩从后纵韧带裂缝插入，旋转 $90°$并提起后纵韧带，使用尖刀沿探钩槽切断后纵韧带后，暴露硬膜囊腹侧。

（5）植入椎间融合器或髂骨块：轻微撑开椎间隙，选用合适大小的试模轻轻锤入椎间隙，紧密匹配即可确定融合器型号或植骨块大小。植入融合器或植骨块，植入物最佳位置是较椎体表面深 2 mm，去除 Caspar 撑开器和螺钉。

（6）颈椎前方钛板内固定：植入融合器后，去除 Caspar 螺钉，安放前路钛板。预弯钛板后平放椎体前方正中。在满足上下椎体螺钉固定的基础上，选择最短的钛板以避免影响邻近节段。螺钉一般内斜成角，避免损伤神经根和椎动脉。

（7）关闭切口：彻底止血后，椎体前方放置引流管，颈阔肌上方的筋膜用可吸收线间断缝合，皮肤用可吸收缝线连续皮内缝合。

2.颈椎前路椎体次全切除植骨融合内固定术

颈椎前路椎体次全切除植骨融合内固定术（anterior cervical corpectomy and fusion，ACCF）是通过对椎体的次全切除来获得更清晰的视野和更充分的减压效果。有学者认为 ACCF 适用于压迫来自前方>2 个节段的局限性颈椎管狭窄患者。ACCF 术中出血量较 ACDF 术大，手术时间比 ACDF 术耗时短，但临床疗效无明显差异。ACCF 术后并发症与 ACDF 相似，常见的有植骨不融合、声音嘶哑、吞咽困难和 C_5 神经根麻痹等，但由于固定节段较长，ACCF 内固定移位的风险更大。ACCF 的手术操作具体如下。

（1）切口、显露及定位：对于施行术中复位者，多采用颈前路右侧斜行切口，此切口视野开阔、切口松弛、利于术中牵拉。单纯行前路减压者，则可以采用颈前路右侧横切口，此切口疤痕较小，术后外观较好。切口长度一般为 $3\sim5$ cm。

切开皮肤和皮下组织，切断颈阔肌，止血后在颈阔肌深面做钝性和锐性分离，上下各 $2\sim3$ cm，扩大纵向显露范围。胸锁乳突肌内侧缘与颈内脏鞘之间较宽松，是理想的手术入路。

确定颈动脉鞘和颈内脏鞘，用有齿长镊提起胸锁乳突肌内侧与颈内脏鞘之间联合筋膜并剪开，并沿其间隙分别向上下方向扩大剪开。该部为一疏松的结缔组织，很容易分离。于颈内脏鞘外侧可见肩胛舌骨肌，可从其内侧直接暴露，也可从其外侧进入。术中以示指沿已分开的间隙做钝性松解，再轻轻向深部分离抵达椎体和椎间盘前部。当甲状腺上动脉显露时，在其上方可见喉上神经。如未见到，也不必探查和游离，以免损伤。颈内脏鞘和颈动脉鞘分离后用拉钩将气管、食管向中线牵拉，颈动脉鞘稍向右侧牵拉，即可抵达椎体和椎间盘前间隙。用长镊子提起椎前筋膜后逐层剪开，然后纵行分离此层筋膜，向上下逐渐扩大暴露椎体和椎间隙，通常为 1 个或 2 个椎间盘。两侧分离以不超过颈长肌内侧缘$2\sim3$ mm 为宜，若向侧方过大分离则有可能损伤横突孔中穿行的椎动脉及交感神经丛。

新鲜颈椎外伤有椎体骨折或前纵韧带损伤者，凭直观观察即可定位。对陈旧骨折或单纯椎间盘损伤者，直视下有时难以分辨，最可靠的方法是以注射针头去除尖端保留 1.5 cm 长度，插入椎间盘，拍摄全颈椎侧位 X 线片，根据 X 线片或 C 型臂机透视定位。

（2）撑开椎体：目前应用较多的颈椎椎体撑开器。于病椎上下位椎体中央分别拧入撑开器螺钉,在撑开螺钉上套入撑开器,向上下两端撑开。撑开椎体有利于使损伤的椎体、椎间盘高度恢复,减轻对脊髓的压迫,并在行椎体切除时有利于操作。

(3)减压:确定骨折椎体的上下方椎间盘,用尖刀切开纤维环,髓核钳取出破碎的椎间盘组织。用三关节咬骨钳咬除骨折椎体的前皮质骨和大部分松质骨。接近椎体后缘时暂停,先用刮匙将椎间盘和终板全部刮除,用神经剥离子分离出椎体后缘与后纵韧带间的间隙,伸入薄型冲击式咬骨钳逐步将椎体后皮质骨咬除,此时形成一个长方形的减压槽,可见后纵韧带膨起。小心地用冲击式咬骨钳或刮匙将减压槽底边扩大,将致压物彻底切除。如后纵韧带有瘢痕形成,可在直视下用神经剥离子或后纵韧带钩钩住后纵韧带,用尖刀将后纵韧带逐步进行切除,完成减压。

(4)植骨:调整椎体撑开器撑开的高度,使颈椎前柱的高度恢复正常。于髂嵴处凿取一长方形植骨块,修整后植入减压槽,松开椎体撑开器,使植骨块嵌紧,完成植骨。也可选用直径10 mm或12 mm的钛质网笼修剪成长度与减压区高度相符,将椎体切除所获的松质骨填塞于钛质网笼内植于减压区内,避免切取髂骨给患者带来的痛苦,以及可能发生的并发症。

(5)固定:采用钛网植骨者,应使用颈椎前路钢板固定。钢板固定可使颈椎取得即刻稳定性,便于术后护理和尽早恢复工作。同时内固定的使用有利于植骨块的愈合,并在愈合的过程中维持椎体的高度,避免植骨块在愈合的爬行替代过程中塌陷,从而造成颈椎弧度消失。

(6)缝合切口:用生理盐水反复冲洗创口,缝合颈前筋膜,放置半管引流条1根,逐层缝合关闭切口。

3.人工颈椎间盘置换术

人工颈椎间盘置换术(cervical artificial disc replacement,CADR)是在经前路减压的同时,通过植入人工椎间盘假体,维持颈椎活动度的一种术式。人工颈椎间盘置换术能够保留手术节段的活动度,理论上能够避免或大幅度减小对邻近节段的不良影响,减少术后邻近节段退变的发生。与 ACDF 相比,CADR 的优势在于人工椎间盘假体的植入能够最大限度地保留手术节段的活动度和椎间隙高度,有利于维持颈椎的生物力学特征,CADR 也存在一些后遗症,如假体移动、异位骨化等。CADR 的手术操作具体如下。

(1)手术入路:采用标准前外侧入路。确认颈椎解剖位置,在病变节段对应体表行皮肤横行切口。$C_3 \sim C_4$ 节段在下颌骨下方两横指,舌骨水平;$C_4 \sim C_5$ 节段在甲状软骨水平;$C_5 \sim C_6$ 节段在环状软骨水平;$C_6 \sim C_7$ 节段在锁骨向上 2 横指水平。逐渐剥离皮下组织并切开颈阔肌,向两边分离以显露颈浅筋膜。切开浅筋膜,由胸骨舌骨肌、肩胛舌骨肌之间钝性分离筋膜组织,小心用手指分离至椎前筋膜。将内脏鞘、血管鞘分别向内外侧牵拉,显露至椎前。

(2)节段定位及中线确认:手术节段显露清楚并经术中透视确认手术节段后,切除椎体前方骨赘。通过局部解剖学标志如两侧颈长肌连线的中点或两侧钩突连线的中点来大致确定中线位置。

(3)椎间盘切除减压与终板准备:切除前方及后方的骨赘时注意剩余骨面应保持与终板向平行,充分保留人工椎间盘假体与上下椎体的骨性接触面。使用合适大小的柱形磨钻和骨锉处理骨性终板,保持上下终板相平行,尤其要注意凹形的上邻近终板需要打磨相对平整,避免在终板的中心部分残留软骨终板。切除或松解后纵韧带,以便于平行撑开椎间隙,以及探查引起颈椎管狭窄和神经根受压的后方骨赘。切除椎体后缘骨赘,以及突出的椎间盘组织。行椎间隙手术操作时要防止过度撑开。彻底冲洗椎间隙骨屑,近椎间孔处出血可用双极电凝与吸收性明胶海绵彻底止血,椎体后缘渗血处应用骨蜡仔细止血,以尽量减少术后异位骨化发生

(4)放置人工椎间盘试模:参考术前 X 线检查和 CT 检查结果选择大小合适的椎间盘试模,根据椎体撑开钉的位置确定椎间盘试模是否沿中线植入。试模前端的 4 个凸起需与椎体前缘紧密接触无空隙。

术中进行透视:①矢状面透视确认所选用的试模具备需要的椎间隙高度,与相邻椎间隙相比不应过度撑开;试模的中心线位于椎体的矢状面中线上;通过试模后缘与椎体后缘的距离选择合适大小的假体,以确保假体后缘与椎体后缘尽可能平齐,以减少异位骨化发生;椎体终板与试模表面接触良好。②前后位透视确认椎间盘试模位于椎体腹侧正中线上,椎体终板与试模表面之间接触良好。

(5)终板骨槽的制备:选择相应大小的导向器来制备终板上的孔道。轻轻将导向器敲入目标椎间隙,确保导向器位于椎体的中线。导向器的前缘与椎体前缘相贴合,将钻头和手柄连接,并插入导向器。在终板上钻第一个孔,确保导向器位置不变,旋出钻头,在孔道中放入临时定位针,在对角的位置钻第二个孔,放入第二枚临时定位针,同样完成第三和第四孔。取出定位针和导向器,检查终板上的孔道是否平行且位置完好。

将切割器的 4 个刀刃沿着 4 个孔道轻轻敲入,直至前端的限深器抵住椎体前缘。利用延长杆移出切割器,完成终板骨槽制备。

(6)假体植入:取出相应型号的假体,并装配至手柄。假体植入前先确认假体方向,球状面在上。沿已切割好的 4 条骨槽插入假体,轻轻敲击直至假体前缘 4 个凸起与椎体前缘贴合。当假体就位后,解除椎体撑开器上的撑开力。假体植入时应力度适,避免在植入时过度敲击而损伤脊髓。

假体植入后,再次进行透视以确认植入位置:透视矢状面影像确认假体定位于椎体矢状面中线上椎体终板与假体之间贴合良好,假体上 4 条固定嵴与椎体终板相结合;透视前后位影像确认假体位于腹侧中线上,椎体终板与假体之间对合良好。

(7)关闭切口:冲洗切口,彻底止血,放置负压引流管,分层关闭切口。

二、胸椎间盘突出症

(一)概述

胸椎间盘突出症在临床上并不多见,尤其是症状性胸椎间盘突出症,其发病率占整个脊柱所有椎间盘突出症的 0.25%～0.75%。胸椎的生理性后凸使硬膜外间隙变小,较小的椎间盘突出即可产生压迫,T_{11}、T_{12} 水平腰膨大存在硬膜外间隙变小也易出现症状。

(二)病因与病理

退行性变是胸椎间盘突出症的主要原因,除姿势不正、被迫体位持续过久等因素外,各种外伤也可引起胸椎间盘突出。胸椎管管径小,基本被脊髓占满,以及该段脊髓的血供不丰富等特点使胸髓容易受到损伤。

(三)临床表现

1.症状

患者的一般症状主要表现为椎旁肌紧张,严重者呈强直状,脊柱可有轻度侧凸及椎节局限性疼痛、压痛及叩痛。由机械性因素导致的胸椎间盘突出,患者可表现为卧床休息后疼痛减轻,活动后则症状加剧。急性胸椎间盘突出时,可产生有胸膜炎症状特点的疼痛。椎间盘突出挤压根管神经出口处的脊神经根,可引起肋间肩胛带疼痛高位胸椎间盘突出导致霍纳综合征。当椎间

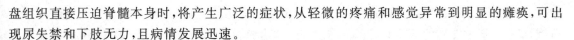

盘组织直接压迫脊髓本身时,将产生广泛的症状,从轻微的疼痛和感觉异常到明显的瘫痪,可出现尿失禁和下肢无力,且病情发展迅速。

同时,患者可有括约肌功能紊乱、大小便及性功能障碍,亦可出现神经营养障碍,下肢常有久治不愈的慢性溃疡等。有时,患者可被误诊为神经官能症或癔症而长期误治。

2.体征

胸椎间盘突出症患者的体征存在很大差异。与受压节段平面一致的感觉障碍,肌无力通常呈双侧性,且可伴有长束体征(如阵挛或巴宾斯基征阳性等)。胸椎间盘硬膜内突出患者通常出现严重的神经症状,如截瘫。脊髓后柱的功能受累较轻,大多能保留,这是因为脊髓被挤压部位在脊髓前柱,但病变后期脊髓后柱亦可同时受压而引起完全性瘫痪。

(四)辅助检查

1.X线检查

X线检查以胸椎常规的正位片和侧位片为首选,能显示出胸椎退变、突入椎管的骨赘及椎管狭窄的影像,但轻度椎管狭窄及韧带骨化不易显示,故X线检查对确诊无决定作用,但可排除脊柱肿瘤、脊柱结核等疾病。

2.CT检查

CT检查对突入椎管的骨赘及后纵韧带骨化的显示特别清楚,还能清楚显示椎弓根、关节突及其组成的椎间孔,但对多节段胸椎间盘突出及合并胸椎黄韧带骨化者易漏诊。

3.MRI检查

凡疑本病者,均应及早行MRI检查,可排除椎体肿瘤、结核等疾病。MRI检查为无侵害检查,在轴位、矢状位上可建立清晰的立体概念,显示突出物的位置与周围结构的关系。MRI检查是目前诊断胸椎椎间盘突出症最理想的方法。

4.脊髓造影检查

用大剂量水溶性造影剂行脊髓造影术的同时用CT检查,是一种更准确地优良诊断方法。如不先行脊髓造影,而直接用CT检查,将会弄错受损脊髓的准确节段。但目前大多数学者均认为此种损伤性检查应被MRI检查取代,因其也是一种纵向观察估测整个胸椎椎管的方法。

(五)诊断

结合患者的临床表现及影像学检查,即可诊断胸椎间盘突出症。

(六)非手术治疗

非手术治疗主要适用于轻型患者,尤其是年迈体弱、髓核已经钙化或骨化无再移位发展可能者,主要措施包括休息、胸部制动,避免过度负重,非甾体抗炎药以控制疼痛,以及理疗等对症治疗。

(七)手术治疗

1.侧前方入路胸椎间盘切除术

标准的开胸手术入路,可以安全地暴露 $T_{5\sim12}$ 椎体。患者侧卧位,皮肤切口水平取决于椎间盘突出的位置和所需手术暴露范围,通常切口的肋骨平面比所选椎体水平的高2个节段。皮肤切口起自椎旁肌肉的外侧缘,沿着肋骨延伸 7.62～10.20 cm,用电刀切开肋骨的外层骨膜,并用骨膜剥离器剥离,剥离时用 Doyen 剥离器或弯头骨膜剥离器将肋骨完全剥离,剪断肋骨。

切除的肋骨保存,用于椎体间植骨。沿肋骨下缘切开胸,避免肋间或肋下血管神经丛的损伤。将肺挤压向内,用肋骨钳牵开上下肋骨,用组织剪切开胸膜壁层,显露前突的椎间盘及位于椎体中央的椎间节段血管。将切开的胸膜壁层分别推向前和向后,在神经根管的前方结扎节段血管,以避免影响脊髓的营养血管。椎体后部分软组织和结扎的节段血管,用 Cobb 剥离器垫入纱布推向后方,显露肋骨近端。残余部分肋骨在肋横突关节和肋椎关节离断。这样将更好地显露后外侧椎间盘及椎体后缘和椎弓根,可以在椎间孔处看见神经血管丛。

沿终板处切开椎间盘前方到髓核脱垂处,用垂体咬钳咬除椎间盘组织,用刮匙进一步刮除椎间盘直至上下终板,向后到终板的后缘,这样可以产生一个空间,供反角刮匙刮除突出的间盘组织。反角刮匙将椎管内的椎间盘组织刮回至终板后方的空隙里,接着用垂体咬钳去除椎体后缘的椎间盘组织,一直可以到达中线。有时胸椎的椎间隙非常窄,这样可以进一步切除前方的椎间盘和邻近终板,以改善手术显露。切除后纵韧带和后方纤维环,可以更好地显露硬膜,这一步骤非常重要。同时可以在直视下检查是否足够减压。用这一手术方法可以暴露椎管的前方,甚至到对侧。

如果切除椎间盘组织较多,局部可留有一腔,此时可用开胸时切除的肋骨填充。将肋骨条放入椎体或终板沟槽内,连续缝合胸膜壁层。清理胸腔内积血后,留置胸管,关胸,关闭伤口,胸腔闭式引流。

2.侧后方入路经肋横突关节椎间盘切除术

患者气管内插管、全身麻醉后,取侧卧位,患侧朝上,对侧胸部垫枕。根据胸椎间盘突出症的突出节段不同,所取皮肤切口略有变化。通常为脊后正中线旁开 2～3 cm 的纵向切口;若突出节段在 T_7 以上,其切口远端应拐向肩胛骨的下缘顶点并向前上。

使用电刀切开上方的斜方肌和菱形肌,切开下方的斜方肌外侧缘及背阔肌内侧缘,此时便可见到清晰的肋骨。将椎旁肌牵向背侧进而显露肋横突关节和横突。切开肋骨骨膜,并沿其走向行骨膜下剥离接近肋横突关节处。切断肋横突间的前、后韧带,然后将该段肋骨和横突分别予以切除。

上述操作始终在胸膜外进行。通常需在椎体水平结扎肋间血管,并可借助肋间神经的走行来确定椎间孔的位置。撑开器撑开肋骨,用"花生米"或骨膜起子将胸膜壁层及椎前筋膜推开,使用拉钩将胸膜和肺牵向前侧,显露出椎体的侧方。将椎旁肌向背侧进一步剥开,显露出同侧的椎板。将同一侧椎板、关节突切除后,即可显露出突向外侧或极外侧的椎间盘,小心剥离硬脊膜与突出椎间盘之间的粘连,切除突出的椎间盘组织。冲洗伤口后,用吸收性明胶海绵覆盖硬脊膜囊。最后留置伤口负压引流管,按常规方法逐层关闭伤口。

三、腰椎间盘突出症

(一)概述

腰椎间盘突出症是指腰椎间盘发生退行性改变以后,在外力作用下,纤维环部分或全部破裂,单独或者连同髓核、软骨板向外突出,刺激或压迫脊神经脊膜支和神经根引起的以腰腿痛为主要症状的一种病变。腰椎间盘突出症是骨科的常见病和多发病,是引起腰腿痛的最常见原因。

(二)病因与病理

腰椎间盘突出症常发生在椎间盘后外侧缘,此部位纤维环最薄弱,并且后纵韧带支持较少,而在椎间盘前缘和前外侧缘有前纵韧带限制椎间盘突出,椎间盘后侧中央部分被后纵韧带限制,也很少发生椎间盘突出。腰椎间盘突出症的发生主要与以下因素相关。

1.外伤

青少年个体发生腰椎间盘突出症的重要因素。

2.职业

重体力劳动从业者、汽车和拖拉机驾驶员等。

3.妊娠

该时期女性腰痛的发生率明显高于非妊娠期女性。

4.遗传因素

较多研究显示腰椎间盘突出症存在家族聚集发病及种族患病差异。

5.先天性发育异常

如腰椎骶化、骶椎腰化,以及关节突不对称,使下腰部应力异常,易致椎间盘旋转撕裂。

(三)临床表现

1.症状

(1)腰痛和坐骨神经痛:腰椎间盘突出最常见的症状。一般先有腰痛,若干时间后产生坐骨神经痛。也有人在一次外伤时立即产生腰痛及腿痛。疼痛一般比较剧烈,性质常为放射性神经根痛,部位为腰骶部、臀后部、大腿外侧、小腿外侧、足跟部、足背或足趾。弯腰、咳嗽、打喷嚏、排便等增加腹腔压力的动作均可诱发或加重坐骨神经痛。症状以单侧为多,有时会转向对侧即双侧均有症状,严重者可出现排尿困难及鞍区感觉消失,双足麻痹。症状往往经休息后缓解,时轻时重,但往往缓解间隔期逐渐变短而疼痛则逐渐加剧。少数患者一开始即表现为腿痛而无腰痛。

(2)马尾综合征:中央型的腰椎间盘突出可压迫马尾神经,出现大小便障碍,鞍区感觉异常,急性发病时应作为急症手术的指征。

2.体征

(1)腰部活动受限:腰肌有保护性痉挛,患者腰部僵硬,各个方向活动不便,上下床和坐起均感困难。在做腰后伸动作时疼痛加重,可解释为腰后伸将突出物挤向椎管,加上黄韧带松弛前突,对神经根压迫作用增加。

(2)脊柱侧凸:大多数患者偏向健侧,少数偏向患侧。一般认为这与突出物和神经根相对位置有关,如突出物在神经根的外上方时弯向健侧,而在内下方时弯向患侧,其原因是机体设法避开突出物对神经根的压迫。

(3)感觉异常:受压神经根支配的皮肤节段会出现感觉的变化,先为感觉过敏,后为感觉迟钝或消失,L_5神经根受压感觉变化在小腿外侧及足背,而S_1神经根受压时在小趾及足外侧。

(4)反射异常:根据受累神经不同,患者常出现相应的反射异常,踝反射减弱或消失表示S_1神经根受累,$S_3 \sim S_5$马尾神经受压则为肛门括约肌张力下降及肛门反射减弱或消失。

(四)辅助检查

1.影像学检查

(1)X线检查:通常作为常规检查。一般拍摄腰椎正、侧位片,若怀疑腰椎不稳可以加照屈、伸动力位片和双斜位片。腰椎间盘突出症的患者,其腰椎X线检查的表现可以完全正常。在正位片上可见腰椎侧凸,在侧位片上可见生理性前凸减少或消失,椎间隙狭窄。还可以看到纤维环钙化、骨质增生、关节突肥大、硬化等表现。

(2)CT检查:能更好地显示脊柱骨性结构的细节。腰椎间盘突出症的CT表现有椎间盘后缘变形突出、硬脊膜囊受压变形、硬膜外脂肪移位、硬膜外间隙中软组织密度影及神经根受压移位等,还能观察椎间小关节和黄韧带的情况。

(3)MRI检查:可以全面地观察各椎间盘退变情况,也可以了解髓核突出的程度和位置,并鉴别是否存在椎管内其他占位性病变。在读片时需注意矢状位片和横断面片要对比观察,方能准确定位。

(4)造影检查:脊髓造影、硬膜外造影、椎间盘造影等方法可间接显示有无椎间盘突出及程度。由于这些方法为有创操作,所以目前在临床应用较少,一般的诊断方法不能明确时才慎重进行。

(5)肌电图检查:有助于判断受累神经根,排除、鉴别周围神经卡压等相关疾病。

2.特殊试验

(1)直腿抬高试验:患者取仰卧位,伸膝,被动抬高患肢,正常人神经根有4 mm的滑动度,下肢抬高到60°~70°开始感到腘窝不适,本症患者神经根受压或粘连使滑动度减少或消失,抬高在60°以内即可出现坐骨神经痛,为直腿抬高试验阳性。

(2)直腿抬高加强试验:在直腿抬高试验阳性时,缓慢降低患肢高度,待放射痛消失,再被动背屈踝关节以牵拉坐骨神经,如又出现放射痛,称为直腿抬高加强试验阳性。

(3)股神经牵拉试验:患者取俯卧位,患肢膝关节完全伸直。检查者将伸直的下肢高抬,使髋关节处于过伸位;当过伸到一定程度出现大腿前方股神经分布区域疼痛时,则为阳性。此试验主要用于检查 $L_{2\sim3}$ 和 $L_{3\sim4}$ 椎间盘突出的患者。

(五)诊断

根据患者症状、体征及影像学表现,一般腰椎间盘突出症的诊断不难。尤其通过 MRI 检查确诊率相当高。

(六)非手术治疗

绝大多数初次发病的腰椎间盘突出症患者可以通过保守治疗获得较好的临床疗效。常用的保守治疗措施包括卧床休息、腰椎牵引、物理治疗、口服非甾体抗炎药,以及针灸疗法等缓解症状。如果疼痛特别剧烈,也可以考虑静脉点滴甘露醇、小剂量激素等进行治疗。

(七)手术治疗

1.后路"开窗"式腰椎间盘髓核摘除术

(1)切口:取下腰背后正中切口,以术前定位标志为中心,一般长 3~5 cm,若为多节段椎间盘突出可酌情延长切口。切开皮肤及腰背筋膜后,沿棘突的患侧切开韧带及肌腱,估摸下将骶棘肌从椎板上剥离。

(2)显露椎板:软组织剥离后用椎板拉钩显露椎板,若需显露两侧椎板,可用 2 个椎板拉构或自动撑开器牵开肌肉暴露。椎板拉钩的尖端应固定在小关节突的外侧,依靠杠杆力量将肌肉牵开,显露椎板的同时也将关节突显露。

(3)黄韧带切除:根据术前定位,确认相应椎间隙的上下椎板,椎板间韧带即为黄韧带,黄韧带占椎管后壁 3/4,位于 2 个相邻椎板之间。远端附于下一椎板的上缘,并向外延伸到此椎骨上关节突的前上方参与关节突关节囊的组成;近端附于上一椎板前面的中下 1/3 至中下 1/2 前面,向外延伸至下关节突构成关节突关节囊的组成部分;外侧缘游离,构成椎间孔的后界。正常黄韧带厚度<4 mm,在椎间盘突出或并有椎管狭窄时,黄韧带厚度可达 8~10 mm。

(4)椎板骨窗的扩大:黄韧带切除的过程即为椎板开窗的过程,根据手术显露的需要还要咬除上、下椎板边缘,以扩大骨窗。椎板位置较浅,可用椎板咬骨钳扩大骨窗。位置较深的部位,亦可用骨凿。因突出的椎间盘在关节突关节前方,故骨窗向外侧扩大不够,常会加大寻找突出椎间盘的难度。充分暴露可避免当向内牵拉神经根或硬膜囊时受到的过度牵拉,同时也起到扩大神经根管的作用,可使神经根得到充分减压。

(5)神经根的显露:当上、下椎板边缘和黄韧带切除后,即可见到椎管内的硬膜囊。用神经剥离器沿硬膜囊向近端探查神经根自硬膜囊发出的神经根袖部分,找到神经根的起点,然后向远端观察神经根的走向。寻找及分离神经根过程中应注意与突出的椎间盘组织的关系。

(6)显露椎间盘、切除髓核:用神经拉钩将神经根及硬膜囊牵向中线,牵引力度要适中,定时放松。用神经剥离子将椎间盘表面的薄层纤维组织剥离开,可见突出的椎间盘。在其周缘的椎管内静脉丛用棉片保护好,避免损伤出血而影响手术操作。若椎间盘突出较大时,因粘连难以将神经根分离牵拉至内侧,应把突出物与神经根和硬膜的粘连分离后,先行部分摘除,再做牵引。

摘除髓核时必须将硬膜囊、神经根保护好,突出的椎间盘完全暴露。当后纵韧带未破时可用尖刀在隆起处周围做环形或十字切开。若椎间隙内压力大时,髓核可自行脱出一部分,用髓核钳将其取出,残余在间隙内的髓核用髓核钳取出。使用髓核钳时应合拢钳口插入椎间盘内,抽出时同样要合拢钳口,以免伤及神经。

髓核取出后,应用冷生理盐水反复冲洗椎间隙及切口,对椎管内静脉出血可用吸收性明胶海棉压迫止血。术后用过氧化氢冲洗,可起清洁及加强止血作用。最后逐层缝合切口。如切口小,软组织分离有限,椎板咬除少,出血少,则术口可不放引流管。

2.经皮内镜下腰椎髓核摘除技术

(1)体表定位:用克氏针标记进针路线。椎间盘突出在 $L_{2\sim3}$ 和 $L_{3\sim4}$ 水平,选择在旁开中线10 cm进入。椎间盘突出在 $L_{4\sim5}$ 和 $L_5\sim S_1$ 水平,选择在旁开中线12~14 cm进入。实际的旁开距离还需要依患者的身体大小和肥胖程度做适当调整。对向下掉的髓核,进入点要偏向头侧和外侧。

(2)放置导丝:用锋利的小手术刀在进针点皮肤切开1个约8 mm的切口。沿着导丝向小关节方向插入导杆。在导杆外沿着导杆逐级放套管向外扩张软组织。

(3)扩椎间孔:骨钻套在套管的外边,沿着套管放置骨钻,去掉小关节远端增生的骨质,扩大椎间孔。使用骨钻时,用C型臂从前后和侧面确定器械和骨钻顶端的位置,骨钻的最前端不能超过中线,以避免刺激或损伤神经。

(4)放置工作套管:独特设计的套管顶端可以保护神经根免遭损伤,用C型臂确定工作套管放置的位置。正确的位置应该是放在神经根下方,椎间盘水平,顶端正好在中线,开口朝向突出的髓核。

(5)放置椎间孔镜:连接椎间孔镜到光源和摄像机。打开光源,调节白平衡,达到最佳彩色效果。把椎间孔镜放入工作套管。调节合适的水流量和压力对取得良好效果很重要。

(6)椎间盘及神经根减压:在整个手术过程中患者必须保持清醒和配合。有完整的椎间盘摘除器械,如神经探子、神经钩、神经提拉器、抓钳、咬钳、打孔器、切割器等,这些器械可以通过椎间孔镜的工作通道操作。

(7)应用双击射频:摘除髓核组织后,采用独特设计的可伸屈和转向的射频双极电极可以通过椎间孔镜的工作通道达到工作区域用于止血、消融髓核,以及通过组织收缩的作用封闭纤维环直径3 mm以下的裂口。

(8)缝合伤口:全部摘完突出的髓核后,通过椎间孔镜可以清楚地看到神经根。转动工作套管观看周围组织检查是否还有游离的髓核碎片。手术完成后拔出工作套管,缝合伤口。

(王进安)

第二节　椎管狭窄症

脊柱是支撑颈部和躯干的中轴骨,椎管位于脊柱内,由椎骨、椎间盘和韧带环形围成,包含并保护脊髓、马尾神经及相关供血的动静脉。任何原因引起的椎管、神经根管、椎间孔狭窄,导致脊髓或神经根受压迫,继而引发相应临床表现,都可称为椎管狭窄症。根据发病的部位可分为颈椎管狭窄症、胸椎管狭窄症、腰椎管狭窄症,其中颈椎和腰椎椎管狭窄症最常见,胸椎椎管狭窄症相对少见。

一、颈椎椎管狭窄症

(一)概述

颈椎椎管狭窄症是指由于先天性或继发性因素作用,使组成颈椎椎管的解剖结构发生增生或退变,造成颈椎椎管狭窄,从而导致脊髓及神经根的受压或脊髓血液循环障碍而出现的一系列临床症状,包括先天性(或原发性)椎管狭窄症及获得性(继发性)椎管狭窄症2类。先天性椎管狭窄症是由于先天性椎管发育不全,以致颈椎椎管矢状径狭窄并出现的一系列临床症状;后天伤病所造成的颈椎椎管狭窄,则属于获得性(继发性)椎管狭窄症。

(二)病因与病理

1.病因

(1)先天性因素:主要是软骨发育不全,临床较为多见,与家族及地区差异有一定关系。同时也是神经纤维瘤病、颈椎先天性畸形的相应表现,其椎体、椎弓形态往往也有异常。

(2)发育性因素:在胚胎发育过程中,某些因素会造成椎弓发育障碍,从而导致椎管矢状径较正常的长度小。

(3)颈椎退行性变:颈椎椎间盘退变、黄韧带肥厚、小关节增生肥大等因素都可引起椎管径的继发性狭窄。

(4)外伤:严重的颈椎外伤导致骨折的椎体向背侧突入椎管,使局部椎管变形。

(5)医源性病变:主要包括手术创伤、继发性颈椎不稳、植入物突入椎管,以及椎管成形术失败等情况。

2.病理

由多种因素导致的颈椎椎管狭窄症,均可引起脊髓血液循环障碍,导致脊髓压迫。因此,引起颈椎椎管狭窄症的病理改变也是多方面的,如椎弓根变短、椎体后缘骨质增生、椎板增厚、黄韧带肥厚、钩椎关节增生性改变等。

(三)临床表现

1.感觉障碍

该病变导致的感觉障碍大多在疾病早期出现,障碍多从上肢开始,逐渐发展至下肢,一般持

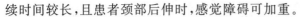

续时间较长,且患者颈部后伸时,感觉障碍可加重。

2.运动障碍

运动障碍多出现在感觉障碍之后,常在检查时发现,表现为椎体束征。患者多从步态沉重、下肢无力、抬步困难等症状开始,随着病程发展日益加重。

3.反射障碍

椎体束受累后,腱反射多亢进;上肢的肱二头肌反射、肱三头肌反射及桡骨膜反射、下肢的膝反射和踝反射,多呈对称性活跃或亢进;踝阵挛、髌阵挛可呈阳性,腹壁反射、提睾反射及肛门反射等多减弱或消失;霍夫曼征、巴宾斯基征等病理反射多呈阳性。

4.大小便障碍

部分患者中后期可出现大小便障碍,以尿频、尿急、便秘为主,后期则可引起尿潴留,甚至大小便失禁等。

5.其他症状

患者可以出现疼痛、僵硬感等局部症状,以及自主神经症状,如心慌、失眠、头晕、耳鸣等,严重者还可出现霍纳征。

(四)辅助检查

1.X 线检查

在 X 线检查侧位片上可清晰显示颈椎椎管矢状径和椎体矢状径,而在标准侧位片行椎管矢状径测量是诊断发育性颈椎管狭窄简便的方法。椎管矢状径为椎体后缘中点到椎板棘突结合部之间的最短距离,一般以第五颈椎与第六颈椎为标准,其他椎节也应逐一测量。

2.CT 检查

CT 检查可清楚地显示骨性椎管,但对软性椎管显示不良。CT 的轴位断层扫描时须注意平面与椎管纵轴相互垂直,否则斜面扫描而呈椎管扩大伪像,影响测量效果。

3.MRI 检查

颈椎管狭窄症的 MRI 检查特征表现为颈髓蛛网膜下腔的消失,伴有脊髓的受压变形、髓内改变和致压因素。MRI 尤其是在 T_2 加权图像上可看到象征伴随着椎管狭窄的软组织水肿或脊髓软化的髓内信号强度增强。

4.脊髓造影检查

脊髓造影检查对确定颈椎管狭窄的部位和范围及手术方案制订均具有重要意义,可诊断椎管内占位性病变和椎管形态变化及其与脊髓的相互关系。能早期发现椎管内病变,确定病变部位、范围及大小,对某些疾病也能做出定性诊断。

(五)诊断

1.X 线检查

实际测得的颈椎管中矢径绝对值<12 mm 为椎管相对狭窄,<10 mm 为椎管绝对狭窄。为排除放大率的影响,测量颈椎管中矢状径与椎体中矢状径的比值更为准确。若 3 节以上的比值均<0.82 则提示椎管狭窄,比值<0.75 则可确定为椎管狭窄。

2.CT 检查

CT 检查通过测量椎管与脊髓的截面积来诊断椎管狭窄。正常人颈椎管截面积在 200 mm² 以上,而椎管狭窄者最大横截面积为 185 mm²;椎管与脊髓面积之比值,正常人为 2.24∶1,而椎管狭窄者为 1.15∶1。

(六)非手术治疗

非手术治疗主要用于疾病的早期阶段及手术疗法前后作为辅助治疗。具体措施主要以颈部保护为主,如休息、制动,辅以理疗及一般的对症措施,牵引治疗可松弛肌肉,减轻对神经根的刺激,还可以通过药物治疗,比如非甾体抗炎药、肌肉松弛剂及镇静剂等对症治疗。

(七)手术治疗

1.颈椎单开门椎管扩大成形术

患者全身麻醉,取俯卧位。颈后正中切口,暴露第三至第七颈椎椎板及侧块外缘。使用磨钻将椎板骨皮质磨除,铰链侧内层骨皮质保留。开门的椎板数依照病变的范围决定,一般为4～5个椎板,把椎板掀起至一侧完全打开,另一侧为不完全骨折状态。用 Centerpiece 钛板的夹形端夹住掀起的椎板,平板端固定于侧块,或在棘突基底部打孔穿粗丝线,将棘突缝合到对侧肌层及关节囊上。最后逐步缝合肌层、皮下和皮肤,切口置负压引流管。

2.颈椎后路双开门椎管扩大成形术

患者取俯卧位,头部应用头架固定,使颈部处于屈曲位,于颈部后中部做一切口,逐层切开,剥离肌肉,显露 $C_{3\sim7}$ 棘突与椎板,将 C_7 棘突顶端去除,开口侧选择症状重的一侧,另一侧为门轴侧,使用磨钻于关节突与椎板交界处磨沟,磨断开口侧,保留内层皮质,切断黄韧带、棘间韧带、$C_{2\sim3}$ 间韧带及 $C_7\sim T_1$ 间韧带,门轴侧椎板槽完成后,缝线固定于侧块,穿过棘间韧带,于 $C_{3\sim7}$ 处开门,随后应用咬骨钳掀起椎板直至椎板水平位,系好缝线,并将自体骨粒固定于门轴处,缝合、固定引流管。

二、胸椎椎管狭窄症

(一)概述

胸椎椎管狭窄症是发育性因素或由椎间盘突出、椎体后缘骨赘、黄韧带或后纵韧带骨化等因素导致的胸椎椎管或神经根管狭窄,引起相应的脊髓、神经根受压所致的疾病。胸椎椎管狭窄症多发生现在下胸椎,其次为上胸椎,这与人体扭转活动有关。下胸椎活动较多,易发生关节肥大增生,韧带肥厚等,导致胸椎椎管狭窄。

原发的先天性胸椎椎管狭窄症较少见,年幼时脊髓在其中尚能适应,成年后退变或损伤因素均可导致脊髓压迫,而使患者出现症状并逐渐加重。

(二)病因与病理

1.胸椎椎管退行性变

构成胸椎椎管后壁及侧后壁的骨及纤维组织不同程度的增厚,会向椎管内占位而致椎管狭窄。

2.胸椎后纵韧带骨化

后纵韧带增厚并骨化,可厚达数毫米,并向椎管内突出,可以发生在单椎节,也可以是多椎节。

3.胸椎间盘突出

单椎节或多椎节椎间盘突出或膨出,与胸椎退行性变合并构成胸椎椎管狭窄的诱因之一。

(三)临床表现

1.症状

该症起病隐匿,逐渐加重。患者大多首先出现下肢麻木、无力的症状,可双侧同时发病,也可

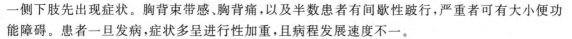

一侧下肢先出现症状。胸背束带感、胸背痛,以及半数患者有间歇性跛行,严重者可有大小便功能障碍。患者一旦发病,症状多呈进行性加重,且病程发展速度不一。

2.体征

患者体征主要表现为上运动神经元损害,包括双下肢肌力不同程度的减弱,肌张力增高。受损部位以下皮肤感觉减退或消失;膝、跟腱反射亢进;腹壁反射及提睾反射减弱或消失;病理征阳性,可有髌阵挛或踝阵挛。也有部分患者有广泛下运动神经元损害的体征,比如肌肉萎缩、肌张力低下;膝、跟腱反射减弱。

(四)辅助检查

1.X 线检查

部分 X 线检查显示椎间隙变窄,少数患者有椎间盘钙化、椎管内钙化影或椎管内游离体,椎间孔可见钩形或鸟嘴状高密度影;侧位片上关节突肥大,增生突入椎管。还可见多节段黄韧带、后纵韧带或前纵韧带骨化引起节段性狭窄。

2.CT 检查

CT 检查可见椎间盘、关节囊、关节突、黄韧带、椎板对脊髓的压迫情况,如椎体后方或椎板腹侧及单侧或双侧小关节突入椎管内的骨化块影像,严重者与增厚的椎板融成一体,使椎管呈三角形。

3.MRI 检查

MRI 检查显示脊髓内部病变信号清晰,可观察脊髓受压及有无内部改变,可清楚地显示整个胸椎椎管狭窄部位、病因、压迫程度、脊髓损害情况,是确诊胸椎椎管狭窄最为有效的辅助检查方法。

4.脊髓造影检查

胸椎椎间盘与小关节突平面有完全性或不完全性梗阻,造影剂充盈缺损呈毛刷状或鸟嘴状,多处狭窄者呈搓衣板样。完全梗阻时只能显示椎管狭窄的下界,不完全梗阻时可显示狭窄的全程,受压部位呈节段状充盈缺损。

(五)诊断

结合患者的临床症状、体征以及影像学检查,即可诊断胸椎椎管狭窄。

(六)非手术治疗

患者宜卧床休息,避免活动搬运重物等可引起胸椎外伤的活动,对症采用一些理疗。患者可以口服非甾体抗炎药或激素硬膜外注射,还可以采用痛点封闭。

非手术治疗无效,症状继续加重,疼痛、大小便出现问题等有神经损害时,应尽采取早手术治疗。

(七)手术治疗

胸椎椎管狭窄症手术可以首选胸椎后路全椎板切除减压术,手术可以直接解除椎管后壁的压迫,减压后脊髓轻度后移,间接缓解前壁的压迫,减压范围可按照需要向上下延长,在直视下手术操作较为方便和安全。胸椎后路全椎板切除减压术具体操作如下。

(1)以病变节段为中心,做后正中纵向切口,切口长度通常以显露 4～5 个棘突和椎板为宜。

(2)切削肌肉附着点时沿骨面进行,既可减少出血,又很少遗留肌肉组织。在行椎板剥离后即可用干纱布填塞止血,两侧椎板显露后,用自动拉钩向两侧拉开骶棘肌,显露拟减压节段及其上下方的棘突、椎板。用尖刀及有齿长镊清理椎板表面,将残留肌纤维组织作彻底切除。肌肉出血可电凝止血,椎板出血可用骨蜡止血。在整个显露过程中,切口应居中,以减少出血。

(3)将棘突、椎板和关节突关节表面残存肌纤维等切除干净。根据减压范围,用棘突咬骨钳切除拟减压椎节之棘突,再以鹰嘴咬骨钳将其残存棘突切除。在拟减压节段远侧椎节的椎板下缘开始分离黄韧带与其附着处,轻轻用神经剥离子分离黄韧带和椎板,用冲击式咬骨钳自下向上咬除拟切除的椎板,自椎板两侧分别咬除。助手同时用神经剥离子分离,以防硬膜与椎板粘连。狭窄严重者,可以看到硬膜外脂肪消失,硬膜表面有压痕。当达到椎板上缘时,该节椎板完全游离,并可切除之。相同的方法继续切除下椎板。

(4)冲击式咬骨钳因其头部在进入椎管内占有一定空间而易导致对脊髓的压迫。所以,当椎管严重狭窄时,宜采用四关节尖嘴咬骨钳,或选用微型电钻或气钻。全椎板切除术在椎板切除过程中一般不超过小关节椎板切除后,硬膜囊立即向后侧膨胀。将两侧关节突内侧残留的骨质予以切净,以使减压的边缘光滑平整。

(5)修整咬除骨质的断面,出血处用骨蜡止血。用冰生理盐水冲洗切口,清除骨碎屑,缝合切口。

(6)如不进行术中稳定手术,则间断缝合椎旁肌和胸背筋膜,缝合皮下及皮肤,切口放置负压引流管引流。

三、腰椎椎管狭窄症

(一)概述

腰椎管狭窄症是一种临床综合征,普遍认可的定义是指除导致腰椎管狭窄的独立临床疾病以外的任何原因引起的椎管、神经根管和椎间孔等任何形式的狭窄,并引起马尾神经或神经根受压的综合征。依据其病因可分先天性、发育性和继发性椎管狭窄症,其中继发性腰椎椎管狭窄症包括退行性、医源性、创伤性和其他椎弓峡部裂并椎体滑脱等因素,临床上多见的为退行性腰椎椎管狭窄。依据椎管狭窄的部位分为中央型椎管狭窄、神经根管狭窄和侧隐窝狭窄。

(二)病因与病理

关节突关节滑膜缺失导致关节突关节囊松弛、软骨变性,致椎体的活动增加,使椎间盘退变加快、椎间盘膨出、黄韧带褶皱。由于活动度加大,骨赘增生加快,使得椎管狭窄,上关节突骨赘能使侧隐窝狭窄,下关节突骨赘能使中央椎管狭窄。神经根或马尾神经受压,同时椎管内静脉丛回流障碍,可引起神经缺血。压迫时间越长,神经功能损害越重。

(三)临床表现

无论哪种腰椎椎管狭窄,大多都伴有下腰痛。疼痛一般轻微,患者卧床时减轻或消失,腰前屈不受限,后伸受限。站立或行走时,患者下肢产生疼痛、麻木、沉重及乏力,且逐渐加重,下蹲可缓解症状。再次站立或行走时,症状重新出现,以上表现即为间歇性跛行。由腰神经根受压迫引起的称为神经源性间歇性跛行,有血管疾病引起的称为血管源性间歇性跛行。严重时会引起马尾神经受压,导致括约肌功能障碍。

(四)辅助检查

1.X线检查

X线检查可对椎管狭窄做出初步判断,可以看到小关节肥大且向中线偏移,椎板间隙窄。侧位片表现为椎弓根发育短,关节突大,椎间孔小。以退变为主者可见椎体边缘增生,小关节增生肥大等。

2.CT 检查

CT 检查对骨性中央椎管狭窄和侧隐窝狭窄有较高的诊断价值,通过腰椎各横截层面扫描,可清晰显示腰椎小关节、黄韧带、侧隐窝、椎间盘等骨性和软组织结构的病变,如肥厚、增生、骨化或钙化、突出等,可了解神经根、马尾受压情况,还可对椎管各径线进行精确测量。

3.MRI 检查

MRI 检查能够对硬膜外脂肪、硬膜囊、脑脊液、脊髓和神经根等结构做出影像区别,对于非骨性结构导致的狭窄有较高的诊断价值。椎间孔处的矢状面成像上可显示信号强度偏低的神经根断面或斜行断面,其周围是椎间孔内高信号硬膜外脂肪,黄韧带和关节突增生肥厚可导致神经根周围高信号圈消失。

4.脊髓造影检查

脊髓造影检查可以很好地显示硬膜囊的直径,依据神经根的造影剂填充状态来评估神经根的受压情况,与狭窄一致的脊髓造影结果包括硬膜囊沙漏状的轮廓、造影剂完全性阻断、神经根不完全性显影或无显影。

（五）诊断

临床表现是做出诊断的基础,根据临床表现选择适当的辅助检查方法,即可做出准确的诊断,诊断内容应包括是否为腰椎椎管狭窄,狭窄的部位、范围、水平等。

（六）非手术治疗

对于症状和体征不严重的轻、中度患者,常用保守疗法。

1.卧床休息

在症状发作期或疾病发生的早期,卧床休息是一种非常有效的治疗手段。

2.药物治疗

常用的药物包括非甾体抗炎药、肌松药盐酸乙哌立松、缓解神经痛的药物普瑞巴林、脱水药物甘露醇、营养神经的药物甲钴胺、外贴的消炎止痛膏药等。

3.物理治疗

常见的物理治疗有运动疗法、牵引推拿按摩微波治疗、电刺激治疗等,对部分患者可明显改善症状。

4.硬膜外封闭与注射

通过穿刺针往神经受压部位直接注射药物,见效快,有的患者可短期改善腰腿痛或间歇性跛行,有的患者长期有效。但需要警惕腰椎穿刺有感染风险,多次腰椎穿刺可导致局部粘连。

5.支具辅助

合适的腰部支具可以防止腰椎的过度活动和加强脊柱的稳定性,可以改善疼痛和增加步行距离。但需注意长期使用腰部支具会导致肌肉萎缩。

6.其他治疗

中医药及针灸也是十分有效的治疗方式。此外,健康的生活方式也十分重要,可以预防疾病复发和减缓疾病进展,比如生活和工作中避免久坐久站,通过合适的方式锻炼腰背肌,坚持适当的体育锻炼。

（七）手术治疗

1.传统椎板间开窗减压术

患者全身麻醉,取俯卧位,进行常规消毒铺巾,C 型臂 X 线机透视确定位置。以责任节段的腰椎棘突为中心点,在脊柱中线切开3～4 cm的纵向切口,逐层切开皮肤、皮下组织及腰背筋膜,暴露责任节段椎板,确定狭窄侧的椎间隙,刮除间隙黄韧带附着的连接点,咬除责任节段,暴露黄韧带止点。切除部分椎板和增生黄韧带,咬除部分增生的关节突,对硬膜囊和神经根进行减压。减压范围和程度依据术者经验决定,直至硬膜搏动良好,神经根松弛压迫解除。最后使用大量生理盐水反复冲洗术口,确定无误后,切口放置负压引流管,逐层缝合,无菌敷料覆盖。

2.全内镜下单侧入路双侧腰椎椎管减压术

患者麻醉后,取俯卧位,C型臂正位透视下确定责任节段椎间盘间隙,做好标记,常规消毒铺巾,取责任间隙间盘水平旁开棘突中线2～3 cm处为穿刺点切开约0.8 cm切口(选择临床症状较重的一侧,若两侧临床症状相似,则选择影像学表现狭窄较重的一侧),铅笔芯垂直穿刺至责任椎板间隙,透视确认位置良好,放入工作通道,连接内镜成像操作系统,打开光源,置入内镜,在持续生理盐水灌洗下,使用双极射频及髓核钳分离显露镜下结构,识别同侧关节突内侧缘的骨质,放入环锯,使用环锯切除部分下关节突尖端内侧缘,向头侧环除下关节突内侧缘至黄韧带附着点,将工作通道倾向椎板及棘突根部交界并环除,向对侧下关节突继续环除至冠状面及头侧黄韧带附着点,再环除对侧上关节突至黄韧带尾侧附着点,最后回到同侧,环除上关节突内侧、下位椎体椎板上缘及根部至黄韧带附着点,见黄韧带松弛、游离,枪钳切除边缘未分离黄韧带,使用髓核钳取出游离的黄韧带,探查椎间盘,若合并椎间盘突出,则使用髓核钳彻底摘除突出的椎间盘髓核组织。最后探查见双侧神经根及硬膜囊减压充分后,使用射频电凝仔细止血,取出工作通道,单针缝合切口。

(王进安)

第三节　脊柱不稳症

脊柱不稳症不是具体的某种疾病,而是多种脊柱疾病的某些共同临床表现及影像所见。脊柱不稳症被认为是在无新损伤的情况下,生理性负荷引起椎间关节异常活动显著的一种状态。临床上不稳定的脊柱过度活动可导致疼痛、潜在的脊柱进行性畸形,以及神经组织受压迫损伤的危险。

一、颈椎不稳症

(一)概述

颈椎的稳定性是由其各组成部分共同完成和维持的。颈椎的稳定性既取决于椎骨结构形态的完整和椎间盘生理功能的正常,又依赖于韧带、肌肉、关节囊、筋膜的协同作用,其中任何环节遭到破坏都可导致颈椎稳定性的丧失。

由各种原因导致颈椎活动节段的刚度降低,引起颈椎运动节段稳定性降低,在生理载荷下即出现过度活动或异常活动,并由此引发一系列相应的临床症状,称为颈椎不稳症。寰枕关节或寰枢关节的颈椎不稳称为上颈椎不稳,C_2以下的颈椎不稳称为下颈椎不稳。

(二)病因与病理

1.退行性变

椎间盘的退变常被认为是颈椎退变的原始因素,椎间盘退变导致椎间盘髓核的含水量降低,

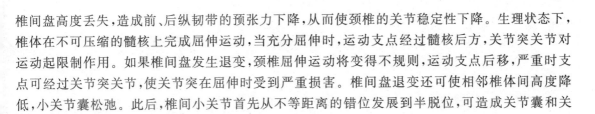

椎间盘高度丢失,造成前、后纵韧带的预张力下降,从而使颈椎的关节稳定性下降。生理状态下,椎体在不可压缩的髓核上完成屈伸运动,当充分屈伸时,运动支点经过髓核后方,关节突关节对运动起限制作用。如果椎间盘发生退变,颈椎屈伸运动将变得不规则,运动支点后移,严重时支点可经过关节突关节,使关节突在屈伸时受到严重损害。椎间盘退变还可使相邻椎体间高度降低,小关节囊松弛。此后,椎间小关节首先从不等距离的错位发展到半脱位,可造成关节囊和关节周围软组织的损伤。

2.外伤

颈椎外伤可直接对颈椎的结构造成可逆或不可逆的破坏。常见的颈椎损伤有过度屈曲扭伤、单侧及双侧小关节脱位和骨折脱位、颈椎压缩性骨折及颈椎爆裂骨折等。外伤所致的急性颈椎不稳多在中柱损伤并伴有后纵韧带及纤维环的破裂时出现。单纯的前柱损伤,可存在潜在的颈椎不稳。此外,不同年龄段的脊柱外伤后出现不稳的概率也不尽相同。

3.炎症

咽部及上呼吸道炎症,有时可引起颈椎椎节周围的韧带及关节囊的松弛。类风湿关节炎则多累及寰枢椎及下颈椎的滑膜组织,相应椎节间不稳定的发生率很高。感染引起的脊柱不稳多见于结核,以前柱和中柱的破坏为主,较少侵及后柱,病变侵及椎体、椎间盘及韧带结构可直接造成相应椎节不稳,严重时可形成明显畸形。

4.肿瘤

脊柱肿瘤亦可破坏骨质引发颈椎不稳。颈椎肿瘤可分为原发性肿瘤和继发性肿瘤,原发性肿瘤常见的有血管瘤、多发性骨髓瘤等。转移瘤导致的颈椎不稳多取决于转移部位及骨质破坏的程度。

5.其他因素

一部分先天性畸形仅有潜在不稳倾向而终生不发病,齿突先天性游离也可因外伤的作用而产生寰枢椎不稳或脱位。脊柱的各种减压手术虽可切除占位病变并解除对脊髓、神经根的压迫,但却使脊柱赖以获得稳定的结构受到不同程度的破坏,可能引起医源性颈椎不稳。

(三)临床表现

1.上颈椎不稳

(1)枕颈不稳:外伤引起者多表现为枕骨相对寰枢椎的向前脱位。一般认为是由强大暴力所造成的广泛韧带断裂引起。肿瘤、结核引起患者除表现有肿瘤的疼痛症状或结核的中毒症状外,多喜手托颈部,颈肌有不同程度痉挛,头偏向一侧,活动受限。多数患者有神经症状,多表现为四肢椎体束征阳性,肌张力增高,反射亢进等,以下肢为重,行走时不稳,似有踩棉花感。上肢主要表现为手部精细动作障碍。四肢可有麻木、疼痛及过敏等感觉障碍症状。多有位置觉及振动觉减退,晚期则出现痉挛性瘫痪。

(2)寰枢不稳:颈部症状可为被迫体位,呈僵硬状,患者多取卧位,不愿多活动头部。枕颈部有痛感。神经系统症状多表现为四肢椎体束征。上肢主要表现为手部精细动作障碍。下肢肌张力增高、膝反射和跟腱反射亢进、步态不稳。感觉障碍有四肢麻木、疼痛及过敏。位置及振动觉多减退。霍夫曼征多为阳性,有时可引起巴宾斯基征等病理反射。

2.下颈椎不稳

(1)颈部症状:患者颈部不适、僵硬、活动受限及颈部疼痛。

(2)神经根刺激症状:神经根支配区反射性疼痛或放射性疼痛,感觉异常或肌肉萎缩、肌力下降,臂丛神经牵拉试验阳性,椎间孔压迫试验阳性。

（3）脊髓损害：患者双下肢或四肢无力,步态不稳,腱反射亢进,严重者可有大小便功能障碍。

（4）交感神经受损症状：患者出现头晕、头痛、耳鸣、视物模糊,伴恶心、一过性高血压和心动过速等症状。

（5）椎动脉受累症状：由于颈椎不稳,颈部旋转,屈曲位置改变而诱发椎基底动脉供血不足,出现头痛头晕,甚至晕厥。

(四)辅助检查

1.X 线检查

颈椎不稳症 X 线检查常表现为颈椎正常生理曲度消失或反张、椎间隙狭窄、椎管狭窄、椎体后缘骨赘形成,在颈椎的过伸过屈位片上还可以观察到颈椎节段性不稳定。

2.CT 检查

CT 检查可更清晰地观察到颈椎的增生钙化情况,对于椎管狭窄、椎体后缘骨赘形成具有明确的诊断价值。

3.MRI 检查

MRI 检查可以清晰地观察到椎间盘突出压迫脊髓,常规作为术前影像学检查的证据用以明确手术的节段及切除范围。

4.椎基底动脉多普勒检查

椎基底动脉多普勒检查用于检测椎动脉血流的情况,也可以观察椎动脉的走行,对于以眩晕为主要症状的患者来说鉴别价值较高。

5.肌电图检查

肌电图检查适用于以肌肉无力为主要症状的患者,主要用途为明确病变神经的定位,与侧索硬化、神经变性等神经内科疾病相鉴别,但对检查条件要求较苛刻,常常会出现假阳性结果。

(五)诊断

主要根据病史、临床表现,以及临床相关辅助检查综合判断确诊。

(六)非手术治疗

1.牵引治疗

通过牵引与反牵引的平衡,使头颈部相对固定在生理曲线状态,使颈椎曲线异常的现象逐渐改变,但其疗效有限。仅适用于轻度神经根型颈椎病患者,急性期禁止牵引,以防止局部炎症和水肿加重。

2.物理治疗

物理治疗包括红外线疗法、直流电碘离子透入法及音频电疗。红外线疗法,通过神经反射和体液机制使肌肉和皮下组织升温,缓解痉挛和降低纤维结缔组织张力。直流电碘离子透入法,利用有极直流电和碘的作用,使组织蛋白吸水,瘢痕软化,粘连松解。音频电疗,刺激粘连的纤维组织,使其活动而逐渐松解,促进局部的血液循环,改善营养、代谢,使粘连松解、瘢痕软化。

3.药物治疗

患者初期症状不明显,不严重的情况下可以采取药物治疗。口服补益肝肾、强筋健骨,以及活络止痛的药物等,可改善患者颈椎疼痛等不适症状。需要注意的是不能超量服用,尤其是高血压或心脏病患者,应当在医师的指导下谨慎服用。

4.其他治疗

对有神经刺激或压迫症状者可以采用各种有效的脱水剂,对呼吸困难者可行气管切开,对感觉障碍者应注意预防压疮等并发症。

(七)手术治疗

1.后路钉板系统枕颈融合术

于患者枕颈部正中线做纵向切口,长度由枕骨粗隆至 C_3 棘突,暴露枕骨鳞部、枕大孔后缘、枢椎椎弓,寰椎暴露至后结节外侧 1.5 cm,枢椎暴露至两边侧块外侧。为显露出枢椎椎弓根的上面和内缘需用神经剥离子将 C_2 神经根和静脉丛挑起。枢椎椎弓根螺钉进钉点位于枢椎下关节突根部中点,先用高速磨钻在骨皮质做一开口,为避免损伤椎动脉应将手锥调整为内斜15°、上仰30°沿椎弓根的内上部分骨皮质下进入到枢椎侧块的深部,攻丝后将直径 3.5 mm,长24～28 mm的椎弓根螺钉拧入。将枕颈固定板预弯成105°～135°,使枕颈融合术后的患者视线保持水平。将椎弓根钉末端的螺杆套进板尾端的椭圆形孔,用 3 枚长度为8～12 mm的螺钉将固定板枕骨部分固定于枕骨鳞部。将椎弓根钉末端螺杆上的螺母拧紧,旋入螺母的时候便可利用固定板的预弯角度使枕骨及寰椎向后上方移位,如此使得寰枢关节复位。C 型臂 X 线机透视颈椎侧位片,确定各螺钉位置良好。用磨钻将枕骨鳞部、寰椎后弓、枢椎椎板及棘突表面打磨粗糙以作植骨用。在髂后上棘处取适宜大小的三面皮质骨置于枕骨与枢椎棘突之间,植骨块尾端修剪成燕尾状开口与枢椎棘突镶嵌,掏取部分松质骨放置在植骨块周围。生理盐水反复冲洗伤口后逐层缝合切口。

2.钉棒系统枕颈融合术

同后路钉板系统枕颈融合术暴露手术视野后,置入 2 枚枢椎椎弓根万向螺钉。根据枕骨曲度对枕骨板进行预弯,将预弯后的枕骨板紧贴于枕骨隆突。用保护钻头钻孔、测深、拧入枕骨螺钉 3 枚。将 2 根合适长度的棒预弯成105°,棒的两端与枕骨板和枢椎椎弓根上的螺钉相连,先将枢椎椎弓根螺钉的钉帽拧紧,下压枢椎棘突使脱位复位后将枕骨板上的螺钉钉帽拧紧。C 型臂 X 线机透视颈椎侧位片确认钉棒位置良好、寰枢椎复位满意后进一步固定螺帽。植骨后缝合伤口。

3.寰枢椎植骨融合术

患者取俯卧位,头架支撑固定头部,行颅骨牵引术,使头部略微后伸,颈部自然伸直,取头高脚低状以对抗牵引,持续颅骨牵引。起始牵引质量为 3 kg,在 C 型臂 X 线机透视下逐渐增加重量,牵引的同时进行术中电生理检测,寰枢椎复位或基本复位时维持此重量,最大牵引质量不超过 10 kg。

术区常规消毒铺巾,贴护皮膜,取枕外隆突向下沿后正中线做6～9 cm切口,依次切开皮肤、皮下组织及项韧带等,沿棘突两侧做骨膜下钝性剥离,有效显露 C_1 后弓及 C_2 椎板,切断 $C_{1\sim2}$ 棘间韧带。神经剥离子探查寰椎侧块内外缘,注意保护椎动脉、C_2 神经及邻近静脉丛。寰椎侧块螺钉进钉点取 C_1 后弓与侧块背面的连接处,用探子沿侧块长轴轻轻进入,深度为21～23 mm。用探针小心探查钉道周壁及底部,置入定位针并用 C 型臂 X 线机透视定位。满意后拔出定位钉,拧入合适长度、直径侧块螺钉。C_2 椎弓根螺钉进钉点取下关节突根部中点,用开口锥沿椎弓根走行小心深入,探针探查满意后置入定位钉,透视位置满意后小心拧入合适长度、直径椎弓根螺钉。置钉后再次透视确认位置满意后,适度预弯钛棒,螺钉提拉并固定,C 型臂 X 线机透视复位满意。大量生理盐水冲洗后,小心应用磨钻对植骨床(C_1 后弓及 C_2 椎板)打磨使新鲜化,植骨床最底层先植以松质颗粒骨,再植入合适长度及大小的自体髂骨块,最后再以松质颗粒骨覆盖,呈三明治样植骨。切口内置压不闭引流管 1 根,逐层关闭手术切口。

二、腰椎不稳症

(一)概述

腰椎不稳症是指腰椎椎节在正常生理负荷下不能保持固有的序列关系而发生异常活动,以及由此产生的一系列病理过程和临床表现。随着对该病认识的加深,临床发现相当一部分患者的腰痛是由不同原因造成的腰椎不稳症所引起,该疾病已成为脊柱外科的常见病。

(二)病因与病理

1.腰椎退行性变

腰椎退变是腰椎间的组织发生退行性变。当髓核与纤维环含水量下降后,其体积迅速缩小,椎体间隙变窄,与周围组织之间的位置发生改变,尤其是椎间盘变薄,前纵韧带、后纵韧带可发生松弛,与之相关的随意肌也发生退变。当躯干前屈或后伸时,由于无力制约椎体的正常弧形运动而松动,使椎体过度前移或后移而呈现影像学的阶梯状改变。这种活动和改变会触发疼痛感受器,从而引起患者腰酸腰痛。

2.医源性因素

椎旁肌群及其他纤维结构及其椎节本身的任何解剖结构,都是维持腰椎稳定的结构。腰椎的任何手术都会或多或少的破坏了这些腰椎的重要组织,从而引起椎体失稳。

3.外伤

急性外伤可导致腰椎椎体骨折或峡部骨折,从而引起下腰椎不稳。

4.腰椎肿瘤或感染

腰椎肿瘤或感染可能会导致骨破坏或椎间隙高度丢失,引起下腰椎不稳。

5.内分泌异常

内分泌异常容易造成骨质疏松,引发关节韧带及关节囊松弛、弹性降低,导致腰椎关节不稳,从而出现腰痛。

6.其他原因

其他原因比如家族遗传、肥胖体型、神经源性及精神因素等。

(三)临床表现

1.症状

下腰部酸胀、无力,站立或行走时间过长后更为明显,因此患者多喜站立时将身体靠在墙壁等,以减轻腰部负重。患者通常有慢性腰痛史,有明显诱因时可急性发作。患者的一般性腰痛轻重不一,持续时间较短,通过休息症状可缓解。如果椎节的松动限度较大,则易使脊神经根易受牵拉而出现根性放射性疼痛症状,但平卧后症状立即消失或明显减轻。疼痛可由下腰部和臀部向腹股沟及腿部放射,但很少放射至膝以下,咳嗽及打喷嚏时腹压增高不会使疼痛加剧,但有时因椎体间的异常活动引起疼痛。患者由于椎节松动及疼痛而不敢弯腰,且可在腰椎从前屈位转为伸直位时出现类似半月板时的交锁征而将腰椎固定在某一角度,需稍许活动方可"开锁"而恢复正常。

2.体征

患者存在腰椎不稳时,站立位骶棘肌紧张呈条索状,而俯卧位时其硬度明显下降。患者腰部前屈过程中可表现为代偿性髋前屈或突然地髋关节抖动,对于一个稳定性明显降低的椎节,患者体位改变过程中会伴有明显的疼痛感。

(四)辅助检查

1.X 线检查

(1)常规腰椎 X 线检查:可观察到小关节、棘突排列不对称,小关节增生、肥大、半脱位,以及椎间隙狭窄等异常。小关节的改变常与椎间隙狭窄同时存在,因为椎间隙狭窄使小关节承受的压力增加,容易受到损伤和产生疼痛。

此外,还可观察到牵张性骨刺,一般多位于椎体前方或侧方,呈水平方向突起,基底部距椎间盘外缘约 1 mm。这是由于腰椎不稳时相邻椎体出现异常活动,椎间盘纤维环的外层纤维受到牵张性劳损所致。小的牵张性骨刺意味着有腰椎不稳存在,而大的牵张性骨刺仅提示该节段曾经有过不稳。当腰椎重新获得稳定后,牵张性骨刺可逐渐消失。

(2)动力性摄片:相邻椎体间的相对移位异常增加,是腰椎不稳的重要表现之一。常规腰椎 X 线检查是在患者不做伸屈活动时的直立位拍摄的,由于骶棘肌的紧张及运动节段的静止,退变节段椎体间后缘相互位置的变化很难表现出来,此时需采用腰椎完全屈曲和伸展时的动力学观察。动力性 X 线摄片及测量技术的不断改进有助于腰椎不稳症的诊断。

2.CT 检查

CT 检查能更详细地显示 X 线平片所见到的退变征象外,还可清楚地显示一些与神经根和马尾神经压迫有关的改变,包括关节囊钙化、黄韧带肥厚、神经根管狭窄、侧隐窝狭窄、椎管变形或狭窄等,这些征象有助于解释临床症状和体征,以及 X 线征象不符的问题。

3.MRI 检查

MRI 检查在评价脊柱不稳时有特殊的优越性,主要包括能够判断椎体滑脱的诊断和分度,了解椎管是否狭窄及其程度,了解腰椎是否有侧凸、成角及其方向,显示椎间盘、椎间关节退变的程度和范围,显示脊髓有无受损及其性质和范围,可显示影响脊柱稳定性的脊柱周围软组织,必要时可同时进行脊柱动力位成像。

(五)诊断

结合患者临床表现与辅助检查,即可诊断腰椎不稳症。其中,腰部交锁征及动力性摄片对本病具有重要的诊断价值。

(六)非手术治疗

1.休息、制动

患者应增加休息时间,避免腰部的旋转及屈曲动作,也可以通过佩戴腰围制动,限制腰部异常活动。

2.腰背肌肉锻炼

鼓励患者坚持进行腰背肌肉功能锻炼,同时可以训练脊柱前后肌群,强有力的腰背肌肉在一定程度上可以维持并恢复腰椎的稳定性。

3.控制体重

肥胖患者通过合理的运动方式控制体重,可以减轻脊柱的负荷,缓解腰椎不稳。

4.物理治疗

理疗的方式有很多,如电刺激、针刀等。理疗可舒缓肌肉痉挛,减轻脊柱压力,同时可促进炎症吸收,缓解症状,大多数腰椎不稳症的患者经过积极的保守治疗后症状可获得有效的缓解。

(七)手术治疗

1.斜外侧腰椎椎间融合术

患者取右侧卧位,腋下放置垫卷,保护腋下神经血管,两臂之间放置衬垫,以使双臂悬吊在中间位置。腰腹部垫卷垫高,C 型臂 X 线机透视下定位手术节段,于目标椎间盘中线前 5 cm 做纵向切口,切开皮肤,逐层切开分离皮下脂肪,直到腹部肌肉层。使用 Kelly 钳钝性分离腹外斜肌、腹内斜肌及腹横肌纤维,显露腹膜后脂肪。用示指清扫腹膜组织,感受输尿管和椎体前方腰肌前部的腹膜后脂肪。使用纱布剥离子清扫前方的软组织,在手指保护下将探针置入腰肌前部前方或腰肌前部中椎间隙,探针进入椎间盘的位置比中点稍靠前。使用扩张器套件撑开腹部肌肉纤维至通道直径达到 22 mm,选择合适型号牵开挡板并安装到外侧扩张器的基底部,在一侧牵开挡板上置入稳定螺钉。安装并固定自由臂,移除扩张套管并透视确保牵开器组件位置正确。将照明系统安装到牵开挡板上,使用尖刀切开纤维环,用枪钳和髓核钳清理椎间盘组织,松解对侧纤维环上下两端,彻底松解椎间隙。仔细清理上、下软骨终板,显露骨性终板,使用置入物试模撑开椎间隙,直到椎间隙被撑开到足够高度,以及椎间孔被扩大到满意的大小,选择提供 6°前凸、大小合适的椎间融合器,在透视下将其置入椎间隙,正侧位透视确保融合器处于正确位置,生理盐水冲洗并逐层缝合切口。患者俯卧于腰桥上,常规消毒铺巾后,于棘突旁开 2.5 cm 做纵向切口,切开腰背筋膜,显露多裂肌。自肌间隙显露双侧小关节突,透视下准确置入椎弓根钉,选择合适长度的固定棒,塑形后安装到椎弓根钉上,锁紧尾帽。再次使用生理盐水冲洗切口,充分止血后逐层缝合。

2.后路腰椎间融合术

(1)体位:采用俯卧位,腹部下垫 U 形或八字形垫,避免腹部受压,以减少出血术中需拍片或透视,注意要使腰部置于手术床的可透视位置。

(2)显露:后路中线切口,按常规显露施术节段的椎板和小关节,两侧至椎弓根螺钉植入区域,应避免破坏关节囊和周围韧带组织。切除待融合节段的部分椎板和小关节突的内侧部分,以显露硬膜囊和侧部纤维环。

(3)椎管减压:对于合并椎管狭窄的患者,此时可进行扩大椎管减压术,切除厚的黄韧带或关节突增生部分,消除对硬膜或神经根的压迫。

(4)切除椎间盘:使用特制的神经拉钩将硬膜及神经根向中线牵开后,尖刀在一侧的纤维环上小心切开,按常规方法用髓核钳摘除椎间盘软组织碎片或突出至椎管内的椎间盘碎片,此时不必强求完全去除椎间盘组织,可待随后撑开椎间隙、暴露清楚后再进行彻底清除。

(5)撑开植入空间:使用特制的撑开器逐步施行撑开,直到植入空间恢复合适的高度、椎间孔恢复张开状态。需强调的是,在 T 形手柄上应先装上较小撑开器(一般从 7 mm 开始),按扁平面与终板平行的方向插入,旋转90°以撑开植入空间,取下手柄。按同样方法在对侧插入>1 mm 的撑开器。如此循环,逐渐撑开。

此过程应注意小心操作,避免过度撑开,以免使周围纤维环等软组织张力降低,植入融合器后发生松动。准备一侧植入空间时,另一侧的撑开器仍留在椎间隙,以维持撑开的高度。如已植入椎弓根螺钉,在此阶段可安装连接杆,协助维持撑开状态,可使操作更为简单。

(6)预备植入空间:①清除残留椎间盘。在一侧撑开器维持撑开的状态下,使用侧面刮匙插入对侧椎间隙并用力双向旋转,以切除剩余的椎间盘组织,操作中应保护神经根及硬膜囊,以免损伤。②处理终板。使用圆形刮刀清理椎间隙剩余的软组织和覆盖在终板上的软骨层,从中部

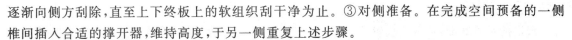

逐渐向侧方刮除,直至上下终板上的软组织刮干净为止。③对侧准备。在完成空间预备的一侧椎间插入合适的撑开器,维持高度,于另一侧重复上述步骤。

(7)扩孔:在保护套筒保护下,将铰刀插入植入空间,并双向旋转,以进一步清理上下终板间区域。

(8)填充植骨块:根据患者的生理解剖结构和治疗方案选择合适规格的融合器,将切除的椎板、棘突处理后,碎骨块填塞融合器并压实。

(9)植入融合器:将填满植骨块的融合器装到插入器上,通过保护套筒植入一侧椎间隙,至设定停止点,再将另一融合器植入对侧间隙。一般要使融合器沉入椎体后壁下 2～5 mm,以免进入椎管内刺激或损伤神经根。

(10)椎弓根螺钉内固定:施行椎间融合器融合术的同时,附加后路椎弓根螺钉固定,腰椎稳定性则大为加强。此外,尚可以借助椎弓根螺钉的支撑作用撑开椎间隙,便于预备融合器的植入空间,最后常规缝合伤口。

(王进安)

第四节　颈椎骨折

一、寰椎骨折

(一)概述

寰椎骨折多是由垂直挤压暴力引起,垂直于寰椎前后弓与侧块组成的环状结构的瞬间纵向暴力作用于 2 个侧块或寰椎前后弓与 2 块交界皮质骨薄弱处而发生骨折。寰椎骨折是一种比较少见的上颈椎损伤,常引起骨折块的分离移位。

根据寰椎骨折部位和位移可分为以下几种类型。

1.Ⅰ型

寰椎后弓骨折,由过伸和纵轴暴力作用于枕骨髁与枢椎棘突之间,并形成相互挤压的外力所致,也可能与枢椎骨折并发。

2.Ⅱ型

寰椎侧块骨折,多发生在一侧,骨折线通过寰椎关节面前后部,有时波及椎动脉孔。

3.Ⅲ型

寰椎前后弓双骨折,即在侧块前部和后部都发生骨折,通常称为 Jefferson 骨折,多为单纯垂直暴力作用的结果。骨折移位特点与该部位解剖和暴力大小有关。寰椎的前后弓 4 处骨折是Ⅲ型骨折的基本特点,4 个骨折块分别为 2 个侧块的外厚内薄楔状结构,作用力呈离心式分布,骨折块也常随作用力呈分离移位,即造成爆裂骨折。

4.Ⅳ型

寰椎稳定性骨折,包括寰椎椎弓单处骨折、经侧块关节面骨折及单纯横突骨折。合并齿突骨折较少见,合并横韧带断裂则更少见,而寰椎无骨折的单纯横韧带断裂者较多。

(二)病因与病理

寰椎前后弓纤细,左右侧块较厚,前后弓与左右侧块交界是骨质薄弱点。垂直外力作用于头部,如重物垂直打击头顶或高坠,枕骨髁挤压寰椎,引起寰椎骨折。后弓近侧块处的椎动脉沟是寰椎最薄弱处,当较大张力作用于寰椎,会造成此处骨折。典型 Jefferson 骨折是前后弓爆裂骨折,即当寰椎受到垂直外力作用时,前后弓与左右侧块交界 4 处薄弱点易受到压缩力和牵张力的影响发生骨折,其中前弓 2 处薄弱点多为受牵张外力影响,后弓椎动脉沟多为受压缩外力和牵张外力共同影响。

一般认为,颈椎前屈使寰椎前侧受力造成前弓骨折,颈椎后伸使寰椎后侧受力造成后弓骨折,寰椎左右单侧受外力作用同时伴或不伴头部旋转使头转向一侧,造成侧块骨折。颈部肌肉虽然较细弱,但寰椎骨质较薄仍可以引起牵拉性骨折。有学者发现,颈长肌收缩牵张可造成将前结节撕脱骨折,也称泪滴样骨折,是寰椎骨折的另一类型和机制。

因此,寰椎骨折机制一方面是由于寰椎骨质薄弱点受到外力直接作用导致骨折;一方面由于寰椎骨质纤薄,周围肌肉牵拉作用致撕脱骨折。

(三)临床表现

患者颈部疼痛、僵硬,头部前倾呈强迫体位,常以双手扶持头部,避免头颈部的活动。有时出现咽后血肿,但通常不会引起呼吸困难和吞咽障碍。脊髓或神经根受压比较少见,这与该区椎管矢状径大,骨折后其骨折片离心分离有关。颈部僵硬和枕下区域疼痛是寰椎椎弓骨折的主要临床表现,局部压痛限于枕粗隆下方,头部被动运动以旋转受限最明显。如 C_2 神经受累时,患者感觉枕部疼痛,颈肌痉挛,颈部活动受限,若伴脊髓损伤,可有运动感觉丧失,损伤严重者可致瘫痪。

(四)辅助检查

寰椎骨折诊断的主要依据是 X 线检查。普通的前后位和侧位片常常因该部位的结构复杂而造成阴影的重叠,影响对损伤的判断,因此开口位的寰枢椎片能够清楚显示该部位的解剖结构。X 线检查的特征性表现如下。

(1)寰椎的 2 个侧块移位,可以同时向外侧分离移位也可能为不对称的移位,移位的范围为 2～4 mm。

(2)判断移位情况应该参照第二颈椎椎体的棘突是否维持在中央。

CT 检查对于了解细微结构的变化有帮助,可能会发现小的游离骨片。咽后壁软组织肿胀阴影能够清晰地显示出来,表示该部位骨折出血的血肿。对于椎管内的损伤情况,MRI 检查可以给予判断。

(五)诊断

根据患者病史、临床表现和辅助检查即可对寰椎骨折进行诊断。

(六)非手术治疗

早期不稳性寰椎骨折主要选择非手术治疗,如颅骨牵引,以及颈托、颈胸支具、Halo 支具等外固定。但非手术治疗后寰椎骨折复位效果较差,可能出现骨折不愈合、骨折移位等问题。同时,非手术治疗时间较长,可能导致患者不耐受,出现相关并发症,最后仍需手术治疗。

有学者对寰椎爆裂骨折患者远期生活质量进行了研究,其中大部分患者采用非手术治疗,结果表明患者功能较难恢复至伤前水平,提示非手术治疗不是最理想的治疗方法。另外,虽然非手术治疗不稳定性寰椎骨折总体临床效果较好,但仍有相当一部分患者非手术治疗失败而最终采取手术治疗,耽误了最佳手术时机,延长了治疗周期,增加了患者痛苦。因此,目前对于不稳定性

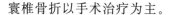

寰椎骨折以手术治疗为主。

（七）手术治疗

1.C₁椎弓根螺钉＋Ω形横连内固定术

患者全身麻醉后,取俯卧位,保持头屈曲位,颅骨牵引给予持续牵引,术野常规消毒铺单。取颈部后正中切口,依次切开皮肤、深筋膜、项韧带,显露寰椎棘突、后弓后结节,沿寰椎后结节向侧方分离,使用神经剥离子探查后弓内侧壁、下侧壁和侧块边界,确定置钉点。进钉点为寰椎后结节中点旁约 20 mm 与后弓下缘上 2 mm 的交点处,磨钻磨除局部骨质,骨面渗血,手工钻开口攻丝,深度不超过 24 mm。使用探针探查钉道四壁,确定为骨性结构,依据测深结果选取长度合适的椎弓根螺钉拧入,右侧同样操作拧入椎弓根螺钉,安装拟形后的 Ω 形连接棒,复位寰椎后弓骨折处,锁上钉帽,加压复位后锁紧螺钉,术中透视螺钉位置良好,骨折断端位置对位良好,冲洗切口,彻底止血。术后去除颅骨牵引,切口留置引流管 24～48 小时。

2.寰枢椎侧块螺钉内固定术

术前患者常规颅骨牵引 2～7 日,手术采用气管插管全身麻醉,取俯卧位,头部与颈部采用头架固定,皮肤常规消毒铺巾。沿枕骨粗隆向颈后棘突做长约10 cm的正中直形切口,逐层切开皮肤、皮下组织、颈项筋膜及韧带,沿棘突向两边剥开椎旁肌肉,牵开肌肉,显露枕骨至上颈椎后结构。以枢椎侧块中点为进钉点,向头端倾斜 24°～30°,向中线倾斜 30°～35°,钻头在导钻引导下进入,C 型臂 X 线机透视以确定进钉方向,置入相应长度的螺钉,以同样方法置入另一枚枢椎侧块螺钉。以寰椎侧块为进钉点,向头端倾斜 10°～15°,中线倾斜 20°～25°,置入相应长度的螺钉固定,安装预弯好的连接棒,置入螺钉尾帽并锁固,再次透视确认颈椎生理弧度,以及内固定情况。用生理盐水反复冲洗切口,棉片压迫止血,放置 1 根负压引流管,逐层缝合切口,无菌敷料包扎。

二、齿突骨折

（一）概述

齿突骨折是累及寰枢椎区域稳定性的严重损伤,常由头颈部遭受不同方向的外力所引起,患者表现为颈部疼痛、局部压痛、活动受限等症状,还可能导致急性延迟性颈椎脊髓压迫甚至危及生命。根据骨折部位可将齿突骨折分为三型,具体如下。

（1）Ⅰ型:齿突尖翼状韧带附着部的斜行骨折。

（2）Ⅱ型:齿突与枢椎椎体连结处的骨折。

（3）Ⅲ型:枢椎椎体骨折。

（二）病因与病理

齿突骨折常由头颈部遭受不同方向的外力所引起,其中因头颈部暴力性屈曲性损伤多见。当外力突然作用头部屈曲时,齿突与寰椎前弓和横韧带构成的牢固解剖结构向前冲击,齿突即可与椎体分离造成骨折。外力也可能是剪切和撕脱联合作用,造成不同类型骨折。本病年轻人多见的病因为车祸、高处坠落等,而老年人自较低的高度摔下即可致伤。

（三）临床表现

1.局部症状

患者颈部疼痛是损伤后早期突出的表现,并常有枕大神经分布区域的放射痛。疼痛的部位限于上颈椎。头颈运动功能受限,尤其是旋转活动受限最明显颈部僵硬呈强迫位置,典型的体征为患者以手扶持头部可缓解疼痛,但在临床上并不常见。

2.神经症状

早期神经症状多数比较轻微。主要表现为四肢无力,或肢体深反射活跃,枕部感觉减退或疼痛。严重者四肢瘫痪和呼吸困难,可在短期内死亡。迟发性脊髓病多见。损伤后不立即发病,未获治疗或治疗不当,寰枢椎逐渐移位。相对而言,缓慢减少缓冲间隙,在一定限度内,脊髓有一定适应能力,但超出了脊髓的适应极限就会出现相关的脊髓受压迫症状。迟发性颈脊髓病,受累程度各有不同,包括大小便失禁、四肢瘫、吞咽困难和枕大神经痛。神经损害症状可表现为渐进性加重或间歇性发作,有些患者于伤后数年才出现症状,也有因一次轻微外伤而出现严重的脊髓压迫症状。

(四)辅助检查

X线检查是诊断齿突骨折的主要依据。X线检查包括正位片、侧位片和开口位片,侧位片可获得清晰的图像,显示出移位程度,提示寰枢椎是否脱位,开口位片尤为重要,可以显示齿状突骨折及其类型。如X线检查显示不清,不能清楚观察骨折显得部位等细节时,可进行CT检查。怀疑脊髓受压时可行MRI检查,还能够显示韧带损伤,对判断是骨折线还是软骨结合残迹有一定帮助。

(五)诊断

齿突骨折的早期诊断十分重要,尤其无移位的齿突骨折,常常因满足于常规拍片未发现骨折而误诊;有时虽已拍摄开口位片,但因拍片角度不合适,齿突骨折处显示不清或多重骨影掩盖等因素而漏诊。对有临床上可疑者必须密切观察,随时复查,必要时多次拍开口位断层片。

(六)非手术治疗

1.牵引联合石膏固定

牵引联合石膏固定是无其他并发症患者的主要治疗方式,通过重物牵引促进骨折愈合,石膏固定避免骨折移位,避免重物过重导致骨折不愈合。对于新鲜齿突骨折,可采用牵引复位＋头颈胸石膏固定,牵引重量为 1.5～2.0 kg,牵引方向根据骨折情况而定,2～3 天后行影像学检查了解骨折复位情况,可根据恢复情况调整牵引位置。复位良好后,则取正中位牵引 3～4 周,在维持牵引下,患者取仰卧位行头颈胸石膏固定,持续 3～4 个月。拆除石膏后再行影像学检查了解骨折复位情况,并采用颈托保护 2～3 个月。

2.直接石膏固定

直接石膏固定适用于症状轻微的患者,将颈部用头颈胸石膏固定,起避免骨折移位的作用。

3.Halo 支具

该固定架通过几个支柱相连,使颈椎得以稳定,其牵引和固定作用较以往的牵引固定装置有显著的优越性,无须切开头皮和行颅骨钻孔,而且颅钉尖刺入颅骨外板不易活动,患者不会感到不适,也减少了感染的机会,可迅速给患者安装,安装后患者的颈部受到三维的准确固定,具有固定、牵引与调节颈椎伸屈的功能,从而达到使骨折脱位复位、牢固固定的目的。

4.钙元素补充

钙元素补充对骨骼愈合的生长有一定作用,按常规剂量服用即可,一般无严重不良反应。

(七)手术治疗

1.后路枕颈融合钉棒系统内固定术

患者麻醉后取俯卧位,自枕骨粗隆下 2 cm 处至 C₄ 棘突取后正中切口,长约 8 cm,依次切开皮肤、皮下组织,电凝止血,潜行切开分离项韧带,用骨膜剥离子从棘突侧方及椎板做钝性骨膜下剥离,切口上方沿枕骨表面剥离骨膜,充分显露枕骨、C_1 的后弓及 $C_{2\sim3}$ 的椎板、侧块及关节突,见 C_1 后弓与 C_2 椎板间大量瘢痕组织形成,于 C_2 双侧侧块置入椎弓根螺钉,于 C_3 双侧侧块置入侧块螺钉。预弯 U 形悬臂梁,用神经剥离子反复游离寰枕、寰枢椎后方间隙,于寰椎后弓穿入 2 根直径 0.6 mm 钢丝,将 U 形悬臂梁与 $C_{2\sim3}$ 双侧椎弓根螺钉良好衔接,拧紧螺帽,将钢丝捆扎于 U 形悬臂梁上,收紧钢丝,C 型臂 X 线机透视下见寰椎及齿状突骨折端复位满意。于寰椎右侧侧块置入椎弓根螺钉,寰椎左侧峡部及椎弓根发育异常,明显变细,无法置入螺钉,上枕骨钉板,取出 U 形悬臂梁,选取长短合适连接棒并塑形后,将右侧枕骨螺钉及 C_1 与 $C_{2\sim3}$ 右侧侧块螺钉与连接棒良好衔接后,拧紧螺帽。上左侧连接棒,将寰椎后弓钢丝捆扎于左侧连接棒,收紧钢丝,C 型臂 X 线透视下见寰枢椎脱位已复位,齿突后倾角恢复至 8° 左右,钉棒内固定系统位置合适。牢固后,于髂后上棘处取约 5 cm×3 cm 髂骨块备用,高速磨钻将枕骨、寰椎后弓、枢椎部分椎板、棘突打磨至均匀渗血,将髂骨块适当修剪后植入,钢丝捆扎。生理盐水反复冲洗术区,检查无明显渗血后,放置负压引流管,逐层缝合关闭切口,无菌敷料包扎,颈托外固定。

2.后路寰枢椎椎弓根融合固定术

患者气管插管,全身麻醉后取俯卧位,维持颅骨牵引 6～10 kg。透视脱位复位情况显露寰椎后弓、枢椎及 C_3 棘突椎板,根据术前 CT 测量及模拟置钉情况,寰椎后弓显露至后正旁 2 cm 处,距离后弓正中旁 17～19 mm 对应侧块选择进钉点,寰椎进钉点位于寰椎后结节中点外 18～20 mm 的后弓处,经寰椎后弓下缘上方 2 mm 的水平线和侧块中央的垂线的交点为进钉点,常规轻柔牵开 C_2 神经根及静脉丛,用神经探子触探侧块中点,指引方向。根据术前 CT 测量及模拟置钉情况,选择进钉的内倾角,头倾角,一般情况进钉角度为在水平面上保持垂直进钉或者向内倾斜 10°～15°,矢状面上向上倾斜 5° 左右,与后弓水平。先用磨钻在入钉点,磨开皮质骨,缓慢用手钻在 C 型臂监视下向前结节转入,深度 28～30 mm,攻丝,拧入长度适宜、直径 3.5 cm 的螺钉。显露枢椎后部,将 C_2 神经根和静脉丛挑起,显露枢椎椎弓峡上面,枢椎进钉点位于枢椎下关节背面内上象限中点,根据术前 CT 测量及模拟置钉情况,进钉方向为向内侧呈 10°～15°,向上呈 20°～30°。直视下置入直径 3.5 mm 的螺钉,安装紧固钉棒内固定装置,寰椎后弓、枢椎棘突及椎板去皮质制备置骨床,取髂骨松质骨咬成骨泥置入受区,放置负压引流管引流。

三、枢椎椎弓骨折

(一)概述

枢椎椎弓骨折是指发生于 C_2 椎弓峡部的骨折,多见于被施绞刑者,故又称绞刑架骨折、外伤性枢椎椎弓骨折。枢椎椎弓骨折可以分为以下 3 种类型。

1.Ⅰ型

Ⅰ型骨折为双侧椎弓根骨折,骨折线位于关节突关节的前方,主要引起 C_2 椎体与后方的关节突、椎板与棘突之间的分离,对椎管内的脊髓组织一般不形成压力,因而少有同时伴发脊髓损伤者,属于稳定型。

2.Ⅱ型

Ⅱ型骨折由头部过伸和屈曲之后的轴向压力引起,骨折呈分离状,且多伴有成角畸形。前纵韧带或后纵韧带断裂,或二者同时断裂。C_2 椎体后下缘可被后纵韧带撕脱出现撕脱骨折。除少数韧带损伤较轻者外,一般多属不稳定型。

3.Ⅲ型

Ⅲ型骨折不仅前纵韧带和后纵韧带同时断裂,且双侧关节突前方骨折的错位程度更为明显,甚至呈现椎节脱位状,为不稳定型。

(二)病因与病理

枢椎主要的损伤机制有以下几点。

(1)超伸展外力是枢椎椎弓部断裂的主要损伤机制。

(2)绞刑者骨折发生在侧块最前面的部分,或进入椎弓根,并有前纵韧带、椎间盘和后纵韧带的断裂。其损伤机制是过伸加上突然和猛烈的牵张暴力,造成颅颈分离,即枢椎椎体和颅寰结构作为一个整体向上分离,后方的枢椎后结构与 C_3 的连结仍是完整的,常造成脊髓横断。

(3)在车祸或跳水事故中,损伤机制为过伸和轴向压缩暴力。过伸是由于身体前冲,前额撞击在倾斜的车窗玻璃或游泳池底所致,也涉及了轴向的压力,可能还有旋转的成分。相当多的枢椎骨折伴随 C_3 椎体压缩性骨折。汽车事故或其他减速事故中是过伸伴轴向压缩暴力作用于枢椎。

(4)屈曲损伤也可能是绞刑者骨折的原因,但这种情况较少见。实际上,枢椎椎弓根骨折,其损伤的各种外力组合依据涉及的具体暴力大小、方向、作用点及作用时间而定。暴力到达时脊柱各结构的位置,不同患者其脊柱结构独特的力学特征都决定了不同的损伤、破坏的结构部位和移位的程度。

(三)临床表现

枢椎椎弓骨折的临床表现包括颈部疼痛、压痛、活动受限、吞咽不便、头颈不稳需用双手托扶,以及颈肌痉挛等。除少数患者伴颈髓完全性或不完全性损伤外,大多数患者无脊髓刺激或受压症状。部分患者会出现神经根刺激症状,并发颈髓损伤等。

(四)辅助检查

1.X 线检查

X 线检查包括颈椎常规片和断层片。创伤性椎前滑脱的诊断主要依靠侧位片,侧位片可清楚显示骨折线及移位和成角的情况,据此可做出骨折类型的影像学诊断。在医师陪同保护和指导下,谨慎拍摄颈椎伸、屈位片,可进一步提供骨折稳定情况的信息。有时尚需做断层检查才能清楚显示骨折线。X 线检查的典型表现是双侧枢椎椎弓根骨折,骨折线呈垂直或斜形,枢椎椎体可有不同程度的移位和成角畸形。另需注意寰椎、下颈椎有无伴随骨折,对婴幼儿还需注意枢椎椎弓根先天性缺损或软骨连结的可能。检查其他损伤部位可了解有无多发伤的情况。

2.CT 检查

CT 检查可以观察骨折线、骨折移位情况及与椎管的关系。CT 三维重建有助于对骨折形态的全面了解。

3.MRI 检查

MRI 检查可了解周围软组织的情况,对整个损伤可有全面的评估,并为手术入路的选择提供依据。

(五)诊断

枢椎椎弓骨折常在 X 线检查颈椎正、侧位时被发现。无移位的椎弓骨折容易漏诊。颈椎左、右斜位 X 线片或 CT 检查常常为确定诊断的必要手段。

(六)非手术治疗

无移位的单纯枢椎椎弓骨折,可直接采用头颈胸石膏或头环背心固定2~3个月,多数患者可愈合。滑椎较轻者,可采用颅骨牵引或枕颌带牵引复位,或滑椎较明显者复位后用上述外固定方法治疗,如果复位满意则比较容易愈合。复位不满意、合并脊髓损伤或陈旧骨折并滑椎的患者,3周以上未能复位的则应采取手术治疗。

(七)手术治疗

枢椎椎弓骨折的手术治疗可行经后路 C_2 椎弓根 C_3 侧块短节段固定术,具体手术操作如下。

患者经鼻插管全身麻醉后,取俯卧位并用 Mayfield 头架固定,轻度前屈位,取后正中切口,显露 C_1 后弓至 C_4 椎板上缘, $C_{2~3}$ 两侧显露至关节突的外缘。沿 C_2 椎板的上缘用神经剥离子向外侧剥离软组织,可以发现 C_2 峡部的起始部,沿峡部的上缘及内侧缘向前分离至椎弓根,部分患者可触及骨折断端。取 C_2 侧块中点为进钉点,根据椎弓根的内缘和上缘走行确定进钉方向,原则是宁内勿外、宁上勿下,一般为向头端倾斜20°~30°,向中线内倾斜 25°~35°;对于 C_3 采用向外侧倾斜 35°~40°,与椎体关节面平行,所有操作均在 C 型臂 X 线机透视下完成,使用钉棒系统螺钉直径 3.5 mm。固定完成后将 $C_{2~3}$ 椎板及 $C_{2~3}$ 关节面打磨后植骨,术后伤口内放置引流管引流。

四、下颈椎骨折

(一)概述

下颈椎是指 $C_{3~7}$,是颈椎损伤最多发生的部位。各种暴力,包括伸展、屈曲、旋转、压缩和剪切等都可能造成颈椎骨折或骨折脱位。通常合并不同严重程度的脊髓和神经根损伤。

(二)病因与病理

1.楔形压缩性骨折

当垂直外力作用时,上下颈椎的终板相互挤压,致受压缩力大的椎体前部皮质压缩性骨折,随之受累椎体的前缘骨松质也同时被压缩变窄,椎体垂直高度将变小。除椎体受压骨折外,小关节也可能发生骨折。由于脊椎后结构承受张应力,后韧带复合体也常发生撕裂。

如果压缩性骨折的椎体仅限于椎体前部,则椎管形态不会发生改变,脊髓也极少受到损伤。若并发椎间盘损伤并向椎管突出,则导致脊髓受压。典型的表现为椎体的压缩性骨折,以及棘间、棘上韧带断裂。

2.爆裂骨折

颈椎椎体的爆裂骨折,是颈椎处于中立位时,垂直方向上的暴力造成的,也被称为垂直压缩性骨折,是一种严重的颈椎椎体粉碎性骨折。在颈椎椎体爆裂骨折时,暴力自上而下,引起椎体破裂并可能损伤椎间盘、前纵韧带及后纵韧带等。高处重物坠落打击或人体从高处跌落,头顶部撞击地面,是常见的致伤原因。由于周围软组织结构被破坏,椎体骨折的碎片由内向外分离移位。椎间盘或骨折碎片如突出椎体后缘、进入椎间孔或椎管,则可能引起颈脊髓或神经根的损伤,部分患者可以保留脊髓后索的部分功能。

3.泪滴样骨折

下颈椎泪滴样骨折损伤通常发生于严重的屈曲和压缩力,常见于下颈椎,尤其是 C_4、C_5 与 C_6,分为伸展型和屈曲型。伸展型骨折造成的游离骨块多见于受损椎体的前下角,也可见于伤椎下位椎体的前上角,是损伤导致的椎体前缘三角形骨块撕脱。伸展型骨折时颈椎椎管后壁的黄韧带被挤压,可向前方皱褶突起,挤压脊髓,造成颈脊髓的损伤。过度屈曲或屈颈时垂直作用于颅骨的轴负荷过大引起伴有明显韧带断裂的过度屈曲和轴向负荷损伤。其特点主要为对前柱的压缩力及对椎间盘-韧带软组织复合体的张力。往往存在广泛的潜在韧带损伤和脊柱不稳定,最严重的情况是所有韧带完全断裂,椎间盘和关节完全破坏,椎体向后移位≥3 mm进入椎管,椎体下缘进入椎管是泪滴样骨折的一个重要特征。通常情况下,此类型骨折不稳定。

4.椎板骨折

单纯的颈椎椎板的骨折比较少见,常与椎体其他部位的骨折合并存在。多数情况下,椎板的骨折发生于关节突之后和棘突之前的连接部。在颈椎处于过伸位并承受外力时,颈椎各个节段的椎板互相撞击导致椎板的骨折。如果患者已经存在颈椎管狭窄等颈椎退行性病变,椎板骨折的碎骨片有进入椎管并损伤颈髓的风险。

5.棘突骨折

单纯的颈椎棘突骨折较为少见,常合并椎体或相邻附件的骨折。其中,C$_7$的棘突最长,最易发生骨折。骨折可以累及一个或多个棘突。多发生在棘突的基底部,并伴有棘上、棘间韧带等软组织的撕裂。颈椎棘突骨折多见于铲土工,故也称"铲土工"骨折。由于患者在挥动铁铲时用力过猛,造成了肩胛骨周围肌肉斜方肌强烈的不协调收缩,从而导致颈椎棘突骨折。也可以由于颈椎承受暴力导致颈椎突然屈曲,颈椎棘突与附着于其上的肌肉产生强烈的对抗性牵拉,造成颈椎棘突的撕脱骨折。撕脱骨折与下位椎骨的棘突呈现出正常序列的排列,与上位椎骨的棘突分离。棘突骨折多数发生在棘突基底部上方,骨折伴有棘间韧带和项韧带撕裂,有时骨折在棘突末端,两个棘突骨折,上方一个在近端,下方一个发生在远端。撕脱骨折与下位椎节的棘突呈正常序列排列,与上位椎体棘突分离。损伤不累及椎管和椎间孔,故极少伴有脊髓和神经根损伤。但必须注意损伤机制中有可能引起椎体骨折和脱位。

6.钩突骨折

钩突是颈椎特有的结构。钩突骨折由于表现比较隐匿,常被忽略。颈椎的钩突骨折多由侧向暴力造成,当颈椎承受外力侧屈曲或垂直暴力作用时,一侧钩椎关节受到张应力而分离,而另一侧受到旋转及压应力或旋转撞击作用,可造成骨折。严重者该侧椎体也可引起压缩性骨折。这种不对称的骨折,常伴有数种附件骨折,如椎弓、关节突关节等,但极少有移位或仅轻度移位。骨折片如进入椎间孔则产生神经根损伤,但较少并发脊髓损伤。

7.颈椎挥鞭损伤

颈椎挥鞭样损伤是颈椎突然过度后伸造成的损伤,影像学表现较为隐匿,但实际并不少见,可以合并不同程度的颈髓损伤。造成挥鞭损伤的机制中,遭受直接暴力打击者较少见,多为高处坠落、跌倒或交通事故中,头部遭受撞击或在惯性加速度的作用下产生过伸的间接暴力。当颈椎过伸超过生理极限时,后柱结构尤其是小关节,受到的压力最大。同时,前柱结构在强烈的牵张力作用下,可能造成前纵韧带、椎间盘等软组织撕裂,甚至导致椎体前缘的撕脱骨折。颈椎挥鞭损伤所导致的颈脊髓损伤,可能系由于颈椎过伸时,椎管后方的黄韧带皱缩,并与前方的椎体后缘共同挤压颈脊髓所致,故临床上多见颈脊髓前部或中央管的损伤。

(三)临床表现

下颈椎骨折的主要症状以局部疼痛和以疼痛导致的颈椎运动功能受限为主,爆裂骨折所导致的疼痛通常较为剧烈,范围也更大。可伴有棘突的压痛,以及椎前的压痛。部分外伤患者可见皮下的淤血或肿胀。伴有颈椎脱位的患者也有头颈部的僵直状态以颈部肌肉的痉挛。

　　严重的颈椎骨折,如颈椎爆裂骨折,或者伴有脱位的颈椎骨折,可能导致颈脊髓的损伤。颈脊髓的损伤根据损伤节段的不同,可以呈现出不同的临床表现。

　　上段颈髓损伤:通常将 C_1～C_4 节段颈髓称为上段颈髓。上段颈髓位于脊髓的最上端,是延髓的延续。第三颈椎与第四颈椎椎骨的损伤可导致 C_3、C_4 节段颈髓的损伤。此类型的损伤由于可以造成呼吸中枢的压迫,导致呼吸困难、呼吸麻痹、呼吸骤停。C_3、C_4 节段颈髓的部分损伤主要造成为上运动神经元功能障碍,表现为四肢的不全瘫。上段颈椎损伤后,可能继发延髓的缺血性损伤,从而导致内脏器官的功能障碍,如心律不齐、血压不稳等。上段颈椎的损伤还可以导致自主神经的功能紊乱,包括高热、无汗等。

　　中段颈髓损伤:中段颈髓通常指 C_5～C_7 节段的颈髓,此节段为颈脊髓的颈膨大部位。该部的颈髓损伤可导致四肢瘫痪,损伤平面以上、以下运动神经元损害为主要表现,出现迟缓性瘫痪;而损伤平面以下主要表现上运动神经元损害的痉挛性瘫痪。比如 C_5 节段的损伤,膈肌麻痹明显,三角肌、肱二头肌及以下的肌肉瘫痪,双肩在肩胛提肌和斜方肌的作用下升高,同时伴有颈部以下的感觉障碍,可出现霍纳综合征。而以 C_6 节段为主的脊髓损伤,肱二头肌、肱桡肌等肌肉的肌力正常,肱三头肌、胸大肌及以下的肌肉瘫痪。患者双肩轻度外展,双肘明显屈曲,腕关节尺偏,双手呈半握拳置于胸前,通常不累及膈肌。

(四)辅助检查

1.影像学检查

　　(1)X 线检查:对于下颈椎骨折的 X 线检查,常规应拍摄颈椎的正位及侧位片,其中,侧位片的诊断价值更大。可以更好地显示骨折损伤的类型和程度,也可以同时显示是否有伴发的颈椎脱位。在颈椎正侧位 X 线平片的基础之上,补充进行颈椎功能位的检查,还可以判断颈椎损伤后是否存在脊柱不稳。

　　(2)CT 检查:对于颈椎椎骨附件如椎弓根、关节突等显示清晰,能够判断颈椎附件的骨折或脱位,并且对于颈椎骨折后,椎管的破坏程度及占位情况也有明确的影像学证据。

　　(3)MRI 检查:具有良好的软组织分辨率,尤其是针对椎管内脊髓、神经组织的成像,可以在轴位、矢状位、冠状位,甚至任意方位显示脊髓、椎间盘、黄韧带等软组织的形态及病理改变,并可以很清晰的区别脊髓空洞症、脊髓囊肿、脊髓出血等可能有相似临床症状的病变。MRI 检查在制订颈椎骨折的治疗方案及手术方式等方面有着非常重要、不可取代的作用。

2.神经系统检查

　　(1)感觉功能检查:C_5 的感觉功能主要通过腋神经实现,感觉皮节主要分布于上臂和肘部外侧;C_6 的感觉功能通过肌皮神经,支配前臂桡侧、拇指及示指的皮肤感觉;C_7 的感觉皮节主要位于中指。

　　(2)运动功能检查:颈椎骨折所导致的颈髓及脊神经的损伤,脊神经损伤所表现的运动障碍以上肢为主,严重者常导致颈髓损伤,表现为损伤平面以下的四肢瘫痪。检查肢体运动的肌力时,应注意双侧对比,慢性损伤可以观察到相应肌肉萎缩的表现。

　　根据神经支配的特点,列举以下关键肌和关键点(表 6-2),通过对关键肌和关键点的检查可以快速确定损伤平面。

表 6-2　关键肌和关键点

平面	关键肌	关键点的部位
C_2		枕骨粗隆外侧至少 1 cm（或耳后 3 cm）
C_3		锁骨上窝（锁骨后方）且在锁骨中线上
C_4		肩锁关节顶部
C_5	屈肘肌群（肱二头肌、肱肌）	肘前窝外侧（桡侧），肘横纹近端
C_6	腕伸肌群（桡侧伸腕长短肌）	拇指近节背侧皮肤
C_7	肘伸肌群（肱三头肌）	中指近节背侧皮肤
C_8	指屈肌群（中指屈肌）	小指近节背侧皮肤
T_1	指外展肌群（小指展肌）	肘前窝内侧（尺侧），肱骨内上髁近端
T_2		腋窝顶部
T_3		锁骨中线第三肋间
T_4		锁骨中线第四肋间（乳线）
T_5		锁骨中线第五肋间（在 T_4～T_6 的中点）
T_6		锁骨中线第六肋间（剑突水平）
T_7		锁骨中线第七肋间（在 T_6～T_8 的中点）
T_8		锁骨中线第八肋间（在 T_6～T_{10} 的中点）
T_9		锁骨中线第九肋间（在 T_8～T_{10} 的中点）
T_{10}		锁骨中线第十肋间（脐）
T_{11}		锁骨中线第十一肋间（在 T_{10}～T_{12} 的中点）
T_{12}		锁骨中线腹股沟韧带中点
L_1	髋屈肌群（髂腰肌）	T_{12} 与 L_2 连线中点
L_2	膝伸肌群（股四头肌）	大腿前内侧，腹股沟韧带中点和股骨内侧髁连线中点
L_3	踝背伸肌群（胫前肌）	膝上股骨内髁处
L_4	趾长伸肌群（踇长伸肌）	内踝
L_5	踝跖屈肌群（腓肠肌和比目鱼肌）	足背第三跖趾关节处
S_1		足跟外侧
S_2		腘窝中点
S_3		坐骨结节或臀下皱襞
$S_{4～5}$		肛门 1 cm 范围内，皮肤黏膜交界处外侧（作为 1 个平面）

　　（3）反射检查：浅反射主要包括腹壁反射、提睾反射、肛门括约肌反射等，严重的颈椎骨折可能导致反射的减弱或消失；深反射是指刺激肌肉、肌腱或骨膜等本体感觉器官所引起的神经反射，涉及颈神经的深反射主要是肱二头肌反射、肱三头肌反射和桡骨膜反射。

（五）诊断

下颈椎骨折往往根据患者外伤史及影像学检查即可诊断。

（六）非手术治疗

1.牵引治疗

牵引通常为首选的方法，可采用枕颌带牵引，但临床多采用更为稳定的颅骨牵引。颅骨牵引的重量约为每个椎体 2.5 kg,如第六与第七颈椎牵引时可达到 12.5～15.0 kg,若仍不能复位,则应考虑关节突绞锁等情况。此时不宜盲目增加牵引重量,而应该考虑手术治疗。

牵引复位成功后,可继续以相同重量维持 4～6 周,再改用外固定支具固定 3～4 个月,以到达受损椎体的骨愈合。若此过程中出现疼痛的突然加重或者神经症状,则应考骨折的移位,应做好改行手术治疗的准备。

2.外固定支具

(1)颈部领围不能严格限制颈部的运动,稳定受力节段的作用较小,但是佩戴较为舒适,可以适用于稳定性的损伤,尤其是老年患者。

(2)颈胸固定支架通过适当的金属杆,上方通过颈枕垫支撑头面部,下方通过前后 2 个垫贴于胸背部,并经胸和肩 2 对皮带固定。此类支架佩戴舒适且有足够的固定作用,适用于多种类型颈椎骨折的治疗。

(3)Halo 支架可提供最大程度颈椎稳定性的外固定支具,对上颈椎骨折均可获得理想的固定效果,但对下颈椎不稳定稳固的效果较差,加之此类型的支架限制患者的日常活动,所以很难被患者接受。

(七)手术治疗

1.颈椎椎体爆裂骨折减压术

(1)切口:对于施行术中复位者,多采用颈前路右侧斜或横切口,视野开阔,切口松弛,有利于术中牵拉。单纯施行前路减压者,则可以采用颈前路右侧横切口,瘢痕较小,术后外观较好。

(2)撑开椎体:目前较多的应用颈椎椎体撑开器。于伤椎上、下位椎体中央分别拧入撑开螺钉,在撑开螺钉上套入撑开器,向上下两端撑开。撑开椎体有利于使损伤的椎体、椎间盘高度恢复,减轻对脊髓的压迫,并在施行椎体切除时有利于操作。

(3)减压:确定骨折椎体的上、下方椎间盘,用尖刀切开纤维环,髓核钳取出破碎的椎间盘组织,用三关节尖喙咬骨钳咬除骨折椎体的前骨皮质和大部分骨松质,接近椎体后缘时暂停,先用刮匙将剩余椎间盘和终板全部刮除,再用神经剥离器分离出椎体后缘与后纵韧带间的间隙,伸入薄型冲击式咬骨钳逐步将椎体后骨皮质咬除,此时形成 1 个长方形的减压槽,可见后纵韧带膨起。小心地用冲击式咬骨钳或刮匙将减压槽底边扩大,将致压物彻底切除。如后纵韧带有瘢痕形成,可在直视下用神经剥离器钩住后纵韧带,用尖刀将后纵韧带切除,完成减压。

(4)植骨:调整椎体撑开器撑开的高度,使颈椎前柱的高度恢复正常。于髂峰处凿取 1 个长方形植骨块,修整后植入减压槽,松开椎体撑开器,使植骨块嵌紧,完成植骨。

(5)固定:对于颈椎椎体爆裂骨折,现在多主张使用颈椎前路钢板固定。钢板固定可使颈椎取得即刻稳定性,便于术后护理和尽早恢复工作。同时内固定的使用有利于植骨块的愈合,并在愈合的过程中维持椎体的高度,避免植骨块在愈合的爬行替代过程中塌陷,从而造成颈椎弧度消失。

(6)关闭切口:用生理盐水反复冲洗创口,缝合颈前筋膜,放置 1 根半管引流条,逐层缝合关闭切口。

2.后路单边内固定联合前路减压融合内固定术

患者气管插管,全身麻醉,取俯卧位,术区常规消毒铺巾。沿后正中从椎体棘突做纵向切口,逐层切开并用撑开器撑开。行下位颈椎上关节突部分切除进行复位,复位成功后再置入椎弓根钉,C 型臂 X 线机透视见位置满意后置入连接棒并锁紧螺帽,行后路复位单边内固定,放置 1 根引流管,缝合切口。然后取仰卧位,术区常规消毒铺巾,做右侧颈部横向切口,依次切开皮肤、皮下组织及阔筋膜,沿血管鞘与食管鞘之间进入,显露椎间隙,纵行切开椎前筋膜,C 型臂 X 线机定位,行椎间盘切除减压后在椎间置入 cage,选择合适长度的前路钢板固定,透视见位置良好,放置 1 根引流管,缝合切口。

（王进安）

第七章

骨科疾病的中医治疗

第一节　骨关节结核

一、膝关节结核

膝关节结核占全身骨关节结核的第二位,仅次于脊柱结核。儿童和青少年患者多见。

(一)病因病机

起病时以滑膜结核多见。病变缓慢发展,以炎性浸润和渗出为主,表现为膝关节肿胀和积液。随着病变的发展,结核性病变可以经过滑膜附着处侵袭至骨骼,产生边缘性骨腐蚀。骨质破坏沿着软骨下潜行生长,使大块关节软骨板剥落而形成全关节结核。至后期则有脓液积聚,成为寒性脓肿,穿破后会成为慢性窦道。关节韧带结构的毁坏会产生病理性半脱位或脱位。病变静止后产生膝关节纤维性强直,有时还伴有屈曲挛缩。

(二)诊断

1.临床表现

(1)全身症状:起病缓慢,有低热、乏力、疲倦、食欲缺乏、消瘦、贫血等全身症状,血沉增高,儿童有夜啼表现。

(2)局部表现:膝关节位置表浅,因此肿胀和积液十分明显,检查时发现膝眼饱满,髌上囊肿大,浮髌试验阳性(图7-1)。较晚期的膝关节结核,滑膜可以显著肿胀和增厚。早期膝关节穿刺可获得比较清亮的液体,随着病程进展,抽出液逐渐变浑,有纤维素混杂在内,最终变为脓性。关节持续的积液和失用性肌萎缩,使膝部呈梭形肿胀。由于疼痛、膝关节半屈曲状,日久即发生屈曲挛缩。至后期寒性脓肿形成,溃破后成慢性窦道,经久不愈合;或因韧带的毁损而产生病理性脱位;病变静止或愈合后成为纤维性强直;骨生长受到抑制,造成两下肢不等长。

2.辅助检查

(1)X线检查:早期处于滑膜结核阶段,X线片上仅见髌上囊肿胀与局限性骨质疏松。病程较长者可见到进行性关节间隙变窄和边缘性骨腐蚀。至后期,骨质破坏加重,关节间隙消失,严重时出现胫骨向后半脱位。无混合感染时骨质疏松十分严重,有窦道形成出现混合感染时则表现为骨硬化。

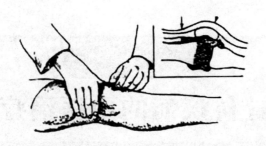

图 7-1　浮髌试验

（2）其他检查：CT 与 MRI 可以看到普通 X 线片不能显示的病灶，特别是 MRI 具有早期诊断价值。而关节镜检查对早期诊断膝关节滑膜结核具有独特价值。

（三）治疗

全身治疗和局部治疗都不容忽视。膝关节是表浅关节，容易早期发现病变。因此，单纯性滑膜结核患者绝大部分是可以治愈的，还可以保留全部或大部分关节功能。

1.关节腔内抗结核药物局部注射

先进行抽吸关节积液，再将抗结核药物直接注入关节腔内。成人可注入异烟肼每次 200 mg，儿童减半。每周注射 1～2 次，3 个月为 1 个疗程。如果滑膜肿胀厉害，抽不到液体，也可于穿刺部位注入药物。因为抗结核药物足以控制病情，故不主张对早期膝关节结核患者施行滑膜切除术。经过局部药物治疗后，如果积液减少，色泽转清时可以继续治疗；如果不见好转，滑膜肿胀肥厚，再考虑施行滑膜切除术。在做滑膜切除术时往往会发现病变的实际情况比术前估计得要严重，此时要及时更改手术方法。

2.病灶清除术

全关节结核患者，如果破坏进展明显或有脓液积聚，需做病灶清除术。对于病灶清除术后是否要做膝关节融合术目前并无定论。一般认为，15 岁以下的儿童或在病灶清除术后尚有部分关节软骨面残留的成人患者可以不做融合术；15 岁以上关节毁损严重并有畸形者，在病灶清除术后，同时行膝关节加压融合术（图 7-2）；有窦道或有屈曲挛缩者均宜做融合术，加压钢针一般在 4 周后拔除，改用管形石膏至少 2 个月。

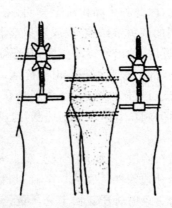

图 7-2　膝关节结核加压融合术

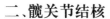

二、髋关节结核

髋关节结核占全身骨关节结核的第三位,10 岁以内的儿童多见,男性多于女性,单侧多于双侧。

(一)病因病机

本病是一种易发生于髋关节,起病缓、化脓迟,溃后流脓清稀或夹败絮样物,不易愈合,多形成脓肿或窦道等为主要表现的痨病类疾病,多因先天不足,肾亏骨弱,复感痨虫,痰浊凝聚,蚀伤关节所致。

1.肝肾亏虚为发病之本

肝阴亏虚,阴血不足以养筋,筋失所养;肾精虚而不能主骨,骨失所养;或儿童先天不足,肾气不充,骨骼稚嫩,皆易感外邪痨虫而染病。

2.阳虚痰凝为病程之始

阳虚而脾不化湿、肺不布津,水湿津液凝聚而生痰,痰浊滞留筋骨,易生本病。

3.阴虚为主证

阴虚不能制阳,虚阳偏盛而化热,虚火耗津,血凝气滞,气机不畅,病邪乘虚而入。当其化脓之时,不仅寒化为热,阴转为阳,肾阴不足,此后阴愈亏、火愈旺,故在中、后期常出现阴虚火旺的证候,有时虚实夹杂,寒热交错,但仍以阴虚为主。

(二)诊查要点

1.临床表现

早期出现低热、盗汗、食欲减退、消瘦。儿童患者有烦躁、夜啼。患肢轻度跛行,髋部疼痛;中期出现疼痛、跛行加重,患肢肌肉萎缩。在髋部前、外、后侧可出现脓肿或窦道,晚期出现高热、疼痛加重、活动受限,关节畸形,髋关节屈曲挛缩试验(Thomas 征)阳性。患肢因股骨头破坏而出现短缩畸形。

2.影像学检查

X 线检查显示滑膜结核关节间隙增宽,关节囊呈肿胀阴影,髋周围骨质疏松,单纯骨结核有骨质破坏、空洞或小的死骨。

(三)治疗

1.中医辨证论治

(1)内治法。①阳虚痰凝:患部隐隐作痛,不红不热,无肿胀,继而关节不利,动则痛甚;伴神疲乏力,纳呆,畏寒肢冷;舌淡红,苔薄白,脉沉细无力。治宜益肾温经,散寒化痰,阳和汤加减。②局部肿胀明显,肤色转红,脓肿形成,按之应指;伴潮热朝轻暮重;舌质红,苔薄黄,脉弦细数。治宜育阴清热,托毒透脓,托里消毒散加减。③阴虚火旺:脓肿破溃后流脓稀薄,夹有败絮样物,或有死骨,局部窦道;伴午后潮热,颧红,盗汗,口干咽燥,心悸失眠;舌红,少苔,脉细数。治宜养阴除蒸,清骨散加减。

(2)外治法:初期用回阳玉龙膏外敷,或阳和解凝膏掺黑退消盖贴;成脓期可穿刺抽脓,或切开引流;溃后期用五五丹药线提脓祛腐,外敷红油膏,脓尽可用生肌散收口。若形成窦道,用干金散附在药线上,插入窦道引流。

2.手术治疗

手术治疗包括局部制动、脓肿穿刺或切开排脓、局部注射药物、病灶清除术等。手术治疗需注意手术适应证与禁忌证,谨慎选择。

(1)局部制动:局部制动包括牵引、夹板或石膏绷带制动,肢体位置最好保持在功能位。通过局部制动,可以减少病区活动、免除负重,达到缓解疼痛和痉挛,纠正挛缩畸形的目的,从而有利于关节修复。

(2)脓肿的处理:小脓肿可以自然吸收或钙化,但耗时长,易留有结核病菌潜伏。较大的脓肿应及早行排脓术。排脓的方法有穿刺排脓及切开排脓两种方式。穿刺排脓时应当从脓肿外的健康皮肤进针,在皮下斜行一段,然后刺入脓肿,以防止穿刺后形成窦道。切开排脓往往与病灶清除术同时进行。

(3)病灶清除术:病灶清除时需要配合使用抗结核药物,在有效控制结核病情的情况下,再通过不同的手术途径,充分显露病灶及边界,彻底清除非正常组织,包括脓液、干酪样物质、死骨、肉芽组织及坏死的组织等。

3.西医非手术治疗

西医非手术治疗包括充分的休息、充足的营养及抗结核药物治疗。关键是早期诊断和早期治疗。治疗的目的是增加全身抵抗力,消除局部病灶,缩短疗程,减少残疾发生,防止并发症,争取早日康复。充足的营养是增加抵抗力的基本条件,合宜的营养在于良好的食欲及膳食的配调得当。抗结核药物治疗原则:早期、联合、按时、规则、全程治疗。常用的抗结核药物有异烟肼、链霉素、利福平、乙胺丁醇及吡嗪酰胺等。为了避免耐药菌株产生,目前多提倡四联药物合用,3~6个月后改用2联或3联药物,一般全程应用药9~18个月。

(四)预防与调护

若行髋关节结核病灶清除术,应观察伤口有无渗出物,患肢血运等。术后继续抗结核治疗6~12个月,患肢中立位皮肤牵引3~4周,术后48小时即开始做股四头肌锻炼,去牵引后在床上练习患髋活动。术后6周可扶拐下地活动。要注意预防股骨头缺血性坏死的发生,术后3个月摄X线片复查,病变稳定,无股骨头缺血表现时,才能弃拐行走。

(宋江涛)

第二节　化脓性关节炎

关节腔内由细菌所引起的感染称为化脓性关节炎,属中医“关节流注”和“骨痈疽”范畴。如明·汪机《外科理例·流注》说:“大抵流注之症,多因郁结,或暴怒,或脾气虚,湿气逆于肉理,或腠理不密,寒邪客于经络,或闪扑,或产后,瘀血流注关节,或伤寒余邪未尽为患,皆因真气不足,邪得乘之。”本病多发于儿童和青少年,男性多于女性,好发于髋、膝、肘、肩、踝等关节。愈后往往留下不同程度的关节功能障碍。

一、病因病机

(一)中医学
总的病因是由于人体正气不足,邪毒壅滞关节所致。根据邪毒来源,可归纳为4个方面。

1.暑湿邪毒

夏秋之季,暑湿邪毒客于营卫之间,限于经脉肌肉之内,与气血搏结,流注关节。

2.热毒余邪

因患疗、疮、痈、疖及切口感染等而失治误治,或虽治而余毒未尽,或因挤压、碰撞使邪毒走散,流注关节。

3.化热成毒

因长期过累积劳,肢体经络受损,或跌仆闪挫.瘀血停滞,郁而化热成毒,凝聚关节。

4.毒邪直入

由于穿刺或开放性外伤,邪毒通过针眼或创口直接入侵关节。

(二)现代医学

现代医学认为与急性化脓性骨髓炎基本相同。多继发于身体某部位的化脓性病灶,经血行播散至关节内所致。也可由关节附近的化脓性骨髓炎,病灶穿破骺端进入关节腔所致。少数由外伤创口直接感染而成,此种感染多见于成年人。

根据细菌的毒力、感染途径、病程长短及机体抵抗力等情况,大致可分为3个阶段。

1.浆液性渗出期

感染后,关节滑膜开始充血,水肿,白细胞浸润,关节内出现浆液性渗出液,其性状较清晰。此期尚未累及关节软骨,如能及时控制炎性发展,关节功能可恢复正常。

2.浆液纤维蛋白渗出期

滑膜炎性反应加剧,渗出液增加,内含白细胞成分也增加,并出现脓细胞,渗液外观浑浊黏稠。此期滑膜和关节软骨被一层浆液纤维蛋白膜覆盖,关节内已有纤维性粘连,虽经治疗,关节功能也难以完全恢复正常。

3.脓性渗出期

此期渗出液为脓性,内含大量红细胞、白细胞、细菌和纤维蛋白,滑膜和关节囊肿胀增厚,局限白酶溶性坏死。此期关节软骨被脓液中的蛋解破坏而发生纤维粘连。愈后关节功能严重障碍或强直。也可因炎症引起关节囊、韧带松弛和关节内压增高,导致病理性关节脱位。

二、诊断要点

(一)临床表现

1.初期

全身不适,食欲减退,很快出现恶寒发热,关节疼痛,不能伸直,局部肿胀、灼热、压痛。舌苔薄白,脉紧数。

实验室检查时白细胞计数增高,中性粒细胞比例上升。关节穿刺为浆液性渗出液。

2.酿脓期

上述症状进一步加剧,全身中毒反应明显。高热寒战,出汗,体温可达 $40\ ℃$,口干,苔黄,脉数。局部红、肿、热、剧痛、拒按,肌肉痉挛,关节处于半屈曲状态,甚至出现病理性关节脱位或半脱位。实验室检查是白细胞计数可达 $20×10^9/L$,中性粒细胞比例 $0.8\sim0.9$,血沉快。关节穿刺液浑浊黏稠,镜检可见脓细胞。

3.溃脓期

此期为持续性全身中毒症状,局部红肿等症状加重。关节穿刺物为脓液。如脓肿穿破关节囊,疼痛可稍减,最后穿破皮肤形成窦道,脓汁排出,关节内压减低,全身中毒症状及疼痛等局部症状均可缓解。此时患者主要表现出神疲面白,懒言,无力等衰弱症状更加突出。同时由于关节装置破坏严重,关节畸形,脱位,活动受限会更明显。

(二)诊断

1.全身症状

起病急,高热寒战,全身中毒症状明显。

2.局部症状

关节红肿、剧痛、拒按,皮温增高,关节稍微活动即出现剧痛。关节处于半屈曲状,不能负重。

3.实验室检查

白细胞计数增高,血沉快,关节穿刺液浑浊或呈脓性,细菌培养阳性。

4.X线检查

早中期关节周围软组织应扩大,关节间隙增宽,附近骨质疏松。晚期关节间隙变窄或消失,骨面毛糙,有骨破坏或增生。

(三)鉴别诊断

1.急性化脓性骨髓炎

全身症状相似。局部肿胀,压痛在干骺端,而不在关节。对关节活动影响较小,愈后对肢体功能影响也小。两者可互相侵犯,同时存在。临床须仔细鉴别。

2.急性风湿热

多关节,对称性,游走性,全身症状轻,不化脓,不破溃,关节穿刺液少而清,细菌培养阴性,愈后关节不留后遗症。

3.关节结核

在急性发作期或有混合感染时两者相似,但结核起病缓慢,病程长,全身症状与局部表现初期均不明显。晚期破溃流出脓液性状不同。X线片以骨破坏为主,而化脓性关节炎破坏与增生并见。

4.小儿髋关节暂时性滑膜炎

全身情况良好,体温可稍高,血沉正常,末梢血常规正常,2周后自愈。

三、治疗

对本病的总体治疗原则应是局部与全身兼顾,祛邪与扶正兼施,中西医结合,内外结合,标本同治。急性期多为邪实正盛,治疗以祛邪为主;慢性期(溃后)局部症状突出,属虚中夹实,以虚为主,治疗当以扶正祛邪为主。总之,应根据不同阶段,正邪消长的不同情况,采取相应的治疗措施。

(一)内治法

1.中医治疗

(1)初期:治则为清热解毒,利湿化瘀。方药用黄连解毒汤、五神汤加减。

(2)酿脓期:治则为清热解毒,凉血利湿。方药选用五味消毒饮、黄连解毒汤加减。

(3)溃脓期:治则为托里透脓。方药选用托里消毒饮或透脓散加减,用于初溃脓泄不畅者。若溃后正虚为主者,治则应为补益气血,选用八珍汤、十全大补丸等。

2.西医治疗

早期使用足量有效的抗生素,对于控制炎症的发展非常重要。一旦诊断应立即使用,同时尽快做细菌培养和药物敏感试验,以便选用更敏感的抗生素。注意降温,补液,纠正水、电解质紊乱,必要时也可输新鲜血。

（二）外治法

1.关节制动

其作用是可预防感染扩散,减轻肌肉痉挛和疼痛,防止病理性脱位或畸形,同时也能减轻关节软骨面的压力和摩擦,防止遭受进一步破坏。制动的方法可选用石膏、夹板和牵引等。

2.关节穿刺

通过穿刺抽出关节腔内的脓性分泌物,从而可减少毒素的吸收,减轻中毒症状,其他作用同关节制动。另外,在穿刺的同时,可进行关节腔冲洗,然后注入抗生素。

3.切开引流

切开引流是局部治疗的主要外科手段之一。它不仅能排出脓汁,消除关节腔内压力,而且有利于彻底冲洗,同时可以放置引流管,经管吸出渗液,并注入抗生素。

4.外用中药

初期局部红肿热痛,可选用清热解毒,活血化瘀的汤剂、散剂、膏剂,做局部外敷。促进病灶消散吸收。晚期破溃,形成窦道瘘孔者,可将药物敷于创口或深入窦道,促进排脓,去腐生肌,以便收口愈合。

（三）恢复期

治疗局部炎症消退后,即可采用促进关节功能恢复的方法,如理疗、热敷、中药熏洗及手法按摩等。如果当关节强直不可避免时,应使其强直在最有用的位置上。

（四）后遗症处理

1.关节面完整而功能受限

此为关节内外有粘连所致。若受限不大,可不必处理,否则,在麻醉下将粘连松解,注意手法应轻柔,防止骨折。

2.关节强直

若关节强直,坚固不痛,位置良好,对工作与生活影响不大者,可不必治疗。否则,根据具体情况选用截骨术或关节成形术。若坚固不痛,但位置不良,可在关节外做截骨矫形术。若纤维性强直,并伴有疼痛者,可根据畸形程度,做关节融合术、截骨术或关节成形术。

3.陈旧性病理脱位

若活动尚好,短距离行走局部不痛或痛轻者,可顺其自然。若功能障碍,或局部疼痛明显,影响工作与日常生活者,可做关节融合术或截骨矫形术等。

若软组织瘢痕挛缩,关节功能不良者,可做瘢痕切除,软组织松解术。

（宋江涛）

第三节 风湿性关节炎

风湿性关节炎是一种人体因感受风寒湿邪而发生的一种慢性而又反复急性发作的关节炎性疾病,主要表现为关节肿大、疼痛、屈伸不利等症状,是风湿病的主要表现之一。

其临床特点是痛无定处。该病属中医骨关节"痹证"范畴。

一、病因病机

(一)现代医学

现代医学认为该病是风湿病的一个症状。而风湿病是一种常见的反复发作的急性或慢性全身性胶原组织炎症,主要以心脏和关节受累最为显著,所谓风湿热是指风湿病的急性期或慢性期活动阶段。临床表现以心肌炎和关节炎为主,伴有发热、毒血症、皮疹、皮下小结、舞蹈病等症状。急性发作后常遗留显著的心脏损害。风湿病的病因迄今尚未完全明了,但就临床,流行病学及免疫学等方面的一些资料分析,都支持 A 组溶血性链球菌感染与风湿病的发病有关。目前也注意到了病毒感染,与风湿病的发生亦有一定关系。而关节病理改变主要是关节滑膜及周围组织水肿,关节液中有纤维蛋白和颗粒细胞渗出,活动期过后不遗留任何关节畸形。

(二)中医学

中医学认为,正气不足为发病的内在因素,而感受风、寒、湿、热为引起该病的外因,其中尤以风、寒、湿三者杂至而致病者属多。由于外邪的偏盛情况不同,故又有风痹、痛痹、着痹等不同的病理临床表现。该病的主要病机为经络阻滞,气血运行不畅。

二、临床表现与诊断

既然该病是风湿病的一个症状,该病除具有风湿性关节炎的典型症状外,还应具备风湿病的全身多种表现。

(一)关节炎

表现为游走性关节炎。多由一个关节转移至另一个关节,常对称累及膝、踝、肩、腕、肘、髋大关节,局部呈红、肿、热、痛的炎症表现,但永不化脓,部分患者数个关节同时发病,亦可波及手、足小关节或脊柱关节等。约 80% 患者的发病年龄在 20～45 岁左右,以青壮年为多,女性多于男性。

(二)急性风湿病表现

如风湿病处于急性期或慢性期活动阶段,则可同时见到其他多种急性风湿病的临床表现,如上呼吸道感染史、发热、心肌炎、皮肤渗出型或增殖性病变、舞蹈病、胸膜炎、腹膜炎、脉管炎、肾炎等;如风湿病处于慢性阶段,则可见到各种风湿性心瓣膜病的改变。

(三)实验室检查

可见白细胞计数轻度或中度增高,中性粒细胞稍增高,常有轻度贫血。尿中有少量蛋白、红细胞和白细胞。血清中抗链球菌溶血素"O"多在 500 U 以上。血沉多增快。

(四)X 线表现

风湿病伴关节受累时,不一定都有阳性 X 线征。有的患者,其关节 X 现象全无异常,有的患者受累关节则显示骨质疏松。有时风湿性心脏病患者的手部 X 现象与类风湿关节炎的变化很相似,易出现掌骨头桡侧骨侵蚀而形成钩状畸形。

三、治疗

现代医学对该病的治疗,主要是针对急性风湿病。就风湿性关节炎而言,治疗不外解热镇痛药(水杨酸制剂、安乃近、保泰松、氨基比林等)、激素、抑制免疫作用药物(硫唑嘌呤)、青霉素的应用等。中医学对该病的辨证论治有丰富的临床经验,现论述如下。

(一)内治法

1.热邪偏盛型

关节红肿灼热,疼痛剧烈。活动不便,恶风,多汗,口渴喜冷饮,烦闷不安,小便黄赤,舌苔黄燥,脉数。

治则:清热解毒,疏风祛邪。

方药:白虎汤加黄柏、黄芩、栀子、桑白皮、秦艽、忍冬藤。

2.湿热蕴蒸型

关节红肿、疼痛,身热不扬。头胀痛如裹,口渴不欲饮,多汗,舌苔黄腻,脉滑数或濡数。

治则:清化湿热,疏风通络。

方药:宣痹汤加黄柏、知母、甘草。

3.寒湿偏盛型

关节酸痛,不肿或肿胀而不红不热,得热症减,遇寒加剧,不发热或微热,小便清长,舌苔淡白或白腻,脉弦紧或浮紧。

治则:散寒除湿,祛风通络。

方药:蠲痹汤加独活、桂枝、秦艽、川芎、海风藤、桑枝、鸡血藤。

4.气阴两虚型

关节疼痛微肿,心悸,气短,胸闷,自汗,舌体胖,舌质红,舌苔淡白,脉濡数或细数。

治则:补气活血,滋阴通络。

方药:生脉散加白术、薏苡仁、防己、木瓜、秦艽、当归、丹参、生甘草。此外,有人报道雷公藤注射液、风湿寒痛片等对该病的治疗有显著的疗效。外治可用风湿膏外敷,祛风水、白花油等外擦。

(二)外治法

1.针灸治疗

发热者加大椎、曲池,关节红肿者可用三棱针局部针刺放血。

2.物理疗法

急性期可采用紫外线局部照射或直流电中药离子导入,关节红肿疼痛者用10%雷公藤;肿而不红者用20%竹节参;以痛为主者用20%乌头,作为导入剂;慢性期可用传导热疗法。

(三)预防与护理

(1)预防上呼吸道感染,慢性扁桃体炎反复发作者应切除扁桃体。

(2)急性期一般应卧床休息,注意保暖。无风湿性心脏病者,血沉正常后即可起床活动;对有风湿性心脏病者,急性期症状消失,血沉正常后,仍需继续卧床3~4周。

(3)发热时予以流质饮食,退热后予以半流质饮食或软质饮食,补充足量的维生素 C 和 B 族维生素。

(4)肿痛的关节应予以适当的保护及固定。

(宋江涛)

第四节 类风湿关节炎

类风湿关节炎(简称"类风关"),是一种以关节和关节周围组织的非感染性炎症为主的全身性自身免疫病。

主要表现为关节滑膜炎,其次为浆膜、心肺、皮肤、眼、血管等结缔组织广泛性炎症,因其可造成关节各种组织(软骨、韧带、肌腱、骨骼、滑膜)和多脏器损害,所以,更恰当的名称应为类风湿病。本病的关节症状特点:关节腔滑膜发生炎症、渗液、细胞增殖。血管翳形成,软骨及骨组织破坏,最后关节强直,关节功能丧失。本病多侵犯手足腕等小关节,常为对称性,呈慢性过程,对人体消耗大,临床较常见,由于治疗较为困难,致残率高。本病属中医学"痹证"范畴。

一、病因病机

(一)中医学

本病是由于人体气血不足,肝肾亏虚,复受风寒湿热之邪侵袭,壅塞经络,留于关节痹阻气血而发病。正虚卫外不固,脏腑经络功能低下是本病发生的内因;寒冷、潮湿、疲劳、创伤及精神刺激、营养不良均可成为本病发生的诱因。

(1)正气不足:先天禀赋不足或病后、产后,营卫不足,脏腑亏虚,经络气血运行无力,易受外邪侵袭。如素体阳气偏虚,卫阳不固,风寒湿邪入侵,阻滞经络,凝滞关节,则形成风寒湿痹;若素体阴血不足,内郁有热,外感风湿热邪,湿热相搏结,耗损肝肾之阴,筋骨失于濡养;或风寒湿邪久化热,消灼津液,饮湿积聚而为痰浊,壅滞经络关节,形成风湿热痹。

(2)劳逸失度:劳力过度致营卫气血受损,阳气不足,腠理空虚,卫外不固,邪气入里,留注经络、关节、肌肉,可致本病。房劳过度则肾气内消,或情志不遂,肝血消耗,或过度安逸,筋骨脆弱,以致肝肾虚损,气血不足,外邪易于乘虚而入,邪与血搏,则阳气痹阻,经络不畅,瘀痰内生,流注关节。

本病的性质是本虚标实,肝肾脾虚为本,湿滞、瘀阻为标。

本病病机是正虚邪侵,经络痹阻。久痹不已,可内舍于脏腑,而致肝、脾、肾三脏受损,气血阴阳失调,血停为瘀,湿聚为痰,痰瘀互结,深入筋骨,渐致痉挛骨松,关节变形,甚至卷肉缩筋,尻以代踵,脊以代头。

(二)现代医学

西医的病因病机至今未明,目前认为与自身免疫反应、遗传因素、内分泌失调、感染过敏、疾病免疫过程有关。类风湿关节炎的基本病理改变为滑膜关节炎,类风湿结节和类风湿血管炎。

1.关节病变

(1)滑膜炎:滑膜炎是关节的原发病变,主要病理有充血、水肿、渗出、炎症细胞浸润,肉芽形成和滑膜细胞增殖等改变。①渗出充血水肿:靠近软骨面边缘最为明显。滑膜下层毛细血管扩张和通透性增加而使渗出液增多。可使关节腔积液增多,关节内压力上升,使滑膜细胞特别是表层细胞缺血,坏死并脱落。滑膜细胞脱落处被纤维赤覆盖。②炎症细胞浸润:主要是小淋巴细胞和少量中性多核白细胞。小淋巴细胞多分布在滑膜下层,呈弥散状或小结状排列。炎症的早期,小结的中心缺乏一般淋巴小结的网状结构。晚期可看到具有生发中心的淋巴小结。此时大部分浸润细胞为浆细胞。③肉芽形成:在滑膜与软骨面交界处,毛细血管和成纤维细胞增生,形成肉芽组织,其破坏性极大,可腐蚀构成关节的各种组织。④滑膜增殖:滑膜内皮细胞增生,肥厚变形,并增至数层,形成绒毛状皱褶,突入关节内,增厚可达 1 cm 以上。

(2)关节软骨面的改变:关节软骨的表面常被滑膜边缘长出的肉芽组织所覆盖,这种肉芽组织样水肿,较透明毛细血管网清晰,与充血的眼结膜相似,称为血管翳。血管翳由软骨边缘向中心蔓延,软骨下骨髓面也有血管翳从内部伸向关节软骨。肉芽组织中的吞噬细胞和淋巴细胞吞噬丙种球蛋白和补体与类风湿因子形成的复合体后,溶酶体破坏,释出蛋白酶,使关节软骨逐渐被破坏、吸收,甚至消失,仅有纤维组织覆盖。形成纤维性关节强直。

(3)软骨下骨质的破坏:滑膜与软骨面交界处的肉芽组织,可通过骨端血管孔进入软骨下骨质,使骨小梁吸收,形成囊性空洞,骨质疏松,软骨面消失后,骨端之间有新骨生成,可形成关节骨性强直,骨质破坏多,可使骨端吸收,形成关节挛缩、畸形。

(4)关节脱位和畸形:由于滑膜肥厚,关节积液,软骨面吸收变薄以及软骨下骨质的吸收,使关节囊和韧带松弛、变薄,肌腱腱鞘粘连、断裂,加之骨骼破坏,生长发育异常,疼痛引起的保护性痉挛等因素,日久可发生畸形脱位,关节融合,以致关节功能丧失。

2.关节外病变

(1)皮下结节:皮下结节为类风湿关节炎的典型表现之一,其中央部为纤维素样坏死组织和含有 IgG 免疫复合物的无结构物质,周围为呈栅状排列的成纤维细胞及少数多核巨细胞,最外层为慢性炎症细胞浸润区,主要有单核细胞淋巴细胞及浆细胞。类风湿结节多见于经常受压或摩擦部位的皮下、肌腱或骨膜上,类似病变也可见于眼、肺、心脏、胸膜或硬脑膜等内脏深层。

(2)血管炎:本病相当常见,可表现为多种形式,如皮肤血管炎、小静脉炎、白细胞碎裂性血管炎、末端小动脉内膜增生和纤维化,可形成指端动脉缺血或出现广泛而严重的坏死性动脉炎,可引起皮肤溃疡、神经病变、肠穿孔。

二、临床表现

(一)病史

患者多见于中年女性,男女比例 1∶3,发病年龄高峰在 35~45 岁,其临床病程不一,约 15% 短期发作缓解后不再复发;25% 呈间歇性发作,缓解后关节常不留畸形;50% 呈持续性发作,可发展成不同程度的功能障碍;10% 可迅速进展成重症,最终生活不能自理。约 70% 的患者隐匿起病,初有倦怠乏力,数周或数月后出现关节炎症状。10%~20% 的患者急性发病,迅速出现多关节的红肿热痛和功能障碍,全身症状较重。15%~20% 的患者发病缓急及发作程度介于上述两者之间,全身症状较隐匿型明显。患者一般表现为倦怠、乏力、易出汗、发热或低热,食欲减退,后期可见消瘦、苍白、贫血、肌肉酸痛、四肢末端发凉。发绀或出汗等。

(二)症状与体征

类风湿关节炎的关节病变可不同程度地累及全身的滑膜关节。患病部位多从四肢远端小关节开始,常发生于近侧指间关节和掌指关节及趾关节,以后逐渐向腕膝等关节扩展,发展成为对称性多关节炎。

1.关节表现

(1)疼痛:本病最突出的症状,初期可表现为指、趾、腕、踝等小关节游走性、对称性、多发性疼痛,随病变进展,疼痛部位相对固定,并可波及肘、肩、膝、髋、颈椎等较大关节,部分患者可出现下颌关节疼痛。活动期疼痛剧烈,持续、压痛明显,缓解期多为钝痛,酸困痛。疼痛的程度与病变轻重、体质强弱及个体耐受性有关,常因天气变化、寒冷、劳累、情绪波动而加重。疼痛产生的原因是由于骨膜炎症引起关节腔内压增高和炎性代谢产物堆积,产生对游离神经末梢过度的伤害性刺激所致。

(2)晨僵:本病的重要诊断依据之一。即患者晨起后或关节静止一段时间后,受累关节出现僵硬,活动受限。是由于较长时间不活动,关节周围组织水肿而致,随着关节活动增加,组织间液逐渐吸收,晨僵也即缓解。晨僵不是本病的特有症状,也多见于骨性关节炎,但本病晨僵时间较长,多在半小时以上,晨僵时间的长短反映了病情的轻重程度。类风湿关节炎活动期晨僵时间多较长。

(3)肿胀:由于关节腔内渗出液增多,滑膜增生以及关节周围软组织炎性改变所致。表现为关节周围均匀性肿大,少数发红。以四肢小关节为明显,手指近节指间关节梭形肿胀是类风湿关节炎的特征性表现。

(4)活动障碍:本病的常见体征。早期常由于炎性渗出,疼痛、肿胀而出现活动受限,肿胀消退后活动功能恢复正常。随着病情发展,关节周围肌肉萎缩,滑膜增生肥厚,肉芽组织压迫和销蚀关节软骨,使关节间隙变窄,此时虽无疼痛,但活动受限。进一步发展,关节内发生纤维性及骨性融合,最终使关节活动功能完全丧失。活动障碍随各关节的功能不同而表现各异,指腕关节以精细动作和握力下降为主;肩、肘可影响穿衣、梳头等生活能力;髋膝关节障碍,可影响下蹲、行走,颞下颌关节障碍可影响张口和咀嚼功能。本病中晚期可影响或丧失劳动能力。

(5)关节畸形:类风湿关节炎的晚期表现。畸形的部位和体位与关节周围肌肉痉挛、肌纤维变性,韧带、关节软骨、软骨下骨质破坏有关。典型表现主要在手部。①鹅颈畸形:因手内在肌(骨间肌和蚓状肌)挛缩,致掌指关节屈曲,近端指间关节过伸,又因过度牵拉指深屈肌,使远端指骨间关节屈曲。②扣眼畸形:因近端指间关节背侧关节囊中央腱束破坏,两侧侧腱束滑向关节运动轴的屈侧,致近端指间关节屈曲远端指间关节过伸,手呈扣眼状。③整形手:初期为掌指关节与近端指间关节梭形肿胀,以后因掌指关节半脱位而逐渐尺偏畸形,形如鱼鳍。

2.关节外表现

(1)皮肤病变:约20%患者出现类风湿结节,多发于受压或受摩擦部位,如鹰嘴滑囊内,前臂、上端的伸肌侧,长期卧床患者,结节可见于头枕部骶部、背脊部以及耳郭等处。结节可呈移动性或固定性,无痛或稍有压痛,圆形或椭圆形,质地坚韧如橡皮,直径1~3 mm大小不等,一般有结节的病者多为病情活动期,预后稍差。

(2)眼部病变:常见巩膜或角膜的周围深层血管充血,视物模糊,如慢性结膜炎;或出现巩膜炎、虹膜炎、脉络膜炎、角膜结膜炎等。

(3)肺部病变:①胸膜炎,积液量一般较少,严重程度与关节炎的活动情况相一致。②肺间质纤维化,早期临床症状和X线改变为肺纹理增粗、紊乱,呈弥漫性网状或蜂窝状阴影,以肺底部较明显,两侧肺不一定对称。③肺结节,类风湿结节也可侵犯到内脏,最常累及肺部,X线示为块状阴影。

(4)血管炎:常见手指(足趾)小动脉闭塞性血管炎,发生于指甲下和指(趾)垫,形状如出血和坏疽的裂片,皮损可见慢性溃疡和紫癜,小腿部和踝部尤为多见。严重者可出现内脏血管炎、肺动脉高压,甚至肠穿孔。

(5)神经系统病变:周围神经损伤主要是末梢神经损害,指、趾的远端感觉异常,麻木,常呈手套、袜套样分布,振动感丧失,运动障碍多见于晚期或老年患者。

(6)淀粉样变性:沉积物见于肾、脾、肝、心等脏器,为继发性,可伴有蛋白尿、肾病综合征、肝脾肿大等。

(7)骨骼肌肉病变:可出现肌炎、腱鞘炎、骨质疏松,可致病理性骨折。

(8)弗耳特综合征:本病特异类型的一种。除血清类风湿因子阳性外,还伴有脾大和白细胞减少等。

(三)实验室检查

1.血沉(ESR)

活动期多增快,病情缓解则下降,可作为判断活动度和病情缓解的指标。

2.C 反应蛋白(CRP)

在炎症早期浓度增高,活动期阳性率可达 70%～80%。

3.类风湿因子(RF)

阳性率高达 80%,RFFIX(滴定度计数),常以 1:80 以上有意义,对判断本病价值更高。

4.血红蛋白

活动期可有轻度或中度贫血。血清铁,铁结合力可正常或偏低。

5.体液免疫和细胞免疫

本病常免疫调节紊乱,急性活动期,可见体液免疫亢进,尤其以 IgG 增高为最明显;IgM、IgA 变化轻微,补体 C_3 升高,总补体降低,循环免疫复合物(CIC)一般在稳定期时含量降低,部分病例细胞免疫功能低下,尤其是抑制性 T 细胞明显减少。

6.关节液检查

草黄色,白细胞$(2～7.5)×10^9/L$,半数以上为中性粒细胞,细菌培养阴性,粘蛋白凝固试验凝块松散,补体水平降低。

(四)X 线检查

早期仅有关节周围软组织肿胀,关节附近轻度骨质疏松,稍后出现关节间隙变窄,关节边缘有骨质破坏或囊性透明区,骨质疏松明显,晚期可见两骨端关节面融合而关节腔消失,甚至半脱位、脱位或骨性强直。

三、诊断与鉴别诊断

(一)诊断——国际及行业标准

1.美国风湿病协会(ARA)类风湿关节炎的诊断标准

诊断标准:①晨僵至少 1 小时(≥6 周)。②3 个或 3 个以上的关节肿胀(≥6 周)。③腕关节、掌指关节(MCP)或近端指间关节(PIP)肿胀(≥6 周)。④对称性关节肿胀。⑤手指关节X 线改变。⑥皮下类风湿结节。⑦类风湿因子阳性(RFFIX 1:80 以上)。

如具备四项或四项以上指标即可确诊。

2.全国中西医结合风湿疾病学术会议拟订诊断标准

(1)诊断标准:①症状,以小关节为主,多为多发性关节肿胀或小关节对称性肿痛(单发者须认真与其他鉴别,关节症状至少持续 6 周),晨僵。②体征,受累关节肿胀压痛,活动功能受限,或畸形,或强直,部分病例可有皮下结节。③实验室检查,RF 阳性,ESR 多增快。④X 线检查,重点受累关节具有典型的类风湿关节炎 X 线所见。对具备上述症状和体征者,或兼有 RF 阳性或兼有典型X线表现者,均可诊断。

(2)分期:①早期,绝大多数受累关节有肿痛及活动受限,但 X 线仅显示软组织肿胀及骨质疏松。②中期,部分受累关节功能活动明显受限,X 线显示关节间腺变窄或不同程度骨质侵蚀。③晚期,多数受累关节出现各种畸形,或强直,活动困难,X 线片显示关节严重破坏,关节间腺消失,关节融合。

(3)类风湿关节炎进展的分类标准如下。

Ⅰ期(早期):①X 线检查无破坏性改变。②可见骨质疏松的 X 线证据。

Ⅱ期(中期):①骨质疏松的 X 线证据,有或没有轻度的软骨下骨质破坏,可有轻度的软骨破坏。②可见关节活动受限,但无关节畸形。③邻近肌肉萎缩。④有关节外软组织病损。如结节和腱鞘炎。

Ⅲ期(严重期):①骨质疏松加上软骨或骨质破坏的 X 线证据。②关节畸形,如半脱位、尺侧偏斜或过度伸展,无纤维性或骨性强直。③广泛的肌萎缩。④有关节外软组织病损,如结节或腱鞘炎。

Ⅳ(末期):①纤维性或骨性强直。②Ⅲ期标准内各条。

(二)鉴别诊断

类风湿关节炎的表现形式多种多样,应与下列疾病鉴别:强直性脊柱炎、银屑病关节炎、痛风性关节炎、创伤性关节炎等。

四、治疗

类风湿关节炎治疗的目的:①让患者了解疾病的性质和病程,增强患者与疾病作斗争的信心,克服困难,与医师密切配合,主动做好功能锻炼。②缓解疼痛。③抑制炎症反应,消散关节肿胀。④保持关节功能,防止畸形发生。⑤纠正关节畸形,改善肢体功能。

(一)非手术疗法

1.中医辨证论治

本病临床上大致分为活动期和缓解期。活动期多以急性发作,缓解期即是稳定状态、相对静止阶段。急性发作经过治疗后,可转入缓解期,病情相对稳定,或关节已变形,或不肿不痛,寒热不甚明显。急性发作期,其主要是邪实,风、寒、湿、热为主,病位在表,症状表现以邪实为主。慢性缓解期,病位在里,临床以正虚为主或正虚邪恋,临床中常见发作与缓解交替出现,病情日益加重,以致虚实互见,寒热交错,给辨证用药带来困难。

根据本病本虚标实、虚实夹杂的病机特点,早期、中期以邪实为主,祛邪时分别运用疏风散寒、清热利湿、行气活血等法;晚期邪实正虚并见,治以标本兼顾,扶正祛邪,分别选用调补肝肾、益气活血、健脾益胃等法。

(1)正虚。

气血两损:形体消瘦,关节变形,肌肉萎缩,骨节烦疼、僵硬、活动受限,关节功能Ⅳ级,筋脉拘急,常伴见腰膝酸软无力、眩晕、心悸、气短、指甲淡白,脉细弱,苔薄,舌淡无华,或舌淡红。治宜益肝肾,补血气。方选十全大补汤合独活寄生汤加减。偏阴血虚者,咽干耳鸣,失眠梦扰,盗汗,烦热,颧红,加左归丸治之。偏阳虚者,面㿠白,水肿,畏寒喜温,手足不温,加右归丸治之。肿胀甚者加白芥子,外敷皮硝。关节疼痛甚者,宜于石楠叶、老鹳草、岗稔根、忍冬藤虎杖、金雀根等中选择应用。由于病痛日久，非草本之品所能奏效，故血肉有情之物如蕲蛇、乌梢蛇、白花蛇等外达肌肤、内走脏腑之截风要药，及虫蚁搜剔之类药，皆可酌情选用。

肝肾阴虚：关节疼痛长期反复发作之后，关节拘挛不利，局部常有轻度的灼热红肿，疼痛多以夜间明显，或无明显关节局部症状。同时有头晕目眩，耳鸣咽干，心烦，手足心热，夜寐不安，腰膝酸软，脉细数，舌光红。此型见于 RA 慢性期。治宜滋阴补肾，养血和血，畅筋骨，利关节。方选六味地黄合四物汤加味。有关节红肿，可加薏苡仁、地龙以祛风湿止痛。

肝肾阳虚：痹病日久，累及肝肾，骨枯筋萎，关节强直变形，身体羸瘦，生活不能自理，尿少，便干，苔少舌体瘦削，脉细数。此证多为类风湿晚期。治宜补养肝肾，强筋骨，畅气血，舒利关节。方选右归丸加减。在补肝肾的基础上，若气虚者加党参、冬虫夏草；若痰湿者酌加南星、白芥子、薏苡仁；若瘀血痛者加土鳖虫、制乳没；若阴虚重加生地、石斛等。

肾阳(气)虚：骨节僵硬，活动受限，疼痛不重或不痛，头昏耳鸣，畏寒自汗，腰膝酸软，小便清长，面色㿠白，舌质淡，薄白苔，脉沉细弱。此型多为 RA 晚期，治宜温阳益气，活血通络。方选桂附地黄汤。阳虚日久，湿邪流注关节化痰，关节畸形者，用阳和汤。气血两虚加黄芪、当归。

(2)邪实。

风寒湿痹：关节剧痛，不可屈伸，甚至强直拘急，时轻时重，遇寒加重，得热缓解，每遇阴天加重。舌苔薄白，脉弦紧或濡缓。治宜温阳祛寒止痛，除湿通痹。方选乌头汤合薏苡仁汤加减。乌头为大辛大热的毒药，开始用量要小，若药力不足时，可酌情加大，但必须煎熬时间要长，以防中毒。关节肿大、湿盛者，用五积散；瘀滞者，酌加桃仁、红花、穿山甲，配合大活络丸口服。

风湿热痹：见于本病急性活动期。关节肿痛，局部灼热发红，或兼发热，汗出恶风，口渴，小便短赤，舌红苔淡黄，脉滑数或濡数。治宜清热利湿，祛风通络。方选白虎加桂枝汤化裁。

毒热痹：关节红肿，掀热跳痛，不可触近，更不能转侧，皮下红斑，发热寒战，心烦，口渴，小便短赤，大便干，苔黄，脉弦滑数。此证多为类风湿急性发作期表现。治以清热解毒，活血，凉血通痹。方选四妙勇安汤加味。再加萆薢、薏苡仁，老鹳草除湿利关节，以助消肿止痛、恢复关节活动之功。

寒热错杂证：多见于本病急性期向稳定期过渡阶段，关节冷痛或关节灼热疼痛，舌质淡红，苔薄白或黄。脉弦数或缓。治宜清热散寒，通经活络。方选桂枝芍药知母汤加减。

(3)痰瘀。

痰瘀互结：关节肿痛且变形，活动时痛，屈伸受限，肌肉刺痛，痛处不移，皮肤失去弹性，按之稍硬，肌肤紫黯，面色黧黑，或有皮下结节，或肢体顽麻，眼睑水肿，舌质暗红或有瘀斑、瘀点，苔薄白，脉弦涩。治宜活血化瘀，祛痰除胀。方选身痛逐瘀汤合指迷茯苓丸加减。加减：伴见血管炎、脉管炎患者，合四妙勇安汤(玄参、银花、当归、甘草)以清热解毒，活血养阴。痛剧加乳香、延胡索、地鳖虫。臂肘肿胀者，多为淋巴回流阻塞，加莪术，或指迷茯苓丸配以水蛭、泽兰、蜈蚣。

气血两虚，痰瘀互结：见于本病后期关节僵硬变形阶段。关节疼痛，肿胀变形，活动不利，面色㿠白，心悸气短，身疲困倦，舌质淡红，苔白。脉沉细弦紧。治宜益气养血，化痰祛瘀，通经活络。方选当归拈痛汤加减。

肝肾亏损，痰瘀互结：见于本病后期，特别是长期使用激素类药的患者，关节肿痛变形，肌肉消瘦,屈伸不利,腰膝酸软,关节局部发热,头晕耳鸣,失眠盗汗,舌质红,少苔,脉细数。治宜滋补肝肾,化瘀活血,搜风通络。方选五味子汤加减。加减:风邪偏胜加秦艽、威灵仙,重用防风;寒邪偏胜加细辛、麻黄;湿邪偏盛加防己、蚕沙、五加皮;气血亏损加首乌、党参;热邪偏重加生石膏、土茯苓。

2.一般治疗

包括富含蛋白质及维生素的饮食。针对贫血及骨质疏松,可补充铁剂、维生素 D 和钙剂。多晒太阳,适当休息,改善潮湿、阴冷的工作和生活环境,应避免过劳。短暂和间断地使用支架或夹板固定受累关节,既可消肿止痛,又不致引起关节畸形和强直。

3.中成药

邪实可选雷公藤总甙片、雷公藤片、祛风舒筋丸、寒湿痹冲剂、寒痹停片、豨莶草丸、湿热痹冲剂、正清风痛宁、昆明山海棠片。正虚可选补中益气丸、尪痹冲剂、益肾蠲痹丸。痰瘀可选伸筋活络丸、大活络丸、血府逐瘀丸、瘀血痹冲剂、控涎丸。

4.针灸疗法

(1)毫针。辨证取穴:行痹取膈俞、风门、血海;着痹取肾俞、阴陵泉、商丘、三阴交;热痹取大椎、曲池、合谷、昆仑。局部取穴:肩部取肩髃、肩露、曲池、外关;肘部取曲池、尺泽、手三里、外关、合谷;髋部取环跳、秩边、次髎委中、风市、阳陵泉;膝部取梁丘、犊鼻、膝眼鹤顶、阳陵泉、足三里;踝部取悬钟、申脉、照海、昆仑。

方法:平补平泻法,针刺得气后留针 30 分钟,1～2 天 1 次。或用低频脉冲电流 10 分钟。

(2)耳针:相应区压痛点、交感、神门。方法:强刺激,留针 10～20 分钟,1～2 天1 次。

(3)灸法:取阿是穴(病变局部)、大椎、肩髃、曲池、合谷、风市、足三里、三阴交、绝骨、身柱、腰阳关、肾俞、气海。方法:每次选 4～6 穴,施艾卷温和灸,每穴施灸 10～20 分钟,日 1～2 次。

5、其他疗法

(1)穴位注射:复方当归液或骨宁注射液穴位注射。主穴:肩髃、曲池、臂中、合谷、环跳、足三里等或阿是穴;配穴:指取八邪,腕取阳溪、大陵,肘取曲泽,肩取肩髎,髋取风市,膝取膝眼,踝取昆仑,趾取八风,脊椎取夹脊,每次 2～8 个穴位,隔天一次。

(2)中药热敷、熏洗疗法:可用熨风散,醋炒热敷大关节,泡洗手足小关节。

(二)手术疗法

四肢关节病变。应用上述综合治疗 18 个以上,关节肿痛仍无明显改进者,可行关节滑膜切除术。术中应尽可能多地切除肿胀肥厚的滑膜,以截断关节病变的恶性循环;同时尽可能不破坏关节的稳定性,以及术后早期开始功能锻炼。晚期关节畸形,功能障碍者,可手术矫正畸形,膝关节屈曲挛缩畸形可行关节囊剥离和肌腱延长术。对少数破坏严重的负重关节,如膝、踝、髋等关节,可行关节融合术。足趾严重畸形,影响穿鞋或行走者可行跖趾关节切除术。关节强直或破坏,功能较差但肌力尚可者,可行关节成形术或人工关节置换术。

五、预防与康复

本病预防与康复的基本原则是止痛以减轻患者痛苦;患肢夹板或支具固定,以防发生关节畸形和病理性脱位;加强营养,提高机体抵抗力;消除悲观情绪,坚持治疗与康复;加强功能锻炼,保持关节活动功能。具体措施如下。

(一)适当的休息

身体和心理上休息是类风湿关节炎患者基本治疗的一部分。患者所需要的休息量,视患者的病情而定。当全身均被侵犯时,要完全卧床休息,完全的卧床休息可对抗发炎,并能让承担重量的关节休息。病情轻微的患者,则每天较常人增加 2～4 小时的休息时间即可。

(二)心理支持

给予心理支持,协助其适应或克服疾病带来的限制。类风湿关节炎是一种慢性病,又具有使患者变成残障的本质,护理人员应使患者和其家属了解该病的病程,鼓励患者在合理的体能范围内继续工作,告知只有及时治疗,才能使病情得以控制。患者保持良好的情绪对治疗具有积极意义,鼓励患者以最佳状态配合治疗。

(三)生活护理

由于疾病的影响,给患者带来诸多不便,需要帮助与指导。每天测体温。及时擦干汗液、勤换衣物、保持床铺整洁干燥,勤洗脚或洗澡,促使血流通畅。对肢体功能丧失卧床不起者要防止褥疮发生。对严重功能障碍者做好饮食起居的护理、防止跌仆、骨折的发生。

(四)适当的姿势与活动预防畸形发生

1.患者的姿势

(1)卧床休息时,不要将枕头放在患者膝下,而且不应让患者长时间维持于抬高头部和膝部的姿势,以预防患者发生颈部和膝、髋关节的屈曲性挛缩;大多数时间应该仰卧平躺,保持受侵犯关节伸展的姿势;通常会在踝下垫一枕头或折叠的毛巾,以维持伸展;对仰卧患者,必要时可以放置沙袋,预防髋关节外翻。

(2)应经常更换姿势,每天至少应有 2 次俯卧,每次 15～30 分钟,以防髋关节发生屈曲性挛缩。

(3)有时也可以利用夹板或支具固定受侵犯的关节,一方面可使疼痛减轻;另一方面也可以预防或减少畸形发生。例如,膝后伸展夹板,不仅可以使膝关节完全伸展,而且也可使足踝位置正确。腕掌支具可预防尺偏畸形等。

(4)坐或站立时也应维持直挺姿势。

2.活动与运动

关节应定期运动,以预防纤维性粘连,如对使用夹板固定的关节,可以每天取下夹板数次,以施行关节的全范围运动。

对于活动量应有适当限制,急性期或活动期患者,可每天进行 1～2 次主动或主动加被动的最大耐受范围内的伸展运动。活动前应先进行关节局部热敷或理疗,缓解肌肉痉挛,增强伸展能力。对有晨僵者应在上午服镇痛药后和在下午出现疲劳前或发僵前进行活动。亚急性或慢性患者应按动静结合原则。加强治疗锻炼。活动程度达到患者能够忍受的程度。如果活动后出现疼痛或不适应感觉持续 2 小时以上者,则应减少活动量。

活动的基本动作,即关节的伸展与用曲运动,每天需进行 2～3 次。如手捏核桃或弹力健身圈,锻炼手指关节功能;两手握转环旋转。锻炼腕关节功能;脚踏自行车,锻炼膝关节功能;滚圆木,踏空缝纫机,锻炼踝关节功能等。每次活动前局部应先行热敷或理疗如蜡疗、超短波、水疗等,每次活动量要视患者疼痛的耐受程度来决定,活动量应逐步增加,循序渐进,持之以恒。逐渐锻炼生活自理能力,鼓励患者参加更多的日常活动。

(宋江涛)

第五节　强直性脊柱炎

强直性脊柱炎(ankylosingspondylitis,AS)是一种病因不明的与 HLA-B27 相关的慢性炎症性疾病,主要侵犯骶髂关节、脊柱骨突、脊柱旁软组织以及外周关节,并可伴见关节外表现,如急性前葡萄膜炎、主动脉瓣关闭不全、心脏传导障碍、肺上叶纤维化、神经系统受累及继发性肾脏淀粉样变,严重者可发生脊柱畸形或强直。本病的治疗以非甾体抗炎药、慢作用药及生物制剂为主。强直性脊柱炎中医病名为大偻,肾虚督寒为本病的根本病机,辨证分为肾虚寒湿证和肾虚湿热证。

一、发病机制与病理

(一)发病机制

虽然强直性脊柱炎的病因及发病机制至今仍不明,但其发病可能涉及遗传、感染、免疫、环境、创伤、内分泌等方面因素。

1.遗传因素

强直性脊柱炎具有遗传倾向,遗传基因在其发病中起了主导作用,所涉及的遗传因素除 HLA-B27 及其亚型之外,尚有 HLA-B27 区域内及区域外的其他基因参与,同时也体现了家族聚集性。

2.免疫因素

(1)细胞免疫和体液免疫应答:强直性脊柱炎患者存在多种抗体和细胞免疫改变,具有自身免疫性特征。活动期强直性脊柱炎患者血清 IgG、IgM,尤其是 IgA 水平经常增高,提示该病涉及体液免疫;在强直性脊柱炎患者体内存在严重的 Th1/Th2 失衡,且随炎症的活动,Th1 细胞的分化能力较 Th2 细胞下降更明显。

(2)细胞因子网络调节:强直性脊柱炎患者体内存在多种细胞因子的改变,血清中 TNF-α、IL-17 水平明显升高,且与疾病活动指数具有相关性。

3.其他因素

外源性因素可能诱发强直性脊柱炎,包括细菌感染、寒冷潮湿、外伤等因素。

(二)病理

强直性脊柱炎的原发病理部位在附着点或肌腱、韧带囊嵌入骨质处,附着点炎导致强直性脊柱炎典型病变的发生,如韧带骨赘形成、椎体方形变、椎体终板破坏及足跟腱炎。

T 细胞在强直性脊柱炎发病中的作用,CT 引导骶髂关节活检组织的免疫组织化学研究发现,炎性骶髂关节处存在 CD4$^+$T 细胞、CD8$^+$T 细胞、巨噬细胞。在特征性的黏液样浸润物附近富含 TNF-α 的 mRNA,而在新骨形成区发现转化生长因子-β(TGF-β)的 mRNA。

二、临床表现

(一)临床症状

1.一般症状

起病缓慢而隐匿,早期可有低热、食欲缺乏、乏力、消瘦等症状。

2.中轴关节表现

隐匿起病的腰背部或骶髂部疼痛和（或）发僵，半夜痛醒，翻身困难，晨起或久坐后起立时腰部发僵明显，但活动后减轻。可有臀部钝痛或骶髂关节剧痛，偶向周边放射。疾病早期疼痛多在一侧呈间断性，数月后疼痛多在双侧呈持续性。随病情进展由腰椎向胸颈部脊椎发展，则出现相应部位疼痛、活动受限或脊柱畸形。

3.外周关节表现

以膝、髋、踝和肩关节居多，肘及手和足小关节偶有受累。以非对称性、少数关节或单关节及下肢大关节的关节炎为特征。我国约45%的患者从外周关节炎开始发病。24%～75%的患者在病初或病程中出现外周关节病变。髋关节受累者达38%～66%，表现为局部疼痛，活动受限，屈曲挛缩及关节强直，其中大多数为双侧受累。膝关节和其他关节的关节炎或关节痛多为暂时性，极少或几乎不引起关节破坏和残疾。

4.关节外表现

眼部受累多见，甚至是本病的首发症状，可出现虹膜炎或葡萄膜炎，发生率达25%～30%。心血管系统受累少见，病变主要包括升主动脉炎、主动脉关闭不全和传导障碍。肺实变是少见的晚期关节外表现，以缓慢进展的肺上段纤维化为特点。肾脏受累较少，以淀粉样变及 IgA 肾病为主。

（二）体征

骶髂关节和椎旁肌肉压痛为本病早期的阳性体征。随病情进展可见腰椎前凸变平，脊柱各个方向活动受限，胸廓扩展范围缩小，及颈椎后突。以下几种方法可用于检查骶髂关节压痛或脊柱病变进展情况。

1.枕墙距

令患者靠墙直立，双足跟贴墙，双腿伸直，背贴墙，收颌，眼平视，测量枕骨结节与墙之间的水平距离。正常为 0，>0 即枕部触不到墙为异常。

2.屏墙距

测量方式同上，为测量耳屏距墙的距离。

3.颈椎旋转度

患者坐位，挺直上身，收颌，双手平放于膝，用一量角器向患者鼻尖方向置于患者头顶，令患者向左右旋转颈部，分别测量两侧旋转角度，计算平均值。

4.颌柄距

令患者下颌贴向胸骨柄，测量两者间的距离。正常为 0，>0 即下颌触不到胸骨柄为异常。

5.指地距

患者直立，弯腰、伸臂，测量指尖与地面的距离。

6.Schober 试验

令患者直立，在背部正中线髂嵴水平做一标记为零，向下 5 cm 做标记，向上 10 cm 再做标记，然后令患者弯腰（注意保持双膝直立），测量两个标记间的距离，此增加值（cm）即为 Schober 值。<4 cm 提示腰椎活动度降低。（附）改良的 Schober 试验：令患者直立，在腰部两侧髂后上棘连线中点水平做一标记为零，向上 10 cm 再做标记，然后令患者弯腰（注意保持双膝直立），测量两个标记间的距离，此增加值（cm）即为改良 Schober 值。应测量两次取平均值。

7.踝间距

患者平卧,双膝伸直,两踝尽量向外伸开,测量两踝间最大距离。然后让患者直立,双膝伸直,两踝尽量向两侧伸开,测量两踝间最大距离。计算两次测量的平均值为最后测量值,单位为 cm。

8.胸廓活动度

患者直立,用刻度软尺测量其第 4 肋间隙水平(妇女为乳房下缘)深呼气和深吸气之胸围差。<5 cm者为异常。

9.侧位腰椎活动度

患者直立,双臂贴紧体侧自然下垂,双手指伸直,测量中指距地的距离,然后令患者向左侧、右侧弯腰(保持双膝直立),分别测量计算左右两侧中指距地的距离差,左右两侧的平均值为最后值,单位为 cm。

10.骨盆按压

患者侧卧,从另一侧按压骨盆可引起骶髂关节疼痛。

11."4"字试验

患者仰卧,一侧下肢伸直,另侧下肢以"4"字形状放在伸直下肢近膝关节处,并一手按住膝关节,另一手按压对侧髂嵴上,两手同时下压。下压时,骶髂关节出现痛者,和(或)者曲侧膝关节不能触及床面为阳性。

三、实验室检查及其他检查

(一)实验室检查

活动期患者可见血沉(ESR)增快,C 反应蛋白(CRP)增高及轻度贫血。类风湿因子(RF)阴性和免疫球蛋白轻度升高。强直性脊柱炎有遗传倾向,但不一定会遗传。目前已证实,强直性脊柱炎的发病和 HLA-B27 密切相关,并有明显家族遗传倾向。强直性脊柱炎患者 HLA-B27 阳性率达 90% 左右,但是大约 90% 的 HLA-B27 阳性者并不发生强直性脊柱炎,以及大约 10% 的强直性脊柱炎患者为 HLA-B27 阴性。近年的研究提示,其他新的致病基因如 IL-23R、IL-1 和 ARTS1 也与强直性脊柱炎致病相关。

(二)影像学检查

1.X 线检查

(1)骶髂关节 X 线片:强直性脊柱炎最早的变化发生在骶髂关节。该处的 X 线片显示软骨下骨缘模糊,骨质糜烂,关节间隙模糊,骨密度增高及关节融合。骶髂关节炎 X 线片的病变程度分为 5 级:0 级为正常;1 级为可疑;2 级有轻度骶髂关节炎;3 级有中度骶髂关节炎;4 级为关节融合强直。

(2)脊柱 X 线片:脊柱的 X 线片表现有椎体骨质疏松和方形变,椎小关节模糊,椎旁韧带钙化以及骨桥形成。晚期可有严重的骨化性骨桥表现,而呈"竹节样变"。

(3)髋关节 X 线:髋关节受累者可表现为双侧对称性关节间隙狭窄、软骨下骨不规则硬化,髋骨和股骨头关节面外缘的骨赘形成,还可引起骨性强直。

(4)其他部位 X 线片:骨盆、足跟等部位 X 线片可见耻骨联合、坐骨结节和肌腱附着点(如跟骨)的骨质糜烂,伴邻近骨质的反应性硬化及绒毛状改变,可出现新骨形成。

2.CT 检查

骶髂关节及髋关节 CT:典型的患者 X 线检查可有明显改变,但对于病变处于早期的患者

X线表现为正常或可疑,CT检查可以增加敏感性且特异性不减。

3.MRI检查

在强直性脊柱炎早期X线片不易发现骶髂关节的改变,MRI对异常信号的高敏感性,以及断层的高分辨率避免了影像结构重叠,可以清晰地显示滑膜部及韧带部,结构清楚,尤其MRI对早期轻微的关节面骨质信号异常的显示,敏感性明显高于X线片。此外最近研究表明脊柱、骶髂关节MRI不但可以更清晰地显示强直性脊柱炎患者慢性炎症病变如硬化、侵蚀、脂肪沉积、骨桥强直等,还可以显示强直性脊柱炎急性炎症病变如骨髓水肿、滑囊炎、滑膜炎、附着点炎等的程度,对评价疾病的急性炎症活动度和慢性炎症病变的程度有较高的价值。

四、诊断与鉴别诊断

(一)诊断

1.纽约标准

(1)临床标准:①腰痛、僵3个月以上,活动改善,休息无改善。②腰椎额状面和矢状面活动受限。③胸廓活动度低于相应年龄、性别的正常人(<5 cm)。

(2)放射学标准:双侧骶髂关节炎≥2级或单侧骶髂关节炎3~4级。

(3)分级:①肯定强直性脊柱炎符合放射学标准和至少1项临床标准。②可能强直性脊柱炎符合3项临床标准,或符合放射学标准而不具备任何临床标准(应除外其他原因所致骶髂关节炎)。

2.国际脊柱关节炎评价工作组脊柱关节病诊断标准

(1)国际脊柱关节炎评价工作组提出的中轴型脊柱关节病分类标准:适用于腰背痛≥3个月且发病年龄<45岁的患者,具有影像学显示骶髂关节炎加上1个以上脊柱关节病特征,或者HLA-B27阳性加上2个以上其他脊柱关节病特征,可诊断为中轴型脊柱关节病。

脊柱关节病特征包括炎性腰背痛、关节炎、附着点炎(足跟)、葡萄膜炎、指或趾炎、银屑病、克罗恩病/结肠炎、非甾体抗炎药治疗效果好、脊柱关节病家族史、HLA-B27、CRP升高。

影像学显示骶髂关节炎的定义为:MRI检查显示活动性(急性)炎症,高度提示与SPA相关的骶髂关节炎,或根据修订的纽约标准有明确放射学骶髂关节炎。

(2)国际脊柱关节炎评价工作组提出的外周型脊柱关节病分类标准:关节炎、附着点炎或趾炎,加上≥1个脊柱关节病特征,或加上≥2个其他脊柱关节病特征。脊柱关节病特征为:葡萄膜炎、银屑病、炎性肠病、前期感染史、HLA-B27阳性、影像学骶髂关节炎(X线或MRI);其他脊柱关节病特征为:关节炎、附着点炎、趾炎、炎性下腰痛史、SPA家族史。

(3)国际脊柱关节炎评价工作组炎性腰背痛诊断标准:慢性背痛>3个月,且满足以下5条至少4条,可诊断为炎性腰背痛,分别为:年龄<40岁,隐匿发病,活动后改善,休息后无改善,夜间痛(起床时改善)。

(二)鉴别诊断

强直性脊柱炎的常见症状,如腰痛、僵硬或不适等在很多临床疾病中普遍存在,需注意和以下疾病相鉴别。

1.类风湿关节炎

本病多见于女性。由于类风湿关节炎的基本病理改变为滑膜血管翳及血管炎,故常以掌指关节及近端指间关节为主,为对称性多关节炎,多不累及骶髂关节,如脊柱受累也常只侵犯颈椎。

患者的关节区常可见类风湿皮下结节。类风湿因子阳性，其阳性率在类风湿关节炎患者可达60%～95%。

2.骨关节炎

骨关节炎又称骨关节病。本病多见于 50 岁以上中老年人群，其病理表现以关节软骨损伤、关节边缘和软骨下骨反应性增生为特点。缓慢起病，关节肿痛、发僵，常在活动后加重，休息后可缓解，关节活动时可有骨摩擦音。关节以手远端指间关节、膝关节、髋关节、第一跖趾关节、颈椎、腰椎易受累。位于远端指间关节的结节称为 Heberden 结节，位于近端指间关节的结节称为 Bouchard 结节。实验室检查血沉、血常规、C 反应蛋白等指标往往正常，类风湿因子阴性。关节 X 线片检查见关节间隙变窄、骨赘、骨硬化、关节无强直。患者无全身系统性病变。另有一种特殊的骨关节炎即弥漫性特发性骨质增生症（diffuse idiopathic skeletal，DISH）需与强直性脊柱炎相鉴别。该病为至少在连续四节椎体的前面或前外侧面有骨化或钙化；椎间盘相对完好；无椎弓关节骨性僵直，无骶髂关节侵蚀、硬化或骨性融合；可合并颈椎后纵韧带骨化症（ossification of posteripr longitudinal ligament，OPLL）或椎体后缘增白、硬化。而强直性脊柱炎病变多自双侧骶髂关节开始向上蔓延，椎弓关节常有破坏。椎体呈方形。骨化薄而平。强直性脊柱炎多发于 20～30 岁青中年，而 DISH 多见于老年人，骨化厚而浓密，外缘呈水波样，椎弓关节、骶髂关节正常，椎体一般无方形改变。

3.Reiter 综合征

本病和强直性脊柱炎同属于血清阴性脊柱关节病，多见于成年男性，不洁性交或腹泻常为诱因。临床表现以关节炎、尿道炎和结膜炎三联症为特征。关节炎为多发性、不对称性，以下肢关节，如膝关节、踝关节、跖趾关节、趾间关节易受累。肌腱端病为本病较特异改变，发生在背部、足底、足跟、胸壁和下肢软组织出现刺击样疼痛。关节炎反复发作后常伴有骶髂关节和脊柱病变。本病 90% 的患者可出现尿道炎。约 2/3 患者出现双侧性结膜炎，少数患者可出现角膜炎、巩膜炎、前眼色素层炎、虹膜睫状体炎、视网膜炎等。皮肤黏膜损害也常见，约占 25%，典型改变的有环状龟头炎。

4.银屑病关节炎

本病是与银屑病相关的炎性关节病，也是血清阴性脊柱关节病中的一种。它有典型的皮肤鳞屑性皮疹，皮疹为圆形或不规则形，表面覆以银白色鳞屑，去除鳞屑后显露出薄膜，刮除薄膜可见点性出血，此为银屑病的典型表现，具有诊断意义。17% 患者具有类似强直性脊柱炎的骶髂关节炎改变，但常为单侧受累。远端指（趾）关节受累时有所见"笔帽征"的 X 线特征。90% 患者有指甲损害，表现为小坑、纵嵴和甲碎裂。实验室无特异指标，有血沉增快、贫血、类风湿因子阴性；有典型银屑病皮损，再出现关节炎时较好诊断。若关节炎症状先出现，则应注意鉴别。

5.肠病性关节炎

本病也是血清阴性脊柱关节病的一种，指炎性肠病导致的关节炎，即溃疡性结肠炎与克罗恩病性肠病关节炎等。关节炎以膝关节、踝关节等单关节炎为主，关节肿胀疼痛，呈游走性、非对称性，少数患者出现关节腔积液。临床症状还可见发热、腹痛、腹泻。实验室检查滑液细菌培养阴性，类风湿因子阴性，HLA-B27 阳性率为 50%～70%，低于强直性脊柱炎，反复发作的患者关节 X 线片可有骨质疏松表现。

6.髂骨致密性骨炎

本病多发于 20～25 岁女性，多见于妊娠或产后妇女，肥胖女性更易罹患，它是以骨质硬化为特点的非特异性炎症,慢性发病,病程较长,临床症状一般较轻,可出现轻度的下背部、腰骶部位疼痛、酸沉感,疼痛呈间歇性,骶髂关节 X 线片或 CT 显示病变累及双侧骶髂关节中下 2/3 髂骨耳状面或全部耳状面,病变致密,均匀一致,略呈三角形,未见有骨质破坏及透亮区。病变内缘为髂骨关节面,外缘亦整齐。骶髂关节面光整,关节间隙无明显改变,骶骨未见异常。病变进展缓慢,邻近骨质疏松改变不明显。实验室检查 HLA-B27 阳性率如正常人群。

7.腰肌劳损

本病多由于腰背肌纤维、筋膜等软组织的慢性损伤而产生腰痛,起病缓慢,症状时轻时重,多在休息后减轻,劳累后加重。一般无外周关节肿痛,无晨僵现象。X 线改变可有腰椎轻度骨质增生、骨质疏松等。实验室检查 ESR、CRP 正常,HLA-B27 阴性。

8.机械性腰痛

本病可发生于任何年龄,无家族史,起病突然,一般持续时间<4 周,活动后症状加重,无夜间痛重,疼痛范围局限,活动后疼痛加剧,即时相指标 ESR、CRP 等多正常。而强直性脊柱炎好发于 40 岁以下男性,可有家族史,发病隐匿,疼痛持续时间>3 个月,夜间痛重,疼痛范围弥散,活动后疼痛可减轻,ESR、CRP 可升高。

五、药物治疗

(一)中草药辨证论治

辨证论治是中医的灵魂。历代医家本着"有是证、则是方、用是药"的原则,对大偻(强直性脊柱炎)辨证论治,取得了较好的效果。阎小萍教授提出了"两期六型"辨证方法,以及进一步精炼优化的"寒热为纲"辨证方法,在临床中广泛应用。

1."两期六型"辨证方法

(1)活动期:①肾虚督寒证。临床特点:腰、臀、胯疼痛,僵硬不舒,牵及膝腿痛或酸软无力,畏寒喜暖,得热则舒,俯仰受限,活动不利,甚则腰脊僵直或后凸变形,行走坐卧不能,或兼男子阴囊寒冷,女子白带寒滑,舌苔薄白或白厚,脉多沉弦或沉弦细。治法:补肾祛寒、强督除湿、散风活瘀、强壮筋骨。方药:补肾强督祛寒汤加减。熟地、淫羊藿、金毛狗脊、制附片、鹿角胶(或片或霜)、杜仲、骨碎补、补骨脂、羌独活、桂枝、续断、赤白芍、知母、地鳖虫、防风、川牛膝加减。寒甚病重者加制川乌、制草乌,干姜、七厘散助阳散寒止痛;关节沉痛僵重,舌苔白厚腻者,去熟地,加片姜黄、炒白芥子、生薏米;大便溏稀者可去或减少川牛膝用量,加白术,并以焦、炒为宜;项背寒痛者可加重羌活用量,并加炙麻黄;久病关节僵直不能行走,或腰脊坚硬如石者,可加透骨草、寻骨风、自然铜及泽兰,甚者可再加急性子。②邪郁化热证。临床特点:腰、骶、臀、胯僵痛,困重,甚则牵及脊项,无明显畏寒喜暖,反喜凉爽,伴见口干、咽燥、五心烦热、自汗盗汗,发热或午后低热,甚者关节红肿热痛,屈伸不利,纳呆倦怠、大便干、小便黄,舌偏红,舌苔薄黄或黄白相兼少津,脉多沉弦细数,尺脉弱小。治法:补肾清热、强督通络。方药:补肾强督清热汤加减。狗脊、生地、知母、鹿角霜、骨碎补、龟板、秦艽、羌活、独活、桂枝、白芍、黄柏、地鳖虫、杜仲、寄生、炙山甲加减。若午后潮热明显者加青蒿、炙鳖甲、银柴胡、胡黄连、地骨皮;若咽干、咽痛,加元参、知母、板蓝根;若关节红肿疼痛、僵硬、屈伸不利者,加忍冬藤、桑枝、寒水石、片姜黄、生薏米、白僵蚕;若疼痛游走不定者加威灵仙、青风藤、防风;若腰脊、项背僵痛不舒、活动受限者,加葛根、白僵蚕、伸筋草、防风。③湿热伤肾证。临床证候特点:腰、臀、胯酸痛、沉重、僵硬不适,身热不扬,绵绵不解,汗出心烦,口苦黏腻或口干不欲饮,脘闷纳呆,大便溏软或黏滞不爽,小便黄赤或伴见关节红肿灼热掀痛,或有积液,屈伸活动受限,舌质偏红,苔腻或黄腻或垢腻,脉沉滑、弦滑或弦细数等。治法。清热除湿、祛风通络、益肾强督。方药:补肾强督清化汤加减。狗脊、苍术、黄柏、牛膝、薏苡仁、忍冬藤、桑枝、络石藤、白蔻仁、藿香、防风、防己、萆薢、泽泻、寄生、炙山甲加减。若关节红肿热痛兼有积液,活动受限甚者可加茯苓、猪苓、泽兰、白术、寒水石;若脘闷纳呆甚者可加佩兰、砂仁、川朴;若低热无汗或微汗出而热不解、五心烦热可加青蒿、炙鳖甲、败龟板、知母,并加重炙山甲用量;若腰背项僵痛、俯仰受限可加白僵蚕、伸筋草、葛根、羌活;若兼见畏寒喜暖恶风者加桂枝、赤白芍、知母;若口黏、胸闷、咽中黏痰频频者加苏藿梗、杏仁、茯苓、化橘红;若腹中不适、便意频频、大便黏滞不爽者加焦槟片、炒枳壳、木香、乌药。④邪痹肢节证。临床证候特点:病变初起表现为髋、膝、踝、足跟、足趾及上肢肩、肘等关节疼痛、肿胀、沉重、僵硬,渐见腰脊颈僵痛不舒、活动不能;或除腰背胯尻疼痛外,并可累及以下肢为主的大关节,畏寒、疼痛、肿胀,伴见倦怠乏力、纳谷欠馨等。病处多见畏寒喜暖(亦有无明显畏寒、反喜凉爽、发热者)舌淡红暗、苔白,脉沉弦或沉细弦。治法:益肾强督、疏风散寒、祛湿利节。方药:补肾强督利节汤加减。狗脊、骨碎补、鹿角片、青风藤、络石藤、海风藤、桂枝、白芍、制附片、知母、秦艽、独活、威灵仙、续断、桑寄生、炙山甲加减。若见口干欲饮、溲黄便干等化热征象者,可减或去桂枝、制附片,加大知母用量并加用炒黄柏、生地;若关节红肿热痛或不恶寒、反恶热喜凉者可加忍冬藤、桑枝、寒水石,减或去桂枝、制附片;若上肢关节疼痛,晨僵畏寒者可加羌活、片姜黄、制川乌或草乌;若恶风畏寒,腰尻凉痛喜覆衣被,四末不温者,可加淫羊藿、干姜、炒杜仲;若下肢关节沉重肿胀,伴见倦怠、食欲差者可加千年健、苍术、白术;若关节屈伸不利、僵硬不舒甚者可加伸筋草、白僵蚕。⑤邪及肝肺证。临床证候特点:腰、脊、背部疼痛、僵硬、屈伸受限,心烦易怒;胸锁关节、胸肋关节、脊肋关节疼痛、肿胀感,或伴有压痛;或伴有胸闷、气短、咳嗽、多痰等;或伴有腹股沟处、臀部深处疼痛及坐骨结节疼痛,或伴有双目干涩疼痛且可牵及头部、双目白睛红赤或红丝缕缕,发痒多眵,大便或干或稀,脉象多为沉弦,舌苔薄白或微黄。治法:燮理肝肺、益肾强督、通络利节。方药:补肾强督燮理汤加减。狗脊、骨碎补、鹿角、延胡索、香附、苏梗、姜黄、枳壳、桂枝、白芍、续断、杜仲、羌活、独活、防风、炙山甲加减。若腰脊背痛僵明显可加桑寄生、菟丝子;如同时兼畏寒及颈项僵痛者可再加干姜、炙麻黄、葛根;若胸锁、胸肋、脊肋关节疼痛甚至伴有心烦易怒者可酌加青皮、川楝子;若胸闷、气短明显者加檀香、杏仁、槟榔;若胸脘胀满、纳谷欠馨,可去方中枳壳,酌加厚朴、枳实、陈皮;若微咳者可酌加炒苏子、炒莱菔子、杷叶、紫菀;若伴低热者可减少桂枝用量酌加炒黄柏、知母、败龟板,并可加大炙山甲的用量;若白睛红赤双目干涩、发痒多眵明显者可酌加白菊花、枸杞、知母、炒黄柏、炒黄芩,减少或去掉桂枝、骨碎补、鹿角的用量;若大便秘结可加生地、决明子;若大便溏稀日数次者可酌加补骨脂、建莲肉、炒薏苡仁。

(2)缓解期:缓解稳定证经治疗后,腰、脊、背、胸、颈及关节等部位疼痛、僵硬基本消失或明显减轻,无发热,血沉、C反应蛋白等化验结果基本在正常范围。

鉴于病情明显减轻且较稳定。则可将取效明显的最后一诊方药4~5剂共研细末,每服6 g,温开水送服,每天3次以巩固疗效。

2.“寒热为纲”辨证方法

(1)肾虚督寒证:腰骶、脊背、臀疼痛,僵硬不舒,牵及膝腿痛或酸软无力,畏寒喜暖,得热则舒,俯仰受限,活动不利,甚则腰脊僵直或后凸变形,行走坐卧不能,或见男子阴囊寒冷,女子白带寒滑,舌暗红,苔薄白或白厚,脉多沉弦或沉弦细。

治法:补肾强督,祛寒除湿。

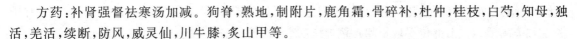

方药:补肾强督祛寒汤加减。狗脊,熟地,制附片,鹿角霜,骨碎补,杜仲,桂枝,白芍,知母,独活,羌活,续断,防风,威灵仙,川牛膝,炙山甲等。

(2)肾虚湿热证:腰骶、脊背、臀酸痛、沉重、僵硬不适,身热不扬,绵绵不解,汗出心烦,口苦黏腻或口干不欲饮,或见脘闷纳呆、大便溏软,或黏滞不爽,小便黄赤或伴见关节红肿灼热焮痛,或有积液、屈伸活动受限,舌质偏红,苔腻或黄腻或垢腻,脉沉滑、弦滑或弦细数。

治法:补肾强督,清热利湿。

方药:补肾强督清化汤加减。狗脊,苍术,炒黄柏,牛膝,薏苡仁,忍冬藤,桑枝,络石藤,白蔻仁,藿香,防风,防己,萆薢,泽泻,桑寄生,炙山甲等。

以上两种证候可以根据临证进行加减。如外周关节型可以按照邪闭肢节证分寒热辨证加减;胸胁、臀部深处等疼痛可以按照邪及肝肺证进行加减。

(二)西医治疗

1.非甾体抗炎药

该类药物作用机制主要是通过抑制环氧化酶的活性,使花生四烯酸不能被环氧化酶氧化成前列腺素,从而起到了抗炎、解热、镇痛的作用。近年来应用于临床的选择性 COX-2 抑制剂,如尼美舒利、美洛昔康、塞来昔布等因其对正常表达在胃黏膜、血小板及肾脏的 COX-1 抑制较轻而不良反应较少,而且抗炎、镇痛作用与其他非甾体抗炎药无明显差别,从而进一步提高了强直性脊柱炎患者长期服药的安全性。

2.改善病情药物

(1)柳氮磺吡啶:该药可改善强直性脊柱炎的关节疼痛、肿胀和发僵,并可降低血清 IgA 水平及其他实验室活动性指标,适用于改善强直性脊柱炎患者的外周关节炎,并对本病并发的前葡萄膜炎有预防复发和减轻病变的作用。但该药对强直性脊柱炎的中轴关节病变的治疗作用缺乏证据。通常推荐用量为每天2.0 g,分 2～3 次口服。剂量增至 3.0 g/d,疗效虽可增加,但不良反应也明显增多。本品起效较慢,通常在用药后 4～6 周。为了增加患者的耐受性,一般以0.25 g每天 3 次开始,以后每周递增 0.25 g,直至 1.0 g,每天 2 次,或根据病情,或根据患者对治疗的反应调整剂量和疗程,维持1～3 年。为了弥补柳氮磺吡啶起效较慢及抗炎作用欠强的缺点,通常选用一种起效快的抗炎药与其并用。本品的不良反应包括消化系统症状、皮疹、血细胞减少、头痛、头晕以及男性精子减少及形态异常(停药可恢复)。磺胺过敏者禁用。

(2)沙利度胺:该药有特异性免疫调节作用,能选择性地抑制正常单核细胞产生 TNF-α,也能协同刺激人 T 细胞、辅助 T 细胞应答,还能抑制血管形成和黏附因子活性。

(3)其他改善病情药物:如甲氨蝶呤、来氟米特、雷公藤片等对外周关节病变为主的强直性脊柱炎患者具有一定疗效,但对于中轴脊柱关节为主的强直性脊柱炎目前研究尚未发现对于强直性脊柱炎有确切疗效。

3.糖皮质激素

强直性脊柱炎患者出现虹膜睫状体炎时可在局部使用,合并外周关节炎时可关节腔内注射,不推荐全身用药。

4.生物制剂

TNF-α 抑制剂,用于治疗活动性或对抗感染治疗无效的强直性脊柱炎,治疗后患者的外周关节炎、肌腱末端炎及脊柱症状,以及 CRP 均可得到明显改善。但其长期疗效及对中轴关节 X 线病变的影响如何,尚待继续研究。本品常见的不良反应是注射部位局部反应,包括轻度至中度红斑、瘙痒、疼痛和肿胀等,注射部位反应通常发生在开始治疗的第 1 个月内,在随后的治疗中发生频率降低。注射部位反应平均持续 3～5 天。其他不良反应包括头痛、眩晕、皮疹、失眠、咳嗽、腹痛、上呼吸道感染、血压升高、外周血淋巴细胞比例增多、鼻炎、发热、关节酸痛、肌肉酸痛、困倦、面部肿胀、转氨酶升高等,大部分不需要处理。此外严重不良反应有感染、严重变态反应及狼疮样病变、诱发肿瘤等。

(1)英利昔单抗:其特点是与 TNF-α 结合率高,可清除循环和细胞上的 TNF-α,但对 TNF-β 无作用。使用方法:每次 3～10 mg/kg 静脉滴注,每4～8 周1 次,也有人推荐初始剂量为 3 mg/kg,然后第 2 和 6 周给相同剂量,以后每 8 周给药 1 次,如疗效不理想,可增量至 10 mg/kg 或间隔缩短到每 4 周 1 次。

(2)依那西普:其特点是与 TNF 结合率较低,作用比较温和,同时中和循环中可溶的 TNF-α 和 TNF-β,有更好的耐受性和非免疫原性。推荐方法是25 mg,每周 2 次,皮下注射。

(三)中成药辨证治疗

1.寒证

(1)补肾舒脊颗粒:骨碎补、狗脊、鹿角、续断、羌活等。

功效:补肾舒脊,散寒除湿,活血止痛。

主治:强直性脊柱炎,肾督阳虚、寒湿瘀阻。

用法:每次 1 袋,每天 2 次。

(2)尪痹胶囊(片、颗粒):熟地黄、续断、附子(制)、淫羊藿、威灵仙、皂角刺、羊骨等。

功效:补肝肾,强筋骨,祛风湿,通经络。

主治:用于肝肾不足,风湿阻络所致的尪痹,症见肌肉、关节肿痛、局部肿大、僵硬畸形、屈伸不利、腰膝酸软、畏寒乏力、屈伸不利及类风湿关节炎见有上述证候者。

用法:口服,1 次 5 粒,1 天 3 次。

(3)藤黄健骨片:熟地黄、鹿衔草、骨碎补(烫)、淫羊藿、鸡血藤、肉苁蓉、莱菔子(炒)。

功效:补肾,活血,止痛。

主治:用于肥大性脊椎炎、颈椎病、跟骨刺、增生性关节炎、大骨节病。

用法:口服,1 次 5 粒,1 天 3 次。

(4)独活寄生丸:独活、桑寄生、熟地黄、牛膝、细辛、秦艽、茯苓等。

功效:祛风除湿。

主治:养血舒筋,祛风除湿。

用法:口服,1 次 1 丸,1 天 2 次。

(5)风湿骨痛胶囊:骨碎补总黄酮。

功效:温经散寒,通络止痛。

主治:用于寒湿痹所致的手足四肢腰脊疼痛。

用法:每次 2～4 粒,每天 2 次。

2.热证

(1)清热舒脊浓缩丸:狗脊、知母、生石膏、苍术、黄柏等。

功效:清热、舒脊、利节、益肾。

主治:强直性脊柱炎关节腰骶脊背疼痛,关节红肿热痛,伴见口干、烦热等。

用法:口服,每次 6 g,每天 3 次。

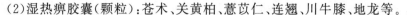

(2)湿热痹胶囊(颗粒):苍术、关黄柏、薏苡仁、连翘、川牛膝、地龙等。

功效:祛风除湿,清热消肿,通络定痛。

主治:湿热痹证,其症状为肌肉或关节红肿热痛,有沉重感,步履艰难、发热、口渴不欲饮,小便黄淡。

用法:口服,1次4粒,1天3次。

(3)四妙丸:苍术、川牛膝、黄柏、薏苡仁。

功效:清热除湿,通筋利痹。

主治:适用于热痹,表现为肢体关节疼痛,痛处灼热,肿痛剧烈,筋脉拘挛,日轻夜重,兼有发热、心烦,小便黄少,舌红苔黄,脉滑数。

用法:口服,每次6g,每天3次。

(4)知柏地黄丸:知母、黄柏、熟地、怀山药、山萸肉、丹皮、茯苓、泽泻。

功效:滋阴降火。

主治:早期强直性脊柱炎,属阴虚火旺者。

用法:每次1丸,每天2次。

(5)帕夫林胶囊:白芍总苷。

功效:舒筋活络。

主治:强直性脊柱炎外周关节炎。

用法:每次2粒,每天3次。

上述辨证如伴见关节疼痛较甚者可选用元胡止痛片;颈项僵痛明显者可选用愈风宁心片;疼痛固定不移,夜间痛甚,疼痛持续不减者,可用七厘散;骨质疏松者可加用壮骨关节胶囊、强骨胶囊或壮骨健肾丸。

注意:辨其不同证候,采用不同配伍。

肾虚督寒证:可选用补肾舒脊颗粒＋帕夫林胶囊＋风湿骨痛胶囊＋七厘散。

邪郁化热证:可选用补肾舒脊颗粒＋帕夫林胶囊＋知柏地黄丸＋血塞通。

湿热伤肾证:可选用四妙丸＋帕夫林胶囊＋知柏地黄丸＋血塞通。

邪闭肢节证:可选用补肾舒脊颗粒＋尪痹胶囊(片、颗粒)＋六味地黄丸。

邪及肝肾证:可选用补肾舒脊颗粒＋元胡止痛片＋帕夫林胶囊＋六味地黄丸。

六、外治疗法

(一)中医外治疗法

根据病情及临床实际,结合寒热证候辨证选用外治治疗。证偏寒者,可选用中药热敷、中药离子导入、中药蒸汽加手法按摩、红外线疼痛治疗加中药蒸汽、中药药罐疗法和电磁治疗、超声药物透入、中药穴位贴敷、拔罐和走罐、针灸、火疗等治疗,酌情选用祛风散寒除湿、温经通络外用药物;证偏热者,可选用中药湿包裹、中药穴位贴敷、半导体激光照射治疗、拔罐和走罐、针灸等治疗,酌情选用清热利湿外用药物。

寒证常用治疗药物:寒痹外用方(川乌10g,桂枝15g,透骨草20g,乳香10g,没药10g,制元胡15g),辣椒碱,PIB骨通贴膏,穴位贴。

热证常用治疗药物:热痹外用方(黄柏15g,知母15g,大黄15g,冰片6g,忍冬藤20g,地丁20g),如意金黄散,新癀片,冰硼散,穴位贴。每天3~4次,每次1~2项。

(二)其他疗法

根据病情,可配合选用手法治疗;中晚期脊柱活动受限者,可选用微创治疗(针刀疗法)、带刃针疗法、钩活术疗法;脊柱或外周关节疼痛者,可选用蜂针疗法;下腰部疼痛剧烈者,可行骶髂关节内糖皮质激素注射,每年以 3 次以下为宜;膝关节红肿热痛,活动受限者,可选用双膝关节内糖皮质激素注射,每年以 3 次以下为宜;药物及保守治疗效不佳、关节功能严重受限者,可行关节置换术治疗;脊柱过度屈曲、功能严重障碍者,可行脊柱矫形术治疗;并发骨质疏松症者,可采用针刺缓解原发性骨质疏松症疼痛技术,或选用骨质疏松治疗康复系统、骨质疏松治疗仪治疗;伴发脊柱及外周关节纤维化及骨化,可选用骨质增生治疗仪进行治疗。

七、外科治疗

强直性脊柱炎是主要累及青少年男性的自身免疫性疾病,也是一种自限性疾病,多数强直性脊柱炎患者经非手术治疗会停止发展,症状缓解或消失,但仍有一部分强直性脊柱炎患者会发展到严重的畸形,而影响脊柱和关节功能,最终需要手术矫形,以最大限度地恢复功能。

强直性脊柱炎主要累及脊柱和髋膝关节,肩关节和踝关节有时也会受累,但比例很低。现分别叙述。

(一)强直性脊柱炎累及脊柱

典型的强直性脊柱炎从骶髂关节开始发病,然后向上发展累及腰段、胸段甚至颈段脊柱的关节突关节,使其强直,韧带骨化。当然并非所有累及脊柱的强直性脊柱炎患者均发展到颈椎告终。相当一部分患者局限到胸腰椎,产生后凸畸形,少数患者可发展到颈椎,产生颈椎后凸,严重者引起上颈椎及颈枕关节强直,最严重者可累及下颌关节,使患者张口功能受限。

1.外科治疗目的

医师在为患者制订治疗计划及与患者交代病情时应明确,强直性脊柱炎累及脊柱是脊柱的关节韧带均已骨化融合,手术治疗后的脊柱绝不能变成活动的节段,只能将处于非功能位的畸形脊柱通过手术变成近似功能位的脊柱,然后再融合。因此矫正畸形后的脊柱仍然没有活动节段。但经过手术矫正畸形后,使头部抬高,两眼可平视或向上看,躯干直立可改善步态及站立姿势,也可改善生活质量和劳动能力,同时也可增加患者的心肺功能,减轻或消除神经根刺激症状。

2.外科手术适应证

常见适应证包括:①寰枢椎不稳,伴有疼痛及中度神经功能障碍。②颈椎后凸畸形,出现下颌顶住胸部,头部不能抬高,双眼不可平视。此在临床较少。③腰椎后凸,出现头不能抬起,眼不能平视,上半躯干前弯,形成严重驼背。④脊柱骨折伴假关节形成。

截骨技术:虽然有胸椎后凸,但由于胸椎椎管小,且为胸髓,容易损伤,且损伤后后果严重,故一般选择腰段做截骨,多在腰 1~2、腰 2~3 节段截骨。最早截骨是经腰 1~2 节段做椎板"V"形截骨,但是由于早期技术存在缺陷,死亡率和截瘫发生率较高。近几年来,采用术中皮质诱发电位,监视术中神经功能,采用多节段截骨,椎板根钉固定技术,使手术矫正效果明显提高,截骨完成后椎体张口不大,术后神经功能并发症降至 1% 以下。对强直性脊柱炎并发应力骨折假关节形成的患者,应切除假关节,采用椎弓根钉及钩固定技术,同时植骨修复假关节。对合并严重后凸畸形者,同期行后凸畸形矫正术。对颈椎严重后凸,做颈 7 后方截骨术,使头部抬起,采用椎弓根钉或侧块接骨板固定。但此手术有相当的难度和较高的神经系统的并发症。

(二)强直性脊柱炎累及关节

累及髋关节最为常见,据报道占 42%,而累及膝关节均为 10%,踝关节更少,累及其他关节罕见,本文叙述累及髋关节、膝关节、踝关节的外科治疗。

1.累及髋关节

强直性脊柱炎初期改变为关节边缘的骨炎,其特点是存在慢性炎症细胞和肉芽组织。由于破骨细胞活性增加而出现骨质疏松,随后软骨下骨和纤维软骨被纤维组织替代,关节表面出现侵蚀和退行性改变。有的迅速发展成骨性强直,关节间隙消失,骨小梁通过髋臼与股骨头之间间隙而融合成片,股骨头突入髋臼也较多见,而有的则仅有轻、中度关节活动障碍,关节间隙虽变窄,但仍保留。双髋多同时受累,但双侧严重程度可不同步。对强直性脊柱炎累及髋关节做滑膜切除有害无益。有学者曾诊疗多例患者,患者术前原有部分关节活动,但行滑膜切除后迅速强直。人工关节置换术是治疗晚期强直性脊柱炎累及髋关节的唯一手段,其手术适应证包括严重的关节疼痛及关节功能障碍,特别是双侧累及者。对于合并关节强直者更应考虑人工关节置换。

2.累及膝关节

多数情况,累及膝关节必然累及髋关节。累及膝关节者常发生膝关节强直,而在临床工作中,常见的足膝关节屈曲位强直,使手术面临极大困难和严重并发症。对强直性脊柱炎累及膝关节,采用全膝关节置换术是最好的选择,全膝关节置换术后患者可获得一个稳定的有一定活动度的无痛关节。同时,根据目前文献和有学者的经验,一次手术同侧髋关节、膝关节置换,先髋后膝,但髋关节切口可暂不闭合,待完成膝关节置换术后确保髋关节人工关节位置好时再闭合切口。

3.累及踝关节

此为少见情况。累及踝关节者,一定会累及同侧髋关节、膝关节。踝关节强直是否要手术取决于踝关节的位置,如强直在功能位,则在髋关节、膝关节置换后,踝关节可不手术。如踝关节强直在非功能位,尽管做了髋关节、膝关节置换术,但由于踝关节位置不良,则也很难恢复正常行走功能,则踝关节可做人工关节置换或踝关节截骨术。踝关节人工关节置换术的疗效仍存在许多问题,需要慎重选择。

(宋江涛)

第六节　痛风性关节炎

痛风性关节炎是指由于嘌呤代谢障碍,血尿酸含量增高,尿酸盐沉积于关节周围组织和皮下组织,引起关节炎的反复发作,出现急性红、肿热、痛,逐渐产生骨与关节破坏,畸形、关节强直和功能障碍。后期可发生肾炎、泌尿道结石,高血压和心血管疾病。

一、病因病机

(一)中医学

中医学早有“痛风”病名,且历代医家均有论述。元代朱丹溪《格致余论》就曾列痛风专篇,云:"痛风者,大率因血受热已自沸腾,其后或涉水或立湿地…寒凉外搏,热血得寒,汗浊凝滞,所以作痛,夜则痛甚,行于阳也。"明代张景岳《景岳全书·脚气》中认为"外是阴寒水湿,今湿邪袭人皮肉筋脉;内由平素肥甘过度,湿壅下焦;寒与湿邪相结郁而化热,停留肌…病变部位红肿潮热,久则骨蚀"。清代林佩琴《类证治裁》:"痛风,痛痹之症…初因风寒湿郁痹阴分久则化热致痛,至夜更剧。"近代医家认为痛风的病因乃浊毒瘀滞使然,归纳起来主要有以下几方面。

1.外因

风、寒、湿、热之邪侵袭人体,痹阻经络。

(1)风寒湿邪侵袭人体:居处或劳动环境寒冷潮湿,或涉水淋雨,或长期水下作业,或气候剧变等原因以致风寒湿邪侵袭人体而发病。

(2)风湿热邪侵袭人体:外感风热,与湿相并,导致风湿热合邪为患;或风寒湿邪侵袭人体,郁而化热,痹阻经络、关节而发病。

2.内因

正气不足或劳倦过度。

(1)劳逸不当:劳倦过度,耗伤正气,或汗出当风,邪乘虚入,以致经络阻滞气血运行不畅而成痹证。

(2)体质亏虚:素体虚弱,或病后气血不足,腠理空虚,卫气不固,外邪乘虚而入。痹证日久不愈,血脉瘀阻,津聚痰凝。由经络及脏腑,导致脏腑痹。

(二)西医学

痛风有原发性和继发性两类。原发性痛风具有家族性,属先天性代谢缺陷疾病。多发于男性,女性少见,可偶发于绝经期。继发性痛风可因肾脏病、血液病及药物等多种原因引起。其发病是由于长期嘌呤代谢障碍,血尿酸增高引起。关于痛风性关节病的发病机制,许多学者普遍认为与多形核白细胞有关。痛风时滑膜组织和关节软骨释放的尿酸钠晶体被关节液的白细胞吞噬。白细胞又破坏释放出蛋白酶和炎性因子进入滑液。酶及炎性因子使关节中的白细胞增多,于是有更多的吞噬了尿酸盐结晶的白细胞相继破裂释放出酶和炎性成分,形成恶性循环进一步导致急性滑膜炎和关节软骨破坏。痛风结石是围绕尿酸盐结晶产生的大小不同的晶体肉芽肿。进食含有过多嘌呤成分的食品,在新陈代谢过程中,身体未能将嘌呤进一步代谢成为可以从肾脏中经尿液排出之排泄物。血中尿酸浓度如果达到饱和溶解度,这些物质最终形成结晶体,积存于软组织中。如果有诱因引起沉积在软组织如关节膜或肌腱里的尿酸结晶释出,那便导致身体免疫系统出现过敏而造成炎症。痛风可以由饮食,天气变化如温度气压突变,外伤等多方面引发。饮酒容易引发痛风,因为乙醇在肝组织代谢时,大量吸收水分,使血浓度加强,使得原来已经接近饱和的尿酸,加速进入软组织形成结晶,导致身体免疫系统过度反应(敏感)而造成炎症。

二、临床表现

(一)症状与体征

原发性者的临床症状可分为以下四期。

1.无症状期此期

可历时很长,患者除血尿酸增高外无其他症状,估计只1/3的患者以后出现关节症状。

2.急性关节炎期

常在夜间突然发作,受累关节剧痛,使患者从梦中惊醒。首次发作一般只累及一个关节。常累及的一个关节是蹈趾的跖趾关节,其次是足、眼、踝、膝等关节。受累关节在数小时之内明显肿胀,局部温度高,皮肤暗红,压痛明显。患者体温多升高,并有头痛、心悸、厌食等症状。青年患者常为暴发型,突然高热,并累及多数关节。引起发作的诱因常为暴饮暴食、着凉、过劳、精神紧张、手术刺激等。

3.间歇期

可为数月或数年,在此期内患者多无明显症状,以后发作次数逐渐增加,间歇期逐渐缩短,受累关节数目增多,最后发展为慢性关节炎期。

4.慢性关节炎期

约半数患者在急性发作数年或数十年后转为慢性关节炎期,此时多数受累关节僵硬变形,关节炎的发作已不明显。部分晚期病例可在耳郭、尺骨鹰嘴和受累关节附近出现直径1 mm至数厘米的痛风石,局部皮肤破溃后可流出白色牙膏样物质。约 1/3 的病例同时有肾脏病变。

继发性者也可经历上述四个阶段,但间隔期较短。

(二)实验室检查

血尿酸增高,超过 297.4 μmol/L,有痛风可疑;超过 356.9 μmol/L 可肯定为痛风,最高可达 1 189.6 μmol/L。痛风石针吸可吸出粉笔末样的尿酸盐结晶,镜检可见针状结晶。

(三)X 线检查

在关节附近的骨质中可见穿凿样破坏,周围骨质稍致密,软组织肿胀,尿酸盐沉积多的骨质广泛破坏,局部组织膨隆,痛风石钙化后可见钙化阴影。

三、诊断与鉴别诊断

(一)诊断

(1)多以单个趾指关节,卒然红肿疼痛,逐渐痛剧如虎咬,昼轻夜甚,反复发作。可伴发热、头痛等症。

(2)多见于中老年男子,可有痛风家族史。常因劳累、暴饮暴食、吃高嘌呤食物、饮酒及外感风寒等诱发。

(3)初期可单关节发病,以第 1 跖趾关节为多见。继则足踝、跟、手指和其他小关节,出现红肿热痛,甚则关节腔可渗液。反复发作后,可伴有关节周围及耳郭、耳轮及趾、指骨间出现"块瘰"(痛风石)。

(4)血尿酸、尿酸增高。发作期白细胞总数可增高。

(5)必要时做肾 B 超探测,尿常规,肾功能等检查,以了解痛风后肾病变情况。X 线片检查可示软骨缘邻近关节的骨质有不整齐的穿凿样圆形缺损。

(二)鉴别诊断

1.急性风湿性关节炎

病前有溶血性链球菌感染史,病变主要侵犯心脏和关节,下述特点可资鉴别:①青少年多见。②起病前 1~4 周常有溶血性链球菌感染如咽炎、扁桃体炎病史。③常侵犯膝、肩、肘、踝等关节,并且具有游走性、对称性。④常伴有心肌炎、环形红斑和皮下结节等表现。⑤抗溶血性链球菌抗体升高,如 ASO>500 U,抗链激酶>80 U,抗透明质酸酶>128 U。⑥水杨酸制剂治疗有效。⑦血尿酸含量正常。

2.假性痛风

由焦磷酸钙沉积于关节软骨引起,尤以 A 型急性发作时,表现与痛风酷似。但有下述特点:①老年人多见。②病变主要侵犯膝、肩、髋等大关节。③X 线片见关节间隙变窄和软骨钙化灶皇密点状或线状,无骨质破坏改变。④血清尿酸含量往往正常。⑤滑液中可查见焦磷酸钙单斜或三斜晶体。⑥秋水仙碱治疗效果较差。

3.化脓性关节炎

主要为金黄色葡萄球菌所致,鉴别要点:①可发现原发感染或化脓病处。②多发生负重大的关节如髋、膝关节,并伴有高热、寒战等症状。③关节腔穿刺液为脓性渗出液,涂片镜检可见革兰阳性葡萄球菌和培养出金黄色葡萄球菌。④滑液中无尿酸盐结晶。⑤抗痛风药物治疗无效。

4.外伤性关节炎

特点:①有关节外伤史。②受累关节固定,无游走性。③滑液中无尿酸盐结晶。④血尿酸不高。

四、治疗

(一)中医辨证论治

本病属中医的"痛风",临床将其分为湿热蕴结型、瘀热阻滞型、痰浊阻滞型、肝肾阴虚型等,中医药治疗宜除湿清热通络、活血化瘀、祛痰通络除痹及补肝益肾通络。方选蠲痹汤、通痹汤和化瘀通痹汤等加减。

1.湿热蕴结

下肢小关节卒然红肿热痛,拒按,触之局部灼热,得凉则舒。伴发热口渴,心烦不安,溲黄。舌红,苔黄腻,脉滑数。治疗宜除湿清热通络。方选宣痹汤加减。

2.瘀热阻滞

关节红肿刺痛,局部肿胀变形,屈伸不利,肌肤色紫暗,按之稍硬,病灶周围或有块瘰硬结,肌肤干燥,皮色暗黧。舌质紫暗或有瘀斑,苔薄黄,脉细涩或沉弦。治宜活血化瘀,清热通络。方选清痹汤加减。

3.痰浊阻滞

关节肿胀,甚则关节周围漫肿,局部酸麻疼痛,或见"块瘰"硬结不红。伴有目眩,面浮足肿,胸脘痞闷。舌胖质黯,苔白腻,脉缓或弦滑。治宜祛痰除湿,通络除痹。方选化瘀通痹汤等加减。

4.肝肾阴虚

病久屡发,关节痛如被杖,局部关节变形,昼轻夜重,肌肤麻木不仁,步履艰难,筋脉拘急,屈伸不利,头晕耳鸣,颧红口干。舌红少苔,脉弦细或细数。治宜补肝益肾通络。方选右归饮加味。有关节红肿可加萆薢、薏苡仁、地龙以祛风湿止痛。

(二)西药治疗

需控制急性炎症。秋水仙碱对急性痛风性关节炎有特效,其他如消炎止痛药布洛芬、双氯芬酸等为次选药物。对病情严重者可与糖类皮质激素合用。促进尿酸排泄的药物有丙磺舒(羧苯磺胺)、磺吡酮、苯溴马隆等,适用于肾功能尚好,血尿素氮在 14.3 mmo/L 以下、无肾尿酸结石的患者。抑制尿酸合成药物主要为别嘌醇,适用于尿酸生成和排泄过多、尿酸结石反复形成,或伴多次发作、用排尿酸药无效或其他不适合于用排尿酸药的患者。慢性痛风可用小剂量秋水仙碱预防和控制发作,多饮水保持每天尿量 2 000 mL 以上,以利尿酸排泄,避免高嘌呤食物、禁酒、增加活动以防止过胖。

五、预防与康复

首先要节制饮食,避免大量进食高嘌呤食物,严格戒酒,多喝碱性饮料,要多饮水以助尿酸排出,防止肥胖,保持精神愉快,避免过度劳累、精神紧张、寒冷潮湿、关节损伤等诱发因素,不宜使用抑制尿酸排出的药物,如氢氯噻嗪、呋塞米等。接受药物治疗以降低血尿酸,并积极防治合并症,定期复查血尿酸。

消炎止痛,减轻患者痛苦;严格控制饮食和体重,减少嘌呤摄入,减少尿酸来源;合理利用药物降低血中尿酸水平;加速尿酸代谢与排出;急性期注意关节固定,减少关节破坏;加强生活护理,满足生活需求。

(一)急性期

(1)卧床休息,局部冷敷,患肢抬高,直至关节疼痛缓解,方可开始恢复活动。

(2)避免过度紧张、劳累、受寒、关节损伤,禁止饮用刺激性强的食品,如酒、浓茶、咖啡、辛辣调味品等,以去除诱发因素。

(3)密切观察受累关节红、肿、热、痛的变化,注意有无发热、头疼、心前区疼痛等伴随症状,若有发生,及时与医师取得联系,及时处理。

(4)病重久卧的患者,应协助做好生活护理,如口腔护理、皮肤护理等。

(5)做好心理护理,关心、帮助患者,使患者情绪稳定,避免过度劳累、紧张而使病情恶化。

(二)慢性期

(1)鼓励患者定期且适度的运动:过度运动会诱发痛风,因剧烈运动会使新陈代谢速率增快而产生更多尿酸、乳酸,而乳酸会抑制肾脏排泄尿酸、流汗增加使尿量减少致尿酸的排泄减少,因此剧烈运动会使体内血清的尿酸值升高,故痛风患者不可运动过度,即运动觉得轻松不致气喘或感觉不太过勉强的状态为适度;亦有人主张以每分钟心跳数为检测基准,即每分钟心跳数不超过(220-年龄)×0.7 次。

(2)使体重大于理想体重范围:尿酸主要聚积在关节处,患者体重越重则关节越痛,故患者应维持在标准体重,但减轻体重必须缓慢进行,每个月以不超过 1 kg 为原则,若减重太快会使体内组织的蛋白质分解大量释出嘌呤,造成痛风急性发作;而当痛风急性发作时,亦不可以减肥,以免尿酸增加,排除不易,使病情加重。

(3)采用低嘌呤均衡饮食以控制尿酸:①切勿禁食,因禁食 1~2 天之后,体组织分解蛋白质反而使尿酸值升高,促发痛风。②现在因为有药物控制尿酸,所以对食物的限制已不像以往那么严格,但若尿酸的排除功能不佳(如肾功能差),则饮食需严格限制。③饮食中需避免维生素 C、乙醇、钠离子。维生素 C 为酸性物质,会酸化尿液,易造成结石,故非必要时不要摄取过多;酒精代谢后产生的乳酸会和尿酸竞争排泄,使尿酸留存体内;钠离子会使水分由肾小管再吸收,导致尿酸由尿中回收,且使尿酸经血液渗透至身体各处。④饮食中勿吃过多蛋白质,蛋白质量宜控制在每天 1 g/kg;油脂量亦需减少,因油脂会降低尿酸的排泄。

(4)多喝水,每天至少喝 2 000 mL 的水,有助于尿酸排除;偶尔可以喝咖啡或茶代替白开水,可以增进饮水量。

(5)碱化尿液:尿酸高会使尿液呈酸性,且易形成尿酸结晶沉淀在肾脏,会影响患者的肾功能,严重者可致尿毒症,故为保护患者的肾功能除了多喝水促进尿酸的排除在外,更应服用碳酸氢钠(小苏打)将尿液维持在弱碱性(pH 在 6.2～6.8),平时亦可摄取牛奶、马铃薯、柑橘等以碱化尿液。

(6)避免饮食不正常、饥饿喝酒及压力过大:假设患者有食欲减退之情形,应给予补充蜂蜜、果汁等高糖分食物,以免血糖低造成脂肪分解而产生乳酸,降低了尿酸的排泄。

(7)平时应定期抽血验血尿酸、血脂肪、血糖值,控制在正常值以下。若尿酸值大于 416.5 μmol/L 应接受高尿酸血症的治疗。

(宋江涛)

第七节　成人股骨头坏死

股骨头坏死多为缺血性坏死,骨缺血坏死是指骨的血供中断后骨细胞和骨髓成分发生坏死的病理及随后的修复过程。成人股骨头坏死是最常见的,也是危害最严重的骨坏死,多数与过量糖皮质激素的使用及长期酗酒有关,也有少部分患者找不到发病原因,称为特发性股骨头坏死。

全身其他部位也会发生骨坏死,如膝关节(股骨髁)、肩关节(肱骨头)等,分别称为膝关节(股骨髁)坏死、肩关节(肱骨头)坏死。

一、病因病机

(一)中医学

禀赋不足之人,久遭药邪(糖皮质激素)侵袭,耗气伤津动血,或酗酒成性,湿热蕴结脉络,致气血运行不畅,气滞血瘀则发为"骨痹"。如药邪、酒精伤及肝肾,致肝肾亏虚,肝虚不能藏血,肾虚不能生髓养骨;或长期酗酒膏粱厚味,生湿化痰,痰湿互结,蕴阻于内,致气滞血瘀,精耗髓伤、骨失濡养,则发为"骨痿"。骨痹则痛、骨萎则无力、动作艰难。

(二)西医学

西医认为股骨头坏死与长期使用大剂量糖皮质激素、酗酒有关,也有少数患者找不到明确原因。

随着现代医学的发展,糖皮质激素(以下简称激素)应用日趋广泛,涉及全身各系统疾病的治疗,常见的需要使用激素治疗的疾病包括系统性红斑狼疮、肾小球肾炎、特发性血小板减少性紫癜、白血病、病毒性脑炎、皮肌炎、重症肌无力、哮喘、器官移植术后(肾移植、骨髓移植)等。

一般认为,激素性股骨头坏死与激素使用的时间、剂量有关,但量效、时效关系的个体差异很大。另外,在总剂量不变的情况下,大剂量冲击治疗比小剂量长期使用容易发生。长期酗酒是引起本病的另一个常见原因,发病危险因素与每天酒精摄入量及持续时间有关。其他与本病发病有关的因素包括血红蛋白疾病、放射疗法以及胰腺疾病、高尿酸血症、动脉硬化等。

现代医学对本病的发病机制尚未完全清楚,目前有以下学说。

1.病因

(1)脂肪栓塞:长期服用激素可使脂肪在肝脏沉积,造成高脂血症和全身脂肪栓塞,由于股骨头软骨下骨终末动脉管腔很小,脂肪球易于黏附在血管壁上,造成血管栓塞,或骨髓内骨细胞被脂肪占据,脂肪细胞肥大并融合成片,使骨髓内生血细胞死亡;酒精中毒可导致脂肪肝成脂质代谢紊乱,使骨细胞发生脂肪变性坏死,最终发生股骨头坏死。

(2)骨内小动脉损害:激素性股骨头坏死患者,原来往往存在血管炎为特征的疾病,而小动脉通常是血管炎和激素的靶器官,表现为血管内膜炎、血管壁损伤、出血等,结果导致股骨头供血障碍,发生坏死。

(3)骨内小静脉淤积、骨内高压:长期使用激素能增加髓内脂肪体积,造成髓内有限的空间压力增高、静脉回流受阻、股骨头血供减少;而股骨头微循环障碍造成的缺氧又引起髓内组织渗出、肿胀,加重髓内高压而形成恶性循环,最终导致股骨头缺血而发生坏死。

(4)血管内凝血:近年来,有学者认为各种原因可引起血液呈高凝状态和低纤溶状态,可导致血管内凝血而引起骨坏死。

(5)骨质疏松:骨质疏松是长期使用糖皮质激素的不良反应之一,由于骨质疏松易因轻微压力而发生骨小梁细微骨折,受累骨由于细微损伤的累积,对机械抗力下降,从而出现塌陷,塌陷后体细胞和毛细血管被压缩,进而股骨头因缺血发生坏死。

另外,最近有人提出股骨头坏死的基因遗传易感性学说,认为股骨头坏死发病可能和个体对激素、酒精的易感性代谢的基因多态性差异有关。

2.病理

尽管本病的病因及发病机制各异,但病理变化基本相同。

(1)早期骨坏死病理。①坏死前、后血管变化:静脉窦充血外渗,组织间隙内出血,有坏死的红细胞及含铁血黄素,水肿组织间隙中出现网状纤维、间质细胞和成纤维细胞以及类似幼嫩而松软的纤维组织。静脉窦小血管扩张,动脉壁增厚并有栓塞。②脂髓坏死与造血髓组织坏死和再生:脂肪细胞核消失、破碎,脂滴居于细胞之内,呈圆形或多面体形,细胞核小,成群地积聚在一起。缺血首先引起生血细胞的抑制,红骨髓呈现颗粒状坏死,造血组织消失,骨髓组织坏死后可再生,纤维血管增生区与骨形成区可同时存在。③骨小梁的变化:并非全部骨小梁坏死,多数骨小梁显示有陷窝空虚,骨细胞消失,骨小梁坏死后的结构和密度不变。骨细胞周围骨质溶解而显得陷窝扩大。骨坏死的修复通常是从死亡的骨小梁表面开始,并在其周围出现了骨质层和大量骨细胞,呈不规则分布。

(2)晚期骨坏死病理。典型的晚期坏死分为五层:关节软骨坏死区、软骨下坏死区或中心死骨区、纤维肉芽组织区、增生硬化区或反映新骨形成区、正常骨小梁区。

二、临床表现

(一)症状与体征

本病好发于20～50岁、平均36岁的青壮年,双侧患病占70%以上,多数历经坏死、修复、塌陷、骨性关节炎的病理过程,表现为疼痛、髋关节活动障碍、行走困难等症状。当坏死范围大、塌陷严重,尤其是坏死累及双侧股骨头者,可以严重致残。

髋部疼痛通常是首先出现的临床症状,有时会牵涉到膝部。以往认为早期疼痛的产生与骨内高压有关,近来的研究表明,疼痛的产生与头内不稳定(软骨下骨折)有关,而且疼痛的程度与不稳定的程度密切相关,严重不稳定可出现静息痛,当稳定性改善,疼痛亦可以缓解。后期疼痛除了头内不稳定外,还与继发骨关节炎有关。

早期呈痛性步态,后期跛行与疼痛、下肢不等长以及活动受限有关,头内严重不稳定与伴有半脱位者跛行明显。

腹股沟中点附近可有压痛,髋关节周围肌肉及股四头肌萎缩,当髋关节半脱位,可出现屈德仑堡(Trendelenburg)征阳性,髋关节活动功能在早期可有外展、内外旋活动轻度受限,晚期由于股骨头塌陷、增生变形、头臼不匹配,髋关节各方向活动均有不同程度受限。

(二)X 线片

用于早期诊断帮助不大,Ⅱ期以上的病变可显示股骨头内多个小囊性改变,斑点状硬化,硬化带出现及软骨下骨折,但有的股骨头坏死直至股骨头塌陷方能显示阳性。X 线片要求为双髋后前位和蛙式位投影,后者可更清楚显示位于股骨头前方的坏死区、新月征及塌陷。

(三)磁共振扫描(MRI)

对骨坏死诊断的特异性和敏感性可达 $95\% \sim 99\%$,对Ⅰ、Ⅱ期股骨头坏死特别有用。典型的 MRI 改变为 T_1 加权相在股骨头内可见蜿蜒状带状低信号,低信号带包绕高或混合信号区。T_2 加权相出现双线征(double line sign)。建议的扫描序列为 T_1、T_2 加权相,对可疑者可另加 T_2 抑脂相或 STIR 序列。常规应用冠状位及横断面扫描,为更精确估计坏死体积,可另加矢状位扫描。应用 Gadoliniumn 增强的 MRI 对检测早期股骨头坏死特别有用。

(四)ECT 诊断

早期骨坏死依赖于成骨活性和血流增加,其敏感度高但特异性低。采用 ^{99m}Tc 二磷酸盐扫描若显示热区包绕冷区("炸面圈")现象则可诊断。如均为热区则应与髋部炎症、骨折等鉴别,同位素扫描可用于病变初筛或寻找多部位坏死灶,单光子发散断层照相(SPECT)可增加敏感性。

(五)CT 扫描

对早期股骨头坏死的敏感性不如 MRI 与 ECT,对Ⅰ期诊断帮助不大,但对Ⅱ、Ⅲ期病变可更清楚显示坏死灶边界、硬化带、坏死灶内骨修复情况,特别对于塌陷前已经发生的头内隐匿骨折要早于 MRI 和 X 线片,有利于早期发现潜在塌陷病例。二维成像可显示股骨头冠状位和矢状位的病灶大小和部位。

三、诊断与鉴别诊断

(一)诊断

根据病史、临床表现,结合 X 线片、MRI,绝大多数股骨头坏死是可以早期诊断的。需要强调的是,坏死早期多数没有任何症状,而一旦出现疼痛,通常提示股骨头已发生塌陷或头内已发生隐匿骨折,因此不能以疼痛作为早期诊断的线索。

全面了解病史,包括职业、生活习惯等,应着重询问激素应用史与酗酒史,并详细记录。对于患者无法确切提供用药史时,可通过了解既往病史与用药后有无出现向心性肥胖、痤疮、食欲增加等激素的不良反应表现,推测是否曾经使用过激素。典型的股骨头坏死影像学及病理学表现如下:①股骨头塌陷,不伴关节间隙变窄。②软骨下新月征阳性。③股骨头前外侧死骨。④ECT显示热区中有冷区。⑤MRI 检查 T_2 加权相有双线征。⑥骨活检显示骨小梁的骨细胞空陷窝多于 50%。且累及邻近多根骨小梁。符合上述标准中任何一条即可诊断。

(二)鉴别诊断

需要与股骨头坏死相鉴别诊断的疾病包括与 MRI 改变相类似的疾病与 X 线片改变相类似的疾病相鉴别。

1.与 MRI 改变相类似的疾病

(1)暂时性骨质疏松症:此病属于暂时性疼痛性骨髓水肿,以男性中青年多见。X 线片示受累髋关节骨量减少,MRI 的 T_1 加权相显示均匀低信号、T_2 加权相均匀中或高信号,范围可扩展至股骨头颈及大转子部,无带状低信号显示。此病为自限性疾病,一般经对症治疗 3～6 个月痊愈。

(2)色素沉着绒毛结节性滑膜炎(pigmental villonodular synovitis,PVNS):PVNS 多发生在膝关节,发生在髋关节少见。髋关节的 PVNS 的主要特点为中青年发病,髋关节中度疼痛,早、中期活动不受限。CT 扫描和 X 线片可显示股骨头颈部或髋臼骨皮质侵蚀,常位于非负重滑膜肥厚处,晚期关节间隙变窄。MRI 示 T_1 及 T_2 加权相为滑膜肥厚,呈低或中信号强度,侵入股骨颈部。

2.与 X 线片改变相类似的疾病

(1)原发性髋关节骨关节炎:此病多见于老年患者,早期即可显示关节间隙轻度变窄、头臼骨赘增生、软骨下囊性变,特点为多囊,囊变周围有硬化骨包绕且紧贴关节面,而股骨头坏死塌陷前一般不发生关节间隙变窄及增生,囊性病变多数发生在坏死与活骨附近、远离关节面。

(2)髋关节发育不良继发骨关节炎:此病特点为髋臼发育浅,股骨头覆盖不全,股骨头变形但无明显节段性塌陷,不对称关节间隙变窄且常伴有髋臼硬化或囊性变。

(3)强直性脊柱炎累及髋关节:此病多见于青少年男性,骶髂关节首先受累,逐步上行侵犯脊柱,出现腰背酸痛晨僵,脊柱活动受限、畸形,甚至强直,下行侵犯髋关节,但股骨头保持圆形而首先出现关节间隙变窄甚至消失,实验室检查 HLA-B27 多数呈阳性,病情活动期血沉、C 反应蛋白升高。

四、治疗

制订治疗方案应根据坏死的分期、范围、部位、有无塌陷、塌陷程度、年龄、职业、原发病控制程度、病因等综合考虑,治疗方法包括非手术治疗与手术治疗,手术治疗包括保留自身髋关节(保髋)与人工髋关节置换(换髋)两类。

(一)非手术疗法

中医药治疗主要是通过中药调节全身气血运行、疏通脉络、辅以祛痰化湿、补益肝肾等整体治疗作用,从而达到缓解疼痛、改善功能促进坏死修复的目的。中医药治疗的疗效有赖于诊断的及时性,对于病情发展到将要塌陷或已经塌陷阶段,单纯中医药治疗难以预防与纠正塌陷,需及时配合保髋手术。

1.中医辨证论治

(1)气滞血瘀型:治宜行气活血、通络止痛。方选桃红四物汤。

(2)肝肾亏虚型:治宜行气活血辅以补益肝肾、强壮筋骨。方选偏阳虚加右归丸,偏阴虚者加六味地黄丸。

(3)痰湿蕴结型:治宜行气活血辅以祛湿化痰。方选加味二陈汤。

2.中成药

常用中成药有通络生骨胶囊、磷酸川芎嗪片等。

3.外治法

(1)药浴法:基本方药为骨碎补、透骨草,伸筋草、莪术、丹参、川芎等。

(2)中药外洗法:基本方药为威灵仙、透骨草、钩藤、苏木、荆芥等,每天外洗 1～2 次,3 个月为 1 个疗程。

(3)中药敷贴法:对于疼痛明显者,采用双柏散等以清营凉血、消肿止痛;活动不利者采用舒筋活络、温经散寒、活血通痹类药物;肝肾阳虚者则采用补肝益肾、强筋壮骨兼以舒筋活血类药物。将制好的膏药贴于患处,每天 1 次,每次 1 帖。

4.其他疗法

(1)保护性负重:一般认为单纯保护性负重不能阻止病情的发展,但有可能延缓塌陷发生、减轻塌陷程度,减轻疼痛。

(2)高频磁场:电磁场治疗股骨头坏死已有较长历史,但疗效差异较大,通常作为辅助治疗方法。

(3)体外震波:体外震波对促进坏死修复、止痛等有一定疗效,可适用于Ⅰ、Ⅱ期。

(二)手术疗法

1.保髋手术

保髋手术的目的是促进坏死修复、预防与纠正塌陷、避免或延缓人工关节置换。保髋手术应争取在塌陷前进行,一旦塌陷,软骨发生明显退变,疗效则明显下降。

(1)髓芯减压术:手术操作在 X 线透视引导下进行,目前单纯的髓芯减压术多数采用细针(直径 3.2 mm)经股骨大转子下对坏死病灶进行多处钻孔。

(2)打压支撑植骨术:该手术是在髓芯减压术的基础上改良而成。采用粗钻(直径 10 mm 左右)经股骨大转子下对坏死病灶进行钻孔后,运用特殊工具清除死骨,继而对死骨清除后的空腔进行打压、支撑植骨,即将自体与异体松质骨打压植入后,采用异体腓骨植入支撑,适用于 ARCO Ⅱ 期、Ⅲ A 期坏死。

(3)多孔钽棒植入术:多孔钽棒的弹性模量与松质骨相近,它具有生理性应力分布和高摩擦稳定性(摩擦系数高),可对股骨头软骨下骨提供结构性支撑,允许骨长入坏死区内促进骨修复、增强坏死区的再血管化并避免出现应力遮挡。该手术的操作过程与打压支撑植骨术基本相同。适用于 ARCO Ⅰ 期、Ⅱ 期和部分Ⅲ期坏死。

(4)多条血管束植入术:日本学者 Hori(1978 年)经动物实验证实血管束植入坏死股骨头能促使骨坏死修复,并首先应用于临床治疗骨坏死,效果满意。袁浩教授(1984 年)在此基础上创用多条血管束植入术,结合死骨清除、植骨、软骨修补、头臼成形技术等,适用于 ARCO Ⅱ 期、Ⅲ期坏死,以及部分Ⅳ期坏死。

(5)带血管骨瓣移植术或吻合血管腓骨移植术:该手术的特点是在死骨清除基础上,运用显微外科技术分离带血管骨瓣或带血管腓骨进行移植,希望通过活骨移植,加快坏死修复,适用于 ARCO Ⅱ 期、Ⅲ期坏死。

由于股骨头坏死病理改变的复杂性与多样性,以及在漫长的修复过程中,极易受多种因素影响,保髋手术的成功率仍有待进一步提高。

2.人工关节置换术

适用于各种症状严重的晚期坏死,但对于年轻患者要非常慎重,避免滥用。

五、预防与康复

(1)避免长期大剂量使用特别是滥用糖皮质激素是预防激素性股骨头坏死的有效方法,需要卫生主管部门给予高度重视,以及所有医务人员的参与。对于病情需要长期大量激素的患者,应定期做 MRI 检查,有助于及时发现股骨头坏死,一旦坏死需根据坏死范围部位,决定是否限制负重,预防股骨头塌陷。

(2)通过多种途径进行科普教育,宣传酗酒的危害,培养国民的健康饮酒习惯,能有效预防酒精性股骨头坏死。

(3)功能锻炼:正确的功能锻炼不仅仅是促使关节功能恢复的一种有效手段,也是减少病残率与降低病残程度,增强患者信心、提高患者战胜疾病的能力不可缺少的方法。对于股骨头坏死已经发生髋关节功能障碍或施行各种保髋手术后的患者,应十分重视功能锻炼。功能锻炼要贯彻筋骨并重、动静结合的原则,以主动为主,被动为辅,注意动作协调,循序渐进,并根据不同的分期分型、功能受限程度及体质,选择适宜的站立、坐、卧位方式进行功能锻炼,着重改善功能与增加肌肉力量;通过锻炼还可以改善头臼之间的匹配、改善局部血液循环、促进坏死修复。

(宋江涛)

第八章

骨科疾病的康复治疗

第一节 脊 髓 损 伤

脊髓损伤是由于各种原因引起的脊髓结构、功能损害,导致损伤部位以下运动、感觉、自主神经功能障碍或丧失,大小便失禁,生活不能自理,造成患者终身残疾。发病原因主要是交通事故占 45.4%,高处坠落占 16.8%,暴力占 14.8%,运动损伤占 16.3%,刀枪伤占 1.62%,其他占1.16%。

一、康复评定

(一)神经损伤平面的评定

神经平面是指脊髓具有身体双侧正常感觉、运动功能的最低脊髓节段。用右侧感觉节段、左侧感觉节段、左侧运动节段、右侧运动节段来判断神经平面。脊髓损伤后感觉和运动平面可以不一致,左右两侧也可能不同。神经平面的综合判定以运动平面为主要依据。但胸口至腰($T_2 \sim L_1$)损伤无法评定运动平面,所以主要依赖感觉平面来确定神经平面。对第 4 颈椎(C_4)损伤可以采用膈肌作为运动平面的主要参考依据。

根据关键肌和关键点的检查,可迅速确定神经平面(表 8-1)。所谓关键肌是指其肌力达到3 级,而上一节段的另一肌肉的肌力必须达到 4 级以上。感觉检查时应以痛觉和轻触觉为准。

表 8-1　脊髓损伤神经平面的确定

损伤平面	关键肌	关键点
C_2		枕骨粗隆
C_3		锁骨上窝
C_4	膈肌	肩锁关节的顶部
C_5	屈肘肌(肱二头肌、旋前圆肌)	肘前窝外侧面
C_6	伸腕肌(桡侧伸腕长肌及短肌)	拇指
C_7	伸肘肌(肱三头肌)	中指
C_8	中指屈指肌(中指末节指屈肌)	小指
T_1	小指外展肌	肘前窝尺侧面
T_2		腋窝

损伤平面	关键肌	关键点
T_3		第 3 肋间
T_4		第 4 肋间
T_5		第 5 肋间
T_6		剑突水平
T_7		第 7 肋间
T_8		第 8 肋间
T_9		第 9 肋间
T_{10}		脐水平
T_{11}		第 10 肋间（$T_{10\sim12}$）
T_{12}		腹股沟韧带中点
L_1		T_{12} 与 L_2 之间的上 1/3 处
L_2	屈髋肌（髂腰肌）	大腿前中部
L_3	伸膝肌（股四头肌）	股骨内上髁
L_4	踝背伸肌（胫前肌）	内踝
L_5	长身趾肌（趾长伸肌）	足背第 3 跖趾关节
S_1	踝跖屈肌（腓肠肌）	足跟外侧
S_2		腘窝中点
S_3		坐骨结节
$S_{4\sim5}$		肛门周围

（二）感觉功能的评定

脊髓损伤患者的感觉功能可以用感觉指数评分进行评定。方法是分别检查肢体两侧各 28 个关键点的轻触觉和针刺觉，并按 3 个等级分别评定打分。0 分为缺失，1 分为障碍（部分障碍或感觉改变，包括感觉过敏），2 分为正常，NT 为无法检查，满分为 $28 \times 2 \times 2 \times 2 = 224$ 分，分数越高感觉越接近正常。

（三）运动功能的评定

脊髓损伤后运动功能的评定采用运动指数评分（表 8-2），评定时在左右侧肢体分别进行，肌力 $0 \sim 5$ 级分别评 $0 \sim 5$ 分，满分 100 分。患者评分越高，表明肌肉力量越强。

表 8-2　脊髓损伤患者运动指数评分

左侧评分	损伤平面	代表肌肉	右侧评分
5	C_5	肱二头肌	5
5	C_6	桡侧伸腕肌	5
5	C_7	肱三头肌	5
5	C_8	食指固有肌	5
5	T_1	对掌拇肌	5
5	L_2	髂腰肌	5

续表

左侧评分	损伤平面	代表肌肉	右侧评分
5	L_3	股四头肌	5
5	L_4	胫前肌	5
5	L_5	拇长肌	5
5	S_1	腓肠肌	5

(四)损伤严重程度评定

损伤严重程度指的是脊髓完全或不完全性,评定的方法是通过损伤平面以下包括最低位的骶段是否存在部分保留区来确定。部分保留区指的是在损伤水平以下仍有感觉或运动功能残留的节段,或感觉和运动功能均保留但弱于正常区域。骶部感觉包括肛门黏膜与皮肤交界处和肛门深部的感觉;运动功能检查是用手指肛诊确定肛门外括约肌的自主收缩。部分保留区的判断必须在脊髓休克消失之后才能做出。球海绵体肌反射(捏阴茎龟头或阴蒂引起肛门括约肌收缩)或损伤平面以下肌肉痉挛的出现可以作为脊髓休克消失的指征。

不完全性损伤:部分保留区超过 3 个脊髓节段。

完全性损伤:部分保留区不超过 3 个脊髓节段。损伤程度目前常用修改的 Frankel 标准(表 8-3)进行分类。

表 8-3 脊髓损伤程度分类

损伤分级	感觉运动功能
Ⅰ完全性损害	无感觉、运动功能,亦无骶段残留
Ⅱ不完全性损害	损伤水平以下存在感觉功能,肛门黏膜反射存在
Ⅲ不完全性损害	损伤水平以下存在运动功能,肛诊反射存在,但关键肌的肌力<3 级
Ⅳ不完全性损害	损伤水平以下存在运动功能,肛诊反射存在,但关键肌的肌力≥3 级
Ⅴ正常	运动及感觉功能正常

(五)日常生活活动能力(ADL)的评定

评定脊髓损伤患者的 ADL 应根据瘫痪的情况,分别用不同的方法评定。

1.截瘫患者 ADL 的评定

可用改良的 Barthel 指数进行评定,即对患者的大便、小便、修饰、用厕、吃饭、转移、活动、穿衣、上楼梯及洗澡 10 项日常生活能力进行评定,依赖别人为 0 分,需要帮助为 5 分,完全自理为 10 分,满分为 100 分。根据评定的总分确定残疾程度。0～20 分为极度缺陷;25～45 分为严重缺陷;50～70 分为重度缺陷;75～90 分为轻度缺陷;100 分为生活自理。

2.四肢瘫患者的 ADL 评定

对于四肢瘫患者,一般用四肢瘫功能指数(QIF)来进行 ADL 评定。其方法是对患者达到日常生活自理必须完成的 10 大项内容(如转移、修饰、沐浴、进食、更衣、轮椅活动、床上活动、膀胱功能、直肠功能、护理知识)的各项具体动作进行评分。

(六)不同损伤水平患者的功能预后评定

脊髓损伤平面和功能预后有密切关系。理想的预后目标的实现还需要适当的临床和康复治疗。

二、康复治疗

脊髓损伤后,因为在不同的时期存在的主要问题不同,需要达到的目的不同,所采取的康复治疗措施也会不同。

(一)急性不稳定期(卧床期)康复

此期为脊髓损伤后 2～4 周,临床治疗与康复治疗是同时进行的,也是互相配合的。如脊髓损伤患者易发生肺部感染等呼吸系统并发症,而在治疗肺部感染的同时进行呼吸功能谢练是十分有益的。在急性不稳定期,康复训练每天 1～2 次,训练强度不宜过量。早期康复的主要内容包括以下几种。

1.体位和体位变换

脊髓损伤后,为了预防压疮、肢体挛缩及畸形等并发症的发生,应对患者采取正确的体位和体位变换。

(1)正确的体位。①上肢体位:仰卧时,肩外展 90°,肘关节伸展,前臂旋后;侧卧位时,下侧肩关节前屈 90°,肘关节屈 90°,上侧肢体的肩、肘关节伸直位,手及前臂中立;俯卧时,肩外展 90°,屈肘 90°,前臂旋前。②下肢体位:仰卧时,髋关节伸展并可轻度外展,膝关节伸展,踝背伸(应用垫枕)及足趾伸展;侧卧时,屈髋 20°,屈膝 60°,踝关节背伸和足趾伸展。

(2)体位变换:变换体位时应遵守以下原则。①定时变换:急性期应每 2 小时按顺序更换一次体位,恢复期可以每 3～4 小时更换一次体位;②轴向翻身:脊柱不稳定或刚刚稳定时,变换体位时必须注意维持脊柱的稳定。要 2～3 人进行轴向翻身,不要将患者在床上拖动,以防止皮肤擦伤。

2.肌力训练

在保持脊柱稳定的原则下,所有能主动运动的肌肉都应当运动,使在急性期不发生肌肉萎缩或肌力下降。

3.关节活动度训练

瘫痪肢体的被动运动,即被动关节活动度训练应在入院后首日进行,每天 2 次,每次 10 分钟以上。每个关节在各轴向活动 20 次,每个肢体从近端到远端关节方向进行。进行 ROM 时应注意:在脊柱仍不稳定时,对影响脊柱稳定的肩、髋关节应限制活动;颈椎不稳定者,肩关节外展不超过 90°;对胸腰椎不稳定者,屈髋不宜超过 90°;由于患者没有感觉,应避免过度过猛的活动,以防关节软组织的过度牵张损伤;$C_{6\sim7}$ 损伤的患者,在腕关节背伸时应保持手指屈曲,在手指伸直时必须同时屈腕。

4.呼吸训练和协助咳嗽

颈髓损伤的患者,由于损伤部位以下的呼吸肌麻痹,明显降低了胸廓的活动能力,导致肺活量降低,痰不能咳出,易发生坠积性肺炎。因此每个患者都应进行呼吸训练。

(1)吸气:T_1 以上损伤时,膈肌是唯一有神经支配的呼吸肌,应协助患者充分利用膈肌吸气,治疗师可用手掌轻压胸骨下面,使患者全部用膈肌进行吸气。

(2)呼气:患者在呼气期间,治疗师将两手放在患者胸壁上施加压力,并在每次呼吸之后变换位置。

(3)辅助咳嗽:腹肌麻痹者,患者不能完成咳嗽动作,治疗师可以用双手在其膈肌下面施加压力,协助患者咳嗽。

5.膀胱功能训练

脊髓损伤后,直接的膀胱功能障碍有尿失禁和尿潴留。损伤后早期主要为尿潴留,一般采用留置导尿的方式,以后过渡到间歇导尿和自主排尿或反射排尿训练。

(1)留置导尿:在留置导尿管时,要注意卧位时男性导尿管的方向必须朝向腹部。由于膀胱贮尿量在 300~400 mL 时有利于膀胱自主功能的恢复,因此要记录出入量,以便掌握夹放导尿管的时机。留置导尿期每天摄水量必须达到 2 500~3 000 mL,以预防尿路感染的发生。当患者发生尿路感染时,应拔除导尿管,必要时使用抗生素。

(2)间断清洁导尿:与留置导尿相比感染率低,操作方便,特别适用于手功能尚存患者。方法是用较细的导尿管,每次排尿时用生理盐水冲洗后即可使用,用后再用生理盐水冲洗,然后放入生理盐水或消毒液中保存。采用此法导尿患者每天的摄入液体量可减至 1 800 mL,尿量保持在 1 400 mL,每次排尿量300~400 mL。

6.预防直立性低血压的适应性训练

为防止直立性低血压,应使患者逐步从卧位转向半卧位或坐位,倾斜的高度逐渐增加,以无头晕等低血压症状为度。除此之外,还可以用弹性绷带捆扎下肢或用腹带以增加回心血量。适应性训练的时间取决于损伤的平面,平面低则适应时间短,平面高则适应时间长。

(二)急性稳定期(轮椅期)康复

急性不稳定期结束后的4~8周为急性稳定期。此期患者经过内固定或外固定支架的应用,重建了脊柱的稳定性。危及生命的复合伤得到了处理或控制,脊髓损伤引起的病理生理改变进入相对稳定阶段。脊髓休克多已结束,脊髓损伤水平和程度基本确定,康复成为首要任务。在强化急性不稳定期的有关训练的基础上增加垫上支撑训练、站立和平衡训练、床或平台上转移训练、轮椅训练和 ADL 训练。每天康复训练的时间总量应在 2 小时左右。在训练过程中应注意监护心肺功能改变。在 PT、OT 室训练完成后,患者可在病房护士的指导下自行训练。在从急性不稳定期过渡到急性稳定期,训练时应注意脊柱稳定性的确定和直立性低血压的防治。

(三)恢复期康复

在早期康复治疗的基础上,进一步强化有关训练,如肌力训练、平衡训练等体能性训练。其康复目标通常是患者能够生活自理、在轮椅上独立和步行。根据损伤平面的不同分别采用不同康复方法。

1.C_4 损伤的患者

此类患者四肢肌、呼吸肌及躯干肌完全瘫痪,离开呼吸机不能维持生命,因此生活完全不能自理。应做以下训练。

由于患者头、口仍有功能,因此可以训练他们用口棍或头棍来操纵一些仪器和做其他活动,如写字、翻书页、打字、拨电话号码或触动一些仪器的键来操纵仪器等。

由于呼吸肌大部分受损,故呼吸功能差,应加强呼吸功能的训练。其方法是做深呼吸,大声唱歌和说话。

另外,为预防四肢关节僵硬,每天应进行关节被动活动,每个关节每次活动 10~15 次,每天至少 1 次。为减缓骨质疏松的发生和有利于大、小便排泄,应每天让患者有一定的站立时间,如采用倾斜床站立。

2.C_5损伤的患者

这类患者的特点是:肩关节能活动,肘关节能主动屈曲,但伸肘和腕、手所有功能均缺乏;呼吸功能差,躯干和下肢全瘫;不能独立翻身和坐起;自己不能穿戴辅助具;生活不能自理,需要大量帮助。对患者的康复训练内容有以下几点。

(1)学会使用矮靠背轮椅,并在平地上自己驱动。

(2)学会使用轮椅。

(3)学会使用固定于轮椅靠背扶手上的套索前倾减压。

(4)学会使用各种支具,如把勺子固定于患者手上,练习自己进食。

(5)残留肌肉肌力训练:训练肱二头肌、三角肌可以用套袖套在前臂或上臂,通过滑车重锤进行训练,或用 Cybex 等速运动训练仪。

(6)倾斜床站立一般从 30°开始,每天 2 次,每次持续半小时以上。每 3 天增加 15°,直至能直立为止。

(7)关节活动训练同 C_4 损伤患者。

3.C_6损伤的患者

这类患者缺乏伸肘、屈腕能力,手功能丧失,其余上肢功能基本正常;躯干和下肢完全瘫痪;肋间肌受累,呼吸储备下降。但这些患者已经可以完成身体的转移,通过训练有可能学会独立生活所需要的多种技巧。因此这些患者可以部分自理生活,需要中等量的帮助。以下训练适合此类患者。

(1)驱动轮椅的训练。

(2)单侧交替地给臀部减压(用肘钩住轮椅扶手,身体向同侧倾斜,使对侧减压),每半小时进行 1 次,每次 15 秒钟。

(3)利用床头或床脚的绳梯从床上坐起。

(4)站立、呼吸、关节活动训练同 C_4 损伤的患者。

(5)增强二头肌(屈肘)和桡侧伸腕肌(伸腕)的肌力。

4.C_7损伤的患者

此类患者上肢功能基本正常,但由于手的内在肌神经支配不完整,抓握、释放和灵巧度有一定障碍,不能捏;下肢完全瘫痪;呼吸功能较差。一般情况下患者在轮椅上基本能完全独立;平地上能独立操作轮椅;在床上能自己翻身、坐起和在床上移动;能自己进食,穿、脱衣服和做个人卫生;能独立进行各种转移。应进行以下训练。

(1)上肢残存肌力增强训练。

(2)坐在轮椅上可用双手撑在扶手上进行减压,30 分钟 1 次,每次 15 秒钟。

(3)用滑板进行转换:在轮椅与床沿或浴盆之间架一滑板,使臀部沿滑板移至床上或浴盆内。

(4)关节活动练习、呼吸功能训练、站立训练同 C_4 损伤患者。

5.C_8～T_2损伤的患者

此类患者上肢功能完全正常,但不能控制躯干,双下肢完全瘫痪,呼吸功能较差。他们能独立完成床上活动、转移,能驱动标准轮椅,上肢肌力好者可用轮椅上下马路镶边石,可用后轮保持平衡;能独立处理大小便,能独立使用通信工具、写字、更衣;能进行轻家务劳动,日常生活完全自理;可从事坐位工作,可借助长下肢支具在平行棒内站立。对患者应进行下列的训练。

（1）使用哑铃、拉力器等加强上肢肌肉强度和耐力的训练。

（2）坐位注意练习撑起减压动作。

（3）进行各种轮椅技巧练习，以提高患者的适应能力。包括向前驱动、向后驱动，左右转训练，前轮翘起行走及旋转训练，上斜坡训练和跨越障碍训练，上楼梯训练以及下楼梯训练，抬起轮椅前轮，用后轮保持平衡的训练和独立越过马路镶边石训练，过狭窄门廊的训练及安全跌倒和重新坐直的训练。

（4）转移训练仍然必要，可以不使用滑板进行练习。其方法是用两上肢支撑于轮椅与床沿或浴盆之间，通过身体旋转，将臀部移向床沿或浴盆沿。

6. $T_3 \sim L_2$ 损伤的患者

这些患者上肢完全正常，肋间肌也正常，呼吸因而改善，耐力增加，但下肢完全麻痹，躯干部分麻痹。患者不仅生活能自理，可以从事轻的家务劳动和坐位的职业，而且能进行治疗性行走。对患者的训练应着重于站立和步行。

（1）在平衡杠内进行站立平衡训练和迈步训练。①站立：应首先在治疗师的辅助下练习包括头、躯干和骨盆稳定在内的平衡。②迈步：$T_{6\sim8}$ 损伤的患者进行迈至步练习；$T_{9\sim12}$ 损伤的患者可进行迈至步和迈越步练习。

（2）用双拐和支具训练：在平衡杠中训练完成后，可利用双拐和矫形器在杠外进行同样的练习。

（3）轮椅地面转移的训练：可使患者移到地上或从地上移回轮椅，这个能力可丰富患者的生活。如能使患者在海滩上下水，在地板上与孩子玩耍，这项技术也是一个重要的自救措施。有些患者开始未能预见到这个问题的重要性，但在将来某个时候肯定会发现它是非常有用的。当患者从轮椅上摔下来后，他就能应用此项技术从地面上回到轮椅中。

7. $L_{1\sim2}$ 损伤的患者

此类患者上肢完全正常，躯干稳定，呼吸功能完全正常，身体耐力好，下肢大部分肌肉瘫痪，能进行 $T_{3\sim12}$ 损伤患者的一切活动，能在家中用长或短下肢支具行走（距离短，速度慢），能上下楼梯，日常生活完全自理。在户外长时间活动或为了节省体力和方便能使用轮椅。应进行下列训练。

（1）训练患者用四点步态行走。

（2）练习从轮椅上独自站起。

（3）使用双拐上下楼梯的训练。

（4）使用双拐安全跌倒和重新站起的训练：步行就有摔倒的危险，特别是运动和感觉功能受损的患者更易摔倒。患者在练习用辅助具和支具行走前应先学安全的跌倒，以减少损伤的危险。当用拐杖步行者摔倒时，有两件事可做，以减少损伤的危险。第一，撒开拐杖，以免摔在拐杖上或拐杖产生过大的力量于上肢上。第二，当患者摔倒时，应用手掌着地，上肢收于胸前，用肘和肩缓冲一下，应避免摔倒时上肢僵硬，造成摔伤。

（5）其他训练同 $T_{3\sim12}$ 损伤的患者。

8. L_3 及 L_3 以下损伤的患者

这种患者上肢和躯干完全正常，下肢仍有部分肌肉麻痹，但可以用手杖或不用任何辅助用品，也可以做社区功能步行。

对患者的训练仍以步行训练为主，早期训练方法同前，只是迈步练习使用肘拐即可。步行练习采用双拐迈四点步。为了提高患者的步行能力,还应注意对下肢的残存肌力进行训练,如可用沙袋等各种方法来提高肌力。

(四)其他康复治疗

1.心理治疗

脊髓损伤后,患者由于在外表、体力、能力、日常生活、工作、经济地位、人际关系等方面处于尴尬的境地,患者往往有着巨大的心理反应,如抑郁、悲观失望、丧失生活的信心等,因此,对患者进行心理康复是必不可少的。医护人员在进行肢体训练时,应针对患者心理过程的不同阶段,采取不同的措施,帮助患者解决心理问题。愤怒期时多予患者以谅解;悲痛期耐心规劝并防止其自杀,并为他们提供必需的社会支持;承受期积极帮助患者重塑自我形象,重新认识世界,重新设计未来,帮助患者在社会中找到自己应有的位置。

2.脊髓损伤的文体治疗

文体活动可以提高患者的自信心和自尊心,增加患者运动系统的活动,使他们能以健全人的方式生活。适合于脊髓损伤患者的文体活动很多,如轮椅篮球、网球、保龄球等。

3.脊髓损伤的中医治疗

中医认为,脊髓损伤的主要病机在于督脉损伤,经脉不通,肾阳虚衰,兼有淤血阻滞。在治疗时,可采用针刺、药物、患肢按摩等措施。

（杨本俊）

第二节　颈　椎　病

颈椎病从词意看应是泛指颈段脊柱病变后所表现的临床症状和体征。目前国际上较一致的看法是指颈椎间盘退行性变,及其继发椎间关节退行性变所致脊髓、神经、血管损害而表现的相应症状和体征。由于颈椎解剖结构精细,所处部位重要,病变时症状复杂,发病率又高,故颈椎病越来越受到重视。颈椎间盘生理性退变、慢性劳损、颈椎先天性畸形、不适当的治疗和锻炼、急性和陈旧性损伤等,是其发病原因。

一、康复评定

(一)诊断标准

(1)临床表现与 X 线平片所见,均符合颈椎病者,可确诊为颈椎病。

(2)有典型的颈椎病的临床表现,而 X 线片上尚未见异常者,在排除其他疾病的前提下,也可诊断为颈椎病。

(3)临床上无颈椎病的症状和体征,而 X 线片上有椎体骨质增生、椎间隙狭窄等颈椎退行性病变者,也应诊断为颈椎病或称隐性颈椎病。

(二)常规检查

1.病史

应注意:①起病原因,着重询问患者有无长期低头或向某一方向转动头颈部的病史,睡眠的体位,床铺与枕头的种类;②外伤史,让患者尽可能追忆既往经历中有无遭受外伤的情况;③首次症状的性质与特点;④症状的演变程序与特点;⑤与各种疗法的关系。

2.体征

除一般体格检查外,尚需注意压痛点和颈椎活动范围检查。

3.特征性试验检查

(1)前屈旋颈试验(Fenz 征):先令患者头颈部前屈,之后嘱其向左右旋转活动,如颈椎处出现疼痛即属阳性,提示颈椎骨关节病,表明颈椎小关节多有退行性变。

(2)椎间孔挤压试验(Spurling 试验):又称压顶试验。先令患者将头向患侧倾斜,检查者左手掌平放于患者头顶部,右手握拳轻叩击手背部,使力量向下传递。如有根性损害,则由于椎间孔的狭小而出现肢体放射性疼痛或麻木等感觉,此即属阳性。对根性疼痛剧烈者,检查者仅用双手叠放于患者头顶向下加压,即可诱发或加剧症状。

(3)旋颈试验:又称椎动脉扭曲试验。患者头部略向上仰,嘱患者自主做向左、右旋颈动作,如出现椎-基底动脉供血不足征时,即属阳性。因此试验可引起呕吐或猝倒,检查者应密切观察以防意外。

(4)臂丛牵拉试验(Eaten 试验):又称颈脊神经根张力试验。患者取坐位(站位亦可),头稍低并转向健侧。检查者立于患侧,一手抵于颞顶部,并将其推向健侧,另手握住患者手腕部将其牵向相反方向,如患者肢体出现麻木或放射痛时,则为阳性。

(5)低头试验:患者站位,双足并拢,双臂垂在体侧,低头看足 1 分钟。如出现颈、肩、臂痛和手麻等神经根受压症状,或头晕、耳鸣、心慌、胸闷、出汗、站立不稳等椎-基底动脉供血不足和交感神经受刺激症状,或上下肢无力,小腿发紧,足、趾麻等脊髓受迫症状者为阳性。

(6)仰头试验:患者站位,姿势同低头试验,但头后仰,双眼看天花板 1 分钟,症状及意义同低头试验者为阳性。

4.感觉障碍

尤应注意:①手部及上肢的感觉障碍分布区;②准确判定其程度;③左右对比;④其他感觉:酌情检查其温觉、触觉及深感觉等。

5.运动障碍

酌情对全身或部分肌肉的肌张力、肌力、步态、姿势、肢体运动及有无肌萎缩等有步骤地进行检查。

6.反射

对颈椎病的诊断与定位亦有重要价值。应检查深、浅反射和病理反射。

7.其他检查

自主神经检查、Horner 综合征、颅神经检查、视力测定、共济失调之判定等。

(三)影像检查

1.X 线平片检查

这是诊断颈椎病的重要依据。要注意观察有无颈椎曲线的改变、椎体前阴影、骨关节畸形、椎间隙改变、骨赘、项韧带和后纵带有无钙化及其钙化特点、椎体有无特发性弥漫性骨质肥大症改变等;测量椎体与椎管矢状径、椎间孔的矢状径与高度、钩椎关节的增生情况等。

2.CT 检查

临床意义甚大,可以确切地判定椎体与椎管矢径的大小,骨刺的大小与部位,后纵韧带钙化的范围,脊髓在椎管内的位置、形态及其与周围,尤其是致压物之间的距离和关系;除外可判定骨质本身破坏性病变。

3.MRI 检查

可了解椎间盘突出程度,硬膜囊和脊髓受压情况,髓内有无缺血和水肿的病灶,脑脊液是否中断,有无神经根受压、黄韧带肥厚、椎管狭窄等,对脊髓型颈椎病的诊断有重要价值。

此外,肌电图检查、运动诱发电位检查、脑脊液检查、脊髓造影、强度-时间曲线检查、体感诱发电位检查、脑血流图检查等也有相应价值。

(四)颈椎病分型及各型诊断要点

颈椎病一般分为神经根型、脊髓型、椎动脉型、交感神经型、混合型 5 种。临床上多见各型症状、体征相互掺杂,故混合型为多。各型诊断要点如下。

1.神经根型

此型发病率最高,临床上十分多见(50%～60%)。它是由于椎间盘侧后方突出,钩椎关节或关节突关节增生、肥大,刺激或压迫神经根所致。临床上开始多为颈肩痛,短期内加重,并向上肢放射。皮肤可有麻木、过敏等感觉异常。同时可有上肢肌力下降、手指动作不灵活。当头部或上肢姿势不当,或突然牵撞患肢,即可发生剧烈地闪电样锐痛。

检查可见颈椎棘突、横突、冈上窝、肩胛内上角和肩胛下角有压痛点,压顶试验阳性,臂丛牵拉试验阳性,手肌肉萎缩,上肢皮肤感觉异常。X 线平片可见颈椎生理前凸消失,椎体前后缘增生,椎间隙狭窄,钩椎关节增生,前纵韧带、项韧带钙化,椎间孔狭窄。CT 或 MRI 可见椎间盘突出、椎管及神经根管狭窄、脊神经受压等情况。

2.脊髓型

脊髓型占 10%～15%,是颈椎病中最重的一种类型。由于起病隐匿,症状复杂;常被漏诊和误诊。脊髓主要受中央后突的髓核、椎体后缘骨赘、增生肥厚的黄韧带及钙化的后纵韧带等压迫。临床上表现为突出的下肢无力,沉酸,步态笨拙,迈步发紧,颤抖,脚尖不能离地,逐渐发展可出现肌肉抽动、痉挛性无力和跌跤,晚期可出现痉挛性瘫痪。

检查可见上下肢肌紧张,肱二头肌、肱三头肌肌腱反射亢进或减弱,膝、跟腱反射亢进,腹壁反射、提睾反射、肛门反射减弱或消失,Hoffmann 征、Rossolimo 征、Babinski 征等病理反射阳性,踝阵挛阳性,屈颈试验阳性。X 线平片与神经根型相似。脊髓造影、CT 及 MRI 检查可显示脊髓受压情况。

3.椎动脉型

椎动脉型占 10%～15%,与钩椎关节增生、椎关节失稳、小关节松动和移位,刺激或压迫椎动脉,致椎动脉痉挛、狭窄有关。临床表现为发作性眩晕、耳鸣、耳聋、头痛、共济失调、一过性黑蒙、突然摔倒等椎-基底动脉供血不足的症状。症状的出现与消失和头部位置有关。

检查可见:椎动脉扭曲试验阳性,低、仰头试验阳性。X 线平片:钩椎关节增生、椎间隙狭窄、小关节增生向前突入椎间孔内。椎动脉造影和 MRI 检查可显示椎动脉受压情况及程度,有重要价值。

4.交感神经型

交感神经型约占 10%,由颈椎椎体或小关节增生、后纵韧带钙化等,刺激了颈交感神经所致。它常与椎-基底动脉供血不足同时存在,两者不易鉴别。临床表现为枕、颈痛,偏头痛,头晕,恶心,心慌,胸闷,心前区疼痛,血压不稳,手胀,手麻,怕凉,视物模糊,易疲劳,失眠等症状。

检查可见:心率过速或过缓,血压高低不稳,低头和仰头试验可诱发症状产生或加重。

5.混合型

上述两型以上的症状和体征同时存在。

二、康复治疗

(一)颈椎牵引疗法

这是常用、有效的治疗方法。

1.作用机制

(1)对颈椎间盘突出症可起到"复位"的作用。

(2)使颈椎后关节嵌顿的滑膜复位。

(3)松解粘连之关节囊及神经根。

(4)有利于突出的颈椎间盘还纳。

(5)使颈部组织得到固定和休息,促使局部的炎症消退。

(6)使椎间隙变大,减轻因椎间孔狭窄压迫、刺激神经根而引起的上肢或头部的放射痛。

(7)解除椎动脉扭曲,改善椎动脉的供血。

2.禁忌证

脊髓压迫严重,体质太差,牵引后症状加重者禁忌应用;交感型急性期、脊髓型硬膜受压或脊髓轻度受压暂不用或慎用。

3.牵引方法

多用枕颌布带牵引法。

(1)姿势:分坐式、卧式和悬吊式3种。一般采用简便易行,易于调整牵引重量、角度的坐式。卧式对颈椎病并合急性损伤者,较为方便。悬吊式较少采用。这里主要介绍坐式牵引。

(2)牵引重量:牵引力大小众说不一,个体差异较大,持续牵引力一般按体重的$15\%\sim20\%$给予。一般从低重量开始,根据患者的适应情况可以适当加减。持续牵引之后,再给予间歇牵引。间歇牵引力按体重的10%。一般可使椎间隙达到最大增宽。

(3)牵引时间:牵引总定时一般为$15\sim20$分钟,其中持续牵引$10\sim15$分钟,间隙牵引5分钟。在间歇牵引中,牵引20秒,间歇10秒。一般每天1次,15天为1个疗程,共$2\sim3$个疗程或更长,2个疗程间隔$3\sim7$天。一般牵引10次时效果明显。持续牵引配合间歇牵引效果较佳。

(4)牵引角度:根据生物力学,病变在C_5、C_6,牵引角度为前屈$5°\sim10°$;病变在C_6、C_7,牵引角度为前屈$15°$;病变在$C_7\sim T_1$,牵引角度为前屈$20°\sim30°$;病变在上颈椎,牵引角度多为后伸$5°\sim20°$。颈椎病一般不仅仅累及$1\sim2$个椎体,而是多个椎体受累,因此多选择前屈$5°\sim15°$。临床上还要注意根据患者的感觉,颈椎有无侧屈、旋转,而作各方向角度的调整。

4.注意事项

颈牵剂量应按病情决定。同时还应注意患者整体状况。如身体好、年轻,剂量可大些;如体弱、老年人,牵引的时间要短些,重量也要轻些。颈牵引过程中要了解患者的反应,如有不适或症状加重应及时停止治疗,寻找原因或更改治疗方案。

(二)运动疗法

通过医疗体操等运动疗法可增强肌力,增加关节活动度,松解组织粘连,训练平衡协调功能等。

（三）物理疗法

1.超短波、短波疗法

这类高频电疗有明显的改善血液循环作用,剂量得当,可以增加组织的供氧和营养,减少渗出,有促进消炎消肿作用。

2.红外线疗法

红外线疗法的热作用具有明显的缓解痉挛和降低纤维结缔组织张力的作用。

3.直流电碘离子透入法

有直流电和碘的作用,可使瘢痕软化,粘连松解。

4.低、中频脉冲电刺激疗法

适当的低频脉冲或中频脉冲电刺激,可促进病区的血液循环,改善肌肉营养,延缓肌肉萎缩;同时,可以锻炼肌肉,增强肌力,矫治脊柱畸形等。物理因子治疗法很多,各型颈椎病都可根据病情选用适当的物理因子给予治疗,多能收到良好的效果。

（四）中医疗法

1.按摩

按摩深受患者的欢迎,亦逐渐被更多的临床医师所接受。按摩可改善局部血脉循环,加速淋巴的流动,提高新陈代谢,松解粘连,恢复关节的正常,解除痉挛。按摩流派甚多,手法不一,可按病情选择不同手法治疗。

2.针灸疗法

可解痉止痛,调节神经功能,改善局部血液循环,防止肌肉萎缩,促进功能恢复。

3.其他

小针刀疗法、火罐、药枕、中药外敷等亦有一定疗效。

（五）药物治疗

目前尚无治疗颈椎病的特效药物,所用非甾体抗炎药、肌松剂及镇静药均属对症治疗。颈椎病系慢性疾病,如长期使用上述药物,可产生一定的不良反应。因此,只有在症状剧烈、严重影响生活及睡眠时才短期、交替使用。当局部有小痛点时,可行局部封闭。

（六）日常生活活动的指导

1.合理用枕与调节睡眠姿势

合理的枕头对治疗和预防颈椎病十分重要,是药物治疗所不能替代的,应长期坚持应用。枕头不宜过高,亦不宜过低。一般情况下以自己的颌肩线(下颌角至肩峰的距离)或手掌横径作为侧卧或仰卧的高度。枕头应有适当的弹性和可塑性,不要过硬,以木棉或谷物皮壳较好。

睡姿良好对脊柱的保健十分重要。睡眠应以仰卧为主,侧卧为辅。侧卧时要左右交替,左右膝关节微屈对置。俯卧、半俯卧、半仰卧或上、下段身体扭转而睡,皆为不良睡姿,应及时纠正。头应放于枕头中央,以防落枕。脊柱病患者宜睡木板床。

2.工作姿势

坐位工作应尽量避免驼背、低头,不要伏在桌子上写字,看书时不要过分低头,尽量将书和眼睛保持平行。看书、写字、使用计算机、开汽车等时间不宜太长,一般工作 50～60 分钟做 1～2 分钟头颈部活动或改变姿势。

3.日常生活与家务劳动

行走要挺胸抬头,两眼平视前方,坐要坐直,不要躺在床上看书,喝水、刮胡子、洗脸不要过分仰头,手工劳作不要过分低头,看电视时电视机应放在与眼睛同一平面上,且时间不宜太长;切菜、剁馅、擀饺子皮等家务劳动时间不宜太长。由于不良姿势可诱发颈椎病或使颈椎病症状加重,因此,日常生活活动的指导已成为治疗颈椎病的一项不可少的内容。

（杨本俊）

参 考 文 献

[1] 顾光学.骨科疾病诊治与康复训练[M].广州:世界图书出版广东有限公司,2023.

[2] 高鹏飞.骨科常见疾病诊疗[M].武汉:湖北科学技术出版社,2022.

[3] 丁建军,姜士刚,张和兴,等.骨科常见疾病诊治与处理[M].青岛:中国海洋大学出版社,2023.

[4] 李旻.现代骨科创伤救治要点[M].南昌:江西科学技术出版社,2021.

[5] 吴斌,于超.骨科疾病诊疗技术[M].昆明:云南科技出版社,2022.

[6] 李敏龙.骨科疾病诊断及处理措施[M].北京:中国纺织出版社,2023.

[7] 宋磊.临床常用骨科基础及骨科创伤诊疗[M].北京:中国纺织出版社,2022.

[8] 张宝峰,孙晓娜,胡敬暖.骨科常见疾病治疗与康复手册[M].北京:中国纺织出版社,2021.

[9] 梁延琛,李岩,宋磊,等.骨科疾病诊治与健康教育[M].成都:四川科学技术出版社,2023.

[10] 尚超,李云鹏,管帮洪,等.临床常见骨科疾病诊治[M].北京:科学技术文献出版社,2021.

[11] 王久夏,陈世海,李永刚.实用骨科诊疗技术[M].兰州:兰州大学出版社,2022.

[12] 李国弼,陈伟,廖福朋,等.现代临床骨科疾病治疗[M].青岛:中国海洋大学出版社,2023.

[13] 刘建宇,李明.骨科疾病诊疗与康复[M].北京:科学出版社,2021.

[14] 王文革.现代骨科诊疗学[M].济南:山东大学出版社,2021.

[15] 周立峰.临床实用骨科新进展[M].上海:上海交通大学出版社,2023.

[16] 谢文贵,李志敏,李风杰.临床骨科诊断与治疗实践[M].广州:世界图书出版广东有限公司,2021.

[17] 隋海涛.临床骨科疾病诊疗与康复[M].武汉:湖北科学技术出版社,2021.

[18] 李亚鹏.骨科临床诊断与治疗实践[M].汕头:汕头大学出版社,2021.

[19] 张爱萍,孙国权,燕东展,等.骨科疾病临床诊疗与康复[M].上海:上海交通大学出版社,2023.

[20] 赵强,杨帆,刘伟.简明骨科诊疗学[M].北京:中国纺织出版社,2022.

[21] 张建.现代骨科疾病诊治要点[M].北京:中国纺织出版社,2021.

[22] 杨光.骨科常见疾病临床诊治精要[M].上海:上海科学普及出版社,2023.

[23] 张秀杰.骨科临床与现代诊治[M].长春:吉林科学技术出版社,2022.

[24] 连世超.骨科常见病临床诊治与康复[M].长春:吉林科学技术出版社,2023.

[25] 吕东维.骨科疾病诊疗新措施[M].长春:吉林科学技术出版社,2021.

[26] 袁欣华.骨科疾病临床诊治要点与新进展[M].天津:天津科学技术出版社,2023.

[27] 段伟.临床骨科诊疗精要[M].哈尔滨:黑龙江科学技术出版社,2022.

［28］闵云,鞠克丰,徐海波,等.实用骨科理论进展与临床实践［M］.上海:上海交通大学出版社,2023.

［29］纪翔.骨科常见病处置方法［M］.北京:科学技术文献出版社,2021.

［30］张本武,鞠克丰,牟明辉,等.常见骨科临床实践［M］.上海:上海交通大学出版社,2023.

［31］武中庆.创伤骨科诊疗指南［M］.济南:山东大学出版社,2022.

［32］方锡池.现代骨科学精要［M］.长春:吉林科学技术出版社,2023.

［33］康颂科.骨科常见病诊断与处置方案［M］.北京:科学技术文献出版社,2021.

［34］张庆云.实用临床骨科学进展［M］.上海:上海交通大学出版社,2023.

［35］王永彬,吴开学,李双玉.现代骨科基础与临床［M］.上海:上海交通大学出版社,2023.

［36］许唐兵,马广文,吴云峰,等.应用尼斯结辅助治疗锁骨骨折的临床疗效观察［J］.骨科临床与研究杂志,2023,8(4):202-206.

［37］李坤.切开复位内固定术与保守治疗闭合性肱骨干骨折的疗效分析［J］.临床研究,2023,31(3):76-78.

［38］胡强,孙宇,王亮,等.尾骨骨折后骶尾部慢性顽固性疼痛原因分析及手术疗效观察［J］.中国骨与关节损伤杂志,2022,37(2):168-169.

［39］王志远,罗璠,张英琪,等.中年人移位型股骨颈骨折内固定与关节置换的疗效比较［J］.中国骨伤,2023,36(3):232-235.

［40］陈昱,詹儒东,邱美光,等.全镜下修复治疗肩袖损伤的效果及对肩关节功能的影响［J］.中外医学研究,2023,21(13):118-121.